The Frontal Sinus Surgical Approaches and Controversies

额窦 手术径路与探讨

主　　编　[希腊] Christos Georgalas
　　　　　[英] Anshul Sama

主　　审　文卫平　李华斌

主　　译　肖红俊　王彦君　乐建新

副 主 译　陈建军　程　庆　钟　刚　周　涛　周柳青

译　　者　（按姓氏笔画排序）

　　　　　丁言言　于进涛　王文雯　牛　勋　李　明

　　　　　李丽月　吴颖洁　邱　越　冷扬名　张　坤

　　　　　张　莉　陈　删　周　玥　周　彦　宗世民

　　　　　赵学艳　袁　杰　黄齐麟

秘　　书　赵学艳　周　涛　周柳青

译者单位　华中科技大学同济医学院附属协和医院耳鼻
　　　　　咽喉头颈外科

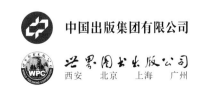

中国出版集团有限公司

世界图书出版公司
西安　北京　上海　广州

图书在版编目（CIP）数据

额窦手术径路与探讨 /（希）克里斯托·乔治亚（Christos Georgalas），（英）安舒尔·萨马（Anshul Sama）主编；肖红俊，王彦君，乐建新主译. — 西安：世界图书出版西安有限公司，2024.3

书名原文：The Frontal Sinus：Surgical Approaches and Controversies

ISBN 978-7-5232-1119-9

Ⅰ.①额… Ⅱ.①克…②安…③肖…④王…⑤乐… Ⅲ.①鼻窦疾病—内窥镜检—耳鼻喉外科手术②颅底—内窥镜检—外科手术 Ⅳ.①R765.4②R651.1

中国国家版本馆 CIP 数据核字（2024）第 056147 号

封面图片引自原著图 39.6b（P₃₁₂）、图 43.2b（P₃₃₆）、图 3.2a（P₂₀）和图 4.3（P₂₉）

书　　名	**额窦**手术径路与探讨
	EDOU SHOUSHU JINGLU YU TANTAO
主　　编	[希腊] Christos Georgalas　　[英] Anshul Sama
主　　译	肖红俊　王彦君　乐建新
策划编辑	马可为
责任编辑	杨　莉　张　丹　张艳侠
装帧设计	新纪元文化传播
出版发行	**世界图书出版西安有限公司**
地　　址	西安市雁塔区曲江新区汇新路 355 号
邮　　编	710061
电　　话	029-87214941　029-87233647（市场营销部）
	029-87234767（总编室）
网　　址	http://www.wpcxa.com
邮　　箱	xast@wpcxa.com
经　　销	新华书店
印　　刷	西安雁展印务有限公司
开　　本	889mm×1194mm　　1/16
印　　张	26
字　　数	720 千字
版次印次	2024 年 3 月第 1 版　2024 年 3 月第 1 次印刷
版权登记	25-2024-010
国际书号	ISBN 978-7-5232-1119-9
定　　价	388.00 元

医学投稿　xastyx@163.com　‖　029-87279745　029-87285296

☆如有印装错误，请寄回本公司更换☆

谨将此书献给我的孩子们——Odysseas 和 Fivos，他们出生于不同的国家，生活在不同的时代，未来是属于他们的！

还要献给 COVID-19 大流行时期的患者，以及那些努力战胜黑暗、为我们带来光明的"战士"。

Christos Georgalas

我要将本书献给我的妻子 Sohini，感谢她对我的耐心和宽容。

Anshul Sama

致 谢
Acknowledgments

衷心感谢 Alexandros Poutoglidis 博士（MD，MSc，PhD），Nikolaos Tsetsos 博士（MD，MSc，PhD），以及 Amanda Oostra 博士（MD，MSc）对本书细致的审阅和进一步修正。

Christos Georgalas, MD, PhD, DLO,

FRCS (ORL-HNS), FEBORL-HNS (Hon.)

Anshul Sama, MBBS, FRCS (Gen Surg), FRCS (ORL-HNS)

主　编
Editors

Christos Georgalas, MD, PhD, DLO, FRCS (ORL-HNS), FEBORL-HNS (Hon.)

Professor of Head and Neck Surgery

University of Nicosia Medical School

Nicosia, Cyprus;

Director of Endoscopic Skull Base Athens

Hygeia Hospital

Athens, Greece

Anshul Sama, MBBS, FRCS (Gen Surg), FRCS (ORL-HNS)

Consultant Rhinologist and Endoscopic Skull Base Surgeon

Nottingham University Hospital NHS Trust

Nottingham, UK

原著作者
Contributors

Waleed M. Abuzeid, BSc (Hons), MBBS
Associate Professor;
Director of Rhinology Research
Division of Rhinology and Endoscopic Skull Base Surgery
Department of Otolaryngology
Head and Neck Surgery
University of Washington
Seattle, Washington, USA

Nithin D. Adappa, MD
Associate Professor
Department of Otorhinolaryngology
Penn Medicine
University of Pennsylvania
Pennsylvania, Philadelphia, USA

Shahzada Ahmed, MBChB, BSc (Hons), DLO, FRCS (ORL-HNS), PhD
Consultant Rhinologist and Skull Base & Surgeon
 Clinical Service Lead
Department of Ear, Nose and Throat (ENT) Surgery
University Hospitals Birmingham NHS Foundation Trust
Birmingham, UK

Fahad Alasousi, MBBCh, SB-ORL
ENT Senior Specialist
Endoscopic Sinus and Anterior Skull Base Surgery
Farwaniyah Hospital
Farwaniyah Governorate, Kuwait

Isam Alobid, MD
Skull Base Unit
ENT department
Hospital Clinic, Barcelona;
Professor Barcelona University
Barcelona, Spain

Abdulaziz Al-Rasheed, MD
Assistant Professor
Department of Otolaryngology
King Abdulaziz University Hospital
King Saud University
Riyadh, Saudi Arabia

Jeremiah A. Alt, MD, PhD, FACS
Associate Professor, Department of Surgery
Vice Chair, Equity, Diversity and Inclusion

Division of Otolaryngology-Head and Neck Surgery
University of Utah
Salt Lake City, Utah, USA

Klementina Avdeeva, MD
Otorhinolaryngologist
Department of Otorhinolaryngology
Clinical Diagnostic Center Medsi
Moscow, Russia

Catherine Banks, MBChB, FRACS (OHNS)
Otolaryngologist-Adult and Pediatric
Rhinology and Skull Base Surgery
Department of Otolaryngology-Head and Neck Surgery
Prince of Wales Hospital
Sydney Children's Hospital
University of New South Wales
Sydney, New South Wales, Australia

Martyn Barnes MD FRCS (ORL-HNS)
Consultant Rhinologist
Southend University Hospital NHS Foundation Trust
Essex, UK

Hazan Basak, MD
Professor
Department of Otorhinolaryngology
Head and Neck Surgery
Ankara University Medical School
Ankara University
Ankara, Turkey

Pete S. Batra, MD, FACS
Stanton A. Friedberg, MD Endowed Chair and Professor;
Clinical Leader, ENT, Dermatology, and Audiology Service
 Line;
Co-Director, Rush Center for Skull Base and Pituitary
 Surgery;
Medical Director, Rush Sinus, Allergy, and Asthma Center
Department of Otorhinolaryngology-Head and Neck Surgery
Rush University Medical Center
Chicago, Illinois, USA

Paolo Battaglia, MD
Professor
Department of Otorhinolaryngology
University of Insubria
Varese, Italy

Manuel Bernal-Sprekelsen, MD, PhD
Head
ENT Department
Hospital Clinic of Barcelona;
Chair of ENT Department
University of Barcelona
Barcelona, Spain

Suha Beton, MD
Department of Otorhinolaryngology, Head and
 Neck Surgery
Ankara University Medical School
Ankara University
Ankara, Turkey

Yves Brand, MD
Head of Department
Department of Otolaryngology
Cantonal Hospital Graubunden
Chur, Switzerland;
Associate Professor
University of Basel
Basel, Switzerland

Paul Breedveld, MSc, PhD
Antoni van Leeuwenhoek Distinguished Professor;
Director
3mE Graduate School;
Chair
Section of Minimally Invasive Surgery & Bio-Inspired
 Technology
Department of Bio-Mechanical Engineering;
Faculty
Mechanical, Maritime & Materials Engineering (3mE)
Delft University of Technology
Delft, the Netherlands

Hans Rudolf Briner, MD
Otorhinolaryngologist
and Head and Neck Surgeon
ORL-Zentrum Klinik Hirslanden
Zurich, Switzerland

Christian von Buchwald, MD, DMSc
Professor
Department of Otorhinolaryngology, Head & Neck Surgery
 and Audiology
Copenhagen University Hospital
Copenhagen, Denmark

Ricardo L. Carrau, MD, MBA
Professor
Department of Otolaryngology-Head & Neck Surgery;

Director of the Comprehensive Skull Base Surgery Program
The Ohio State University Medical Center
Columbus, Ohio, USA

Sean Carrie, Mb, ChB, FRCS, FRCS (ORL)
Consultant ENT Surgeon;
Honorary Senior Lecturer, Newcastle University
The Newcastle upon Tyne Hospitals NHS Foundation Trust
Newcastle upon Tyne, UK

Paolo Castelnuovo, MD, FRCSEd, FACS
Professor and Chairman
Head of Department of Otorhinolaryngology
Head of Department of Specialized Surgeries
University of Insubria
Varese, Italy

Vasileios Chatzinakis, MD, MSc
Consultant Otorhinolaryngologist-Head and Neck Surgeon
Endoscopic Sinus and Skull Base Center
Head and Neck Department
HYGEIA Hospital
Athens, Greece

Philip A. Chen, MD
ENT Specialist
Department of Otolaryngology-Head and Neck Surgery
University of Texas Health San Antonio
San Antonio, Texas, USA

Deborah Chute, MD
Associate Professor of Pathology
Department of Pathology
Cleveland Clinic
Cleveland, Ohio, USA

Caroline S. Clarke, PhD
Senior Research Associate in Health Economics
UCL Research Department of Primary Care and Population
 Health
University College London
London, UK

David B. Conley, MD
Associate Professor
Department of Otolaryngology-Head and Neck Surgery
Northwestern University
Chicago, Illinois, USA

James Constable, MD
ENT Registrar
Department of Adult Ear Nose and Throat
University Hospitals Bristol NHS Foundation Trust
Bristol, UK

John R. Craig, MD
Division Chief, Rhinology and Endoscopic Skull Base
   Surgery
Department of Otolaryngology-Head and Neck Surgery
Henry Ford Health System
Detroit, Michigan, USA

Anali Dadgostar, MD, MPH, FRCSC
Clinical Instructor
Department of Surgery
Faculty of Medicine
The University of British Columbia
Vancouver, Canada

Iacopo Dallan, MD
Surgeon
ENT and Phoniatric Unit
Azienda Ospedaliero-Universitaria Pisana
Pisa, Italy

John M. DelGaudio, MD, FARS
Professor and Vice Chair
Department of Otolaryngology-Head and Neck Surgery;
Chief of Rhinology;
Director
Emory Sinus, Nasal, & Allergy center
Emory University
Atlanta, Georgia, USA

**Ioannis I. Diamantopoulos, MD, DAvMed,
   Colonel HAF, FAsMA**
Consultant Otorhinolaryngologist;
Clinical Director
ENT Head & Neck Surgery Department
Hellenic Air Force General Hospital
Athens, Greece

M Reda El Badawey, MB ChB, FRCS, FRCS ORL-HNS, MD
Consultant of Otolaryngology-Head and Neck Surgery
Freeman Hospital
Newcastle upon Tyne, UK;
Associate Professor of Otolaryngology
Tanta University
Tanta, Egypt

Jean Anderson Eloy, MD, FARS
Professor and Vice Chair
Department of Otolaryngology-Head and Neck Surgery
Rutgers New Jersey Medical School
Newark, New Jersey, USA

Samer Fakhri, MD, FACS, FRCS(C)
Professor & Chair
Medical Director, ORL Specialty Clinics

Department of Otorhinolaryngology-Head & Neck Surgery
American University of Beirut Medical Center
Beirut, Lebanon;
Department of Otolaryngology
Kelsey-Seybold Clinic
Houston, Texas, USA

Judd H. Fastenberg, MD
Otolaryngologist
Department of Otorhinolaryngology-Head & Neck Surgery
Northwell Health
New York City, New York, USA

Enrico Fazio, MD
Professor
Department of Otorhinolaryngology
University of Insubria
Varese, Italy

Ulrik A. Felding, MD, PhD
ENT Specialist
Department of Otorhinolaryngology
Nordsjællands Hospital
Hillerød, Denmark

Marvin P. Fried, MD
Professor and Chair Emeritus
Department of Otorhinolaryngology-Head & Neck Surgery
Albert Einstein College of Medicine
New York City, New York, USA

**Christos Georgalas, MD, PhD, DLO, FRCS (ORL-HNS),
   FEBORL-HNS (Hon.)**
Professor of Head and Neck Surgery
University of Nicosia Medical School
Nicosia, Cyprus;
Director of Endoscopic Skull Base Athens
Hygeia Hospital
Athens, Greece

Anne E. Getz, MD
Associate Professor
Otolaryngology-Head and Neck Surgery;
Associate Residency Program Director
University of Colorado School of Medicine
Aurora, Colorado, USA

Nsangou Ghogomu, MD
Otolaryngologist
Colorado Permanente Medical Group
Denver, Colorado, USA

Tomasz Gotlib, MD
Associate Professor

Department of Otorhinolaryngology-Head and Neck Surgery
Medical University of Warsaw
Warsaw, Poland

David A. Gudis, MD, FACS, FARS
Chief
Division of Rhinology and Anterior Skull Base Surgery
Department of Otolaryngology-Head and Neck Surgery;
Department of Neurologic Surgery
Columbia University Irving Medical Center
NewYork-Presbyterian Hospital
New York City, New York, USA

Edward Hadjihannas, MD
Consultant ENT Surgeon
Aretaeio Hospital
Nicosia, Cyprus

Richard J. Harvey, MD, PhD
Professor and Program Head
Rhinology and Skull Base Research Group
Macquarie University;
University of New South Wales
Sydney, Australia

Philippe Herman, MD
Head
Department of ENT, Maxillofacial and Skull Base Surgery
Skull Base Center;
Head of DMU Neurosciences Adults/Neuroscience CEO
Lariboisière Hospital, AP-HP
University of Paris
Paris, France

Roland Hettige, FRCS (ORL-HNS), MBBS, BSc, MSc
Consultant Rhinologist and ENT Surgeon
Princess Margaret Hospital,
Windsor, Berkshire, UK

Claire Hopkins, FRSC (ORLHNS), DM (Oxon)
Professor of Rhinology
King's College
London, UK

Qasim Husain, MD
Assistant Professor
Department of Otolaryngology
Hackensack Meridian School of Medicine
Seton Hall University
Coastal Ear, Nose, and Throat
Holmdel, New Jersey, USA

Dimitris Ioannidis, MD, PhD
Consultant ENT

East Suffolk and North Essex NHS Foundation Trust
Colchester, UK

Roger Jankowski, MD, PhD
Professor
ORL Department CHRU Brabois
University of Lorraine
Vandoeuvre Cedex, France

Amin Javer, MD, FRCSC, FARS
Director/Head
St. Paul's Sinus Centre
Clinical Professor of Surgery;
Research Co-Director
The University of British Columbia
Vancouver, Canada

Hari Jeyarajan, MD
Assistant Professor
School of Medicine
Department of Otolaryngology
The University of Alabama at Birmingham
Birmingham, Alabama, USA

Vivek V. Kanumuri, MD
Resident
Department of Otolaryngology-Head and Neck Surgery
Harvard Medical School
Harvard University
Cambridge, Massachusetts, USA

Apostolos Karligkiotis, MD
Professor
Division of Otorhinolaryngology-Head & Neck Surgery
Circolo Hospital and Macchi Foundation
Varese, Italy

Robert C. Kern, MD
George A. Sisson Professor of Otolaryngology;
Chair, Department of Otolaryngology
Head and Neck Surgery;
Professor, Otolaryngology-Head and Neck Surgery
Medicine-Allergy-Immunology
Feinberg School of Medicine
Northwestern University
Chicago, Illinois, USA

Nadim Khoueir, MD
Professor
Otolaryngology Head & Neck Surgery
Rhinology/Endoscopic Sinus & Skull Base Surgery
Faculty of Medicine
Saint Joseph University;

Hotel Dieu de France University Hospital;
Beirut Eye & ENT Specialist Hospital
Beirut, Lebanon

Suat Kilic, MD
Resident
Department of Otolaryngology (ENT)
Cleveland Clinic Foundation
Cleveland, Ohio, USA

Todd T. Kingdom, MD
Professor
Otolaryngology-Head & Neck Surgery and Ophthalmology;
Vice Chair, Clinical Affairs;
Director of Rhinology and Sinus Surgery
University of Colorado School of Medicine
Aurora, Colorado, USA

Claudia Kirsch, MD
Division Chief of Neuroradiology;
Professor of Neuroradiology and Otolaryngology
Department of Radiology
Northwell Health
Zucker Hofstra School of Medicine
Northwell North Shore University Hospital
Manhasset, New York, USA

Zeina Korban, MD
Assistant Professor of Clinical Specialty
Otorhinolaryngology-Head and Neck Surgery
American University of Beirut
Beirut, Lebanon

Kevin Kulendra, BSc MBBS (Hons)
  DOHNS FRCS (ORL HNS)
Consultant ENT Surgeon
Chelsea and Westminster Hospital NHS Foundation Trust
London, UK

Andreas Leunig, MD
Professor, Consultant, and Sinus Specialist
Rhinology Center Munich
Munich, Bavaria, Germany

Joshua M. Levy, MD, MPH
Associate Professor
Emory Sinus, Nasal & Allergy Center
Atlanta, Georgia, USA

Li-Xing Man, MSc, MD, MPA
Associate Professor and Residency Program Director
Rhinology and Endoscopic Skull Base Surgery
Department of Otolaryngology Head and Neck Surgery

University of Rochester Medical Center
Rochester, New York, USA

Guillermo Maza, MD
Resident Physician
Department of Otolaryngology
SIU School of Medicine
Springfield, Illinois, USA

Kelsey McHugh, MD
Assistant Professor of Pathology
Department of Pathology
Cleveland Clinic
Cleveland, Ohio, USA

Cem Meço, MD, FEBORL-HNS
President
Confederation of European Otorhinolaryngology, Head and
  Neck Surgery;
Vice President and Examiner
European Board Examination in ORL-HNS by UEMS;
Faculty
Department of Otorhinolaryngology,Head and Neck Surgery
Salzburg Paracelsus Medical University
Salzburg, Austria;
Professor and Past Chairman
Department of Otorhinolaryngology,Head and Neck Surgery
Ankara University Medical School
Ankara, Turkey

Lodovica Cristofani Mencacci, MD
Surgeon
ENT and Phoniatric Unit
Azienda Ospedaliero-Universitaria Pisana
Pisa, Italy

Stephen Morris, PhD
RAND Professor of Health Services Research
Department of Public Health and Primary Care
University of Cambridge
Cambridge, UK

David Morrissey, MBBS (HONS), FRACS (ORL)
Senior Lecturer
School of Medicine
The University of Queensland;
Otolaryngologist-Head and Neck Surgeon
Darling Downs Health Service
Toowoomba, Queensland

Salil Nair MD, FRCS ORL-HNS, FRCS Eng,
  FRCS Ed, MB ChB
Consultant ORL Surgeon

Honorary Associate Professor
University of Auckland
Auckland, New Zealand

Prepageran Narayanan, FRCS
Department of Otorhinolaryngology
Faculty of Medicine
University Malaya
Kuala Lumpur
Malaysia

Richard R. Orlandi, MD
Professor
Otolaryngology-Head and Neck Surgery;
Associate Chief Medical Officer
Ambulatory Health
University of Utah Health
Salt Lake City, Utah, USA

Charles F. Palmer, MD
Resident Physician
Department of Psychiatry and Behavioral Sciences
Department of Neurosciences
Medical University of South Carolina
Charleston, South Carolina, USA

James N. Palmer, MD
Professor and Director
Division of Rhinology;
Co-Director, Center for Skull Base Surgery
Department of ORL: HNS and Neurosurgery
University of Pennsylvania
Philadelphia, Pennsylvania, USA

Arjun K. Parasher, MD
Assistant Professor
Rhinology and Skull Base Surgery,
Department of Otolaryngology-Head and Neck Surgery
University of South Florida
Tampa, Florida, USA

Zara M. Patel, MD
Associate Professor
Director of Endoscopic Skull Base Surgery;
Rhinology-Sinus and Skull Base Surgery
Department of Otolaryngology-Head & Neck Surgery
Stanford School of Medicine
Stanford, California, USA

Michael J. Pfisterer, MD
ENT Specialist
Department of Otolaryngology-Head and Neck Surgery
Sutter Health
Fairfield, California, USA

Carl M. Philpott, MB, ChB, DLO, FRCS (ORL-HNS), MD, PGCME, SFHEA
Professor of Rhinology & Olfactology
Norwich Medical School
University of East Anglia
Norwich, UK

Giacomo Pietrobon, MD
Division of Otolaryngology and Head and Neck Surgery
IEO, European Institute of Oncology IRCCS;
Former Professor
Department of Biotechnology and Life Sciences
Division of Otorhinolaryngology
University of Insubria
Milan, Italy

Georgiy A. Polev, MD, PhD
Chief of Head and Neck Surgery Center
Ilyinskaya Hospital;
Senior Researcher
Department of Oncology and Pediatric Surgery
Dmitry Rogachev National Research Center of Pediatric
    Hematology, Oncology and Immunology
Moscow, Russia

Daniel M. Prevedello, MD
Professor
Department of Neurological Surgery;
Director, Minimally Invasive Cranial Surgery Program;
Co-Director, Comprehensive Skull Base Center at The James;
Director, Pituitary Surgery Program
The Wexner Medical Center
The Ohio State University
Columbus, Ohio, USA

Alkis J. Psaltis, MBBS (HONS), PhD, FRACS (ORL)
Professor of Otolaryngology-Head and Neck Surgery
University of Adelaide;
Head of Department
Otolaryngology-Head and Neck Surgery
The Queen Elizabeth Hospital
Adelaide, South Australia

Yujay Ramakrishnan, MBBChir, MA, MRCS (Ed), DOHNS, MFPM, FRCS (ORL-HNS)
Consultant Otolaryngologist
Queens Medical Centre
Nottingham, UK

Ashok Rokade, MS, DLO(RCS), FRCSI, FRCS(ORL-HNS)
Consultant ENT surgeon
Royal Hampshire County Hospital, Winchester
University Hospital Southampton, UK

Christopher Roxbury, MD
Assistant Professor of Surgery
Department of Otolaryngology-Head and Neck Surgery;
Director
Endoscopic Skull Base Surgery
UChicago Medicine
Chicago, Illinois, USA

Raymond Sacks, MBBCH, FCS (SA) ORL, FRACS
Clinical Professor and Head
Department of Otolaryngology-Head & Neck Surgery
Faculty of Medicine and Health Sciences
Macquarie University;
Clinical Professor
University of Sydney
Sydney, Australia

Anshul Sama, MBBS, FRCS (Gen Surg), FRCS (ORL-HNS)
Consultant Rhinologist and Endoscopic Skull Base Surgeon
Nottingham University Hospital NHS Trust
Nottingham, UK

E. Ritter Sansoni, MD
Assistant Professor
Department of Otolaryngology-Head and Neck Surgery
Division of Rhinology and Skull Base Surgery
Division of Head and Neck Surgery
University of Tennessee Health Science Center
Memphis, Tennessee, USA

Alfonso Santamaría-Gadea, MD, PhD
Otorhinolaryngologist and Head and Neck Surgeon
Rhinology and Skull Base Surgery Unit
Otolaryngology Service
Ramóny Cajal University Hospital
Madrid, Spain

Rodney J. Schlosser, MD
Professor and Director of Rhinology
Department of Otolaryngology-Head and Neck Surgery
Medical University of South Carolina
Charleston, South Carolina, USA

Veronica Seccia, MD, PhD
Surgeon
ENT and Phoniatric Unit
Azienda Ospedaliero-Universitaria Pisana
Pisa, Italy

Raj Sindwani, MD, FACS, FRCS(C)
Vice Chairman and Section Head
Rhinology, Sinus & Skull Base Surgery Head and Neck;
Co-Director
Minimally Invasive Cranial Base & Pituitary Surgery Program

Burkhardt Brain Tumor & Neuro-Oncology Center;
Vice Chair of Enterprise Surgical Operations
Cleveland Clinic
Cleveland, Ohio, USA

Kristine A. Smith, MD
Assistant Professor
Department of Otolaryngology-Head and Neck Surgery
Health Sciences Centre
Winnipeg, Canada

Kato Speleman, MD
Consultant
ENT & Head and Neck Surgery
AZ Sint-Jan Brugge-Oostende AV
Bruges, Belgium

Soma Subramaniam, MBBCH, MMED, FRCS (ORL)
Senior Consultant and Clinical Director;
Adjunct Assistant Professor
Department of Otolaryngology-Head & Neck Surgery
Ng Teng Fong General Hospital
National University Hospital Singapore
Singapore

Pavol Šurda, MD
Consultant Rhinologist and Skull Base Surgeon
Guy's and St Thomas' NHS Foundation Trust
London, UK

Bobby A. Tajudeen, MD
Head
Section of Rhinology and Skull Base Surgery;
Vice, Research Affairs;
Assistant Professor
Department of Otorhinolaryngology
Rush University Medical Center
Chicago, Illinois, USA

Neil Cheng-Wen Tan, FRCS(ORL-HNS), MEd, PhD
Consultant Rhinologist and Honorary Senior Lecturer
Royal Cornwall Hospital
University of Exeter Medical School
Truro, United Kingdom

Dennis Tang, MD
Assistant Professor of Surgery
Division of Otolaryngology-Head and Neck Surgery
Cedars-Sinai Medical Center
Los Angeles, California, USA

Ing Ping Tang, FRCS
Consultant ORL-HNS
ORL-HNS Department

University of Malaysia, Sarawak
Sarawak, Malaysia

Osama Tarabichi, MD
Department of Otolaryngology-Head and Neck Surgery;
Department of Genetics
Washington University School of Medicine
St. Louis, Missouri, USA

Marc A. Tewfik, MDCM, MSc, FRCSC
Associate Professor
Department of Otolaryngology-Head & Neck Surgery
McGill University Health Centre
Montreal, Quebec, Canada

Kiranya E. Tipirneni, MD
Resident Physician
Department of Otolaryngology and
  Communication Sciences
State University of New York Upstate Medical University
Syracuse, USA

Mario Turri-Zanoni, MD
Professor
Unit of Otorhinolaryngology-Head & Neck Surgery
University of Insubria;
ASST Sette Laghi
Circolo Hospital and Macchi Foundation
Varese, Italy

Benjamin K. Walters, MD
ENT Resident
San Antonio Military Medical Center
United States Air Force
San Antonio, Texas, USA

Bradford A. Woodworth, MD, FACS
James J. Hicks Endowed Professor of Otolaryngology;
Adjunct Professor of Neurosurgery;
Vice Chair of Clinical Affairs
Department of Otolaryngology
University of Alabama at Birmingham;
Senior Scientist
Gregory Fleming James Cystic Fibrosis Research Center
Birmingham, UK

**Peter John Wormald, MD, FAHMS, FRACS, FCS(SA),
  FRCS (Ed), MBChB**
Chairman (Otolaryngology)
Head and Neck Surgery
Professor of Skull Base Surgery
University of Adelaide
Adelaide, Australia

Ahmed Youssef, MD, MRCS
Fellow
Department of Otolaryngology-Head and Neck Surgery
Queen Elizabeth Hospital Birmingham
Birmingham, UK

译者序一
Foreword

现代额窦手术的发展大约经历了一百多年，分为初始阶段、鼻外径路流行阶段和鼻内径路流行阶段，进入 21 世纪 90 年代后则开启了经鼻内镜额窦手术的时代。由于额窦区域解剖独特，额隐窝气房结构复杂多变，且比邻前颅底、筛前动脉和眼眶等重要结构，因此额窦手术一直是鼻内镜手术中的难点与热点，也是最容易引起手术并发症的区域。掌握额窦手术的基本技能和操作技巧，并且完全掌握额窦区的复杂手术，对于鼻颅底外科医生的临床工作非常重要！

塞浦路斯尼科西亚大学医学院鼻内镜颅底外科主任 Christos Georgalas 教授和英国诺丁汉大学鼻内镜颅底外科顾问专家 Anshul Sama 教授是欧洲著名的鼻颅底专家，在鼻内镜手术，尤其是额窦手术方面造诣精深，他们合著的 *The Frontal Sinus*: *Surgical Approaches and Controversies* 于 2022 年正式出版，这是一本专业介绍额窦疾病及相关手术的鼻颅底书籍。该书的内容涵盖额窦疾病的组织胚胎学、病理学和解剖学，极其翔实介绍了目前几乎所有额窦疾病的诊断、治疗和手术相关问题以及最新研究进展，是迄今为止非常全面且权威的关于额窦疾病及其手术技术的参考书籍之一。

本译著的译者均为华中科技大学附属协和医院耳鼻咽喉头颈外科的专家和中青年医生，他们具有丰富的临床经验和很高的英文水平，在科主任肖红俊教授的带领下，认真研读原著，多次集中讨论，多次求证审核，字斟句酌，精心润色，力求将该著作高质量地呈现给读者，以便及时分享国外专家的临床经验和最新成果。

感谢肖红俊教授团队的辛勤付出，我确信他们翻译的这本著作将为钻研鼻内镜技术，特别是额窦外科技术的鼻颅底外科医生们提供极为重要的参考资料和非常有益的帮助，感谢他们为我国鼻内镜外科事业的发展做出的新的贡献！

医学博士，教授，主任医师，博士生导师
复旦大学附属眼耳鼻喉科医院耳鼻喉科
2024 年 2 月于上海

译者序二
Foreword

　　我非常荣幸应邀为肖红俊教授及其团队精心翻译的这本十分专业且内容丰富的介绍额窦疾病精准诊疗的专著作序。

　　在鼻外科领域，人们常用"challenge"一词来形容额窦病变的处理，概因额窦局部解剖的复杂影响相关病变的处理。鼻内镜外科技术已经有40余年的发展历程，经鼻内镜手术成为处理额窦问题的主要选择，但迄今，依然有许多病变需要选择鼻外入路或经鼻联合鼻外入路，如何正确选择手术入路或手术适应证，一直是鼻科医生的热门话题。由塞浦路斯尼科西亚大学医学院内镜颅底外科主任 Christos Georgalas 教授与英国诺丁汉大学鼻内镜颅底外科顾问专家 Anshul Sama 联合编著的 *The Frontal Sinus: Surgical Approaches and Controversies* 内容丰富，涵盖了额窦解剖及影像，涉及额窦炎症、外伤、肿瘤及特殊额窦病变的内镜和开放手术技术及技巧，详尽阐述了额窦处理中尚存在的争议。本书插图精美，解剖清晰，案例博关经典，配以详尽的解说，通俗易懂。此外，作者回顾性分析了额窦手术的演变历史，探讨了不同手术方式的局限性和争议点，展示了本领域手术技巧与技术的最新进展，提出根据患者的实际病变情况选择更有效、更微创的术式。本书内容为临床医生提供了术式选择思路和病变处理要点，是鼻科、神经外科及眼科等临床医生和学生不可多得的教科书和参考书，也相信该译著的问世，一定会受到医生们的欢迎和喜爱。

　　感谢本书主译华中科技大学附属协和医院耳鼻咽喉头颈外科主任肖红俊教授，他精心组织并带领科室内的鼻科专家和青年医生及时将本书翻译成中文，力求在保证本书"原汁原味"的基础上，将自己丰富的临床经验和精准解读融入译文的字里行间，从而保证了这部译著的文字和专业性两方面的高品质。

　　我愿将本书推荐给从事鼻外科的同道们，特别是中青年同道们！

医学博士，教授，主任医师，博士生导师
首都医科大学附属北京同仁医院耳鼻咽喉头颈外科
2024 年 2 月于北京

译者前言
Preface

　　现代额窦手术的发展历程经过了百余年的艰苦探索，大致分为三个时段，由初始阶段的经鼻内和鼻外径路治疗额窦疾病，演变到鼻外径路流行阶段，如经典 Lynch 术式，再发展到近期的鼻内径路盛行阶段，如鼻内镜下额窦开放术（Draf Ⅰ～Ⅲ型）。尽管现在对复杂多变的额窦解剖的认识不断加深，高分辨率影像和导航设备得到广泛应用，以及额窦外科技术的长足进步，但鼻内镜下额窦手术仍然是鼻内镜外科技术的制高点。正如美国鼻科专家 Friedman 教授在评价额窦手术时写道："额窦和额隐窝区域的手术是目前鼻内镜外科手术中难度最大和最富挑战性的手术。"鼻科医生具有全面扎实的额窦解剖知识、掌握娴熟的额窦手术技能及遵循规范的诊疗流程，对提高额窦疾病的疗效非常重要。

　　The Frontal Sinus: Surgical Approaches and Controversies 一书是目前关于额窦手术径路和探索的最新专著，由塞浦路斯尼科西亚大学医学院鼻内镜颅底外科主任 Christos Georgalas 教授与英国诺丁汉大学鼻内镜颅底外科顾问专家 Anshul Sama 教授共同编写完成。该著作于 2022 年正式出版，共分为 50 章，内容涵盖额窦的解剖与影像学，额窦的鼻内镜手术和开放式手术的技巧与技术，典型与特殊额窦病变的处理，以及额窦病变处理中的探讨等五个方面。书中有精美的示意图，高质量的实体解剖图，加上专业精进的手术视频，使得全书通俗易懂、深入浅出，为鼻科医生提供了充满阅读乐趣的学术资料。此外，该著作还细致、严谨地介绍了目前在临床实践中应用的各种保守治疗措施，以及在传统方法基础上改良后的众多微创式和特殊病变的处理，对额窦疾病的诊治工作提供了极具实用价值的参考与指导。

　　另外，该著作还详尽地介绍了国际上额窦疾病诊治中的最新进展，并使用近半数篇幅来探讨本领域的各种不同的观点或争议。书中从已发表证据、争议与观点、病例说明及目前尚未解决的问题这四个方面出发，不仅分析了诸如如何选择额窦手术指征与范围、手术效果的评估与患者评价的分析，还讨论了图像导航技术的必要性，额窦球囊扩张术的作用，非磨削和磨削手术的比较，增强现实技术与机器人手术在额窦手术中的应用等十余项专题，可谓包罗万象、精彩纷呈。这种多元化的学术观点的碰撞与展示正是本书的特色和亮点，这将引发读者的思考，启迪智慧，激发创新，提供新思路和新视角！

我和同事们对这部优秀专著进行了翻译整理，旨在紧跟学科发展趋势，及时向国内同行介绍及分享国外专家的宝贵经验与最新进展，为我国广大患者提供更为优质的服务。在翻译本书过程中，我们采用了独立分工与交叉审校相结合的方式，逐字逐句反复推敲，历时半年余，力求精准解读、确切诠释，以期能忠实且专业地反映原著精髓，给广大同行带来良好的阅读体验和收获，并且帮助大家提升额窦疾病相关的诊断与治疗水平。感谢我们团队中的中青年医生们的辛勤付出，他们利用繁忙的临床工作之后的休息时间，认真细致、专业、高效地完成了此书的翻译工作。

　　在本书出版之际，特别感谢我国著名鼻科专家文卫平教授及李华斌教授在百忙中担任主审，他们以严谨求实的治学态度，为本书逐字审阅、修改及润色，提供了许多宝贵意见和建议。我们还荣幸邀请到国内著名鼻科资深专家王德辉教授、周兵教授为本译著作序，对他们的精彩点评以及鼓励与肯定表示衷心的感谢和崇高的敬意！

　　由于译者的知识水平所限，译文中难免存在不足或纰漏之处，真诚希望各位同行和读者不吝赐教，批评指正，在此致谢！

医学博士，教授，主任医师，博士生导师

华中科技大学同济医学院附属协和医院耳鼻咽喉头颈外科

2024 年 3 月于武汉

原著序一
Foreword

　　我非常荣幸能为本书作序。这是一本目前处理额窦病变最翔实、全面的专著，尤其是在手术治疗方面。作者在治疗鼻-鼻窦疾病方面有着深厚的专业知识和丰富的临床经验，在本书中，作者力图扩展读者对这样一个复杂解剖空间的认识。因此，对额窦病变感兴趣的读者将从本书中获益良多。

　　本书循序渐进地介绍了额窦的解剖、影像学特征以及不同的手术径路，概括总结了国际上本领域的最新进展，对学习额窦疾病的低年资与高年资专科医生都具有较高的参考价值。

　　本书介绍了关于额窦炎症性、占位性与外伤性病变安全、有效的治疗方法，详细阐述了不同手术方式的局限性和当前临床实践中颇有争议的话题。

　　本书系统地阐述了额窦疾病的手术治疗方式，包括开放手术和内镜手术，重点介绍了手术的适应证与禁忌证，逐步剖析手术步骤，附有实用的技巧和提示，并概述了相关并发症。此外，作者还介绍了目前在临床实践中应用的各种保守治疗措施和在传统方法基础上改良后的微创术式。

　　本书配有精美的手术照片、示意图和实体解剖图，并提供了典型临床病例，以帮助读者理解相关解剖、疾病和手术方式，这也大大增加了本书的可读性。

　　本书还展示了本领域的手术技巧与操作技术的最新进展，为临床医生将来应用更有效、更微创的治疗方法开辟了新的视野。因此，这部著作将成为鼻-鼻窦疾病治疗专家以及初学者的宝贵资源。

　　这本包含高度精进和有效方法的专著对于进一步夯实耳鼻咽喉科医生的手术技能至关重要！

Paolo Castelnuovo, MD, FRCSEd, FACS

Professor and Chairman

Head of Department of Otorhinolaryngology

Head of Department of Specialized Surgeries

University of Insubria

Varese, Italy

原著序二

Foreword

"我希望在我年轻的时候，我知道……"，Rod Stewart 翻唱的面孔乐队的这句歌词，准确地描述了我对这本"额窦手术"专著的感受。20 多年来，我致力于探索额窦这一复杂解剖区域疾病最有效的治疗方法。这本书不仅汇集了多年来我所进行的尝试与失误，而且对正确、有效的治疗方法进行了分类详述，以便让读者能够有所收获。Christos 与 Anshul 总结并阐述了额窦手术中的每一个重要方面。本书的主要内容来自备受欢迎的英国诺丁汉"额窦手术课程"，而我也有幸与我的朋友和同事一起参与了这门课程的准备和讲授。感谢我的"额窦朋友"（本书的作者和编辑），是他们让我的工作如此富有乐趣。我相信您一定会喜欢这本书，通过它了解额窦，就像我们小组的所有成员在 Christos 和 Anshul 的带领下撰写这本书一样！

我想引用一句流行的广告词作为结语。20 世纪 80 年代，美国有一个 Prego 意大利面酱的广告，它以"一切尽在其中！"这句话结束，隐含的意思是"一切精妙都在酱汁中"。对于额窦手术而言，我可以向你保证——"一切精妙，尽在本书"！

James N. Palmer, MD
Professor and Director
Division of Rhinology
Co-Director, Center for Skull Base Surgery
Department of ORL: HNS and Neurosurgery
University of Pennsylvania
Philadelphia, Pennsylvania, USA

原著前言
Preface

> 最美丽的海洋还未航行过，
> 最漂亮的孩子还未长大，
> 我们最美好的时光还未到来。

——Nazim Hikmet

在过去的 10 年中，额窦手术在临床实践中逐渐普及——越来越多的人对它感兴趣，在这方面撰写文章并应用于临床。额窦手术曾经是鼻内镜手术中"最后一个有待探索的前沿领域"，是一小群高度专科化的鼻科医生的专属领域，但是现在只是众多治疗额窦病变的耳鼻咽喉科医生的外科干预方式之一。英国诺丁汉"额窦手术课程"的大获成功，以及过去 10 年来有关额窦手术研究论文的快速增多（在过去的 20 年中，PubMed 上的相关引文增加了 1 倍以上），都是这一趋势的体现。这部著作既是这一趋势的结晶，也是对这一趋势的庆祝。

随着人们对手术治疗炎性疾病作用机制的深入理解，新的治疗技术不断涌现。额窦手术的演变并非简单地从传统的开放手术直接发展到微创内镜手术，它的发展历程类似钟摆——从广泛的开放术式到保守的 [如微小功能性鼻窦内镜手术（FESS）、局部 FESS、鼻窦球囊扩张术]，再回到更广泛的术式（如全组鼻窦轮廓化 FESS、Draf Ⅲ、Denker）。随着对额窦病变认识的不断加深，人们对不同治疗方法的看法更加包容。我们认为，额窦手术中不同的方法可以联合应用，不同的技术、材料和概念均占有一席之地，应根据患者、疾病情况和外科医生的专长慎重选择手术方式。

在过去的 20 年中，新的理念不断诞生，随后又被摒弃。精准医学和生物制剂的发展正在彻底改变炎性鼻窦疾病的治疗格局。然而，扩大额窦引流以及局部治疗仍然至关重要，因此，我们认为解剖因素始终是其治疗的关键。内镜颅底手术推动了额窦手术的发展，也是额窦手术发展到一定阶段的结果。额窦手术的进步促进了前颅底病变的内镜治疗技术的提升，对硬脑膜内病变的有效治疗则进一步扩大了额窦手术的适应证和应用范围。

本书分为五个部分，即额窦的解剖、内镜手术、开放手术、额窦病变的治疗以及额窦病变治疗中的争议，大多数文字内容都配有相关视频材料。

本书以近一半的篇幅呈现了有关学术争鸣的内容，这是我们最重视的一部分。我们希望在学术上能够百花齐放、百家争鸣。多元化的观点不是本书的弱点，而恰恰是它的亮点所在。

我们希望读者能以开放的心态来品阅本书，也期待能够在疫情结束时开放、自由的氛围中进行探讨。如果您有任何不同意见，请随时联系我们、编辑、作者或出版商。

我们要记住：

生命是短暂的，
艺术是漫长的，
机会稍纵即逝，
实验是危险的，
判断是困难的。

Christos Georgalas, MD, PhD, DLO,
FRCS (ORL-HNS), FEBORL-HNS (Hon.)

Anshul Sama, MBBS, FRCS (Gen Surg),
FRCS (ORL-HNS)

郑重声明

　　医学是不断更新并拓展的领域，因此相关实践操作、治疗方法及药物都有可能会改变，希望读者审查书中提及的器械制造商所提供的信息资料及相关手术的适应证和禁忌证。作者、编辑、出版者或经销商不对书中的错误或疏漏以及应用其中信息产生的任何后果负责，关于出版物的内容不作任何明确或暗示的保证。作者、编辑、出版者和经销商不就由本出版物所造成的人身或财产损害承担任何责任。

目　录

Contents

第 1 部分
额窦和额隐窝的解剖学

第 2 部分
额窦疾病的鼻内镜手术径路

第 3 部分
额窦疾病的开放术式

第 4 部分
特殊额窦疾病的治疗

第5部分
临床实践中有争议的问题

视频目录

Videos

第1部分
额窦和额隐窝的解剖学

I

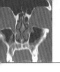

1　额窦解剖学的发育基础

Roger Jankowski

摘　要

　　额窦在出生后开始发育。额骨的气化导致多个含气腔合并形成多房腔，最终与筛骨外侧部（筛迷路）交通。鼻窦上皮终身可产生一氧化氮（NO）释放至鼻腔，与吸入气流混合。在肺泡毛细血管膜水平，NO可促进肺泡氧转运至血流中并增加动脉血氧合。因此，不能将额窦和其他鼻窦——上颌窦和蝶窦（筛窦并非严格意义上的鼻窦）视为无生理意义的空腔。

　　关于鼻窦发育和生理学的现代观念挑战了一个多世纪前由Zuckerkandl、Mouret等提出的经典概念，他们认为鼻窦是筛窦气房扩展至额骨、上颌骨、蝶骨形成的，并通过窦口保持通气和引流，但呼吸黏膜骨扩张所必需的破骨细胞和窦口的通气功能都无相关证据支持。

　　本章对支持额窦发育现代观念的证据进行了总结和阐述。

关键词　鼻窦；筛骨；一氧化氮；气化不良；过度气化；演化发育学

1.1　引　言

　　额窦在出生后开始发育。额骨的气化导致多个含气腔合并形成多气房，最终与筛骨外侧部（筛迷路）交通[1]。鼻窦上皮可终身产生一氧化氮（NO）释放至鼻腔，与吸入气流混合[2]。在肺泡毛细血管膜水平，NO可促进肺泡氧转运至血流中并增加动脉血氧合。因此，不能将额窦和其他鼻窦——上颌窦和蝶窦（筛窦并非严格意义上的鼻窦）视为无生理意义的空腔[1]。

　　这种关于鼻窦发育和生理学的现代观念[3]挑战了一个多世纪前由Zuckerkandl[4]、Mouret[5-6]等提出的经典概念，其认为鼻窦是筛窦气房扩展至额骨、上颌骨、蝶骨形成的，并通过小开口-窦口保持通气和引流，但呼吸黏膜骨扩张所必需的破骨细胞[7]和窦口的通气功能[3]都无相关证据支持。本章内容对支持额窦发育现代观念的证据进行了总结和阐述。

1.2　额窦和筛骨外侧板具有不同的进化发育起源

1.2.1　筛骨由嗅软骨囊发育而来

　　自我们的灵长类动物祖先开始直立行走以来，在过去几百万年的进化中，人类的筛骨结构似乎是前颅底重塑的结果。

　　四足哺乳动物的筛骨由两个嗅室组成，由垂直板将彼此分开，通过横纹板与位于下方的鼻呼吸道分开，通过筛板与颅底分开，嗅神经通过筛板进入嗅球。这些腔室开口于前方的鼻前庭，并与嗅觉和呼吸鼻黏膜区域形成共有的鼻道[1]。嗅上皮完全覆盖于这些腔室表面，并且由于鼻甲横向突入鼻腔，使得嗅上皮表面积增加了数倍[8]。

　　直立行走解放了双手，从此人类获得了直立的姿势。这一进化过程导致颅底弯曲、鼻回缩和眼眶前移[9]。根据发育与进化理论[1]，哺乳动物复杂的颅面重塑进化导致筛骨的鼻甲骨被挤压，并导致其嗅上皮丧失，最终形成了筛骨外侧部（筛迷路）。人体的嗅上皮仍位于嗅裂的上隐窝和筛板。随着大脑额叶的发育，嗅球从后方几乎垂直的位置移至上方的水平位置。此外，横纹板消失，因此嗅觉上皮和呼吸上皮之间的解剖分区使鼻逐渐成为一个独立的器官。

　　事实上，人类发育史告诉我们，鼻腔的嗅觉区域和呼吸区域起源不同。一方面，嗅觉区域起源于嗅觉基板，其向颅脑内陷并形成嗅窝；另一方面，通过第二基板重塑，并以牺牲口腔为代价，呼吸部分在嗅窝下方发育[1]。嗅窝分化产生了鼻部纤维软骨的所有解剖结构（鼻翼和鼻中隔软骨，嗅筋膜和黏膜）[10-12]。在胚胎第8周左右，嗅窝顶黏膜向在大脑和嗅窝之间的间充质中发育的嗅软骨囊延伸，导致鼻部纤维软骨附着于前颅底。嗅软骨囊是出生后骨化的筛骨的前身。与此相反，形成鼻呼吸区域的骨（下鼻甲、上颌骨腭突和腭骨、蝶骨翼突和犁骨）尽管发生了明显的重塑和重新定位，但仍附着于上颌骨。犁骨在鼻中隔嗅区下方形成呼吸区的部分鼻中隔。鼻中隔主要由四方软骨和筛骨垂直板组成。

从最原始的无颌类鱼开始，筛骨软骨或骨似乎容纳了所有脊椎动物的嗅黏膜。鱼类和两栖类动物没有鼻窦。仅能在陆生动物中观察到类似鼻窦的骨性含气隐窝。骨性气腔形成与地球上生命体的鼻窦形成有关，不仅涉及人体的鼻骨，还涉及岩骨，甚至可能延伸到鸟类的其他骨骼（如椎骨、肋骨、带骨和近端肢体）[7]。

1.2.2 在红骨髓转化为黄骨髓后额窦的气化

骨性气腔形成实际上是作为一种生物学机制出现的，其与骨发育遵循相同的规律。气化过程似乎是通过"空"囊憩室替代红骨髓来进行的。这些憩室在形成的最初阶段可能并不充满空气，而是充满了由骨髓的生化吸收产生的一些气体。当骨性憩室与呼吸道相通时，这种气体最终会逸出。许多憩室可能会在最初的憩室周围形成一个单独的骨性部分，并通过其实现憩室的引流。

在动物[13-15]和人体[16]中都观察到了这些骨性气腔的形成阶段。在鸽子中，很大比例的骨骼通过将红骨髓转化为黄骨髓后形成气腔。这种现象在其孵化后1个月开始。在孵化后6个月时，骨髓发生替代，其体积减小，这与气腔的增加和向黄骨髓转化有关[15]。利用蝶骨层面的骨髓MRI可对幼儿的骨性气腔形成进行很好的研究[16-17]。直到个体出生后4个月时，蝶骨体仍含有红骨髓。此时，蝶骨骨髓开始脂肪转化，大多数个体在2岁时出现明显的脂肪转化。3岁以后，大多数儿童表现出脂肪转化后充气憩室相关的影像学表现。蝶骨完全气化形成发生在1~5岁。因此，作者认为，气腔形成之前的骨髓脂肪变化是一个正常发育过程，不应误诊为病理情况[16]。

额骨气化形成之前骨髓的脂肪转化尚不清楚。然而，检测到的气腔形成图像（详见下一节）提示额骨的气化应与蝶骨相似。

在细胞和组织水平，我们对气化形成的过程几乎一无所知，而鼻窦NO的"故事"可能是了解气化如何发生的线索。

1.3 鼻窦NO的"故事"使它们在按需血液氧合中发挥作用

有关鼻窦（即额窦、上颌窦和蝶窦）的作用和功能的认知长期以来一直存在争议。鼻窦可能没有任何功能，但在进化过程中可能因其众多方面的有益作用而被保留，如减轻头部重量、能量学、通过最少的材料维持力量、帮助面部生长和构造、扩大颅底以支持宽大的硬腭骨容纳恒牙、分散咀嚼力的功能支持、保护大脑、中枢神经系统和感觉器官的保温、增加嗅黏膜表面积、声音的共振等。

然而，在进化的背景下，可从鼻窦产生、储存和释放NO的能力来推断鼻窦真正的功能（► 图1.1）。血管内皮细胞产生的NO作为一种强效血管扩张剂的生理作用的发现获得了1998年诺贝尔医学奖。在这一发现之前，这种气体仅被认为是一种大气污染物，没有生物学作用。实际上，NO的生理作用可延伸到许多其他细胞和组织功能，特别是在呼吸、神经和免疫系统。呼出的气体中存在NO是在1991年发现的[18]。

通过测量气管切开受试者的套管、口腔和鼻腔呼出的NO，证实了上气道系统在NO生成过程中的作用：在套管中其水平较低，口腔中水平居中，鼻腔中水平较高[19]。鼻腔给药NO合成酶（NOS）抑制剂显示NO水平未见明显减少。上颌窦导管检查显示上颌窦中NO水平远高于鼻子呼出空气中的水平，在部分受试者中NO水平接近大气最高允许浓度25ppm[20-21]（1ppm=1mg/L）。此外，反复鼻窦取样显示NO水平迅速恢复，均提示鼻窦能持续产生NO。鼻窦内注射NOS抑制剂使NO水平降低80%，证实了鼻窦内有NO合成活性酶。最后，上颌窦黏膜活检显示，这种持续产生NO的酶是iNOS（NOS-2）[22]——NO合成酶经典的诱导型钙非依赖异构体，其位于覆盖窦腔内黏膜

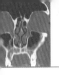

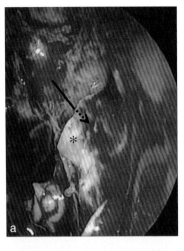
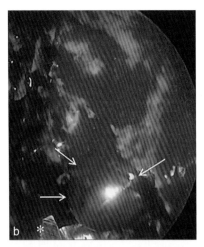

图 1.1 左侧筛窦切除术时上颌骨起源的气体出口。（a）钩突的下半部分（＊）邻近推测的上颌窦口位置（箭头），（b）在漏斗部使用反咬钳后（＊）显示气体（箭头），（c）切除钩突的下半部分，显示上颌窦口（d）上颌窦口开放

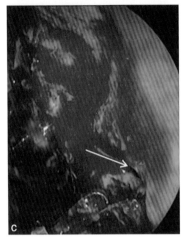
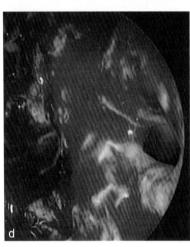

上皮的顶部[21]。令人惊讶的是，iNOS 虽然在鼻窦上皮中自发且永久性活化，但在健康组织中从未检测到[2]。与之相反，在鼻腔上皮中仅检测到微弱的 NO 合成酶活性[21]。

鼻窦 NO 储备耗尽后在不到 3min 即可完全恢复，已有研究表明，在鼻腔呼气时哼鸣 10s 左右可诱导鼻窦间歇释放 NO[23]。哼鸣组的平均鼻呼气 NO 速率约为无声组的 5 倍[24]。哼鸣可引起呼出气流振动，其对 NO 流速的影响似乎与振动频率有关[24]。早在 1959 年，Guillerm 等就已经描述了声振动对窦口通畅的作用[25]。超声方面可加强鼻腔雾化治疗，促进药物在鼻窦的渗透吸收。

正常情况下并不能对吸入的空气进行类似超声波样嗡鸣。然而，说话、喊叫、哭泣、大笑、打鼾等也会引起鼻腔气流的间歇性振动，从而在生理上刺激鼻窦反复、独立地释放 NO。窦口是骨性气腔典型的非主动开口，因为其表面没有神经、血管或肌肉。因此，在它们的黏膜层上可能赋予了类似括约肌的功能[26]。然而，我们最近观察到，在全身麻醉下的鼻内镜手术中，鼻窦口能主动控制不同鼻窦独立开放和关闭，从而能够控制 NO 进入鼻腔气流。我们观察到窦口周围黏膜对应的快速水肿、可逆的肿胀[27]。我们的假设是，这取决于窦口周围细胞的生理功能。这种机制存在于控制植物中气体交换（CO_2、O_2、H_2O）的叶片气孔周围的保卫细胞中。气孔位于植物表皮中，是由一对保卫细胞围绕而成的裂隙状缝隙。在大量离子通道的驱动下，气孔通过保卫细胞的膨胀变化来实现开放和关闭，其主要通过保卫细胞的细胞膜和液泡膜发生。通过保卫细胞对光线、湿度、温度、CO_2、植物水分状况和植物激素等多种环境和内源信号的敏感性，实现气孔大小的精细控制。鼻内气流的振动、鼻窦内 NO 含量或浓度、湿度、温度等信号都可以以同样的方式驱动鼻窦窦口周围细胞的生理功能。

这些假设值得验证，因为 NO 在肺生理中作为呼吸交换的调节剂，调节呼吸 / 灌注比，降低肺血管阻力，促进肺泡氧向血液的转移。在插管患者的吸气回路中加入 NO 可以降低肺血管阻力，增强动脉血氧合[28]。另有报道证实，在吸入空气中加入少量 NO [10~100ppb，（1 ppb=1 μg/L）] 对急性呼吸窘迫综合征患者肺血管阻力和动脉血氧合有显著影响[29-30]。与口呼吸相比，鼻呼吸可降低健康受试者的肺血管阻力并增强动脉血氧合[28-31]。在经口吸入的环境空气中加入 100ppb NO 可模拟实现鼻呼吸作用[31]。此外，有研究表明，在正常呼吸时，鼻窦产生的内源性 NO 以相似的浓度被吸入[32-33]，在青藏高原低氧条件下生活的人群中呼出的 NO 水平明显高于在低海拔地区生活的对照人群[34]。因此，上呼吸道系统产生的 NO 可能以"增氧模式"的方式来增加人体的肺吸氧量[28]。

最后，由于鼻窦壁黏膜的上皮细胞，鼻窦的真正功能可能是其窦壁的上皮细胞产生 NO，并储存 NO，储存功能依赖于其窦口的闭合功能。它可以通过窦口周围上皮细胞的膨胀变化来实现，并在需要增加血液氧合时按需释放 NO。不同类型的鼻气流振动可能并不是导致窦口开放的唯一信号，其具体机制有待进一步研究。

1.4 鼻窦扩张症和气化不良可作为鼻窦发育的见证

1.4.1 鼻窦扩张症

鼻窦扩张症是一种导致鼻窦异常扩张的疾病，该扩张腔仅含有气体，内衬正常黏膜。骨壁向外移位，引起压迫或侵犯颅内、眼眶和筛骨（▶图 1.2）。

我们发现鼻窦扩张症与窦腔周围骨的重塑有关，表现为骨样小梁替代正常的板层小梁，大量破骨细胞和成骨细胞交织在一起，反映了骨吸收和骨形成同时发生。这些病理表现与来自活动性 Paget 病的骨相似。与正常的板层骨相比，鼻窦扩张症的钙化不良的类骨似乎对机械力和随后的重塑非常敏感。[18]F-NaF PET-CT 显

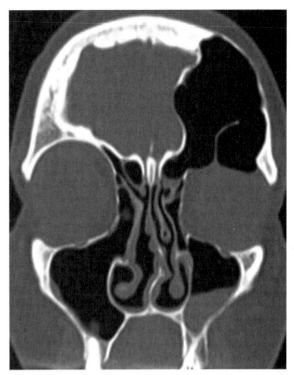

图 1.2　鼻窦扩张症是一种导致鼻窦异常扩张的疾病，该扩张腔仅含有气体，内衬正常黏膜。骨壁向外移位引起压迫或侵犯颅内、眼眶和筛骨

示 ^{18}F-NaF 摄取显著增加，在扩张性气化壁尤为突出，与骨重塑一致。相反，FDG PET-CT 未见氟化脱氧葡萄糖摄取异常，与鼻窦黏膜的正常组织学符合[35]。

因此，鼻窦扩张症似乎是一种骨源性疾病。有趣的是，NO 是骨中重要的信号分子，其浓度用于控制骨形成和骨吸收之间的平衡[36]。手术将窦腔重新开放并进入筛迷路，虽然术中无法测量 NO 浓度，但足以阻止疾病进展，恢复鼻窦骨壁的骨化[35]。我们的假设是鼻窦扩张症可能是窦腔内 NO 浓度和（或）压力升高的骨质改变的结果。我们的经验是，可以通过控制 NO 逃逸到鼻窦腔外来达到长期控制鼻窦扩张症的目的。

这一关于鼻窦扩张症病因的假说可以证实婴儿时期窦腔的发育。NO 可能由骨髓转换产生，使每个鼻窦腔扩张并形成进入鼻腔的开口。一旦窦内的 NO 浓度可以通过功能良好的窦口来控制，窦腔的大小和形状就会稳定下来。

这种鼻窦形成的机制可能解释了为什么鼻

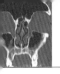

窦的大小和形状是高度变异的，在大多数人中表现出不对称性，并且它们可以在某些区域独立于生物力学作用而发育。

鼻窦过度气化可以用同样的原理解释，并应与鼻窦扩张症区分开。鼻窦过度气化[37]描述的是那些已经发育到超出常规大小的鼻窦。虽然鼻窦比平常大，但它并没有超出额骨、上颌骨或蝶骨的正常边界。它们的窦壁是正常的，内容物是气体。没有面部隆起或颅内、眼眶及筛骨侵犯（▶图 1.3）。患者完全没有临床症状。

过度气化也可能影响颞骨，甚至在极少数情况下影响枕骨和第 1、2 颈椎（寰椎和枢椎）[38]。在某些特定的骨骼中，启动骨髓转换并允许其被含气空腔取代的信号尚不清楚。

1.4.2 气化不良

从成人鼻窦的形状来看，似乎每块骨中有不止一个点被气化以形成它们的解剖结构。通常部分分隔成人窦腔的骨间隔可能是多处骨髓退变的残余物，融合后在每块骨中形成单一的窦腔。已有蝶骨层面描述气化不良的影像，以排除其他鉴别诊断，如软骨肉瘤、骨髓炎、骨转移、骨纤维性结构不良[39]，似乎也见证了多点鼻窦的气化发育[1]。

气化不良通常局限于发生气化的骨骼部分，似乎与骨髓退变的一个（有时两个或三个）点相对应，这些退变没有满足气化的条件，并保留在骨骼中（▶图 1.4）。其在 CT 成像中被描述为通常的气化部位出现异常骨化区。异常骨化区必须符合以下四个标准中的两个才能诊断为气化不良：骨硬化边界清楚，骨硬化边缘有狭窄的过渡区，其内部脂肪区见钙化，软组织区钙化[39]。

在蝶骨、额骨和上颌骨均发现了气化不良的影像，但未在筛骨中发现。这些是支持筛骨迷路与其他鼻窦存在不同起源的间接证据，因为气化不良仅发生在气化的骨骼中[40]。

1.5 总 结

现代额窦发育理念为改进经典手术技术、

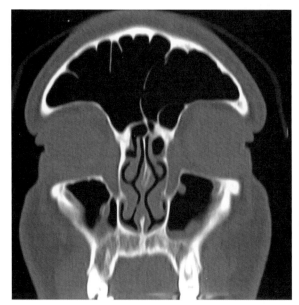

图 1.3 额窦过度气化。虽然鼻窦比平常大，但它并没有超出额骨的正常边界。没有面部隆起或向颅内、眼眶及筛骨侵犯

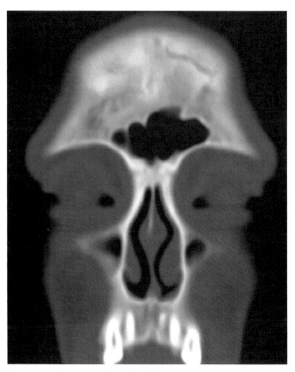

图 1.4 额骨气化不良。异常骨化区必须符合以下四个标准中的两个才能诊断为气化不良：骨硬化边界清楚，骨硬化边缘有狭窄的过渡区，其内部脂肪区见钙化，软组织区见钙化

开发现代额窦手术技术提供了新线索。

（周柳青 李 明 译，王彦君 审）

参考文献

[1] Jankowski R. The Evo-Devo Origin of the Nose, Anterior Skull Base and Midface. Paris, 2013.

[2] Lundberg JO. Nitric oxide and the paranasal sinuses. Anat Rec (Hoboken), 2008, 291(11):1479–1484.

[3] Jankowski R, Nguyen DT, Poussel M, et al. Sinusology. Eur Ann Otorhinolaryngol Head Neck Dis, 2016, 133(4):263–268.

[4] Zuckerkandl E. Normale und Pathologishe Anatomie der Nasenhöle und ihrer pneumatischen Anhänge. 2nd ed. Vienna: W. Braumuller, 1893.

[5] Mouret J. Anatomie des cellules ethmoïdales. Rev Laryngol, 1898.

[6] Mouret J. Rapports du sinus frontal avec les cellules ethmoidales. Rev Laryngol, 1901.

[7] Witmer L. The phylogenic history of paranasal air sinuses // T Koppe HN, KW Alt. The paranasal sinuses of higher Primates—Development, Function, and Evolution. Chicago: Quintessence Publishing Co, Inc, 1999.

[8] Moore W. The mammalian skull. Cambridge: Cambridge University Press, 1981.

[9] Márquez S, Tessema B, Clement PA, et al. Development of the ethmoid sinus and extramural migration: the anatomical basis of this paranasal sinus. Anat Rec (Hoboken), 2008, 291(11):1535–1553.

[10] Jankowski R. Marquez S. Embryology of the nose: the evo-devo concept. World J Otorhinolaryngol, 2016, 6(2):33–40.

[11] Jankowski R, Rumeau C, de Saint Hilaire T, et al. The olfactory fascia: an evo-devo concept of the fibrocartilaginous nose. Surg Radiol Anat, 2016, 38(10):1161–1168.

[12] Jankowski R. Septoplastie et rhinoplastie par désarticulation: histoire, anatomie et architecture naturelles du nez. Paris: Elsevier Masson, 2016:370.

[13] O'Connor PM. Pulmonary pneumaticity in the postcranial skeleton of extant aves: a case study examining Anseriformes. J Morphol, 2004, 261(2):141–161.

[14] O'Connor PM. Postcranial pneumaticity: an evaluation of soft-tissue influences on the postcranial skeleton and the reconstruction of pulmonary anatomy in archosaurs. J Morphol, 2006, 267(10):1199–1226.

[15] Schepelmann K. Erythropoietic bone marrow in the pigeon: development of its distribution and volume during growth and pneumatization of bones. J Morphol, 1990, 203(1):21–34.

[16] Aoki S, Dillon WP, Barkovich AJ, et al. Marrow conversion before pneumatization of the sphenoid sinus: assessment with MR imaging. Radiology, 1989, 172(2):373–375.

[17] Szolar D, Preidler K, Ranner G, et al. Magnetic resonance assessment of age-related development of the sphenoid sinus. Br J Radiol, 1994, 67(797):431–435.

[18] Gustafsson LE, Leone AM, Persson MG, et al. Endogenous nitric oxide is present in the exhaled air of rabbits, guinea pigs and humans. Biochem Biophys Res Commun, 1991, 181(2):852–857.

[19] Lundberg JO, Weitzberg E, Nordvall SL, et al. Primarily nasal origin of exhaled nitric oxide and absence in Kartagener's syndrome. Eur Respir J, 1994, 7(8):1501–1504.

[20] Lundberg JO, Rinder J, Weitzberg E, et al. Nasally exhaled nitric oxide in humans originates mainly in the paranasal sinuses. Acta Physiol Scand, 1994, 152(4):431–432.

[21] Lundberg JO, Farkas-Szallasi T, Weitzberg E, et al. High nitric oxide production in human paranasal sinuses. Nat Med, 1995, 1(4):370–373.

[22] Lundberg JO, Weitzberg E, Rinder J, et al. Calcium-independent and steroid-resistant nitric oxide synthase activity in human paranasal sinus mucosa. Eur Respir J, 1996, 9(7):1344–1347.

[23] Weitzberg E, Lundberg JO. Humming greatly increases nasal nitric oxide. Am J Respir Crit Care Med, 2002, 166(2):144–145.

[24] Maniscalco M, Weitzberg E, Sundberg J, et al. Assessment of nasal and sinus nitric oxide output using single-breath humming exhalations. Eur Respir J, 2003, 22(2):323–329.

[25] Guillerm R, Badre R, Flottes L, et al. A new method of aerosol penetration into the sinuses. Presse Med, 1959, 67(27):1097–1098.

[26] Flottes L, Clerc P, Riu R, et al. La physiologie des sinus. Paris:Librairie Arnette, 1960.

[27] Jankowski R, Rumeau C. Physiology of the parnasal sinus ostium: endoscopic observations. Eur Ann Otorhinolaryngol Head Neck Dis, 2018, 135(2):147–148.

[28] Lundberg JO, Lundberg JM, Settergren G, et al. Nitric oxide, produced in the upper airways, may act in an 'aerocrine' fashion to enhance pulmonary oxygen uptake in humans. Acta Physiol Scand, 1995, 155(4):467–468.

[29] Gerlach H, Rossaint R, Pappert D, et al. Time-course and doseresponse of nitric oxide inhalation for systemic oxygenation and pulmonary hypertension in patients with adult respiratory distress syndrome. Eur J Clin Invest, 1993, 23(8):499–502.

[30] Puybasset L, Rouby JJ, Mourgeon E, et al. Inhaled nitric oxide in acute respiratory failure: dose-response curves. Intensive Care Med, 1994, 20(5):319–327.

[31] Lundberg JO, Settergren G, Gelinder S, et al. Inhalation of nasally derived nitric oxide modulates pulmonary function in humans. Acta Physiol Scand, 1996, 158(4):343–347.

[32] Busch T, Kuhlen R, Knorr M, et al. Nasal, pulmonary and autoinhaled nitric oxide at rest and during moderate exercise. Intensive Care Med, 2000, 26(4):391–399.

[33] Gerlach H, Rossaint R, Pappert D, et al. Autoinhalation of nitric oxide after endogenous synthesis in nasopharynx. Lancet, 1994, 343(8896):518–519.

[34] Beall CM, Laskowski D, Strohl KP, et al. Pulmonary nitric oxide in mountain dwellers. Nature, 2001, 414(6862):411–412.

[35] Jankowski R, Kuntzler S, Boulanger N, et al. Is pneumosinus dilatans an osteogenic disease that mimics the formation of a paranasal sinus?Surg Radiol Anat, 2014, 36(5):429–437.

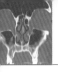

[36] van't Hof RJ, Ralston SH. Nitric oxide and bone. Immunology, 2001, 103(3):255–261.

[37] Urken ML, Som PM, Lawson W, et al. Abnormally large frontal sinus. II. Nomenclature, pathology, and symptoms. Laryngoscope, 1987, 97(5):606–611.

[38] Petritsch B, Goltz JP, Hahn D, et al. Extensive craniocervical bone pneumatization. Diagn Interv Radiol, 2011, 17(4): 308–310.

[39] Welker KM, DeLone DR, Lane JI, et al. Arrested pneumatization of the skull base: imaging characteristics. AJR Am J Roentgenol, 2008, 190(6):1691–1696.

[40] Kuntzler S, Jankowski R. Arrested pneumatization: witness of paranasal sinuses development? Eur Ann Otorhinolaryngol Head Neck Dis, 2014, 131(3):167–170.

2 影像解剖学

Claudia Kirsch

智慧的开端是对术语的定义。

——苏格拉底

摘 要

影像学上复杂多变的额窦引流通道解剖具有不同的鼻内镜成像，因此，认识多种额窦引流通道的多样性对于预防潜在的手术并发症至关重要，这种通道的多样性的认识容易被各种冗余和不规范的术语所混淆。尽管有更新的成像技术，但额窦手术的主要并发症仍然存在。本章的目标是利用 CT 的轴位多层面影像重建来提高对额窦解剖和引流通道的可视化影像认识和理解。可使用以下方法帮助记忆：额窦引流通道的影像学阅片要求准确寻找眶纸板、钩突、嗅窝顶、鼻丘气房、附属气房、筛动脉、筛泡和中鼻甲。这句话可帮助提醒和记忆 CT 的关键解剖结构：Look Precisely UP FOR AN Accessory Air cell（AAc），Ethmoidal Arteries（EA），and BE Mentally Trained（MT）。该句中，LP 表示眶纸板，UP 表示钩突，FOR 表示嗅窝顶，AN 表示鼻丘气房，AAc 表示附属气房，EA 表示筛动脉，BE 表示筛泡，MT 表示"中鼻甲"。

本章重点介绍了这些关键结构的形成，并详细地介绍了它们的影像学解剖。

关键词 鼻窦 CT；额窦引流通道；鼻丘；钩突；嗅窝底；侧板；附属气房；筛泡；中鼻甲

2.1 引 言

与指纹一样，额窦和额窦引流通道在每一个体（包括同卵双胞胎）中都是独特且可变的[1-3]。通过影像学和鼻内镜成像了解复杂的额窦引流通道解剖结构的变异，对于预防潜在的手术并发症尤为重要，但是经常被烦冗和令人困惑的术语混淆[4]。本章将参照 2014 年欧洲鼻腔鼻窦解剖术语意见书，使用标准化的术语，阐明额窦引流通道的影像解剖学[5]。

与通过鼻孔用鼻内镜观察被黏膜和组织覆盖的立体结构不同，CT 能清楚识别解剖结构变异的额窦引流通道的骨边缘（▶ 图 2.1~图 2.6）。此外，外科医生在这个独特狭小空间内使用角度镜和器械进行操作时，必须在脑海里重建这些解剖结构[6-7]。尽管影像学技术在更新，但仍有 2.7%

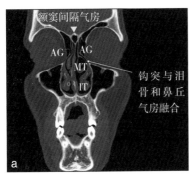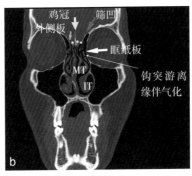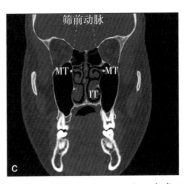

图 2.1 （a）额窦前部的冠状位 CT。额窦间隔气房（黄色小箭头）；注意鼻丘气房和钩突的下方，左侧泡性中鼻甲，以及鼻中隔右偏，紧贴右下鼻甲从而限制右下鼻道气流。（b）图 2.1 a 额窦鸡冠后的冠状位 CT（黄色箭头）。左侧筛凹由蓝色箭头表示。右侧筛凹的筛板稍稍平坦，右侧外侧板倾斜度增加（紫色箭头），受伤风险更大。眶纸板（白色箭头），钩突游离缘标记为（^）和细长的箭头。注意中鼻甲（MT）基板附着在外侧板与筛板交界处的嗅窝顶。左侧泡状中鼻甲有两个上附着点以 (*) 星号标记。右侧鼻中隔偏曲紧贴右侧下鼻甲，限制右侧下鼻道内的气流。（c）图 2.1 a、b 之后的冠状位 CT。中鼻甲（MT）骨片水平延伸至上颌窦内侧，用 * 表示，前组筛窦气房与额隐窝一起向前引流至漏斗部，后组筛窦气房与蝶筛向后引流。注意区分筛前动脉的上层眶纸板的微小切迹；左侧筛泡上气房的存在意味着筛前动脉可能向下成系膜型。AG，鼻丘气房；IT，下鼻甲；MT，中鼻甲

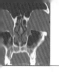

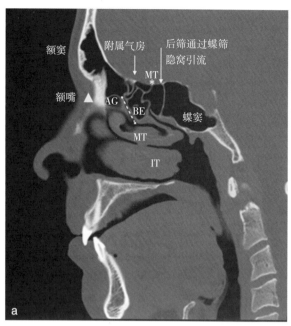

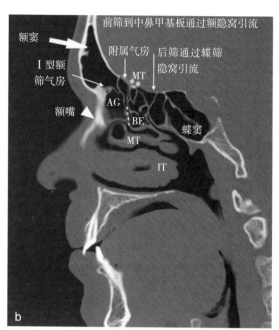

图 2.2 （a）与图 2.1 相同位置的额窦矢状位 CT。右额窦引流通道（FSDP）由细虚线划分。额嘴（小箭头）。注意筛泡气房上方的附属额泡气房，在手术期间有损伤筛前动脉的危险。（b）左侧额窦引流通道的矢状位 CT（细虚线），在图 2.1 中的额窦。额嘴（小箭头）。左侧泡状中鼻甲部分可见，表现为两个薄层骨片附着在上面。AG，鼻丘气房（额窦引流通道前缘）；BE，筛泡（额窦引流通道后缘）；IT，下鼻甲；MT，中鼻甲

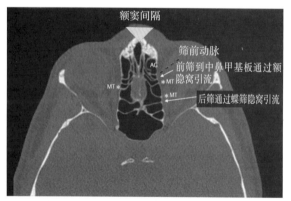

图 2.3 图 2.1 和图 2.2 中相同位置鼻窦的轴位 CT。注意中鼻甲向外侧附着在眶纸板。AG，鼻丘气房，额窦引流通道前缘；IT，下鼻甲；MT，中鼻甲

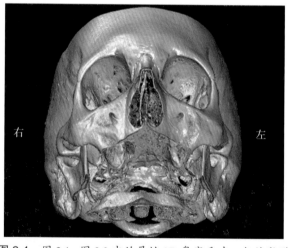

图 2.4 图 2.1~ 图 2.3 中的骨性 3D 鼻窦重建，与被黏膜覆盖时的鼻内镜下所见相似，注意鼻中隔向右偏

的患者在额窦手术时会发生并发症 [8-10]。本章的目标是从最初起源到最终解剖变异的影像学解剖定义并描述额窦引流通道，提供一份详细清单，以防止遗漏关键的解剖变异。

查看影像学图片时，带有一组项目清单的搜索模式可帮助临床医生查找内容并帮助避免遗漏错误，包括"假阴性效应"。"假阴性效应"指临床医生阅片发现一个独特的影像学异常

之后，往往忘记仔细检查并错过第二个重要的影像学异常。在狭窄复杂的影像学额窦引流通道中，下面这个记忆法对避免"假阴性效应"很有帮助：额窦引流通道的影像学阅片要求您 "Look Precisely UP FOR AN Accessory air cell, Ethmoidal Arteries, and BE Mentally Trained."该记忆法提醒放射科医生检查每张射线照片的关键区域，即 LP 表示眶纸板，UP 表示钩突，

鼻囊侧壁在腭突上方形成间充质脊，最终形成复杂的额窦引流通道，包括垂直于鼻腔外侧壁延伸的分枝状的筛鼻甲骨、较小的外鼻甲和较大的内鼻甲，延伸至鼻中隔内侧。

筛窦形成的机制存在争议，因为最近关于哺乳动物筛窦发育的研究指出，在所有影像学图像上都有薄横骨板或"筛鼻甲骨"的"折叠外观"。筛鼻甲骨的折叠增加了表面积，这些最终成为失去嗅黏膜的筛迷路，而嗅黏膜仅保留在嗅沟中。在进化发育生物学理论中，内鼻甲形成重叠的板状，彼此压平和弯曲，就像洋葱皮分层[12]（▶ 图 2.1a、b）。大约在妊娠第 25 至第 28 周时，三个向内定向的突起从鼻腔外侧壁出现。第一筛鼻甲或"鼻鼻甲"的前部上升发展为鼻丘，上颌鼻甲的下突起发育成为上颌窦，上突起转变为筛鼻甲[11]。第一筛鼻甲骨的下降部分形成钩突，而其余部分则退化。在胎儿第四个月时，在上部钩突的上方形成内侧出口，出生后逐渐发育为额窦。

第二个筛鼻甲骨发育成为中鼻甲，是一个重要的影像学标志，在矢状位上可以很好判断。当中鼻甲的附着从垂直转变为延伸到眶纸板的水平时，变成了一个分隔筛前气房和筛后气房的单独引流通道（▶ 图 2.1c，▶ 图 2.2a、b，▶ 图 2.3）。因此，在第二个筛鼻甲骨前面是发育中的筛前气房，位于其后面的是发育中的筛后

图 2.5　图 2.1～图 2.4 覆盖黏膜，类似于鼻内镜下观，注意鼻中隔向右偏和重叠结构如何妨碍额鼻窦引流通道（FSDP）的可视。最左侧的轴位、冠状位和矢状位 CT 是角度和可视化的参考点

FOR 表示嗅窝顶，包括易受损的外侧板，AN 表示鼻丘气房（附属气房和筛动脉在句中均为原意），BE 代表筛泡，MT 代表中鼻甲。本章简要讨论了这些关键结构的发育，并详细介绍了它们的影像学解剖结构。

额窦大约在妊娠第 5 周与鳃弓、咽囊和原始消化管一起形成。前开口或口凹包括上方的上颌弓、下颌弓和额鼻隆起，在前上方将鼻隆起和鼻孔分开[11]。在妊娠的第 7 周和第 8 周，

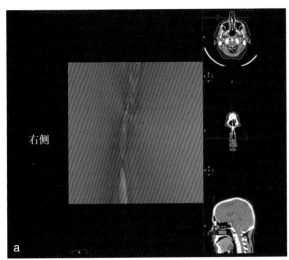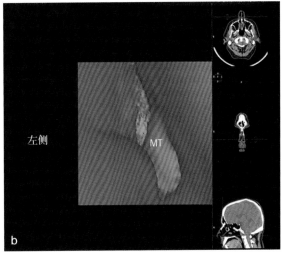

图 2.6　（a）鼻内镜下通过右下鼻道向上观察的 CT 的 3D 重建。最左侧的轴位、冠状位和矢状位 CT，细黄线显示额窦引流通道的角度和向上的视野被向右偏曲的鼻中隔偏移所遮挡。（b）CT 3D 重建，通过左下鼻道向上进行鼻内镜观察。最左侧的轴位、冠状位和矢状位 CT，细黄线显示被左侧泡状中鼻甲（MT）遮挡的额窦引流通道的角度和上分视野

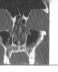

气房。第三筛鼻甲骨成为上鼻甲，第四和第五筛鼻甲骨通常退化，偶尔会发育形成最上鼻甲。第一个和第二个筛鼻甲骨与鼻外侧壁的附着在影像学和外科手术上仍然很重要，作为额窦引流通道的解剖标志[13]。考虑到这一发育过程，我们使用前述记忆法来检查额窦引流通道的放射影像学特征，牢记"Look Precisely UP FOR AN Accessory air cell, Ethmoidal Arteries, and BE Mentally Trained"这句话。在冠状位上，通过影像学检查很容易识别"眶纸板"和向上走形的"钩突"这两个解剖标记，"Look Precisely UP FOR"提醒我们精确查找有手术风险的两块最薄的骨头，即眶纸板（LP）和嗅窝顶（FOR），见 ▶ 图 2.1 b。

2.2 眶纸板

准确查找（Look Precisely）眶纸板（LP）。

眶纸板起源于筛骨，就像它的名字一样，是形成外侧筛窦边界和内侧眶缘的薄如纸的眶板（▶ 图 2.1 a、b，▶ 图 2.3）。有多达10%的人薄薄的眶纸板可能出现局部裂开，医源性手术风险可能会随着解剖变异而增加[14-15]。如果纸板被破坏，只要眶骨膜保持完整，就可能很少或不会破坏眶内容物[16]。通常，眶纸板与上颌骨开口在同一平面上。然而，在某些情况下会发生变异，眶纸板可能会延伸到上颌窦口的内侧，使其面临受伤的风险[17-18]。有趣的是，在功能性鼻内镜手术后，眶纸板也可能向内侧偏移[19]。

有3个主要结构可以附着在眶纸板上，包括鼻丘气房（▶ 图 2.1a），中鼻甲基板（把筛房分为前筛气房和后筛气房）（▶ 图 2.1c，▶ 图 2.3），偶尔还有钩突也附着在眶纸板[20-23]。在影像学上，检查位于上颌窦口内侧或筛上颌缝外侧的骨折畸形、裂缝或筛窦，或沿上颌窦眶缘和眶内下缘的气房称为"Haller气房"[7,18,23-28]。

大多数患者中，鼻丘气房延伸附着到眶纸板中，如图 2.1a 所示，鼻丘气房的上部也可能为筛泡的前后壁的骨性部分[22]。眶纸板的意外损伤可能损伤眼眶内直肌，并可能形成眼眶气肿和感染的潜在途径，并导致眼眶蜂窝织炎。

尤其值得注意的是筛前动脉损伤可能导致眶内血肿。

2.3 钩 突

准确查找 UP（Look Precisely UP）——钩突。

在拉丁语中，"钩突"一词的意思是"钩状生长"[25]。弯曲的钩突（UP）是向上的小骨片，在冠状位 CT 上很容易发现，如图 2.1 上的小箭头（^）和白色长箭头所示。钩突被认为是筛窦的遗迹，并且大约在妊娠 11 到 12 周时首先从鼻腔外侧壁出现，突出到中鼻甲下方[20]。到妊娠 17 周时，钩突在中鼻甲和尚未发育的筛泡之间形成，如前所述最终将于筛骨前部平行，从前上到后下呈轻微弯曲[20]。在进化发育生物学理论中，钩突后游离缘与筛泡前缘平行[5,12,20]（▶ 图 2.1b）。由小箭头（^）标记的钩突上缘上方的空腔是开口于筛漏斗的半月裂[4-5,21-22]。

钩突上端很少有气化（▶ 图 2.1b），或向内侧偏离与中鼻甲融合，或向上与颅底融合或向外侧延伸至眶纸板，紧靠眶纸板形成额隐窝和筛漏斗。钩突由三个部分组成，前端附着在泪骨上，有时附着在鼻丘气房内侧（▶ 图 2.1a）或中鼻甲上。后端连接到腭骨的垂直板以及筛突。上端有多种不同的连接方式，影响额窦引流通道[24-25]（▶ 图 2.1b）。研究人员注意到钩突上端至少有六种连接方式，包括Ⅰ型，钩突上端与眶纸板相连；Ⅱ型，钩突向上延伸至筛顶或颅底；Ⅲ型，钩突附着于中鼻甲，可能向内侧或外侧弯曲，或变得肥大或气化（▶ 图 2.1b）。当钩突的上端气化时，可将其称为钩突大泡[21-25]（▶ 图 2.1b）。最常见的钩突变异是其附着在鼻丘气房后内侧的眶纸板上，变异率为50%~60%，18%~20% 附着在眶纸板、筛板和中鼻甲，仅 3%~6% 附着在筛顶，而只有 1.4% 附着于中鼻甲[25,27]。在慢性鼻窦炎中，钩突向上弯曲或向内侧折叠最常发生，与中鼻甲的接触增加[25-26]。在额窦引流通道中，钩突上端与眶纸板的Ⅰ型附着改变了引流通道，并且与额窦炎显著相关[25]。必须对钩突上端进行影像学评估，当其横向弯曲或附着于眶纸板，形成筛漏斗的"终末隐窝"，同时钩突与外侧的眶纸板

融合时尤为必要 [5,7,16,18]。钩突是半月裂的内侧壁，在漏斗部末端前部与外侧壁相连。钩突上端的附着改变了漏斗上部的通道，当钩突向上延伸至颅底或中鼻甲时，漏斗部与额隐窝相通。

2.4 嗅窝顶

准确查找嗅窝顶（Look Precisely UP "FOR"）。

在嗅窝的顶部，筛板的外侧板是颅骨最薄和最危险的区域，一旦损伤，可能导致脑脊液（CSF）漏 [16,23]（▶图2.1b）。沿着筛板边缘的下侧是中鼻甲的前端附着点（▶图2.1b）。在冠状位CT上最易识别筛板外侧板的附着、中鼻甲上部、水平筛板以及嗅窝的下边界和顶部（▶图2.1b）。中间的筛板将颅前窝与鼻腔分开（▶图2.1b，▶图2.3）。在颅内，中间垂直的鸡冠将嗅凹分隔（▶图2.1b）。术语"筛板"是指像筛子一样小孔的板状结构，筛板上的小孔允许嗅觉神经细丝的穿通。嗅凹的上缘是筛凹的水平部和筛顶（▶图2.1b）。筛板外侧板是筛顶的内侧，该处骨质比额骨相邻眶外侧壁薄，通常只有0.1~0.2mm的厚度。左右外侧板的长度和角度都可以变化。当外侧板短而垂直时，受伤的风险降低；然而，随着外侧板的垂直长度和倾斜度增加，受伤的风险也会增加 [16,18,30-31]（▶图2.1b）。Keros根据筛板外侧板的长度以及筛板相对于额骨眶突的关系将其分为三种类型，Ⅰ型为1~3mm，Ⅱ型为4~7mm，而Ⅲ型大于8mm [30]。评估外侧板的长度增加和变异很重要，因为嗅凹可向更下方延伸，在中鼻甲切除术或筛窦切除术时，细长的外侧板更容易受损，其骨折可能导致脑脊液漏 [16,18]。

2.5 鼻丘气房

准确查找鼻丘气房（Look Precisely UP FOR "AN"）。

第一筛鼻甲骨是鼻丘气房和钩突的起源，不同的钩突附着会引起鼻丘气房影像学的改变。（▶图2.1a）。钩突的起源与鼻丘气房密切相关，并形成其后壁和内壁，连接后壁 [11,13,22]（▶图2.1a、b）。丘意思是隆起、丘或堆，是指由筛上颌嵴基底部处，在鼻腔外侧壁上形成的小隆起，位于上方的嗅沟和中鼻道之间。高达98.5% [22] 的成年人中有鼻丘气化，气房"鼻丘"是最靠前的筛窦气房（▶图2.1a、b，▶图2.2a、b）。鼻丘气房的前壁是上颌骨额突，外侧壁是泪骨，内侧边缘为钩突 [13-14,22]。鼻丘位于中鼻甲前方 [5,22]，虽然鼻丘气房前部与钩突分离，但鼻丘气房后部向上延伸至钩突 [22]。在大多数情况下，鼻丘气房内侧和钩突附着在眶纸板上，其骨片可延伸至筛泡，在筛泡和鼻丘气房内侧，将额隐窝从前到后垂直分开，额窦引流通道向内侧和后方延伸 [22]（▶图2.1a、b，▶图2.2b）。如果扩大的鼻丘气房将钩突向内侧移位，它附着在中鼻甲上，则额窦引流通道向后方移位 [22]。

2.6 附属气房

准确查找附属气房（Look Precisely UP FOR AN Accessory air cell…）。

变异的附属气房会增加额窦引流通道的复杂性，包括由上颌骨额突产生的气房或由Kuhn分类为四种类型的前筛气房，以及与筛泡或筛泡上气房相邻的气房（▶图2.1a~c，▶图2.2a、b，▶图2.3）。

与上颌骨和筛骨额突相关的附属气房称为"额筛"气房，常见的是有多个额筛气房和鼻丘的变异，Kuhn将其分为四种类型：1类是在鼻丘气房上方有一个额筛气房；2类是在鼻丘气房上方和眶顶下方有两个或更多气房；3类是一个单一的额筛气房，从鼻丘气房延伸到额窦，在额嘴上方；4类是额窦中的孤立气房，与鼻窦不相邻，可能从额隐窝气化，并且根据最近对原始分类的修改，应延伸超过额窦垂直高度的50% [32-33]（▶图2.1a）。因为可能存在一个或多个气房，位于内侧、前部或后部，气房的分类变得更加复杂 [5,34]。2014年欧洲鼻-鼻窦炎和鼻息肉诊疗意见书建议，相对于额隐窝和额窦内壁的后部，将额筛气房分为前部、内侧或后部 [5]；并且提出了识别这些气房的附加方法。影响额窦引流通道的气房数量确实是最关键的信息 [34-35]。附属气房可能使钩突沿眶纸板向上移位形成气房的内侧缘和顶部 [22]。扩大的附属气房也可能将钩突附着到中鼻甲或颅底，附属气房延伸到颅底

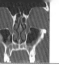

内侧可能会使钩突向内侧移位附着到颅底或中鼻甲上,并使狭窄的额窦引流通道向外侧向移位[22,28]。当额筛气房横向位于颅底附近时,会使内侧的额窦开口变窄并移位,尽管以前的文献可能使用术语"窦口",这个术语是不正确的,因为它意味着二维结构[5]。扩大的额筛气房可能延伸到颅底,形成盲端隐窝毗邻筛泡前壁(►图2.2a、b)。Ⅲ型气房延伸到额窦底,可能位于额窦口的内侧或外侧;当位于内侧并取代额窦底时,也被称为"额窦间隔气房"(ISSC)[28](►图2.1a)。

与上颌骨额突无关但与筛泡和颅底相关的其他辅助气房称为筛泡上气房[5,7,27,34]。筛泡额气房或筛泡上气房是沿着前颅底和额窦的气房,阻碍了额窦引流通道(►图2.2a、b)。在冠状位CT中,这可能表现为孤立的额窦气房。筛泡上方的气房定义为筛泡上气房[28,34](►图2.2a、b)。

2.7 筛前动脉

准确查找鼻丘、附属气房、筛前动脉等(Look Precisely UP FOR AN Accessory air cell, Ethmoidal Arteries……)。

筛前动脉(anterior ethmoidal artery,AEA)为眼动脉的一个分支,在冠状位CT通过在筛窦层面沿眶内壁发现鸟嘴样切迹来识别[18,36-37](图2.1c)。

术前CT血管的识别对于预防术中损伤至关重要,损伤后可能导致血管回缩和眶内血肿[38]。筛前动脉通常位于第二和第三基板之间,在中鼻甲前穹隆处[38-39],距外侧隐窝[40]的后壁平均约11mm(►图2.1c,►图2.2a、b,►图2.3)。当筛前动脉切迹紧靠筛孔中央凹或外侧板时,手术期间筛前动脉不易暴露[18,36]。

然而,高达26%~35%存在眶上附属气房[18,36,41],筛前动脉可以穿过筛窦气房成系膜型,使其更容易受损伤[18,38,41]。尽管大多数筛前动脉位于筛泡上隐窝或眶上隐窝,但少数情况下,血管可能位于筛泡上窝或筛泡顶部[38,40]。重要的是,筛前动脉可能走形于颅底下方并骨管裂开。悬空的筛前动脉可能更常见于较长的外侧板或眶上气化[38]。

2.8 筛　泡

准确查找附属气房、筛动脉和筛泡等(Look Precisely UP FOR AN Accessory air cell, Ethmoidal Arteries, and BE……)。

筛泡(BE)或筛大泡通常是最大的前筛气房,但约8%的患者筛泡可能很小未发育[5,26](►图2.2a、b)。筛泡的前缘是额隐窝,下缘是半月裂和筛漏斗的后缘[5]。筛泡通常是一个大的单个气房,开口于半月裂或筛泡后隐窝。大多数时候,筛泡或多个气房的开口延伸到上半月裂[5,42-43]。筛泡有时可延伸到筛漏斗,或者可能有多个气房或者多个开口。筛骨发育分为简单、复合和复杂[4]的三个主要类型[3]。

2.9 中鼻甲

准确查找附属气房、筛动脉、筛泡和中鼻甲(Look Precisely UP FOR AN Accessory air cell, Ethmoidal Arteries, and BE Mentally Trained)。

中鼻甲起源于筛骨。中鼻甲的最前部与鼻丘气房融合,形成一个弯曲的空腔,称为"中鼻甲前穹隆部"。在上方和前方,中鼻甲在筛板外侧缘的垂直平面内与颅底相连,与筛板外侧板在同一平面内(►图2.1a~c)。

在冠状位中鼻甲后部,称为"基板"的附着变为后水平附着到内侧眶纸板(►图2.1c,图2.2a、b,►图2.3)。附着处将筛窦气房分成具有不同引流模式的前组气房和后组气房。此外,中鼻甲可能有气化现象,称为泡状中鼻甲(►图2.1c,►图2.2a、b,►图2.6b)。

虽然泡状中鼻甲和鼻窦疾病没有明确的关联,但泡状中鼻甲和鼻中隔对侧偏曲有关,这可能再次支持发育的进化论和鼻窦内的折叠分层发育的观点[44](►图2.1a、b,►图2.5,►图2.6a)。

2.10 总　结

总而言之,额窦引流通道的影像学解剖需要"准确查找眶纸板、钩突、嗅凹顶、鼻丘气房、附属气房、筛动脉、筛泡和中鼻甲"。该记忆法提醒仔细检查薄的骨性眶纸板是否有内侧移位、骨折畸形或裂开,或眶下内侧壁

Haller 气房（▶图 2.1a~c，▶图 2.2a、b，▶图 2.3）。此外，寻找附着其上的结构，包括鼻丘气房、中鼻甲，尤其是与眶纸板相邻的钩突，形成的"终末隐窝"。

在评估眶纸板后，冠状位 CT 检查很容易发现钩突游离向上方附着，并且可能有不同的表现，包括向内侧或外侧移位和可能的上端气化（▶图 2.1 b）。最常见的是，钩突附着在眶纸板上。钩突的薄片状骨是手术进入筛漏斗的关键，慢性鼻窦炎最常见的病理发现之一是钩突的内侧弯曲并与中鼻甲接触。

接下来，重要的"嗅窝顶"包括筛板和在冠状位 CT 上存在手术损伤风险的眶纸板。根据 Keros 分型，外侧板越长和嗅窝向下移位越低，术中外侧板损伤和意外脑脊液漏或脑膜脑膨出的风险就越大，从而引起前颅窝与鼻腔贯通，并伴有感染风险（▶图 2.1b，▶图 2.2a、b，▶图 2.3）。

接下来，通常大多数人都存在的鼻丘气房，为筛窦的最前部，在泪骨的后面和钩突的游离缘的前面，认为其是第一筛鼻甲骨的残余物。上鼻丘气房的气化程度和附着情况可能会改变额窦引流通道（▶图 2.1a、b，▶图 2.2a、b，▶图 2.3）。

寻找邻近鼻丘气房的附属气房时，从上颌骨额突和筛骨发出的气房，称为额筛气房，可以向额隐窝和额窦的内侧、外侧或后方扩展。当气房位于筛泡上方时，定义为筛泡上气房，它们的存在可能意味着筛前动脉的颅底附着不同类型（▶图 2.1a、b，▶图 2.2a、b，▶图 2.3）。

在冠状位 CT 上寻找筛前动脉鸟嘴样切迹，注意它是否紧靠筛窦中央凹或外侧板，在功能性鼻内镜手术中对动脉有保护作用；然而，多达 1/3 的患者可能出现筛窦切迹上方的气房，这可能表明筛前动脉悬空走形穿过筛窦，在手术过程中存在受伤风险，并且有可能引起动脉回缩进眼眶造成眶内血肿（▶图 2.1 c）。

寻找筛泡形成额窦引流通道后缘和相邻的气房，其旁边是中鼻甲（▶图 2.2a、b）。在冠状位和矢状位 CT 上跟踪中鼻甲，注意最初中鼻甲"基板"附着是如何延伸到外侧交界处筛板，

然后向后变为水平走行（▶图 2.1a~c）附着于眶纸板。在矢状位上，其分割了前组筛房和后组筛房及其引流通道。所有这些关键的解剖发现都有助于额窦独特且变异的引流模式的形成。因为每条额窦引流通道都是独一无二的，即使同一患者两侧也不尽相同，需要对每一个这些关键解剖结构都进行评估，并且有一个阅片清单会有所帮助，因此在进行影像学检查时，请记住这句话：应准确寻找眶纸板、钩突、嗅窝顶、鼻丘气房、附属气房、筛动脉、筛泡和中鼻甲（Look Precisely UP FOR AN Accessory air cell, Ethmoidal Arteries, and BE Mentally Trained）。

（李 明 周柳青 译，王彦君 审）

参考文献

[1] Nambiar P, Naidu MD, Subramaniam K. Anatomical variability of the frontal sinuses and their application in forensic identification. Clin Anat, 1999, 12(1):16–19.

[2] Kjær I, Pallisgaard C, Brock-Jacobsen MT. Frontal sinus dimensions can differ significantly between individuals within a monozygotic twin pair, indicating environmental influence on sinus sizes. Acta Otolaryngol, 2012, 132(9):988–994.

[3] Besana JL, Rogers TL. Personal identification using the frontal sinus. J Forensic Sci, 2010, 55(3):584–589.

[4] Daniels DL, Mafee MF, Smith MM, et al. The frontal sinus drainage pathway and related structures. Am J Neuroradiol, 2003, 24 (8):1618–1627.

[5] Lund VJ, Stammberger H, Fokkens WJ, et al. European position paper on the anatomical terminology of the internal nose and paranasal sinuses. Rhinol Suppl, 2014, 24(24):1–34.

[6] Bassiouni A, Wormald PJ. Role of frontal sinus surgery in nasal polyp recurrence. Laryngoscope, 2013, 123(1):36–41.

[7] Farneti P, Riboldi A, Sciarretta V, et al. Usefulness of three-dimensional computed tomographic anatomy in endoscopic frontal recess surgery. Surg Radiol Anat, 2017, 39 (2):161–168.

[8] Eloy JA, Svider PF, Setzen M. Preventing and managing complications in frontal sinus surgery. Otolaryngol Clin North Am, 2016, 49 (4):951–964.

[9] Folbe AJ, Svider PF, Eloy JA. Advances in endoscopic frontal sinus surgery. Oper Tech Otolaryngol–Head Neck Surg, 2014, 25:180–186.

[10] Hoskison E, Daniel M, Daudia A, et al. Complications of endoscopic frontal sinus surgery. Otolaryngol Head Neck Surg, 2010, 143 suppl 2:272.

[11] Al-Bar MH, Lieberman M, Casiano RR. Surgical Anatomy and Embryology of the Frontal Sinus. Berlin, Heidelberg: Springer, 2016:15–33.

[12] Jankowski R, Perrot C, Nguyen DT, et al. Structure of the lateral mass of the ethmoid by curved stacking of

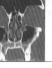

endoturbinal elements. Eur Ann Otorhinolaryngol Head Neck Dis, 2016, 133(5):325–329.

[13] Hwang PH, Abdolkhani A. Embryology, anatomy and physiology of the nose and paranasal sinuses. Otorhinolaryngol Head Neck Surg, 2003, 17:2009–2455.

[14] Vaid S, Vaid N, Rawat S, et al. An imaging checklist for pre-FESS CT: framing a surgically relevant report. Clin Radiol, 2011, 66 (5):459–470.

[15] Rene C, Rose GE, Lenthall R, et al. Major orbital complications of endoscopic sinus surgery. Br J Ophthalmol, 2001, 85(5):598–603.

[16] Amine MA, Anand V. Anatomy and complications: safe sinus. Otolaryngol Clin North Am, 2015, 48(5):739–748.

[17] Meyers RM, Valvassori G. Interpretation of anatomic variations of computed tomography scans of the sinuses: a surgeon's perspective. Laryngoscope, 1998, 108(3):422–425.

[18] O'Brien WT, Sr, Hamelin S, Weitzel EK. The preoperative sinus CT: avoiding a "close" call with surgical complications. Radiology, 2016, 281(1):10–21.

[19] Cunnane ME, Platt M, Caruso PA, et al. Medialization of the lamina papyracea after endoscopic ethmoidectomy: comparison of preprocedure and postprocedure computed tomographic scans. J Comput Assist Tomogr, 2009, 33(1):79–81.

[20] Wake M, Takeno S, Hawke M. The uncinate process: a histological and morphological study. Laryngoscope, 1994, 104(3 Pt 1):364–369.

[21] Zhang L, Han D, Ge W, et al. Anatomical and computed tomographic analysis of the interaction between the uncinate process and the agger nasi cell. Acta Otolaryngol, 2006, 126(8):845–852.

[22] Wormald PJ. The agger nasi cell: the key to understanding the anatomy of the frontal recess. Otolaryngol Head Neck Surg, 2003, 129 (5):497–507.

[23] Huang BY, Lloyd KM, DelGaudio JM, et al. Failed endoscopic sinus surgery: spectrum of CT findings in the frontal recess. Radiographics, 2009, 29(1):177–195.

[24] Isobe M, Murakami G, Kataura A. Variations of the uncinate process of the lateral nasal wall with clinical implications. Clin Anat, 1998, 11(5):295–303.

[25] Srivastava M, Tyagi S. Role of anatomic variations of uncinate process in frontal sinusitis. Indian J Otolaryngol Head Neck Surg, 2016, 68(4):441–444.

[26] Stammberger HR, Kennedy DW, Bolger W, et al. Paranasal sinuses:anatomic terminology and nomenclature. Ann Otol Rhinol Laryngol Suppl, 1995, 167:7–16.

[27] Landsberg R, Friedman M. A computer-assisted anatomical study of the nasofrontal region. Laryngoscope, 2001, 111(12):2125–2130.

[28] Wormald PJ. Three-dimensional building block approach to understanding the anatomy of the frontal recess and frontal sinus. Oper Tech Otolaryngol–Head Neck Surg, 2006, 17(1):2–5.

[29] Bhatti MT, Schmalfuss IM, Mancuso AA. Orbital complications of functional endoscopic sinus surgery: MR and CT findings. Clin Radiol, 2005, 60(8):894–904.

[30] Keros P. On the practical value of differences in the level of the lamina cribrosa of the ethmoid. Z Laryngol Rhinol Otol, 1962, 41:809–813.

[31] Adeel M, Ikram M, Rajput MS, et al. Asymmetry of lateral lamella of the cribriform plate: a software-based analysis of coronal computed tomography and its clinical relevance in endoscopic sinus surgery. Surg Radiol Anat, 2013, 35(9):843–847.

[32] Kuhn FA. Chronic frontal sinusitis: the endoscopic frontal recess approach. Oper Tech Otolaryngol–Head Neck Surg, 1996, 7(3):222–229.

[33] Wormald PJ, Chan SZ. Surgical techniques for the removal of frontal recess cells obstructing the frontal ostium. Am J Rhinol, 2003, 17 (4):221–226.

[34] Pianta L, Ferrari M, Schreiber A, et al. Agger-bullar classification (ABC) of the frontal sinus drainage pathway: validation in a preclinical setting. Int Forum Allergy Rhinol, 2016, 6(9):981–989.

[35] Wormald PJ, Bassiouni A, Callejas CA, et al. The International Classification of the radiological Complexity (ICC) of frontal recess and frontal sinus. Int Forum Allergy Rhinol, 2017, 7(4):332-337.

[36] Souza SA, Souza MM, Gregório LC, et al. Anterior ethmoidal artery evaluation on coronal CT scans. Rev Bras Otorrinolaringol, 2009, 75(1):101–106.

[37] Gotwald TF, Menzler A, Beauchamp NJ, et al. Paranasal and orbital anatomy revisited: identification of the ethmoid arteries on coronal CT scans. Crit Rev Computed Tomogr, 2003, 44(5):263–278.

[38] Jang DW, Lachanas VA, White LC, et al. Supraorbital ethmoid cell: a consistent landmark for endoscopic identification of the anterior ethmoidal artery. Otolaryngol Head Neck Surg, 2014, 151 (6):1073–1077.

[39] Lee WC, Ming Ku PK, van Hasselt CA, et al. New guidelines for endoscopic localization of the anterior ethmoidal artery: a cadaveric study. Laryngoscope, 2000, 110(7):1173–1178.

[40] Simmen D, Raghavan U, Briner HR, et al. The surgeon's view of the anterior ethmoid artery. Clin Otolaryngol, 2006, 31(3):187–191.

[41] Chung SK, Dhong HJ, Kim HY. Computed tomography anatomy of the anterior ethmoid canal. Am J Rhinol, 2001, 15(2):77–81.

[42] Wright ED, Bolger WE. The bulla ethmoidalis: lamella or a true cell? J Otolaryngol, 2001, 30(3):162–166.

[43] Setliff RC, III, Catalano PJ, Catalano LA, et al. An anatomic classification of the ethmoidal bulla. Otolaryngol Head Neck Surg, 2001, 125(6):598–602.

[44] Stallman JS, Lobo JN, Som PM. The incidence of concha bullosa and its relationship to nasal septal deviation and paranasal sinus disease. AJNR Am J Neuroradiol, 2004, 25(9):1613–1618.

3 应用手术解剖学

Iacopo Dallan, Lodovica Cristofani Mencacci, Veronica Seccia

摘 要

额窦由于其位置、解剖变异以及与眼眶和颅底结构的密切关系，被广泛认为是鼻内镜手术中最具挑战性的径路。

必须仔细了解相关解剖结构，最大限度地减少并发症，提升外科医生的手术信心，从病理情况正确理解正常变异，并在任何特定情况选择正确的手术方式。

最后但并不重要的一点是，应该强调影像学评估作为诊断的一个组成部分的重要作用；影像学图像的不准确辨识或者漏诊可能会导致严重的并发症。

关键词 额窦；额隐窝；应用手术解剖学；解剖学；经鼻径路；鼻外径路

3.1 引 言

额窦通常是成对、三角形、锥体状的空腔，位于额骨内、外两层骨板之间。包含额窦的额骨参与颅前窝底和眶顶的形成；其与筛骨、蝶骨、顶骨、鼻骨、颧骨和上颌骨相连。额窦前壁起于鼻额缝线，止于额骨隆突下方，其被颅骨膜、额肌、皮下脂肪及表面皮肤覆盖。额窦后壁是一块薄而致密的骨板。它形成颅前窝的前下界，与额叶仅隔脑膜层。其上部呈垂直状，逐渐向下弯曲，当其形成眶顶的部分时，几乎呈水平位。额窦内壁即额窦中隔，是将额窦分离成两个独立引流窦腔的三角形骨部分。其上部常偏曲，两个腔可能在大小、形状和高度上有明显的差异。然而，中隔下段常位于与鼻中隔相同的平面，靠近或位于中线[1]。在这一水平，其与鸡冠、垂直板和额鼻嵴相连。每个窦可被分隔分成更多不完全的腔室和隐窝[1]，这些额外的气房有时可延伸至鸡冠。其引流通常通过自己的流出道进入鼻腔，在漏斗部水平，靠近正常的额窦引流通道[2]。

额窦下壁由眶顶外侧和鼻筛骨复合体内侧形成。此壁最薄，特别是在侧面，可能引起慢性炎症性疾病和随后的眼眶并发症。额窦下壁的内侧与鼻筛骨复合体相对应。下壁最前面的部分正好在鼻顶上方；它由额骨的鼻棘突、上颌骨的额突和鼻骨上部的粗骨组成[1]。

3.2 经鼻内径路的应用解剖

过去数年里，不同的作者以不同的方式定义了额窦引流通道[1,3-4]。

额窦引流通道目前被描述为沙漏形，主要包括三个结构：额窦漏斗、开口和额隐窝；最窄的部分在额窦漏斗部水平[5]。

通常认为额窦引流通道是"额隐窝"的同义词，即使这是两个独立的实体；欧洲鼻腔鼻窦解剖术语意见书（European Position Paper, EPOS）[45]将额隐窝定义为筛窦的最前上部，额窦口的下方。Wormald 等将额隐窝描述为额嘴后方的空间，位于眶纸板和中鼻甲垂直板之间，延续到嗅球窝外侧壁，在中鼻甲基底层的前面[6]。额窦经额隐窝的引流是复杂的，受若干解剖结构的影响，如附属气房和钩突的附件[44]，详见下文。

额窦漏斗是额窦最下方通向额窦开口形成的漏斗状区域。开口是从额窦到额隐窝过渡区最窄的区域，其前缘由额嘴形成，后缘由颅底形成[67]。额隐窝后界为筛泡前壁（如果到达颅底），前界为鼻丘，外界为眶纸板，下界为筛漏斗（如果存在）。从解剖学上讲，钩突是一个几乎从前上到后下贯穿于矢状位的菲薄骨质。后方附着于腭骨垂直突和下鼻甲筛突，前方附着在泪骨上，可能与鼻丘内侧表面及中鼻甲有共同附着[45]。它的上端附着多变，至少描述了六种常见的变化[67]。最常见的是，钩突附着在眶纸板或颅底或中鼻甲上。如果钩突附着在颅底或内侧转折，则额隐窝直接通向筛漏斗[45]。如果钩突侧面附着在眶纸板或鼻丘气房的基底部，则额窦引流至中鼻道。在这种情况下，我们观察到所谓的终末隐窝，即筛漏斗上方的盲

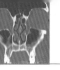

端。简单来说，钩突上端附着决定了额窦是否有内侧或外侧引流通道。

额隐窝和漏斗部可能存在附属筛窦气房。这种极端的解剖变异性是使额窦手术具有挑战性的主要因素。由于这些解剖和空间关系的复杂性，没有足够技能和训练的外科医生可能会将这些气房与额窦本身混淆，从而失去方向感。

在筛窦气房中，鼻丘气房是筛骨最前部的气房，它位于中鼻甲插入鼻侧壁的上方（▶ 图 3.1）[6]。它具有不同程度的气化，如果特别大，可能会使额隐窝后方和（或）鼻泪管侧面变窄或直接使泪骨气化[45]。事实上，鼻丘气房代表额隐窝

的前界。巨大的鼻丘气房可能会与额窦相混淆。在鼻丘气房上方可以找到其他气房，或多或少延伸至额窦。赋予这些向上延伸的气房不同的名称，包括鼻丘上气房和鼻丘上额气房（▶ 图 3.2）[90]。历史上，所谓的"额漏斗"气房，即属于筛前上气房的气房，已被 Bent 等分为四种类型[7]。Ⅰ 型额气房是位于鼻丘上方的单个前筛气房。这种气房不涉及鼻窦本身，而是堵塞额隐窝。Ⅱ 型额气房由一系列位于鼻丘上方、眶顶下方的小型前筛气房组成。Ⅲ 型额气房是位于鼻丘上方的小气房，但与其相邻，并延伸至额窦。Ⅳ 型气房是在额窦内产生的孤立气房。

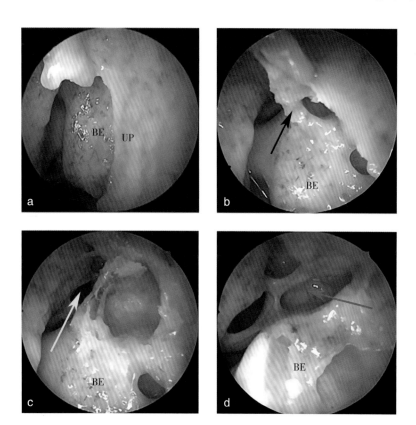

图 3.1 额隐窝的鼻内镜视图。黑色箭头，钩突上部；黄色箭头：额窦开口；红色箭头：筛泡上气房。BE：筛泡；UP：钩突

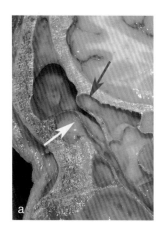
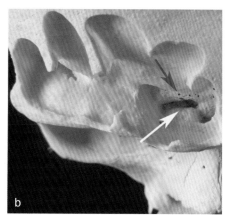

图 3.2 额窦：矢状位和正面（右侧）。白色箭头：鼻丘上额气房；蓝色箭头：眶上气房

根据欧洲鼻腔鼻窦解剖术语意见书,我们也更倾向于将Ⅲ型和Ⅳ型命名为额筛气房。必须强调的是,虽然不同论文中使用的名称可能会造成混淆,我们希望从逻辑角度对这些空间进行 3D 解剖。因此,事实上,鼻丘气房和其他前上气房(鼻丘上气房和鼻丘上额气房)代表前部结构,位于额隐窝 / 额窦的前缘。另一方面,筛泡和筛泡上气房代表了额隐窝 / 额窦后方的重要元素。筛泡是最大的前筛气房,但应该注意的是,在 8% 的病例筛泡发育不良或未发育。如果筛泡到达颅底,则形成额隐窝的后缘。如果筛泡不接触筛顶,则描述为筛泡上隐窝[45]。Wormald 等更愿意将该隐窝视为气房,我们同意他们的观点。在筛泡上气房群中,根据 Wormald 的说法,我们可以识别眶上气房、筛泡上气房和筛泡上额气房。筛泡上气房位于筛泡上方但不进入额窦,而筛泡上额气房起源于筛泡上区域并沿颅底气化进入额窦后部。眶上(筛)气房是在眶顶上方筛前动脉周围、前部或后部气化的气房。如果存在眶上气房,则在鼻内镜手术中可能是一个具有挑战性的因素。如前所述,它是前筛骨复合体中气化良好的后部气房,向外侧延伸至眶上的额骨,并通过向前推动使额隐窝变窄(▶ 图 3.3)。更准确地说,欧洲鼻腔鼻窦解剖术语意见书已提议,使用眶上隐窝这一术语[45],但我们仍然更愿意将这些空间视为气房。最近,一种位于筛骨前部或额窦下方正中位置的中间气房被称为额中隔气房,与额骨间的中隔密切相关。这些气房常向外侧和后方推挤引流通道[6]。

额隐窝手术中经常碰到筛前动脉(AEA),筛前动脉是眼动脉的一个分支,通过筛前孔进入筛骨复合体。在气化良好的鼻窦中,动脉不在颅底穿行。它通常与筛前神经伴随从后外侧向前内侧斜行。动脉最常见于球上隐窝 / 气房(85%)[45],通常穿过筛板外侧板层进入前颅窝。出前颅窝后,筛前动脉重新进入鼻腔并分成多个分支,包括鼻中隔前支和鼻前外侧支。这些分支供养鼻中隔的前上部和中鼻甲。筛前动脉的脑膜分支为镰状大脑周围的脑组织供养。

在处理更大范围的经鼻手术时,如磨削额窦

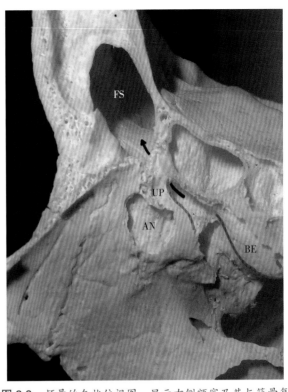

图 3.3 颅骨的矢状位视图,显示右侧额窦及其与筛骨复合体的关系。黑色箭头表示额窦引流;绿线表示眶上气房;蓝线表示筛泡的前部形状;粉色线表示钩突的后部。很明显,在上半部分,钩突与鼻丘连接。AN:鼻丘;BE:筛泡;FS:额窦;UP:钩突

底,应牢记其他关键标志。泪囊和鼻泪管的位置可能与实施这种径路相关。鼻泪管在前内侧被上颌骨的额突覆盖,而在后侧则由泪骨所覆盖。鼻丘气房的位置及其气腔可能与泪道识别有关。

当实施从内侧到外侧的手术技术和执行 Draf Ⅲ 时,应知道第一嗅丝的位置。从理论上讲,这个标志定义了颅前窝的前界,但实际上,嗅窝的最前部甚至可以向前延伸到第一嗅丝,因此这个标志并不完全安全。在这方面,更准确的标志似乎是筛前动脉的中隔分支。在最后一个标志前方钻孔是安全的。必须强调的是,在体内应用的中线识别此类标志并不容易,只要有可能,应建议采用从外侧到内侧径路。事实上,解剖病理学条件甚至以前的治疗都可能使这些内侧标志的识别具有挑战性。最近在 Draf Ⅲ 手术中,为上鼻中隔切除术描述的一个更可靠的标志是额鼻嵴(nasofrontal beak,NFB)[8]。只有 2% 的患者额鼻嵴与嗅窝直接接触,但这种接触仅限于中线区域。

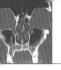

3.3 经鼻外径路的应用解剖

目前经鼻内镜径路成为额窦治疗的主要手术方法，取代了更为激进的鼻外径路手术。然而，鼻外径路在当代鼻科和颅底外科中仍然保持着特定的作用。因此，根据病理来治疗，可以通过鼻外径路接近、治疗甚至切除额窦。下文中，我们将介绍特定的病例中所使用的额窦冠状径路和更优的经睑径路的解剖学细节。

3.3.1 冠状径路

冠状径路是一种非常通用的额窦外径路。它要求一个弧形皮肤切口，从一侧耳前区延伸到另一侧耳前区，平行并后行于发际线进行，连接两个耳前区。

颞顶筋膜（temporoparietal fascia，TPF）在颞区的皮下组织下方形成的筋膜层，延伸至顶区，是该径路的解剖要点之一[9]。颞顶筋膜是帽状腱膜的外侧延伸，与表浅肌肉腱膜层（superficial muscular aponeurotic system，SMAS）相连。面神经的颞支，通常数量不等[9-10]，位于颧弓上方的颞顶筋膜深处。在颞顶筋膜和颞深筋膜浅层之间，可以找到所谓的疏松结缔组织。在靠近颧弓的地方，浅层脂肪垫位于重叠的颞深筋膜浅层之间，在其内侧和外侧边界到达颧弓的上表面。颞深脂肪垫位于颞深筋膜的浅层和深层之间。因此，在接近颧弓上缘之前，在疏松结缔组织内的帽状腱膜下平面上进行解剖是容易且安全的。在这个平面之下，帽状腱膜下解剖存在损伤面神经颞支和额支的风险。因此，外科医生需要在更深的平面上进行解剖，通常深入到颞深筋膜的浅层。这样可以安全到达颧弓上表面。

在额窦冠状径路中要注意的另一个解剖元素是颞肌筋膜，一种覆盖颞肌的强腱膜层。它分为两个主要层：浅层和深层。如前所述，浅层通常分为两层，分别附着在颧弓的外侧和内侧边缘，包裹着浅层脂肪垫。在浅脂肪垫内有颞浅动脉的颞支和上颌神经的一个分支。适当松解黏膜瓣与颞肌筋膜的连接（在颞上线前侧水平），可使冠状黏膜瓣以非常简单的方式向前下方缩回。如果从一开始就在骨膜下（颅骨膜下）平面切取冠状黏膜瓣，后期如需重建，

可以在手术结束时游离解剖颅骨膜[11]。

一旦发现与眶缘关系密切，在处理黏膜瓣的最后解剖阶段时，应特别注意眶上神经，滑车上神经和血管的位置（▶ 图 3.4）。在某些情况下，眶上神经血管束穿过一个完整的孔，应向下打开该管以充分释放黏膜瓣。在更幸运的情况下，神经血管束在神经沟中穿行，使手术更容易。眶上神经向额窦发出分支。滑车上束比眶上束位于更内侧，并穿过眶隔，从前额上方穿过。在这个水平，眶上动脉、滑车上动脉和颞上动脉额支之间通常有丰富的吻合连接。再向内侧，正好在内侧睑韧带上方，鼻背动脉穿过眶隔（滑车上动脉内侧）与靠近内眦的角动脉汇合。该动脉至少部分地供养泪囊。

3.3.2 经睑径路

在特定的额窦疾病病例中，鼻内镜辅助下的经睑径路是一种有用的、微创的选择。在这种情况下，鼻内镜的辅助大大增加了应用范围。

从前到后的角度看，上眼睑由两层组成：前层由皮肤和眼轮匝肌组成；后层由 Müller 睑肌和上睑提肌腱膜形成。在这两层之间是眶隔，一个起源于弓状缘处眶缘的薄膜，与颅骨外表面的眶周和骨膜相连。血管和神经从其内侧穿过。在内侧，它位于睑内侧韧带后方，而在外侧，其位于睑外侧韧带前方。眶上隔接近眼睑游离缘时变薄，其在下方附着于 Müller 肌肉和上睑板，止于睑板前皮肤内[12]。

上眼睑的脂肪垫包括内侧（白色）和中央脂肪垫（更黄）。上睑板为眼睑提供支撑，其外侧和内侧眦肌腱提供睑板吊带。上眼睑牵开

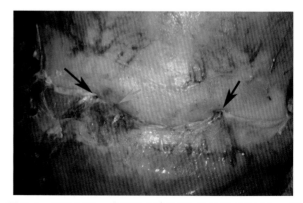

图 3.4 冠状入路 - 外视图（黏膜瓣切取的最后阶段）。黑色箭头表示眶上神经血管束；绿色箭头表示滑车上动脉

系统主要由上睑提肌及其腱膜构成。上眼睑的Müller 交感肌应被视为上睑提肌的附属肌腱。边缘动脉弓（主要来自睑内侧动脉和泪动脉）走行在上睑板的前表面。因此，上眼睑的血液供应在很大程度上取决于眼动脉（来自眶下动脉、颞动脉、面横动脉和角动脉的贡献较小）[13]。眼轮匝肌后脂肪位于眶隔上方，并从眶上中缘向眶外侧缘扩张。继续横向解剖，在轮匝肌下平面解剖，到达眶缘（额颧缝水平）。在眶隔后面，在上外侧部可以看到泪腺的眶（或上）叶，位于提上睑筋膜系统外侧延伸的上方。事实上，安全识别眶缘的关键解剖标志是眼轮匝肌（▶图 3.5）。如前所述，在该肌肉的下表面进行解剖可以轻松安全地识别骨缘，从而可以完全暴

露需要的手术区域，而不会损坏重要结构（尤其是提上睑系统）。在暴露额窦前壁时，应注意识别眶上束（▶图 3.6）。

3.4 血 供

额窦的动脉供应主要由穿过额窦的眶上动脉和滑车上动脉的终末血管提供。镰前动脉、筛前动脉的分支也参与额窦的血管形成[4]。小血管起源于蝶腭系统，其终末分支通过额隐窝和漏斗部到达额窦。静脉引流有不同的途径，主要包括眼上静脉。更详细地说，它由眶上切迹中的吻合静脉提供，连接眶上血管和眼上血管。此外，引流上矢状窦和蝶腭窦的无瓣板障静脉也参与其中[1,14]。

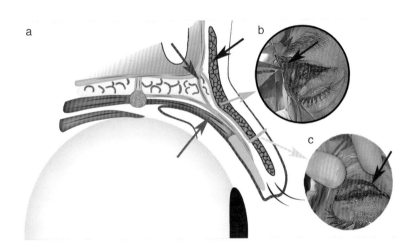

图 3.5 上眼睑和眶前解剖示意图（矢状视图）。黑色箭头表示眼轮匝肌；黄线表示皮肤肌肉切口（见右侧 c）；绿线表示眼轮匝肌解剖（见右侧 b）；蓝色箭头表示眶隔；红色箭头表示 Müller 肌

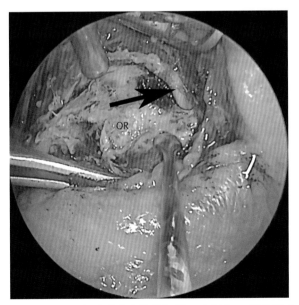

图 3.6 上眼睑径路（鼻内镜前视图 – 右侧）。黑色箭头表示眶上束（穿过眶上孔）。OR：眶缘

3.5 神经支配

神经支配来自眼神经（三叉神经的第一分支），是一种感觉神经。在通过眶上裂进入眼眶之前，眼神经分为三个分支：泪神经、鼻睫神经和额神经。额神经主要负责额窦黏膜的神经支配。它分为两个分支：较大的眶上神经和较小的滑车上神经。眶上神经又依次发出一个较小的内侧分支，为额肌、上眼睑、帽状腱膜和额窦黏膜提供感觉神经支配。黏膜腺的自主神经支配与供应额窦的神经血管束伴行[2,15]。

3.6 解剖变异及手术注意事项

如前所述，解剖变异在文献中有很好的记载，并且在临床得到了很好的实践。额窦是额

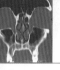

骨鳞片内的气腔形成，并且可能表现出不同程度的气化：发育不全、完全发育不全，或者相反，额窦的过度气化并不少见[4]。

此外，如果额窦大部分延伸到背侧区域，就会到达嗅沟，其前缘将形成一个突出的嵴，即所谓的嗅嵴[16]。在手术过程中很容易损伤嗅嵴，导致颅前窝开放。

无论如何，这些区域的真正复杂性，特别是在经鼻径路时，无法在解剖章节中完全描述，应该在术前成像中详细了解。在这方面，我们建议外科医生与专业的放射科医生紧密合作，以便深入了解放射成像。

3.7 总 结

额窦的鼻内镜手术方法仍然是一个挑战，需要深厚的解剖知识和足够的手术技巧。其风险主要与额窦与眼眶和颅底关键结构的密切关系及其解剖特征有关。因此，必须了解与重要结构的解剖关系以及最常出现的解剖变异，以便进行最安全的手术并避免并发症的发生。此外，在诊疗此类患者时，鼻外径路的手术解剖学知识也是必不可少的。

（周柳青 李 明 译，王彦君 审）

参考文献

[1] Levine HL, Clemente MP. Sinus surgery: endoscopic and microscopic approaches. New York: Thieme, 2005.

[2] Duque CS, Casiano RR. Surgical anatomy and embryology of the frontal sinus // Kountakis SE, Senior BA, Draf W. The Frontal sinus. Germany: Springer, 2005.

[3] Friedman M, Bliznikas D, Ramakrishnan V, et al. Frontal sinus surgery 2004: update of clinical anatomy and surgical techniques. Oper Tech Otolaryngol–Head Neck Surg, 2004, 15(1):23–31.

[4] Lang J. Clinical Anatomy of the Nose, Nasal Cavity and Paranasal Sinuses. New York: Thieme, 1989.

[5] Saini AT, Govindaraj S. Evaluation and decision making in frontal sinus surgery. Otolaryngol Clin North Am, 2016, 49(4):911–925.

[6] Wormald PJ, Hoseman W, Callejas C, et al. The International Frontal Sinus Anatomy Classification (IFAC) and Classification of the Extent of Endoscopic Frontal Sinus Surgery (EFSS). Int Forum Allergy Rhinol, 2016, 6(7):677–696.

[7] Bent JP, Cuilty-Siller C, Kuhn FA. The frontal cell as a cause of frontal sinus obstruction. Am J Rhinol, 1994, 8:185–191.

[8] Craig JR, Petrov D, Khalili S, et al. The nasofrontal beak: A consistent landmark for superior septectomy during Draf III drill out. Am J Rhinol Allergy, 2016, 30(3):230–234.

[9] Babakurban ST, Cakmak O, Kendir S, et al. Temporal branch of the facial nerve and its relationship to fascial layers. Arch Facial Plast Surg, 2010, 12(1):16–23.

[10] Gosain AK, Sewall SR, Yousif NJ. The temporal branch of the facial nerve: how reliably can we predict its path? Plast Reconstr Surg, 1997, 99(5):1224–1233, discussion 1234–1236.

[11] Yaşargil MG, Reichman MV, Kubik S. Preservation of the frontotemporal branch of the facial nerve using the interfascial temporalis flap for pterional craniotomy. Technical article. J Neurosurg, 1987, 67 (3):463–466.

[12] Dallan I, Castelnuovo P, Sellari-Franceschini S. Endoscopic orbital and transorbital approaches. Endo: Press GmbH, 2015.

[13] Rootman J. Diseases of the Orbit: A Multidisciplinary Approach. Philadelphia: Wolters Kluwer Health/Lippincott Williams & Wilkins, 2014.

[14] Janfaza P, Nadol JB, Jr, Galla RJ, et al. Surgical anatomy of the head and neck. Philadelphia: Lippincott Williams & Wilkins, 2001.

[15] Shankland WE. The trigeminal nerve. Part II: the ophthalmic division. Cranio, 2001, 19(1):8–12.

[16] Stucker FJ, de Souza C, Kenyon GS, et al. Rhinology and Facial Plastic Surgery. Germany: Springer, 2009.

第2部分
额窦疾病的鼻内镜手术径路

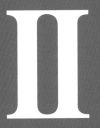

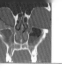

4 额窦开放术 Draf Ⅰ和Ⅱa

Andreas Leunig，*Hans Rudolf Briner*

摘 要

有丰富鼻内镜额窦手术经验的医生能够在多种适应证疾病中熟练地应用相关手术技术，例如慢性炎症性疾病（伴有或不伴有息肉的慢性鼻窦炎）、囊肿、黏液囊肿、真菌感染，甚至鼻窦恶性病变。然而，鼻内镜技术并不能解决所有的鼻窦病变。对于外科医生来说，认清技术（如设备）限制以及自身经验相关的鼻内镜技术局限性是很重要的。本章描述了作者关于额隐窝和鼻窦的手术理念。

关键词 FESS；微创；保留黏膜的手术技术；额隐窝；额窦；钩突；鼻丘气房；额筛气房；保留筛泡径路；（中鼻甲）前穹隆黏膜瓣

4.1 适应证

功能性鼻内镜手术（functional endoscopic sinus surgery，FESS）是保守治疗效果不佳的慢性鼻窦炎（chronic rhinosinusitis，CRS）患者的首选术式[1-5]。此外，如果鼻内镜可暴露病变部位，也适用于额窦修正手术[6-7]，以及良性病变，甚至恶性肿瘤的手术[5,8-11]。

尽管鼻内镜手术已有广泛实践，但诸如手术时机和手术范围等问题仍有争议[12-14]。鼻内镜手术的范围从球囊扩张术、Draf Ⅰ、Ⅱa和Ⅱb手术到范围更广的手术，如Draf Ⅲ手术[15]。目前没有证据阐明对于不同的患者群体，最小或扩大的手术术式是否是最适合的[5,14,16-17]。但是，治疗理念和手术方法的选择仍然基于患者的疾病和解剖结构，以及外科医生的经验和技术。

4.2 手术步骤

FESS的第一步，也是最重要的一步是筛漏斗切开术，即去除筛漏斗的内侧壁（即钩突），进入前组筛窦。为确保精确实施此步骤并防止术后粘连和医源性并发症（尤其是筛漏斗不张），了解钩突和额筛复合体的解剖结构至关重要[5,18-19]。

钩突是由两侧被黏膜覆盖的薄骨片组成的钩状结构，大约位于矢状位，附着于眶纸板、颅底或中鼻甲上。此特征在额窦操作中具有重要的技术意义。正确去除钩突的前部和后下部，可以看到上颌窦的自然开口。此外，切除钩突下部通常会暴露出一个圆顶状结构，类似于下方打开的前筛气房。这种结构是筛漏斗的上盲端，由钩突横向弯曲形成，称为终末隐窝。当后者向颅骨延伸时，经常被误认为是鼻丘气房或额窦。终末隐窝的特点是具有前壁、内侧壁、外侧壁（眶壁）和后壁。由于终末隐窝和鼻丘气房常共用一个后内侧壁（融合），因此切除鼻丘气房会同时切除终末隐窝的后壁，但终末隐窝位置更高且更靠前。识别并保留终末隐窝黏膜，从而保护额窦的自然引流通道。

根据EPOS文件[20]，术语"额隐窝"和"额窦引流通道"通常指两个独立的实体。额窦口在CT矢状位最好确定，额窦和额隐窝的轮廓被描述为一个沙漏，其中最窄的部分被视为额窦口。额隐窝为自然额窦口下方的区域，从中鼻甲的附着处延伸至筛前动脉，前下方为鼻丘，外侧为眶纸板，后方为筛泡前壁（如果其到达颅底），下方为筛漏斗的终末隐窝（如果存在）。与额窦口有关的术语"开口"的使用是不正确的，因为它仅仅意味着二维结构。术语"鼻额管"或"额鼻管"已被放弃，因为额窦的引流通道不是真正的导管。

如果钩突附着在中鼻甲或前颅底上，自然额窦开口在去除钩突上部后立即清晰可见，也可能在切除钩突下部后可见，因为其流出通道在钩突的外侧，并且额窦直接流入筛漏斗。解剖钩突上附着处的内侧是危险的，有损伤筛板外侧板导致脑脊液漏的风险。在存在多个额筛气房（frontoethmoidal cell，FEC）的复杂解剖情况下，自然额窦开口可能不可见[21]。在这些更具挑战性的情况下，术中导航系统是非常有帮助的，强烈建议使用[22]。

根据W. Draf的观点，内镜额窦手术（endoscopic frontal sinus surgery，EFSS）范围分为Ⅰ、Ⅱa、

IIb 和 III 型。P.J. Wormald 等对 EFSS 进行了 0~6 级的国际分级，将 Draf IIa 型和 IIb 型分别细分为 2~3 级和 4~5 级。

各种方法之间的主要区别在于额窦口的范围和（或）基于个体解剖结构的扩大开放（▶ 表 4.1，▶ 表 4.2）。

例如，在 Draf IIb 型手术中，自然额窦口从眶纸板最大限度扩大至鼻中隔。范围最广的鼻内额窦口是 Draf III 型引流术，也称为正中引流或鼻内镜下改良的 Lothrop 手术。在 IIb 型和 III 型手术中，动力器械用于去除眶纸板、额中隔和上鼻中隔之间的额窦底部，以建立充分的额窦引流。

4.3 提示和技巧

在额隐窝及额窦口区解剖时应注意以下

几点：
- **解剖**：在冠状位、轴位和矢状位 CT 中，评估额隐窝的个体解剖变异非常重要[5,21]。
- **手术视野出血**：清晰的手术视野（肾上腺素收缩血管！）对于避免切除过多的组织很重要，即始终保护正常黏膜。
- **器械**：应使用适当带角度的器械和内镜（如 45°）。通常器械位于鼻内镜下方。如果只切除远离颅底的解剖结构（例如，较大鼻丘上额气房或大筛泡上额气房），则器械位于鼻内镜上方。首选吸切器以避免剥离黏膜[23]。
- **中鼻甲**：不应骨折中鼻甲，因为外移的中鼻甲通常会阻塞额隐窝。
- **鼻丘气房**：在鼻丘气房较大的情况下，将器械向后插入颅底和骨板（鼻丘气房背侧壁）

表 4.1　国际额窦解剖分类（IFAC）[5]

气房类型	气房名称	定义	缩略词
前部气房（将额窦引流通道向内侧、后方或后内侧挤压）	鼻丘气房	位于中鼻甲起点前方或中鼻甲最前部附着于鼻外侧壁的正上方的气房	ANC
	鼻丘上气房	前外侧筛房，位于鼻丘气房上方（未气化进入额窦）	SAC
	鼻丘上额气房	气化进入额窦的前外侧筛房。较小的 SAFC 刚进入额窦底，而较大的 SAFC 可能会明显进入额窦，甚至可能到达额窦顶部	SAFC
后部气房（将额窦引流通道向前方挤压）	筛泡上气房	筛泡上方的气房，未气化进入额窦	SBC
	筛泡上额气房	源于筛泡上方的气房，沿颅底气化进入额窦后部，其后壁为颅底	SBFC
	眶上筛房	前筛气房在筛前动脉前方、后方或周围气化超越眶顶，常构成部分额窦后壁，可与额窦间形成骨性间隔	SOEC
内侧气房（将额窦引流通道向外侧挤压）	额窦间隔气房	靠内侧的前筛气房或额窦下方位于额窦间隔的气房，与额窦引流通道的内侧关联，将额窦引流通道推向外侧或后方	FSC

表 4.2　额窦手术范围分型和分级[5,15]

Draf 分型	Wormald 等的分级	解剖相关性
	0 级	没有切除组织
I 型	1 级	切除额窦引流通道下方的筛房
IIa 型	2~3 级	切除额窦引流通道内侧或上方的额筛气房
IIb 型	4~5 级	单侧额嘴部分或完全切除
III 型	6 级	双侧额嘴切除

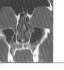

之间，并小心地向前和向下折断。完全解剖后，进入额隐窝和鼻窦的"门"被打开。

●**额隐窝**：微创剥离和保留黏膜对于促进快速愈合和避免额隐窝瘢痕的形成非常重要。

●**额窦口**：如果去除钩突、筛泡或鼻丘气房或其他额筛气房后无法看到自然额窦口，原因通常是薄而完整的骨板仍阻塞自然额窦口平面，应使用合适角度的器械去除。

●**额窦**：如果在良好的视野和合适的器械下进行额窦解剖，则无须盲探额隐窝或自然额窦口。这避免了不必要的黏膜剥离和骨片剥落。黏膜和骨质的损伤会产生纤维化和瘢痕组织以及骨炎和新骨生成，最终导致额窦引流通道狭窄和阻塞。

●**筛前动脉**：识别筛前动脉最可靠的标志是中鼻甲基板在前颅底的附着处。这是进入额隐窝的后通路。筛前动脉通常位于筛顶开始向上转变为额窦后壁的背侧 10~15mm 处 [24]。

●**额筛气房**：切除额筛气房（如：大鼻丘上额气房或大筛泡上额气房）的手术原则与切除鼻丘气房的手术原则相同。然而，在极少数情况下，由于现有器械的限制，使用鼻内径路解剖可能无法到达额筛气房。在使用联合鼻内及鼻外径路之前，额窦钻孔术可能可以解决此问题。

●**眶上筛房**：该气房可以通过计算机辅助手术来识别额窦口和眶上气房开口；应识别并去除它们之间的壁，以创建通往额窦的开放通道。

●**筛泡上气房**：该气房位于前颅底水平的筛泡基板附近，从后方使额隐窝变窄。

●**额窦间隔气房**：解剖结构差异很大，如额骨间的气房间隔下部或上部甚至鸡冠有气化。开口通常位于额窦口的前内侧。

●**计算机辅助手术**：在额隐窝手术时，应使用其进行 CT 引导下解剖，显著提高解剖结构（如额筛气房）的识别率 [22]。

●**动力器械**：这些器械可以通过减少息肉大小或大量碎骨，避免进行额隐窝解剖时引起的黏膜剥离和损伤。

●**疗效**：术后疗效受黏膜保护程度、额筛气房的剥离完整程度（如有必要）和中鼻甲处理熟练程度的影响。

●**术后护理**：应使用适当的设备和熟练的

个体化术后鼻腔清理，充分暴露额窦口，必要时给予适当的药物治疗。

●**总体疗效**：总体疗效取决于三个方面，为什么、何时及如何治疗？明确的诊断和治疗理念，确定手术的原因和时机，同时考虑到患者的症状、影像学检查和术前用药。明确需要哪种手术技巧和额窦开口的程度。这些因素也决定了术后治疗（鼻腔清理、术后用药）。

4.4 病例展示

病例 1（► 视频 4.1）

·**适应证**：左侧 CRS 伴鼻息肉。

·左侧国际额窦解剖分类（International Frontal Sinus Anatomy Classification，IFAC），鼻丘气房和筛泡上气房（supra bulla cell，SBC）。

·Draf Ⅰ型或 FESS Ⅰ型（筛泡完整径路）。

·（X°）为鼻内镜角度（► 图 4.1~ 图 4.16）。

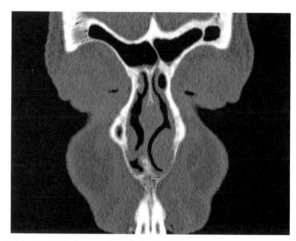

图 4.1 冠状位 CT 显示左侧鼻丘气房

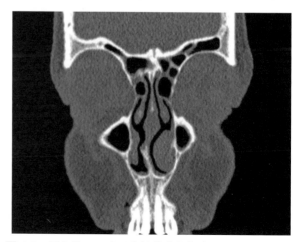

图 4.2 冠状位 CT 显示左侧筛泡上气房

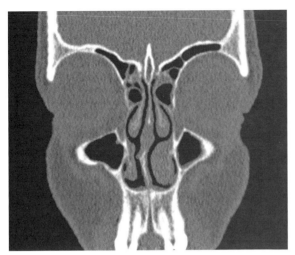

图 4.3　冠状位 CT 显示左侧额隐窝黏膜炎症

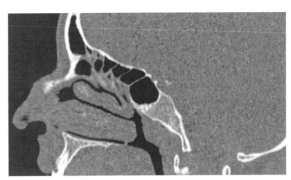

图 4.4　矢状位 CT 显示左侧鼻丘和筛泡上气房之间的关系

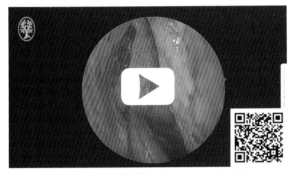

视频 4.1　慢性鼻窦炎伴鼻息肉（CRSwNP）患者的 Draf Ⅰ手术（病例 1）

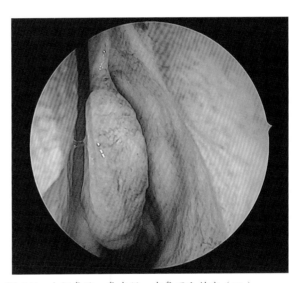

图 4.5　左侧鼻腔、鼻中隔、中鼻甲和钩突（0°）

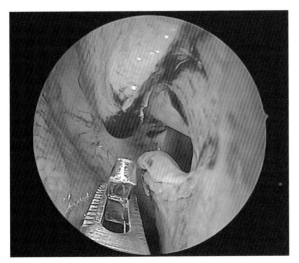

图 4.6　摇门技术（swinging door technique），使用小型反咬钳切除钩突，暴露上颌窦开口（0°）

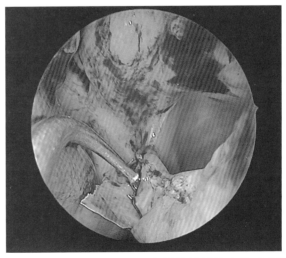

图 4.7　使用 Castelnuovo 额窦探针解剖钩突的下骨性部分（0°）

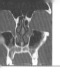

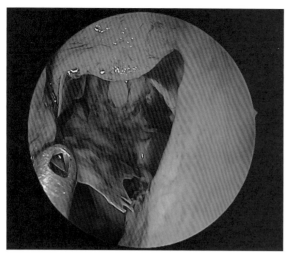

图 4.8　使用小号 Blakesley 钳去除钩突（0°）

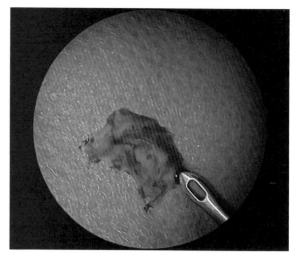

图 4.9　钩突标本（0°）

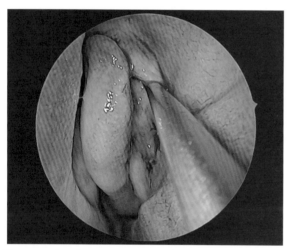

图 4.10　使用直 Kuhn 刮匙解剖钩突残余部分（0°）

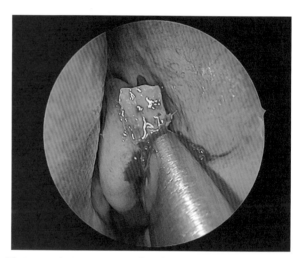

图 4.11　使用 Kerrison 咬骨钳去除钩突残余部分（0°）

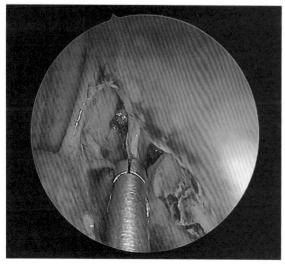

图 4.12　使用 Stammberger Rhinoforce Ⅱ 钳切除额隐窝骨
　　　　板（45°）

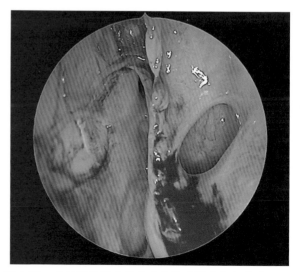

图 4.13　左侧额窦引流通道及完整的筛泡上气房（45°；
　　　　与图 4.16 比较）

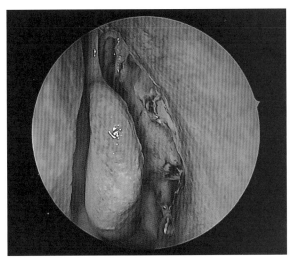

图 4.14 "漏斗切开术"后的伴有完整筛泡的前筛和额隐窝（0°；与图 4.15 比较）。注意：无出血 = 无须鼻腔填塞

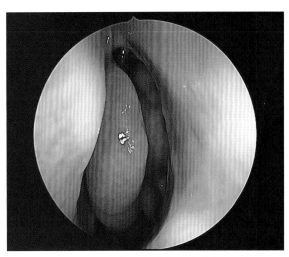

图 4.15 术后 3 个月具有完整筛泡的前筛（0°；与图 4.14 比较）

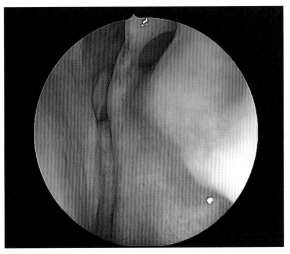

图 4.16 左侧额窦引流通道，术后 3 个月具有完整的筛泡上气房（45°；与图 4.13 比较）

病例 2（► 视频 4.2）

· 左侧 CRS。
· 左侧国际额窦解剖分类，鼻丘气房和筛泡上气房。
· Draf Ⅰ型或 EFSS 1 级。
· （X°）表示鼻内镜角度（► 图 4.17~图 4.29）。

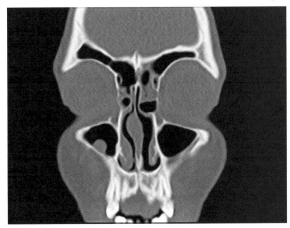

图 4.17 冠状位 CT 显示左侧鼻丘气房和额筛气房（筛泡上气房）

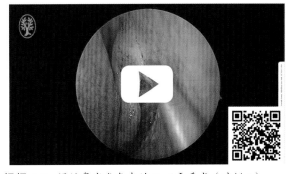

视频 4.2 慢性鼻窦炎患者的 Draf Ⅰ 手术（病例 2）

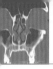

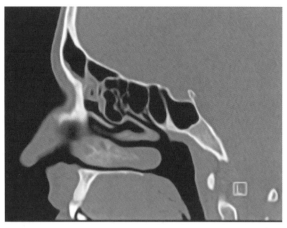

图 4.18　矢状位 CT 显示左侧鼻丘气房和额筛气房（筛泡上气房）

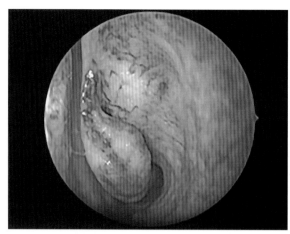

图 4.19　左侧鼻中隔、中鼻甲、钩突和鼻丘气房（0°）

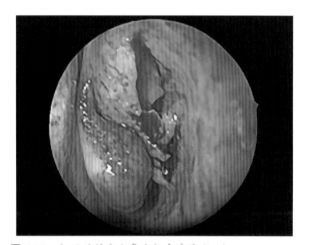

图 4.20　切开的钩突和鼻丘气房前壁（0°）

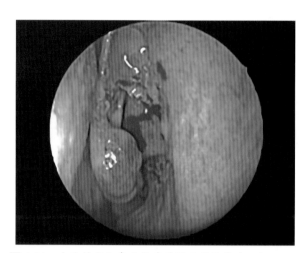

图 4.21　去除钩突和鼻丘气房前壁后的前筛（0°）

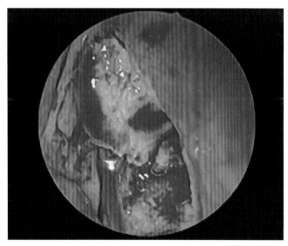

图 4.22　解剖和剥离钩突内侧后壁（融合）和鼻丘气房（45°）

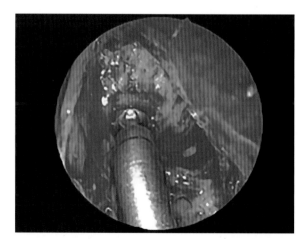

图 4.23　使用 Stammberger 圆形切钳（45°）去除额隐窝的骨板

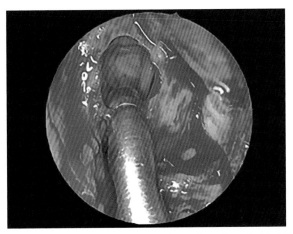

图 4.24　使用 Stammberger 圆形切钳（45°）从上到下扩展径路

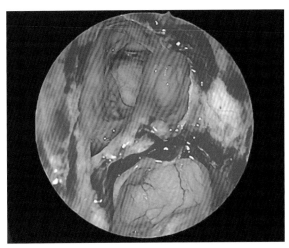

图 4.25　伴有残余筛泡的额隐窝，额窦口和完整的筛泡上气房（45°；与图 4.29 比较）

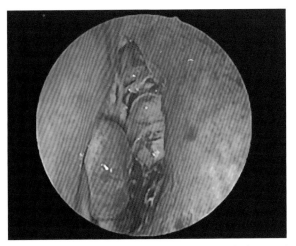

图 4.26　去除钩突、筛泡和鼻丘气房后的前筛（45°；与图 4.28 比较）。注意：无出血 = 无须鼻腔填塞

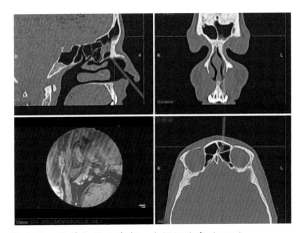

图 4.27　计算机辅助手术，左侧额隐窝（45°）

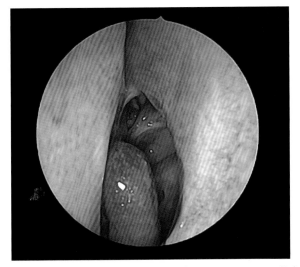

图 4.28　术后 3 个月中鼻道和前筛（45°；与图 4.26 比较）

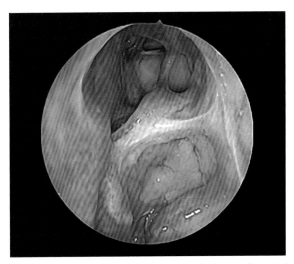

图 4.29　术后 3 个月的额隐窝，残余筛泡、额窦口和完整的筛泡上气房（45°；与图 4.25 比较）

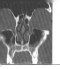

病例 3（▶视频 4.3）

· 右侧慢性鼻窦炎（CRS）。

· 右侧国际额窦解剖分类，鼻丘气房、筛泡上气房（supra agger cell，SAC）和鼻丘上额气房（supra agger frontal cell，SAFC）。

· Draf Ⅱa 型或 EFSS 2 级。

·（X°）表示鼻内镜角度（▶图 4.30~图 4.42）。

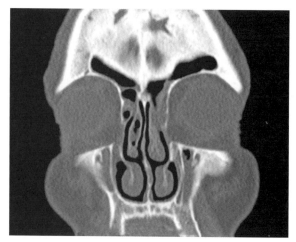

图 4.30　冠状位 CT 显示右侧鼻丘气房和鼻丘上额气房

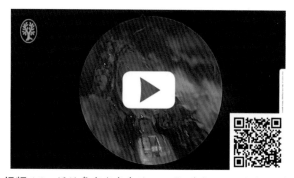

视频 4.3　慢性鼻窦炎患者的 Draf Ⅱa 手术示例 2（病例 3）

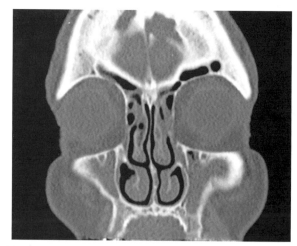

图 4.31　冠状位 CT 显示右侧鼻丘气房、鼻丘上气房和鼻丘上额气房

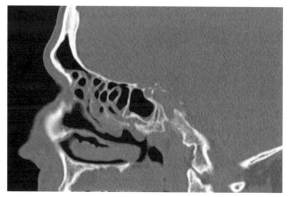

图 4.32　矢状位 CT 显示右侧鼻丘气房、鼻丘上和鼻丘上额气房

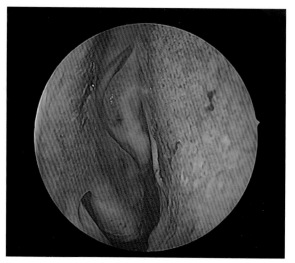

图 4.33　鼻内镜下鼻中隔成形术后的下鼻甲、钩突、泡状鼻甲和鼻中隔（0°）

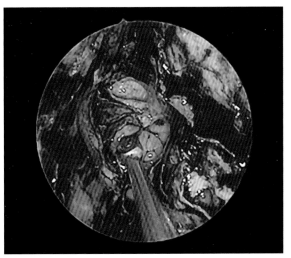

图 4.34 使用 Kuhn-Bolger 额窦刮匙（45°）识别额窦通道

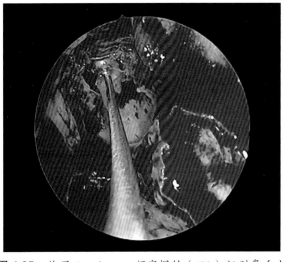

图 4.35 使用 Castelnuovo 额窦探针（45°）识别鼻丘上额气房的后壁

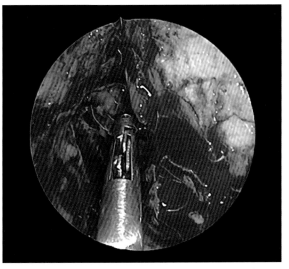

图 4.36 使用 Stammberger Rhinoforce Ⅱ 钳（45°）去除鼻丘上额气房的后壁

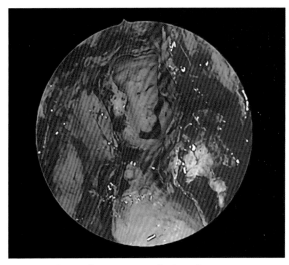

图 4.37 暴露额窦口后的额隐窝（45°）

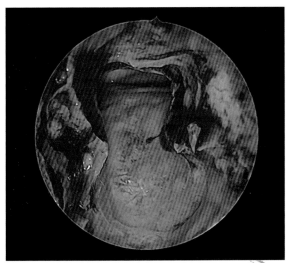

图 4.38 在完全解剖和去除上鼻丘和鼻丘上额气房后暴露额隐窝、额窦和筛前动脉（45°；与图 4.42 比较）

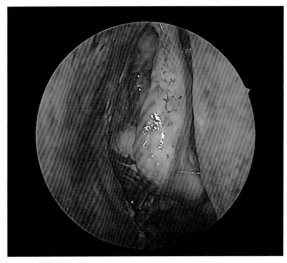

图 4.39 去除钩突、筛泡、基板和鼻丘气房后的前筛和后筛（0°；与图 4.41 比较）。注意：无出血 = 无须鼻腔填塞

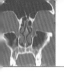

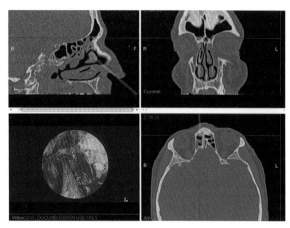

图 4.40 计算机辅助手术，可见右侧鼻丘上额气房

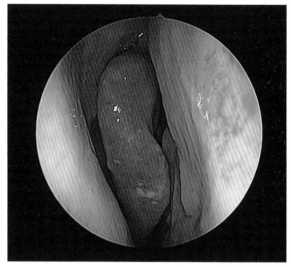

图 4.41 右侧术后 3 个月的中鼻道（45°；与图 4.39 比较）

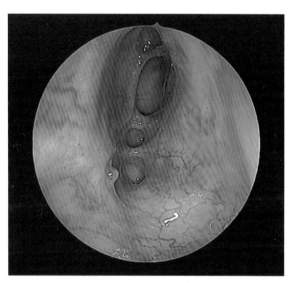

图 4.42 右侧手术后 3 个月的额隐窝（45°；与图 4.38 比较）

病例 4（▶ 视频 4.4）

· 左侧 CRS。

· 左侧国际额窦解剖分类和鼻丘气房。

· Draf Ⅰ型或 EFSS 1 级（前穹隆黏膜瓣径路）。

·（X°）表示鼻内镜角度（▶ 图 4.43~ 图 4.50）。

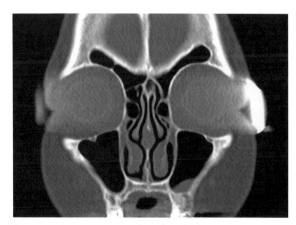

图 4.43 冠状位 CT 显示左侧鼻丘气房

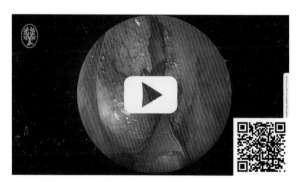

视频 4.4 慢性鼻窦炎患者的 Draf Ⅰ手术，前穹隆黏膜瓣径路（病例 4）

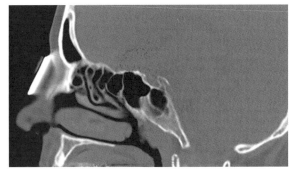

图 4.44　矢状位 CT 显示左侧鼻丘气房

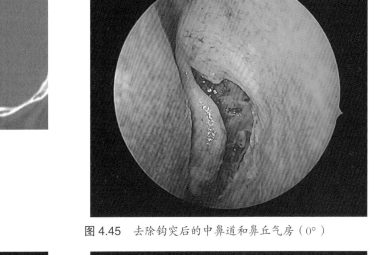

图 4.45　去除钩突后的中鼻道和鼻丘气房（0°）

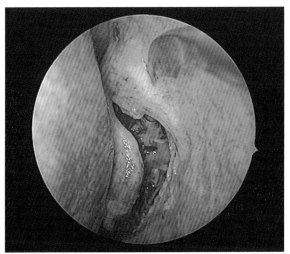

图 4.46　前穹隆黏膜瓣的切口线在中鼻甲前穹隆上方约 1cm 处（0°）

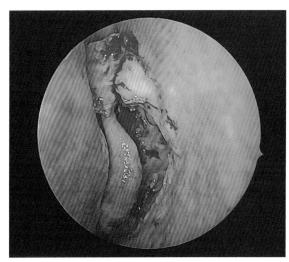

图 4.47　剥离的前穹隆黏膜瓣置于中鼻甲根部（0°）

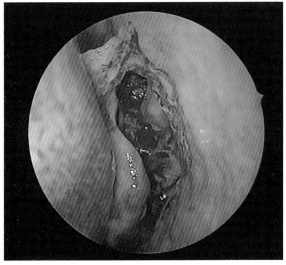

图 4.48　去除鼻丘气房前壁后宽阔的额隐窝和额窦口（0°）

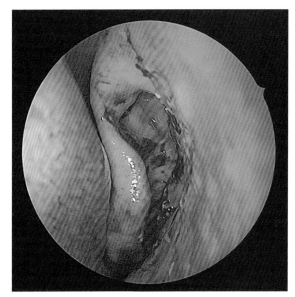

图 4.49　最后将前穹隆黏膜瓣放回中鼻甲前穹隆周围以覆盖裸露的骨头（0°；与图 4.50 比较）

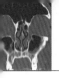
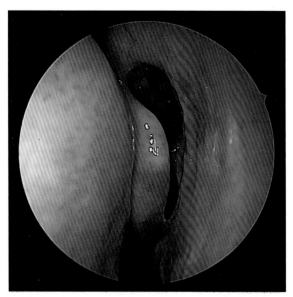

图 4.50 术后 3 个月的中鼻道（0°；与图 4.49 比较）

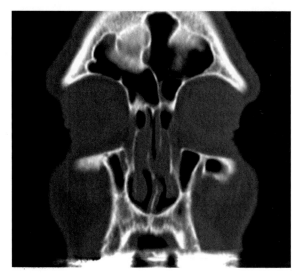

图 4.51 冠状位 CT 显示左侧鼻丘气房和大筛泡上额气房

病例 5（► 视频 4.5）

· 左侧有鼻息肉的 CRS。

· 左侧国际额窦解剖分类和大筛泡上额气房。

· Draf IIa 型或 EFSS 3 级。

· （X°）表示鼻内镜角度（► 图 4.51~ 图 4.68）。

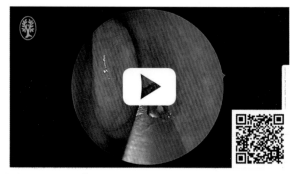

视频 4.5 慢性鼻窦炎患者的 Draf IIa 手术示例 1（病例 5）

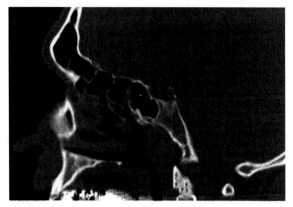

图 4.52 矢状位 CT 显示左侧鼻丘气房和大筛泡上额气房

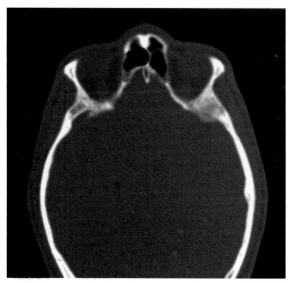

图 4.53 轴位 CT 显示左侧筛泡上额气房

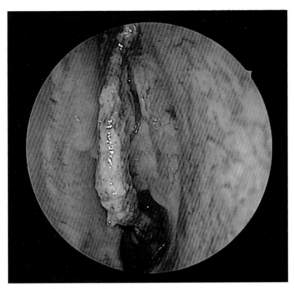

图 4.54　鼻中隔、中鼻甲、筛泡前壁息肉样黏膜和钩突（0°）

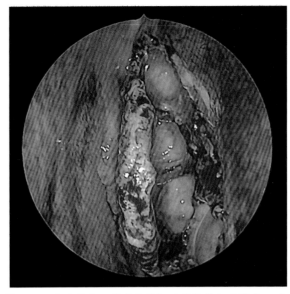

图 4.55　去除钩突、筛泡和基板后的前筛和后筛（45°）

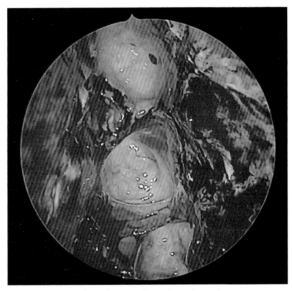

图 4.56　额隐窝、鼻丘气房和筛顶（45°）

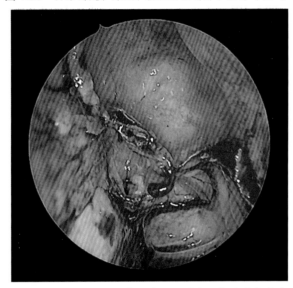

图 4.57　识别对侧黏膜（45°）之间的内后部的引流通道

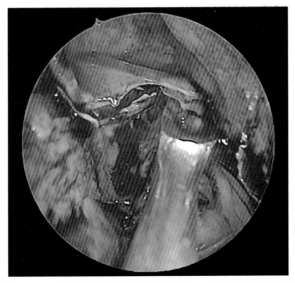

图 4.58　去除钩突和鼻丘气房的内侧后壁，应移除碎骨片（45°）

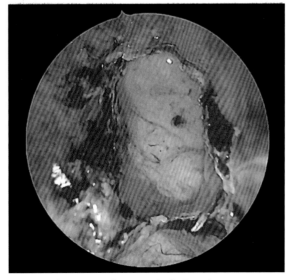

图 4.59　暴露左侧大鼻丘上额气房（45°）

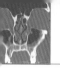

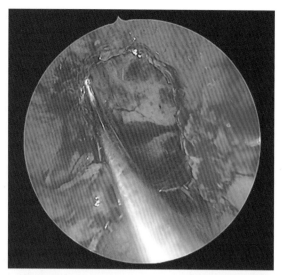

图 4.60　使用 Castelnuovo 额窦探针（45°）解剖内壁和引流通道

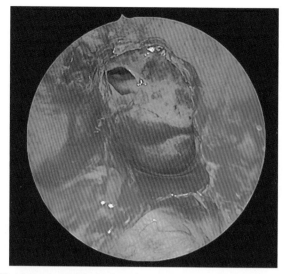

图 4.61　打开的额窦（45°）

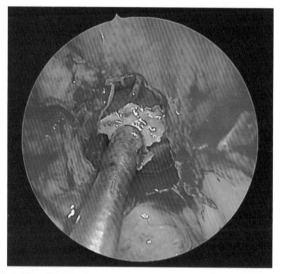

图 4.62　使用 Stammberger 圆形切钳（45°）去除骨碎片

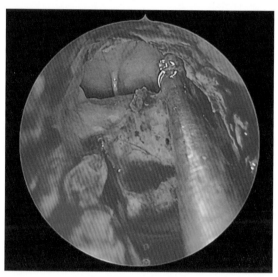

图 4.63　通过去除大筛泡上额气房的一部分（45°）横向扩大额窦通路

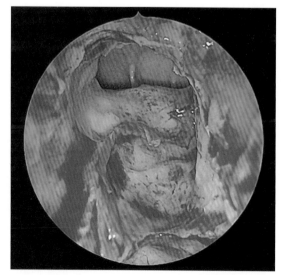

图 4.64　去除大筛泡上额气房后的额隐窝和额窦（45°；与图 4.68 比较）

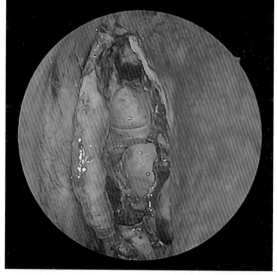

图 4.65　去除钩突、筛泡、基板和鼻丘气房后的前筛和后筛（0°；与图 4.67 比较）。注意：无出血 = 无须鼻腔填塞

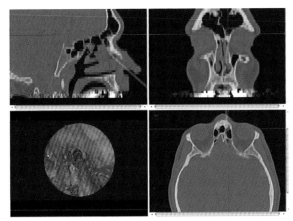

图 4.66 计算机辅助手术，显示左侧大筛泡上额气房（45°）

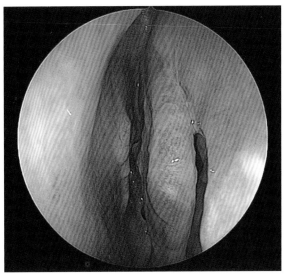

图 4.67 术后 3 个月，中鼻甲外侧轻度粘连，左侧嗅裂通畅（0°；与图 4.65 比较）

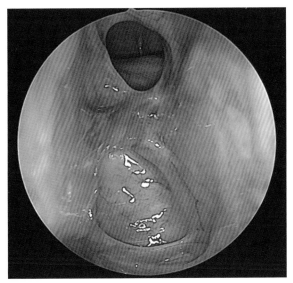

图 4.68 左侧手术后 3 个月的额窦口（45°；与图 4.64 比较）

病例 6（▶ 视频 4.6）

·右侧泡状鼻甲的 CRS。

·国际额窦解剖分类、右侧大鼻丘上额气房（large supra agger frontal cell，LSAFC）和大筛泡上额气房（large supra bulla frontal cell，LSBFC）。

·Draf Ⅱa 型或 EFSS 3 级。

·（X°）表示鼻内镜角度（▶ 图 4.69~ 图 4.82）。

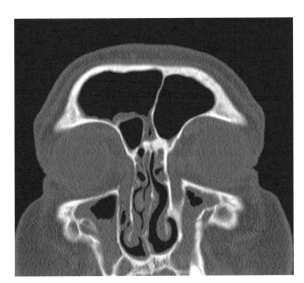

图 4.69 冠状位 CT 显示右侧鼻丘气房和大筛泡上额气房

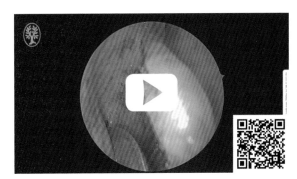

视频 4.6 慢性鼻窦炎患者的 Draf Ⅱa 手术，泡状鼻甲（病例 6）

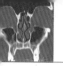

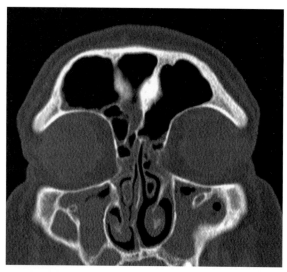

图 4.70 冠状位 CT 显示右侧额隐窝黏膜发炎

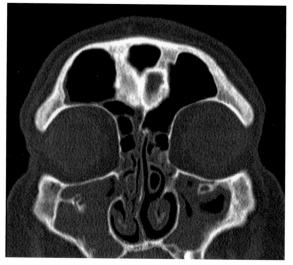

图 4.71 右侧鼻丘气房和两个额筛气房（大鼻丘上额气房和大筛泡上额气房）

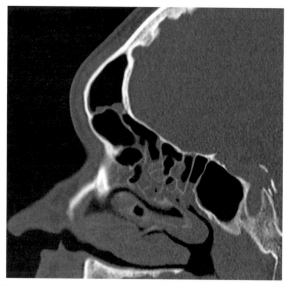

图 4.72 矢状位 CT 显示一个鼻丘气房和两个额筛气房（大鼻丘上额气房和大筛泡上额气房）

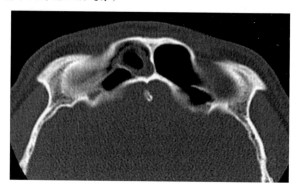

图 4.73 轴位 CT 显示右侧两个额筛气房（大鼻丘上额气房和大筛泡上额气房）

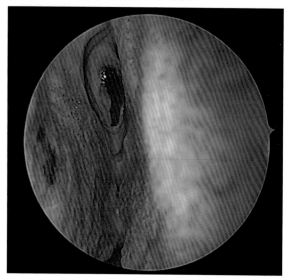

图 4.74 右侧的鼻腔（0°）

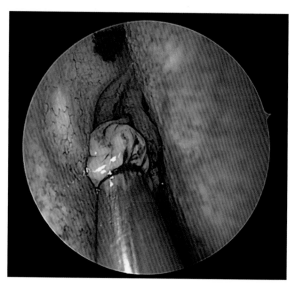

图 4.75 去除泡状鼻甲后的黏液潴留（0°）

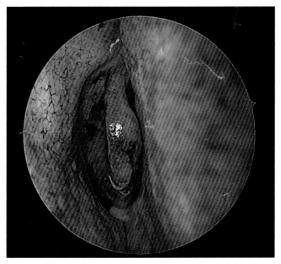

图 4.76　去除泡状鼻甲后的中鼻道（0°）

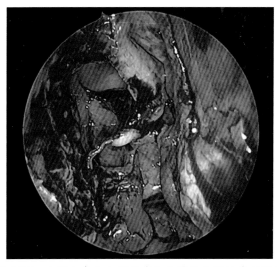

图 4.77　右侧大鼻丘上额气房和大筛泡上额气房内壁的识别（45°）

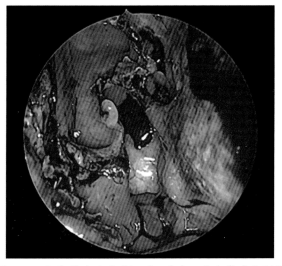

图 4.78　额窦引流通道的识别，其中一个大鼻丘上额气房的黏膜正对着一个大筛泡上额气房的黏膜（45°）

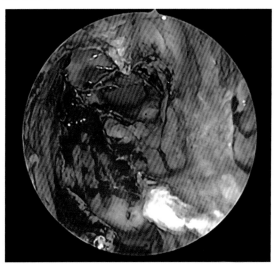

图 4.79　额窦入口位于两个额筛气房之间，去除了一个大的鼻丘上额气房（45°）的颅后壁

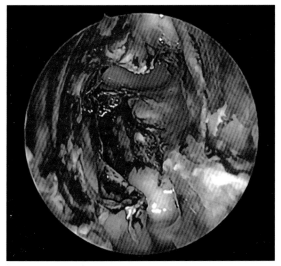

图 4.80　完全解剖并去除大鼻丘上额气房和大筛泡上额气房的右侧额窦（45°；与图 4.82 比较）。注意：无出血＝无须鼻腔填塞

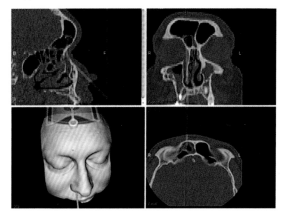

图 4.81　计算机辅助手术，可见右侧两个额筛气房（大鼻丘上额气房和大筛泡上额气房）

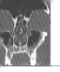

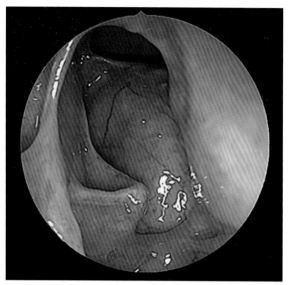

图 4.82　术后 3 个月的额隐窝和额窦（45°；与图 4.80 比较）

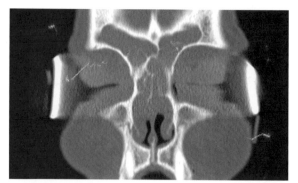

图 4.83　冠状位 CT 显示两侧部分稍偏白，两侧有大的鼻丘上额气房。注意阿司匹林耐受不良

病例 7（▶ 视频 4.7）

- 右侧有鼻息肉（白色）的 CRS。
- 右侧国际额窦解剖分类和大鼻丘上额气房。
- Draf Ⅱa 型或 EFSS 3 级。
- （X°）表示鼻内镜角度（▶ 图 4.83~ 图 4.94）。

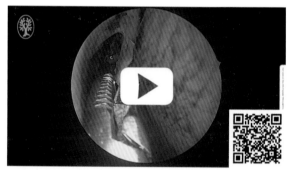

视频 4.7　慢性鼻窦炎伴鼻息肉（CRSwNP）患者的 Draf Ⅱa 手术（病例 7）

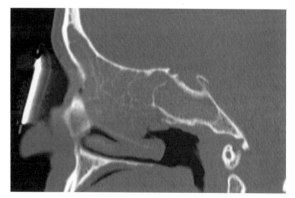

图 4.84　矢状位 CT 显示右侧有鼻丘和大鼻丘上额气房

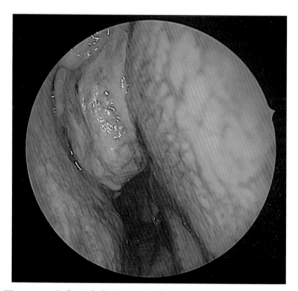

图 4.85　中鼻道有鼻息肉、中鼻甲和中隔右侧（0°）

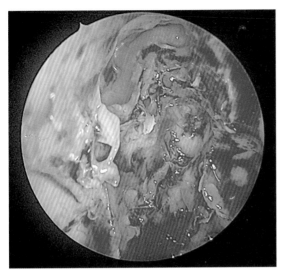

图 4.86　识别一个大的鼻丘上额气房（45°）

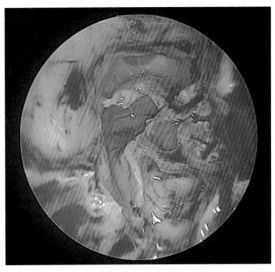

图 4.87　从右侧（45°）一个大的鼻丘上额气房的额窦内侧后方进入

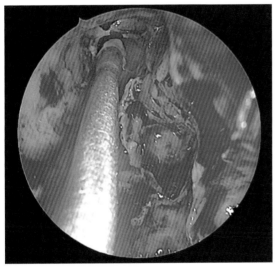

图 4.88　使用 Stammberger 圆形切割钳（45°）穿透右侧的大筛泡上额气房的顶

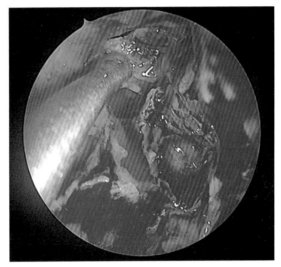

图 4.89　使用 Stammberger 圆形切割钳（45°）去除筛泡上额气房的顶部（"打开鸡蛋"）

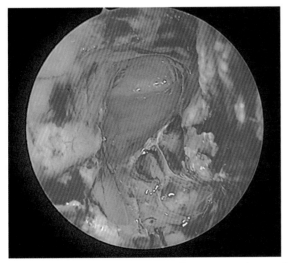

图 4.90　完全解剖并去除右侧大鼻丘上额气房的额窦（45°；与图 4.94 比较）

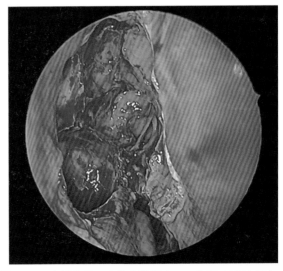

图 4.91　右侧的前、后筛和蝶窦（0°；与图 4.93 比较）。注意：无出血 = 无须鼻腔填塞

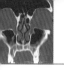

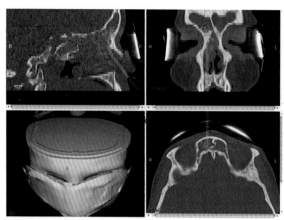

图 4.92 计算机辅助手术，可见右侧有一个大的鼻丘上额气房

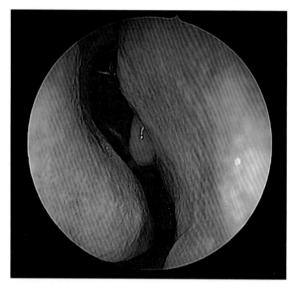

图 4.93 右侧术后 6 个月的筛窦（0°；与图 4.91 比较）

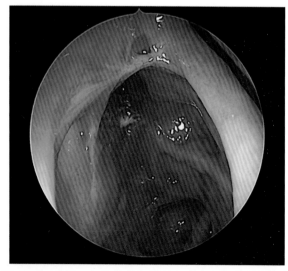

图 4.94 右侧 6 个月后完全解剖和去除大鼻丘上额气房后的额隐窝和额窦（45°；与图 4.90 比较）。注意复发性鼻息肉和阿司匹林耐受不良

4.5 并发症处理

- **中鼻甲漂移和中鼻道粘连：**

如何避免：不使中鼻甲骨折，并保留黏膜和中鼻甲附着。

如果发生，如何处理：填塞筛窦以防止中鼻甲外移。使用可控粘连技术（中鼻甲和鼻中隔之间促进粘连）！如果失败，可以部分切除中鼻甲，这可能会阻塞额筛引流。

- **前颅底脑脊液漏：**

如何避免：使用常规 CT 检查表分析前颅底（如 Keros 分型等）。

如果发生，如何处理：硬脑膜修复和术后CT！

- **筛前动脉出血：**

如何避免：使用肾上腺素收缩血管清晰手术视野。

如果发生，如何处理：双极电凝！如果失败，进行填塞。

- **眼眶/筛前动脉内/眶后血肿：**

如何避免：使用肾上腺素收缩血管，清晰手术视野。

如果发生，如何处理：鼻内镜鼻内减压和（或）外眦切开术和内眦松解术。

- **眶壁裂伤或眶内壁穿裂：**

如何避免：使用 CT 检查分析有风险的漏斗部，使用摇门技术切除钩突。

如果发生，如何处理：如果合适的话，只修复眶纸板。不切除眶内容物。建议口服抗生素并避免擤鼻。

- **额隐窝和额窦狭窄，头痛和黏液囊肿形成：**

如何避免：完整剥离额隐窝阻塞气房，保护黏膜，避免环形黏膜损伤。

如果发生，如何处理：使用多平面 CT，必要时使用导航进行额窦手术。

4.6 总　结

简而言之，由于额窦解剖经常有变异，且额窦口通常较狭窄，额隐窝和额窦的内镜手术较复杂，需要术者对解剖结构有深刻的理解。没有简单的额窦手术和鼻窦手术。因此，打开可被一个、两个或多个额筛气房联合阻塞的额窦口引流，需要熟练的手术技能。要打开这些气房的开口，钩突和鼻丘气房是关键结构，应在清晰的手术区域内使用合适的手术技巧和适当的角度器械，仔细并完全去除。手术方法需根据患者的个体解剖结构和疾病情况而定。

（周柳青　李　明　译，王彦君　审）

参考文献

[1] Dautremont JF, Rudmik L. When are we operating for chronic rhinosinusitis? A systematic review of maximal medical therapy protocols prior to endoscopic sinus surgery. Int Forum Allergy Rhinol, 2015, 5(12):1095–1103.

[2] Kennedy DW. Functional endoscopic sinus surgery. Technique. Arch Otolaryngol, 1985, 111(10):643–649.

[3] Messerklinger W. Background and evolution of endoscopic sinus surgery. Ear Nose Throat J, 1994, 73(7):449–450.

[4] Stammberger H. Endoscopic endonasal surgery: concepts in treatment of recurring rhinosinusitis. Part II. Surgical technique. Otolaryngol Head Neck Surg, 1986, 94(2):147–156.

[5] Wormald PJ, Hoseman W, Callejas C, et al. The International Frontal Sinus Anatomy Classification (IFAC) and classification of the extent of endoscopic frontal sinus surgery (EFSS). Int Forum Allergy Rhinol, 2016, 6(7):677–696.

[6] Cohen NA, Kennedy DW. Revision endoscopic sinus surgery. Otolaryngol Clin North Am, 2006, 39(3):417–435, vii.

[7] Morrissey DK, Bassiouni A, Psaltis AJ, et al. Out-comes of revision endoscopic modified Lothrop procedure. Int Forum Allergy Rhinol, 2016, 6(5):518–522.

[8] Langdon C, Herman P, Verillaud B, et al. Expanded endoscopic endo-nasal surgery for advanced stage juvenile angiofibromas: a retrospective multi-center study. Rhinology, 2016, 54(3):239–246.

[9] Ledderose GJ, Betz CS, Stelter K, et al. Surgical management of osteomas of the frontal recess and sinus: extending the limits of the endoscopic approach. Eur Arch Otorhinolaryngol, 2011, 268(4):525–532.

[10] Rawal RB, Gore MR, Harvey RJ, et al. Evidence-based practice: endoscopic skull base resection for malignancy. Otolaryngol Clin North Am, 2012, 45(5):1127–1142.

[11] Timperley DG, Banks C, Robinson D, et al. Lateral frontal sinus access in endoscopic skull-base surgery. Int Forum Allergy Rhinol, 2011, 1(4):290–295.

[12] Bassiouni A, Naidoo Y, Wormald PJ. When FESS fails: the inflammatory load hypothesis in refractory chronic rhinosinusitis. Laryngoscope, 2012, 122(2):460–466.

[13] Fokkens WJ, Lund VJ, Hopkins C, et al. European position paper on rhi-nosinusitis and nasal polyps 2020. Rhinol Suppl, 2020:20(58):1–464.

[14] Orlandi RR, Kingdom TT, Hwang PH, et al. International consensus statement on allergy and rhinology: rhinosinusitis. Int Forum Allergy Rhinol, 2016, 6 Suppl 1:S22–S209.

[15] Draf W. Endonasal microendoscopic frontal sinus surgery: the fulda concept. Oper Tech Otolaryngol Head Neck Surg, 1991, 2(4):234–240.

[16] Eloy JA, Marchiano E, Vázquez A. Extended endoscopic and open sinus surgery for refractory chronic rhinosinusitis. Otolaryngol Clin North Am, 2017, 50(1):165–182.

[17] Landsberg R, Segev Y, Friedman M, et al. A targeted endoscopic approach to chronic isolated frontal sinusitis. Otolaryngol Head Neck Surg, 2006, 134(1):28–32.

[18] Simmen D, Jones N. Operative procedures: a step-by-step safe and logical approach // Simmen D, Jones N. Manual of Endoscopic Sinus Surgery and Its Extended Applications. Stuttgart: Thieme, 2014:50–104.

[19] Stammberger H. Functional Endoscopic Sinus Surgery. The Messerklinger Technique. Philadelphia: B. C. Decker, 1991.

[20] Lund VJ, Stammberger H, Fokkens WJ, et al. European position paper on the anatomical terminology of the internal nose and paranasal sinuses. Rhinol Suppl, 2014, 24(24):1–34.

[21] Leunig A, Sommer B, Betz CS, et al. Surgical anatomy of the frontal recess: is there a benefit in multiplanar CT-reconstruction? Rhinology, 2008, 46(3):188–194.

[22] Oakley GM, Barham HP, Harvey RJ. Utility of image-guidance in frontal sinus surgery. Otolaryngol Clin North Am, 2016, 49(4):975–988.

[23] Mus L, Hermans R, Jorissen M. Long-term effects of cutting versus non-cutting instruments in FESS. Rhinology, 2012, 50(1):56–66.

[24] Simmen D, Raghavan U, Briner HR, et al. The surgeon's view of the anterior ethmoid artery. Clin Otolaryngol, 2006, 31(3):187–191.

[25] Noon E, Hopkins C. Review article: outcomes in endoscopic sinus surgery. BMC Ear Nose Throat Disord, 2016, 16:9.

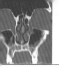

5 额窦开放术 Draf Ⅱb

Kevin Kulendra, Ahmed Youssef, Shahzada Ahmed

摘 要

鼻内镜下额窦开放术 Draf Ⅱb 通常在全麻下进行。我们将阐述手术的常见适应证和关键的手术步骤。Draf Ⅱb 可以在 Draf Ⅱa 之后进行，也可以在双侧鼻腔开展，然后转换为 Draf Ⅲ。解剖学上，这包括开放所有通往额隐窝的气房，包括中鼻甲的前外侧附着，然后开放眶纸板外侧与内侧鼻中隔之间的额窦底。

关键词 鼻内镜；Draf Ⅱb；额窦；手术径路

5.1 适应证

- 需引流的额窦炎而 Draf Ⅰ 或 Ⅱa 可能无法实现（▶ 图 5.1a）。
- 额窦或额隐窝肿瘤。
- 额窦入路，如修复脑脊液漏或切除额窦外侧黏液囊肿。
- 额窦修正手术。

5.2 解 剖

额隐窝是一个三维（3D）通道，其前下方以鼻丘气房为界，内侧以中鼻甲前外侧附着处为界，外侧以眶纸板为界，后方以筛泡前壁为界，下方以筛漏斗终末隐窝为界（见第 3 章）。所有结构表面均有一层黏膜，其与疾病的治疗过程密切相关，在疾病的愈合阶段应加以考虑。

5.3 手术步骤

5.3.1 外侧径路

- 从 Draf Ⅱa 开始，切除中鼻甲垂直附着处前方的前外侧部分。这通常可以通过咬骨钳进行，以避免对中鼻甲过度操作而造成颅底损伤。
- 然后将额窦底部（额嘴）从前内侧切除直至鼻中隔，进一步扩大引流通道。当通过新的额窦开口看到额窦前壁的下表面时，达到骨切除的前限。后界是外侧的额窦后壁和内侧的第一嗅丝（▶ 图 5.1b）。
- 注意尽可能多地保留黏膜，以减少术后术腔结痂和狭窄。

5.3.2 正中径路

- 用单极电凝在鼻顶黏膜上做一个切口，从中鼻甲前穹隆部开始垂直向上至鼻顶，然后在鼻中隔内侧垂直向下回到与外侧前穹隆部切口相同的水平。
- 向后在骨膜下平面仔细解剖黏膜，直到第一嗅丝清晰可见（▶ 图 5.2）。在第一嗅丝前 7mm 处磨削，91% 的病例由此可进入额窦底[1]。在第一嗅丝后钻孔会导致医源性脑脊液漏[2]，应避免。
- 然后扩大进入额窦底部的开口到与外侧径路相同的范围：内侧至鼻中隔，外侧至眶纸

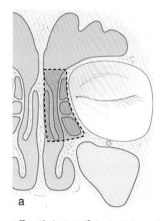
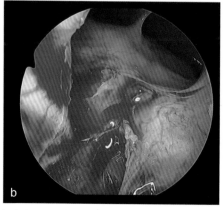

图 5.1 （a）左侧 Draf Ⅱb 引流显示骨切除区域。（b）左侧 Draf Ⅱb 开放从眶纸板到鼻中隔的额窦底，中鼻甲的前外侧附着处也被切除

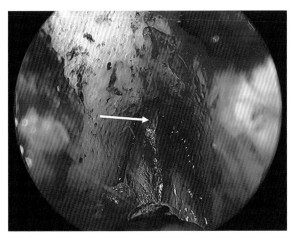

图 5.2 箭头显示在正中径路开放额窦时暴露左鼻腔顶部的第一嗅丝

板和皮肤，前至额窦前壁，后内侧至第一嗅丝，后外侧至额窦后壁。所有操作都是在直视下进行的。

● 注意尽可能多地保留黏膜，以减少术后术腔结痂和狭窄。

5.4 提示和技巧

● 有合适的额窦器械：至少 0° 镜和角度镜（30° 或 45°）、额窦探针、额窦咬骨钳和有角度的额窦钻头。

● 所有额窦手术病例均应使用影像导航[3]。

● 识别关键解剖标志至关重要，如第一嗅丝和额窦后壁。

● 保留额隐窝黏膜和骨膜可以降低额窦口狭窄的风险，也可以通过使用鼻中隔黏膜瓣来预防狭窄[1]。

● 将 1:1000 或 1:10 000 的肾上腺素棉片轻轻填塞于术腔内，可以帮助减轻黏膜充血并止血。

● 通过人体解剖标本和模拟训练增强 3D 解剖能力。

5.5 并发症

● 脑脊液漏。

● 眼眶损伤。

● 鼻出血。

● 眼眶淤血。

● 额隐窝狭窄。

● 精细的手术技术和术前对患者的多平面 CT 的仔细分析可将并发症降至最低。

（周柳青 李明 译，王彦君 审）

推荐阅读

Chiu AG, Vaughan WC. Using the frontal intersinus septal cell to widen the narrow frontal recess. Laryngoscope, 2004, 114(7):1315–1317.

Cho SH, Lee YS, Jeong JH, et al. Endoscopic above and below approach with frontal septotomy in a patient with frontal mucocele: a contralateral bypass drainage procedure through the frontal septum. Am J Otolaryngol, 2010, 31(2):141–143.

Upadhyay S, Buohliqah L, Vieira Junior G, et al. First olfactory fiber as an anatomical landmark for frontal sinus surgery. Laryngoscope, 2016, 126(5):1039–1045.

Dubin MG, Kuhn FA. Endoscopic modified Lothrop (Draf Ⅲ) with frontal sinus punches. Laryngoscope, 2005, 115(9):1702–1703.

Draf W. Endonasal micro-endoscopic frontal sinus surgery: the Fulda concept. Oper Tech Otolaryngol Head Neck Surg, 1992, 2:234–240.

May M, Schaitkin B. Frontal sinus surgery: endonasal drainage instead of an external osteoplastic approach. Oper Tech Otolaryngol Head Neck Surg, 1995, 6:184–192.

Schatkin B. Endoscopic approaches to the frontal sinus//Myers EN. Operative Otolaryngology: Head and Neck Surgery. Philadelphia, PA: Saunders Elsevier, 2008:121–126.

参考文献

[1] Fiorini FR, Nogueira C, Verillaud B, et al. Value of septoturbinal flap in the frontal sinus drill-out type IIb according to draf. Laryngoscope, 2016, 126(11):2428–2432.

[2] Wormald PJ. The frontal sinus // Jones N. Practical Rhinology. London, UK: Edward Arnold Ltd, 2010:105–111.

[3] American Academy of Otolaryngology–Head and Neck Surgery. Position Statement: Intra-Operative Use of Computer Aided Surgery. Available at: http://www.entnet.org/content/intra-operative-use-computer-aided-surgery. 2012. Accessed April 25, 2018.

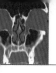

6 扩大 Draf Ⅱb 和其他改良的 Lothrop 术式

Vivek V. Kanumuri, Qasim Husain, Suat Kilic, Michael J. Pfisterer, Osama Tarabichi, Jean Anderson Eloy

摘 要

本章进一步探讨额窦疾病的鼻内镜手术径路。具体来说，强调了 Draf Ⅱb 手术径路及其扩大改良术，即改良的半 Lothrop 术式、改良的迷你 Lothrop 术式、改良的全 Lothrop 术式和改良的中央 Lothrop 术式，这些都是治疗难治性慢性额窦炎的扩大径路。这些术式常用于局限的额窦开放术（如前几章所述的 Draf Ⅰ 或 Draf Ⅱ 手术）失败后的进一步治疗。与其他鼻内镜手术一样，其最终目标都是建立专一引流通道，利于长期的局部治疗。

关键词 额窦；鼻内镜手术；Draf Ⅱb；Draf Ⅱc；扩大额窦开放术；改良的半 Lothrop 术式；半 Lothrop 术式；改良的迷你 Lothrop 术式；改良的全 Lothrop 术式；Eloy 改良法

6.1 引 言

标准的 Draf Ⅱb 是一种单侧的额窦扩大开放术，将额窦底从外侧的眶纸板（眶内壁）开放至内侧的鼻中隔[1-4]。近年来对该手术径路进行了一些改良，包括同侧和对侧额窦开放术，以及便于手术入路和特殊器械操作的鼻中隔切开术[5-7]。本章描述这些改良术式及其适应证。

6.2 适应证

如前所述，本章描述的额窦扩大鼻内镜手术径路，适用于未能获得适当治疗的慢性鼻窦炎患者[5,8]，这些患者通常失去了局限性的额窦手术径路的可能性，如 Draf Ⅰ 或 Ⅱa 术式。此术式同样也适用于难以暴露的额窦软组织肿瘤病例，如位于额窦外侧隐窝的肿瘤或其他孤立的额窦病变[5,9]。本章描述了对这些术式的一些改良（▶ 表 6.1），并详细说明其具体的适应证。

6.3 手术步骤

标准 Draf Ⅱb 手术

标准 Draf Ⅱb 手术步骤（完整描述见第 5 章）如下（▶ 图 6.1）：

1. 患者取仰卧位，头稍后仰伸直，便于更好地进入额窦。

2. 用浸泡过羟甲唑啉的棉片填塞鼻腔及鼻孔。

3. 使用 4mm 的 0°、30°、70° 鼻内镜检查双侧鼻腔。

4. 在钩突和中鼻甲（腋部和头部）注射 1% 利多卡因 +1：100 000 肾上腺素。

5. 根据第 2 章所述的解剖标志来识别额隐

表 6.1 额窦鼻内镜手术径路的分类

Draf	改良的 Eloy	详细描述
Ⅰ	Ⅰ	前组筛窦切除便于额隐窝引流通畅，无须处理额窦引流通道
Ⅱa	ⅡA	切除前组筛窦气房和突入额窦流出道的额窦气房，在内侧中鼻甲和外侧眶纸板之间形成一个引流通道
Ⅱb	ⅡB	切除内侧鼻中隔和外侧眶纸板之间的额窦底
	ⅡC	同侧切除内侧鼻中隔和外侧眶纸板之间的额窦底，同时行鼻中隔上部切除术，使内镜经对侧鼻孔进入，便于外侧眶上额窦和眶上筛区的暴露，也便于双鼻孔双手进行操作。之前将这种术式描述为改良的半 Lothrop 术式
	ⅡD	在对侧切除内侧鼻中隔和外侧眶纸板之间的额窦底，同时行额窦间隔切除术，将病变侧的额窦引流至对侧额隐窝。之前将这种术式描述为改良的迷你 Lothrop 术式

表 6.1（续）

Draf	改良的 Eloy	详细描述
	ⅡE	同侧切除内侧鼻中隔和外侧眶纸板之间的额窦底，同时行鼻中隔上部切除术，使内镜经对侧鼻孔进入，便于外侧眶上额窦和眶上筛区的暴露；加上额窦间隔切除术完整暴露额窦后壁，同时保留对侧额隐窝。之前将这种术式描述为改良的全 Lothrop 术式
	ⅡF	双侧额窦底的中间部分切除术，同时行鼻中隔上部和额窦间隔切除术，并保留了双侧额隐窝；也称为改良的中央 Lothrop 术式
Ⅲ	Ⅲ	中鼻甲之前，双侧的眶纸板之间行双侧额窦底切除术，同时行鼻中隔上部和额窦间隔切除术；也称为改良的 Lothrop 术式

经允许引自 Eloy JA, Vazquez A, Liu JK, et al. Endoscopic approaches to the frontal sinus: modifications of the existing techniques and proposed classification. Otolaryngol Clin North Am, 2016, 49: 1007−1018

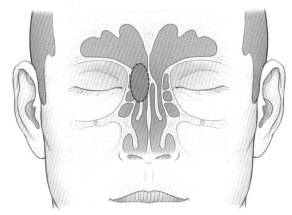

图 6.1　Draf Ⅱb 术式示意图（冠状位）。图片由 Chris Gralapp, Fairfax, CA. 提供

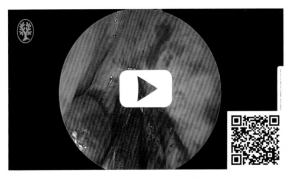

视频 6.1　左侧复发性额窦黏液囊肿改良的半 Lothrop 术式

窝。用一个小的球形探头轻柔地探查额隐窝区域，但由于病变的程度不同，这种方法并不总是可行的。考虑到可能存在解剖变异，以及筛板接近额隐窝的程度也存在差异，探查时必须谨慎。通常可以使用影像导航技术来辅助完成这一步。

6. 联合使用动力器械、骨刮匙和不同角度的切割器械，在外侧眶纸板和内侧鼻中隔之间实施宽广的额窦开放术。

6.4 标准 Draf Ⅱb 术式的改良

6.4.1 改良的半 Lothrop 术式（Eloy ⅡC）

对 Draf Ⅱb 的改良遵循步骤 1 至 6，但结合了标准 Draf Ⅱb 和鼻中隔上部切除术（▶ 图 6.2，▶ 视频 6.1）[10–13]。这既便于双手从双侧鼻孔操作器械，又可通过斜线角从对侧鼻腔进入额窦外侧隐窝和眶上筛房（▶ 图 6.2 c、d）。

6.4.2 改良的迷你 Lothrop 术式（Eloy ⅡD）

该术式是指在对侧行标准 Draf Ⅱb 术式（与病变侧相对），同时行额窦间隔切除术术式（▶ 图 6.3）[14–15]。对于由于瘢痕或其他阻塞性病变，无法行同侧开放受累额窦的病例，此术式有明显优势。

6.4.3 改良的全 Lothrop 术式（Eloy ⅡE）

该术式结合了同侧标准的 Draf Ⅱb 与鼻中隔上部和额窦间隔切除术（▶ 图 6.4；▶ 视频 6.2）[16–17]。此手术适用于双侧额窦疾病，包括单侧额窦较大肿瘤和额窦后部较大脑膨出。此径路允许双手从双侧鼻孔使用器械和进入双侧额窦，同时保留对侧中鼻甲和额窦引流通道。

6.4.4 改良的中央 Lothrop 术式（Eloy ⅡF）

该径路将双侧额窦底中间部分切除，同时联合鼻中隔上部和额窦间隔切除术（▶ 图 6.5）[5–6]。

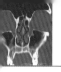

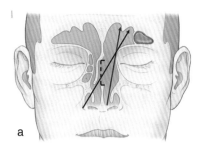

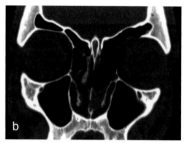

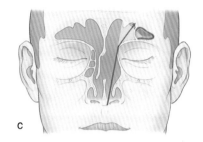

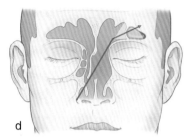

图 6.2 改良的半 Lothrop（Eloy ⅡC）术式示意图（冠状位）。（a）冠状位图示意图，显示采用 Eloy ⅡC 术式进入对侧额窦的方法。（b）改良的半 Lothrop 术后冠状 CT 扫描。（c、d）双鼻孔双手操作器械。括号表示鼻中隔上部开窗。红色箭头表示通过同侧鼻腔进入额窦外侧隐窝受限。蓝色箭头表示经改良径路进入额窦外侧隐窝。图片由 Chris Gralapp, Fairfax, CA. 提供

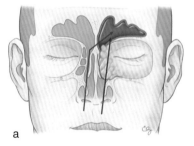

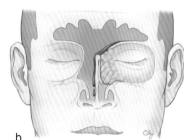

图 6.3 （a）展示了因眶脂肪脱垂（冠状位）而无法行同侧额窦开放术（红色箭头）的患者行改良的迷你 Lothrop（Eloy ⅡD，蓝色箭头）术式。（b）Eloy ⅡD 术后经对侧鼻腔引流。图片由 Chris Gralapp, Fairfax, CA. 提供

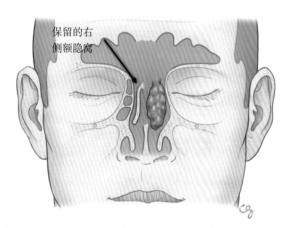

保留的右侧额隐窝

图 6.4 保留对侧额隐窝的 Eloy ⅡE（改良的全 Lothrop）术式，双侧额窦进路示意图。图片由 Chris Gralapp, Fairfax, CA. 提供

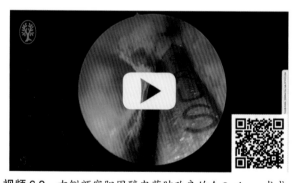

视频 6.2 右侧额窦胆固醇肉芽肿改良的全 Lothrop 术式

双侧额窦流出通道完整。此手术适用于大部分局限于中线的额窦疾病，包括某些额窦黏液囊肿。

6.5 提示和技巧

这些操作过程中可能遇到的困难，以及相应的处理技巧见下表（▶表 6.2）。

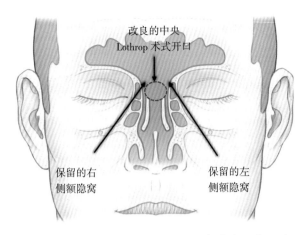

图 6.5 改良的中央 Lothrop（Eloy ⅡF）术式示意图（冠状位）。图片由 Chris Gralapp, Fairfax, CA. 提供

6.6 病例展示

6.6.1 病例 1

视频 6.1 展示了改良的半 Lothrop（Eloy ⅡC）术式在复发性左额窦黏液囊肿患者中的应用。

6.6.2 病例 2

视频 6.2 展示了改良的总 Lothrop（Eloy ⅡE）术式在右额窦胆固醇肉芽肿和后壁缺损患者中的应用。

6.6.3 病例 3

视频 6.3 展示了改良的中央 Lothrop（Eloy ⅡF）术式在左侧额窦黏液囊肿伴内侧延伸和眶裂患者中的应用。

6.7 并发症

6.7.1 复发和慢性瘢痕

在额窦手术中，症状改善最重要的影响因素是维持引流通道的通畅。鉴于上述径路需要

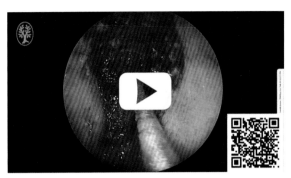

视频 6.3 左侧额窦黏液囊肿改良的中央 Lothrop 术式

额外的器械操作和分离，要特别注意保留足够的黏膜，特别是在额窦流出道区域[18]。如果未保留足够的黏膜，可导致慢性瘢痕的形成和复发。很少会导致额窦黏液囊肿形成，而额窦黏液囊肿往往需要鼻内镜手术和（或）开窗术治疗。

6.7.2 脑脊液漏

对于较大且难以暴露的病变应尤其小心脑脊液（CSF）漏的发生。考虑到不同患者额窦解剖结构的显著差异，避免这一并发症的最重要的步骤是在术前进行仔细评估，并充分了解相关的解剖标志[18]。如果在术中遇到脑脊液漏，可以使用多种技术和移植物（包括同种异体材料、从鼻中隔或硬腭上游离的黏膜瓣、颞肌筋膜，或在严重和较大的缺损中使用鼻中隔带蒂瓣膜）来进行修复[18]。

6.7.3 眼眶损伤

扩大的额窦径路需要将额窦开放术一直延伸至菲薄的眶纸板（某些情况下为双侧），以获得最大的操作空间，方便手术器械使用，以及提供流出通道。但这种情况容易损伤眼眶，因此术前评估眶纸板是否有缺损至关重要[19]。眶内脂肪脱出往往是眶纸板缺损的第一征兆[18]。

表 6.2 提示和技巧

难点 / 差异点	技术解决方案 / 意义
用球形探针识别额隐窝	将球形探针对准上方和内侧，远离眶壁内侧
鼻丘气房的存在	切除鼻丘气房和筛泡上气房，可扩大额窦的暴露
术后瘢痕化的风险	在可行的情况下限制电动工具的使用，最大限度地保护黏膜
内眦区域的透亮度观察	可能表明筛窦上气房而非额窦被打开，这也可能表明额窦气化不良
用鼻窦探头避免筛前动脉损伤	当进入额窦时，将探头指向内侧和前方，以避免损伤筛前动脉

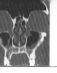

遇到眼眶损伤，必须及时地对损伤程度进行评估，而且可能需要在术中进行眼科会诊。

6.7.4 筛前动脉损伤

眶内出血虽然少见，但仍然是额窦手术最严重的并发症，可以导致永久性失明[18]。这通常是损伤筛前动脉的结果，筛前动脉是开始进入额窦时极易遇到的解剖结构。因此，在一开始就注意小心地引导额窦探头远离眶内侧壁，可以防止筛前动脉损伤的发生[18]。

（周　涛　吴颖洁　译，乐建新　审）

参考文献

[1] Weber R, Draf W, Kratzsch B, et al. Modern concepts of frontal sinus surgery. Laryngoscope, 2001, 111(1):137–146.

[2] Korban ZR, Casiano RR. Standard endoscopic approaches in frontal sinus surgery: technical pearls and approach selection. Otolaryngol Clin North Am, 2016, 49(4):989–1006.

[3] Vázquez A, Baredes S, Setzen M, et al. Overview of frontal sinus pathology and management. Otolaryngol Clin North Am, 2016, 49 (4):899–910.

[4] Folbe AJ, Svider PF, Eloy JA. Anatomic considerations in frontal sinus surgery. Otolaryngol Clin North Am, 2016, 49(4):935–943.

[5] Eloy JA, Vázquez A, Liu JK, et al. Endoscopic approaches to the frontal sinus: modifications of the existing techniques and proposed classification. Otolaryngol Clin North Am, 2016, 49(4):1007–1018.

[6] Eloy JA, Marchiano E, Vázquez A. Extended endoscopic and open sinus surgery for refractory chronic rhinosinusitis. Otolaryngol Clin North Am, 2017, 50(1):165–182.

[7] Silverman JB, Prasittivatechakool K, Busaba NY. An evidence-based review of endoscopic frontal sinus surgery. Am J Rhinol Allergy, 2009, 23(6):e59–e62.

[8] Saini AT, Govindaraj S. Evaluation and decision making in frontal sinus surgery. Otolaryngol Clin North Am, 2016,

49(4):911–925.

[9] Selleck AM, Desai D, Thorp BD, et al. Management of frontal sinus tumors. Otolaryngol Clin North Am, 2016, 49(4):1051–1065.

[10] Liu JK, Mendelson ZS, Dubal PM, et al. The modified hemi-Lothrop procedure: a variation of the endoscopic endonasal approach for resection of a supraorbital psammomatoid ossifying fibroma. J Clin Neurosci, 2014, 21(12):2233–2238.

[11] Friedel ME, Li S, Langer PD, et al. Modified hemi-Lothrop procedure for supraorbital ethmoid lesion access. Laryngoscope, 2012, 122(2):442–444.

[12] Eloy JA, Friedel ME, Murray KP, et al. Modified hemi-Lothrop procedure for supraorbital frontal sinus access: a cadaveric feasibility study. Otolaryngol Head Neck Surg, 2011, 145(3):489–493.

[13] Eloy JA, Kuperan AB, Friedel ME, et al. Modified hemi-Lothrop procedure for supraorbital frontal sinus access: a case series. Otolaryngol Head Neck Surg, 2012, 147(1):167–169.

[14] Eloy JA, Friedel ME, Kuperan AB, et al. Modified mini-Lothrop/extended Draf IIB procedure for contralateral frontal sinus disease: a case series. Int Forum Allergy Rhinol, 2012, 2 (4):321–324.

[15] Eloy JA, Friedel ME, Kuperan AB, et al. Modified mini-Lothrop/extended Draf IIB procedure for contralateral frontal sinus disease: a cadaveric feasibility study. Otolaryngol Head Neck Surg, 2012, 146(1):165–168.

[16] Eloy JA, Liu JK, Choudhry OJ, et al. Modified subtotal Lothrop procedure for extended frontal sinus and anterior skull base access: a cadaveric feasibility study with clinical correlates. J Neurol Surg B Skull Base, 2013, 74(3):130–135.

[17] Eloy JA, Mady LJ, Kanumuri VV, et al. Modified subtotalLothrop procedure for extended frontal sinus and anterior skull-base access: a case series. Int Forum Allergy Rhinol, 2014, 4(6):517–521.

[18] Javer AR, Alandejani T. Prevention and management of complications in frontal sinus surgery. Otolaryngol Clin North Am, 2010, 43 (4):827–838.

[19] Eloy JA, Svider PF, Setzen M. Preventing and managing complications in frontal sinus surgery. Otolaryngol Clin North Am, 2016, 49 (4):951–964.

7 额窦挽救性术式

Fahad Alasousi, Anali Dadgostar, Amin Javer

摘 要

高年资的鼻内镜外科专家必须掌握鼻内镜下额窦开放术。每台鼻内镜下额窦手术都需要坚持的原则是尽可能保存黏膜完整，并切除及清理残余骨片达到重建自然的黏液纤毛清除通路。然而，由于文献中仍然缺乏合适的额窦手术径路统一意见，导致再次手术的数量超过可接受的范围，常需要经验丰富的高年资鼻科专家再次行钻孔术[1-2]。尽管有很好的数据支撑反对切除中鼻甲，但对于是否切除中鼻甲目前仍存在争议[3]。许多高年资的鼻内镜外科专家和教授，仍然提倡在困难的鼻窦手术病例中采用非常保守的中鼻甲前下切除术。他们的观点经常被低年资耳鼻喉科医生误解为允许切除整个中鼻甲。但是中鼻甲作为额隐窝的内侧缘，为鼻内镜医生提供了准确进入额隐窝的标志。切除中鼻甲前部可导致中鼻甲的残体向眼眶塌陷并形成瘢痕，从而堵塞额隐窝的引流通道，这会导致并发症，需要使用额窦挽救性术式，即向上翻起黏膜瓣的鼻内镜下修正额窦开放术。

关键词 额窦；修正；中鼻甲；挽救

7.1 适应证

在围手术期和手术准备的过程中，手术医生的头脑中对额窦解剖结构的概念化至关重要。根据国际额窦解剖分类（IFAC）和鼻内镜额窦手术范围（EFSS）分类的表述，额窦流出空间称为额隐窝。额嘴（额骨的鼻突）的后方间隙构成前界；眼眶的眶纸板构成外侧界；中鼻甲（middle turbinate，MT）基板前方的垂直板，延续至嗅窝外侧壁，构成内侧界。额窦至额隐窝之间过渡区的最窄区域被定义为额窦口。开口的前缘由额嘴形成，后缘由前颅底形成，外侧界为向上延伸的眶纸板，内侧界为向上延伸的中鼻甲垂直板和嗅窝外侧壁[4]。当这些解剖部位由于手术技术的缺陷和（或）中鼻甲的切除而发生阻塞时，可以通过额窦挽救性（frontal sinus rescue，FSR）手术来重建和维持引流通路。Citardi 等于 1997 年开创了额窦挽救性手术，并于 2001 年发表了该术式的初步结果。在对 12 例患者平均随访 8.5 个月的研究中，16 侧额窦手术中有 14 侧的额隐窝瘢痕及额窦口狭窄获得了长期缓解（87.5%）[5]。在同一研究小组发表的另一篇文章中，在 24 例患者中，32 侧额窦手术有 29 侧的额隐窝通畅且症状完全消除。在他们的队列中，有 18 侧额窦手术在第一次尝试时就成功使用额窦挽救性手术治疗，7 侧则需要进行修正额窦挽救性手术，4 侧需要进行 2 次修正额窦挽救性手术来完全解决。平均随访时间为 9.6 个月，1 例患者在 37 个月时引流通道仍然通畅[6]。这种创新术式的开展取得了这些成果。随着外科医生积累更多的手术经验，疗效可能会继续得到改善。

为了准确判断额窦病变是否适合进行额窦挽救性手术，首先应该详细了解病史和评估鼻内镜检查结果。患者通常有鼻窦手术史，术后额窦炎症状无改善或有加重（如额部头痛、压迫症状等）。用角度鼻内镜（30°，45°，70°）对鼻腔和额隐窝进行鼻内镜检查，观察是否存在额隐窝阻塞和额隐窝内侧壁塌陷；大多数情况下，残留的中鼻甲出现外移。鼻窦 CT 证实，额窦病变和引流通路受阻主要由于中鼻甲残体外移与眶纸板瘢痕粘连导致。

7.2 手术步骤

必须确定中鼻甲残体与眶内侧壁的关系。此外，确定颅底的相对位置也很重要，包括作为切除后界的筛板位置。如果不注意这一细节，在切除中鼻甲残体的后垂直骨板时可能会导致脑脊液漏。

该技术的最初描述中推荐使用局部麻醉浸润（1% 利多卡因 + 1∶100 000 肾上腺素）。然而，经过该手术 15 年的经验总结，作者发现这一步骤作用不大，同时还存在由于过度膨胀而导致解剖变异的风险，在眶纸板出现小骨裂情况下，还存在不小心注射到眶内的风险。此外，

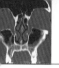

一旦局部肾上腺素的作用消失，在手术开始几分钟后，继发于血管扩张的黏膜出血通常会增加。相反，作者更倾向于在做初始切口前3至4min，在手术部位局部使用浸泡过羟甲唑啉的Neuro Pattie海绵（Medtronic，United States）。此外，其他减少出血的技术，如将床头抬高15°，对保持术野干净也非常有用。

7.2.1 步骤1

定位并确认中鼻甲残体前端的位置后（▶图7.1a），可以使用一锋利的镰刀片或者15号刀片行一矢状切口。然而，通常发现在切除中鼻甲残体和鼻腔侧壁之间的瘢痕时，使用45°的咬切钳（如Karl Storz GmbH & Co. KG，

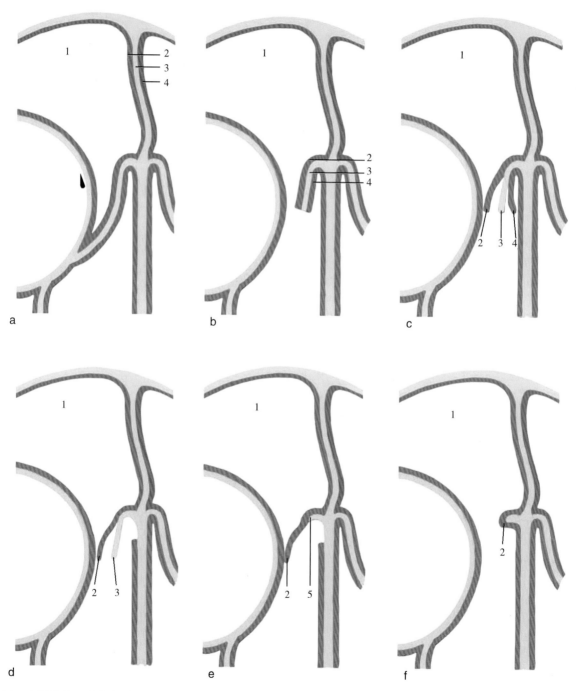

图7.1 右侧鼻窦额隐窝水平的冠状位视图。（a）中鼻甲残体阻塞额隐窝。（b）中鼻甲垂直段残端从眶纸板分离。（c）分离中鼻甲内侧和外侧黏膜瓣。（d）切除内侧黏膜瓣。（e）切除中鼻甲垂直段残体。（f）外侧黏膜瓣覆盖中鼻甲残端骨质。1：额窦。2：外侧黏膜覆盖。3：中鼻甲残体。4：内侧黏膜覆盖。5：中鼻甲水平附着于鼻腔外侧壁

Tuttlingen, Germany）更安全、有效。由于中鼻甲残体附着位置相对靠上，咬切钳往往必须放在角度鼻内镜上方，以获得可操作空间。或者使用一种长颈咬切钳来做这个初始切口。初始操作这一步骤非常重要，主要目的是切除中鼻甲外移引起额隐窝引流通道阻塞的瘢痕。

7.2.2 步骤 2

此时可以很好地识别中鼻甲垂直段残体的断端（► 图 7.1b）。用精密器械（额窦探针、额窦刮匙）轻轻剥离中鼻甲残端两侧覆盖的黏膜（► 图 7.1c）。如果可能，针尖上带亚甲蓝用于标记外侧面黏膜。这将有助于在步骤 4 中重新正确地定位外侧面的黏膜。为了精准定位推进黏膜瓣位置，可切除内侧面黏膜及邻近额窦底的一小部分黏膜（► 图 7.1d）。外侧黏膜瓣已经被剥离并保存在额窦内以防止任何创伤或损伤（► 图 7.1e）。这个瓣膜最终构成"黏膜瓣"。

7.2.3 步骤 3

用左右开口咬切钳仔细切除中鼻甲垂直部骨质（► 图 7.1e）。Kuhn Rhinoforce 额窦侧面开口的咬切钳（Karl Storz GmbH & Co. KG）或 Serpent 咬切钳（Smith and Nephew, London, United Kingdom）是操作这一步骤的最佳器械。

7.2.4 步骤 4

将之前在步骤 2 中制备并保存在额隐窝内的黏膜瓣重新复位并覆盖在中鼻甲残端骨质和之前裸露的额隐窝骨面上（► 图 7.1f）。确保正确地将未标记的黏膜内表面覆盖在裸露的骨面上。用一小片明胶海绵或外科胶在愈合过程

中固定黏膜瓣。

7.3 反向额窦挽救术（► 视频 7.1）

使用外侧瓣膜作为黏骨膜向上翻起的技术的最初原因是为了保存和利用额隐窝内原有的黏膜和纤毛，从而保留黏液纤毛流出通道便于额窦引流。然而，在过去的十年中，经验不足的外科医生在额隐窝内钻孔的情况明显增加。这通常导致中鼻甲残体外侧面和额隐窝内的黏膜受损。这类病例通常有较厚且功能不全的外侧黏膜瓣。对于这些患者，可以保留内侧黏膜瓣，而切除较厚、无功能的外侧黏膜瓣。其余的手术步骤按照前面所述进行。► 图 7.2 和 ► 图 7.3 分别展示了额窦术后 12 周和 1 年的鼻内镜影像。

7.4 并发症

- 在操作和切除中鼻甲垂直段残体时，其在颅底最薄弱附着点即筛板处，可能会引发脑脊液漏。因此，在切除和处理中鼻甲残体的过程中，应特别注意其附着于颅底的部位。

- 黏膜瓣撕裂是一种潜在的危险。因此应避免在额隐窝内使用动力器械。使用适当的器械，并轻柔地处理组织十分重要。

- 黏膜瓣向上翻起放置不当或位置不合适可导致骨质裸露，并引起新骨和痂皮形成。在瓣膜准备和分离之前做好规划是必要的。对于短于所需瓣膜和骨质裸露面积大的情况，可使用鼻底游离黏膜瓣进行充分覆盖。

- 如前所述，在最初的文献报道中有手术失败和再次瘢痕狭窄的病例。以后可能需要对该术式进行改进，尤其是早期经历了快速学习过程的新手额窦外科医生。

图 7.2 挽救性手术后 12 周患者左右两侧的额窦图片

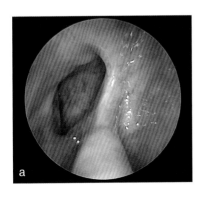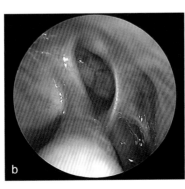

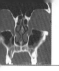

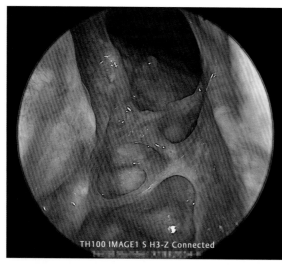

图 7.3 术后 1 年额窦口愈合图片

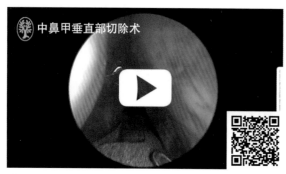

视频 7.1 额窦挽救性术式

7.5 提示和技巧

● 锐利且带角度的咬切钳可最有效地去除骨质和黏膜，直至到达颅底平面。

● 45° 的左右侧切式长颈咬切钳是手术操作的最佳器械。

● 剥离的黏膜瓣不需要太大和太长。长度只需要足够覆盖切除的中鼻甲上部的游离缘即可。

● 在修正病例中，强烈建议使用影像导航技术来确定鼻甲残体切除后部范围。太过靠后可能导致脑脊液漏这种并发症。

● 避免使用动力器械，以降低黏膜损伤的风险。

● 如果由于黏膜长度不足而出现骨质裸露，从鼻底游离黏膜瓣进行充分覆盖是一个不错的选择。

7.6 总 结

与传统的改良 Lothrop 径路相比，额窦挽救性术式对阻塞的额隐窝的侵入性明显降低。与传统模式相比，它有助于恢复自然的黏液纤毛清除功能，且未来发生新骨生成的风险较小。

致 谢

感谢研究协调员 Christopher Okpalke 对我们撰写本文的帮助。

（周 涛 吴颖洁 译，乐建新 审）

参考文献

[1] Philpott CM, McKiernan DC, Javer AR. Selecting the best approach to the frontal sinus. Indian J Otolaryngol Head Neck Surg, 2011, 63(1):79–84.

[2] Eloy JA, Vázquez A, Liu JK, et al. Endoscopic approaches to the frontal sinus: modifications of the existing techniques and proposed classification. Otolaryngol Clin North Am, 2016, 49(4):1007–1018.

[3] Sowerby LJ, Mann S, Starreveld Y, et al. A comparison of radiographic evidence of frontal sinusitis in middleturbinate sacrificing versus middle-turbinate sparing approaches to the sella. Am J Rhinol Allergy, 2016, 30(4):306–309.

[4] Wormald P-JJ, Hoseman W, Callejas C, et al. The International Frontal Sinus Anatomy Classification (IFAC) and Classification of the Extent of Endoscopic Frontal Sinus Surgery (EFSS). Int Forum Allergy Rhinol, 2016, 6(7):677–696.

[5] Citardi MJ, Javer AR, Kuhn FA. Revision endoscopic frontal sinusotomy with mucoperiosteal flap advancement: the frontal sinus rescue procedure. Otolaryngol Clin North Am, 2001, 34(1):123–132.

[6] Kuhn FA, Javer AR, Nagpal K, et al. The frontal sinus rescue procedure: early experience and three-year follow-up. Am J Rhinol, 2000, 14(2):211–216.

8　Draf Ⅲ（鼻内镜下改良的 Lothrop 术式）——外侧和内侧入路

Christos Georgalas，Vasileios Chatzinakis，Klementina Avdeeva，Georgiy A. Polev，Anshul Sama

摘　要

　　1991 年，Wolfgang Draf 教授在德国富尔达提出了 3 种类型中线引流术（鼻内镜下改良的 Lothrop 手术[2]，双侧额窦钻孔术[3]，鼻额径路 Ⅳ[4]），作为额窦闭塞的有效选择方案。与骨瓣成形径路相比，Draf Ⅲ 术式在保留额窦自然引流通道的同时，避免了皮肤瘢痕、美容畸形以及迟发性黏液囊肿等。最初报道揭示有明显的并发症，包括脑脊液漏的发生率高达 11%[5]。然而，随着时间的推移，对于经验丰富外科医生，这是一种安全的手术，且并发症极少见[6]；对于选择适当的病例，它显著地改善了患者的生活质量[7]。

　　Draf Ⅲ 术式将额窦底、额嘴、窦间隔，尤其是最重要的毗邻部分即鼻中隔（前上部）完整地磨除。术中切除鼻中隔前上部分，有利于从双侧鼻孔进行操作，并可进入额窦的外侧区域。如果手术不需要最大限度地引流（即窦中隔没有被完全切除），则可使用改良的 Draf Ⅲ 手术。

　　本章我们将描述标准 Draf Ⅲ 手术和内侧入路的额窦磨削术的适应证和手术技术，可能的并发症，以及如何避免及处理并发症的方法，并附上逐步解剖的照片及相关病例。

关键词　Draf Ⅲ；改良 Lothrop 鼻内镜手术；额窦底钻孔；额窦；鼻内镜手术；适应证；并发症

8.1 适应证

　　● 有症状的顽固性慢性额窦炎患者，其经历最大限度的内科治疗以及功能性鼻内镜下额窦手术失败，伴或不伴额窦外引流。

　　● 黏液囊肿或良性肿瘤（骨瘤、内翻性乳头状瘤、骨化纤维瘤等）或严格指征的额窦恶性肿瘤。

　　● 特发性、创伤后或手术后脑脊液（CSF）漏位于额窦后壁。

　　● 经筛板或者经额径路治疗的前颅底肿瘤（嗅母细胞瘤、腺癌、脑膜瘤）。

　　● 主要用于慢性鼻窦炎（CRS）和黏液纤毛清除功能严重受损的患者：

　　—Samter 三联征（阿司匹林耐受不良三联征）。

　　—严重息肉病。

　　—额隐窝严重瘢痕化。

　　—囊性纤维化。

　　—免疫缺陷。

相对禁忌证

　　● 前方额嘴与颅底之间的前后距离小于 1cm。

　　● 额窦发育不良。

　　● 累及额窦前壁或非常外侧的额窦肿瘤，特别是累及眶顶外侧的肿瘤。

　　（具体而言指的是对于累及和侵犯额隐窝的肿瘤或病变，可绕过额隐窝直接进入额窦——即从内侧到外侧 / 内侧入路的手术径路）。

8.2 手术步骤

　　手术在全身麻醉下进行 [最好是全凭静脉麻醉（total intravenous anesthesia，TIVA），降低心率和控制低血压]。手术全过程我们都使用 30° 内镜（只有极少数的情况使用 70° 内镜来检查最外侧病变）。然而，一些同事更喜欢在手术的早期使用 0° 内镜，在后期的步骤中使用 45° 内镜。我们几乎在所有情况下都使用影像导航技术。

8.3 从外侧到内侧 / 外侧入路的手术径路[8]

　　解剖标志：

　　● 中鼻甲前穹隆。

　　● 鼻丘和额（前、后）气房。

　　● 筛前动脉。

　　● 筛泡。

　　● 鼻根及额嘴上覆盖的皮下组织。

　　● 眶纸板。

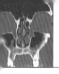

● 额窦后壁。

第 1 步，双侧 Draf Ⅱa 术式：尽管有争议，但对于伴有或不伴有鼻息肉的慢性鼻窦炎患者，我们通常会进行完整的前、后筛窦切除术，包括所有额筛气房，因为它们的残留会通过影响额窦引流通道，以及作为持续炎症的病变来影响手术的成功（▶ 图 8.1）。切除双侧中鼻甲前穹隆的前面部分，直至双侧额窦后壁水平（▶ 图 8.2）。

第 2 步，制备黏膜瓣：在切除中鼻甲前穹隆之前，如相关章节（第 35.1 节 黏膜瓣在额窦

手术中使用）的描述，制备横向黏膜瓣，即从中鼻甲前穹隆的正前方开始，向前上方前进到达鼻腔顶并越过鼻中隔（▶ 图 8.3）。此外，也可以使用基于中鼻甲和筛前动脉鼻中隔支的黏膜瓣（▶ 图 8.4）。

第 3 步，鼻中隔前上部部分切除：使用 15 号刀片或单极电刀，切开鼻中隔前上部。起始于额窦后壁前方额口水平，在同一冠状平面上垂直延伸 2cm，然后向前方 90 度转弯，向上直达鼻腔顶部。鼻中隔黏膜可以合并到上述的带蒂外侧黏膜瓣中，或制备成游离瓣后续使用，

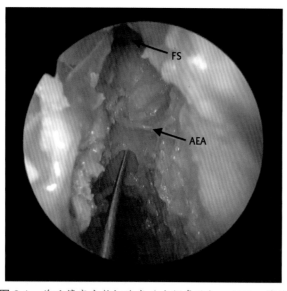

图 8.1 前后筛窦完整切除术（左侧鼻腔）。AEA：筛前动脉；FS：额窦

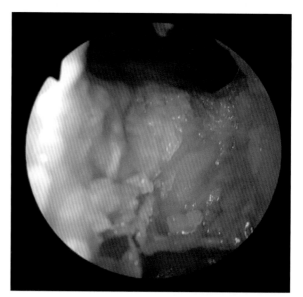

图 8.2 额窦完整开放术（Draf Ⅱa，左侧）

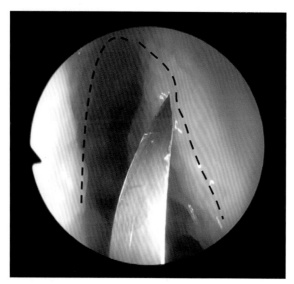

图 8.3 横向黏膜瓣的前切口

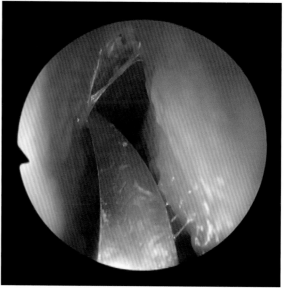

图 8.4 中鼻甲内侧黏膜瓣

或用切割器切除，并用 Blakesley 刀和（或）剪刀切除下方软骨。该开口的后缘是两侧的第一嗅丝 / 前颅底，开口本身应足够宽，可以显示双侧额窦口，直至显露出对侧中鼻甲残体（▶图 8.5）。

第 4 步：然后去除中鼻甲前穹隆和两个额窦口之间的黏膜和软组织，露出额嘴（▶图 8.6）。

第 5 步：从额嘴骨质向前内侧方向进行磨除，牢记颅底应在中线向前延伸。以一种平滑的方式从尾侧到头侧磨除，以便形成一个宽大的碟状腔，没有锋利的边缘，形状类似马蹄，且可以显露额窦。随后开始磨除窦间隔。这一阶段关键的是清除所有窦间隔、高位前或上额窦（Kuhn 4 类）气房，因为它们的残留可能会导致额窦口狭窄[9]（▶图 8.7）。

继续向前磨除，直到所有的额嘴都被磨除到达骨膜和皮肤，包括前侧和前外侧。继续向前打磨，直到鼻梁皮肤下为止，以尽可能地磨出最大腔（▶图 8.8）。在手术结束时，使用 0°内镜应可以轻松观察到额窦前壁（▶图 8.9）。

最终共同引流通道的外侧界（▶表 8.1）为泪骨和外侧皮肤下的骨膜，前界为额嘴的骨膜，后界则应为前颅底（后界中，特别是第一嗅丝，不要与筛前动脉的鼻中隔支或筛前神

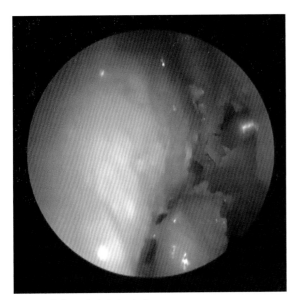

图 8.5　前中隔前上部切除术

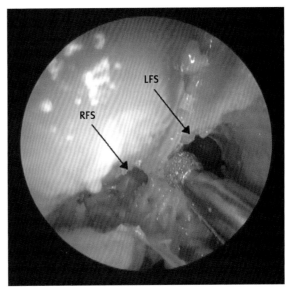

图 8.6　可视双侧额窦口。LFS，左侧额窦口；RFS，右侧额窦口

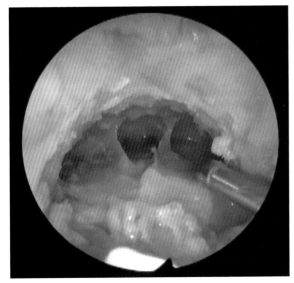

图 8.7　双侧额嘴完全磨除并切除所有额窦气房

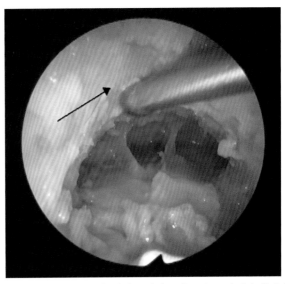

图 8.8　继续打磨，直到到达前外侧皮下组织（黑色箭头）

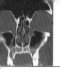

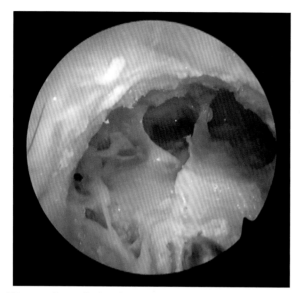

图 8.9　在 0° 内镜下完全显示额窦前壁

表 8.1　Draf Ⅲ 手术后新窦口边界的解剖标志

解剖标志	
外侧界	额骨眶板和上颌骨额突皮肤下覆盖的骨膜
后界	第一嗅丝（嗅球的前方投影）
前界	额窦前壁平面和覆盖上颌骨额突的骨膜

注意：切勿将筛前神经和筛前动脉鼻中隔分支误认为嗅丝！

经混淆，它们通常一起穿出（▶图 8.10~图 8.12）。

在我们目前的实践中，我们通常使用黏膜瓣（主要是横向黏膜瓣，但也有中鼻甲黏膜瓣，有时是游离黏膜瓣）来覆盖裸露的骨质（更多相关的详细信息，请参阅第 35.1 节，黏膜瓣在额窦手术中使用）。我们通常不使用填塞材料或引流管，但我们会放置一层薄薄（0.25mm）的硅胶片，2~3 周后取出，以保持黏膜瓣固定在原位（▶图 8.13）。

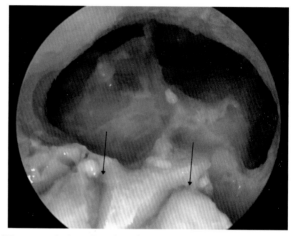

图 8.10　磨除后壁，直至第一嗅丝（黑色箭头）

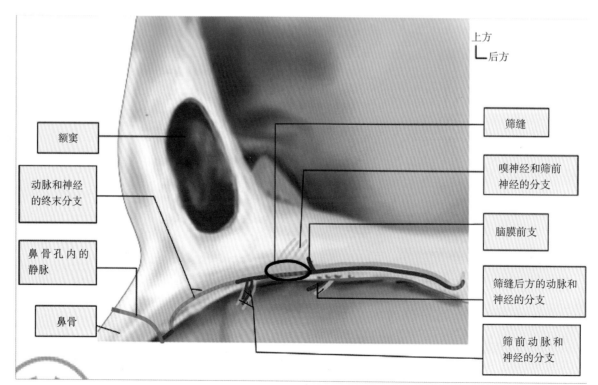

图 8.11　与额窦相关的筛前神经和动脉分支

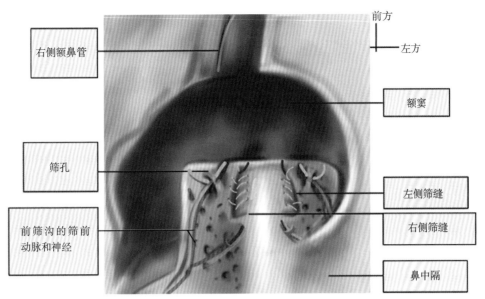

图 8.12　Draf Ⅲ 术式相关的筛缝、筛孔部分

右侧额鼻管

额窦

筛孔

左侧筛缝

右侧筛缝

前筛沟的筛前动脉和神经

鼻中隔

前方

左方

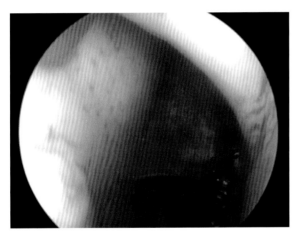

图 8.13　硅胶片的放置

8.4 从内侧到外侧／内侧入路的手术径路

　　虽然两种技术最终形成的新窦口是相同的，但通向额窦底部的通道是不同的。由外侧到内侧／外侧入路的手术径路经筛通向额窦自然引流通道；而由内侧到外侧／内侧入路的手术径路则是经鼻通向磨出的额窦底，再向外侧汇合于额窦自然引流通道。当额隐窝有相当大的瘢痕或前一次手术造成外侧壁缺损，肿瘤占位或累及额隐窝／窦，或额隐窝有血管和炎症病变时，此通道是很有意义的[10]。

　　解剖标志和顺序：

- 中鼻甲前穹隆。
- 第一次穿透颅底——第一嗅丝／筛前动脉

的中隔支。

- 额窦后壁。
- 额窦前壁／骨膜。
- 眶纸板。
- 筛泡及筛前动脉。

　　第 1 步，制备黏膜瓣：与外侧入路／由外侧到内侧的手术径路一样，在此手术的开始就规划和制备黏膜瓣是很有意义的，可以避免损伤宝贵的黏膜，并帮助磨出的裸露骨质形成新的开口。如前所述，我们可以用上颌骨下突的外侧壁、鼻腔顶部和鼻中隔窗黏膜分离出外侧带蒂的黏膜瓣。这个黏膜瓣通常被塞进上颌窦，保护其免受器械和钻头的损害。中鼻甲内侧壁及鼻腔顶部的黏膜可以制备成一个后方的黏膜瓣，由筛前动脉的中隔支供血。通过在中鼻甲和鼻中隔之间向后折叠来保护该瓣膜。这一手术过程在双侧鼻腔分别操作。

　　第 2 步，识别前颅底的首次穿透解剖标志：将后方的黏膜瓣剥离至鼻腔顶部，直至识别出经鸡冠进入鼻腔的最前方结构——第一嗅丝、筛前动脉的中隔支及伴随的筛前神经（▶图 8.14，▶图 8.15）。通常可以识别出三种不同的穿透。一旦这些被鉴别出来，就确定了钻孔的后边界和额窦后壁的冠状位。

　　第 3 步，鼻中隔开窗：若将双侧的外侧黏膜瓣与后侧黏膜瓣一起制备，则鼻中隔开窗区

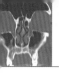

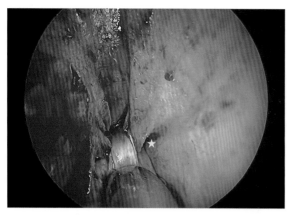

图 8.14　右侧鼻腔，术中鼻内镜下显示神经和动脉分支，作为 Draf Ⅲ 手术的后界：黄色星号显示嗅丝穿过的筛裂；蓝色椭圆形显示筛孔，筛前动脉和神经的鼻外侧和后侧分支

域两侧表面的黏膜也被剥离。将第一次穿透结构的冠状位作为后界，在鼻中隔上创建一个 2cm 的窗口。鼻内镜下应该能够显露双侧颅底首次穿透结构以及对侧的中鼻甲前穹隆。重要的是要确保有足够的窗口以允许双边操作，以及减少术后狭窄的可能。

从这里进入额隐窝也很方便。虽然尚未对筛窦复合体进行切除，但从中鼻甲尾侧开始切除至颅底首次穿透结构外侧处，可进入额隐窝和前组、后组额窦气房。

第 4 步，额窦底部钻孔： 与传统径路不同的是，从内侧到外侧 / 内侧入路的手术径路先进入额窦底，然后再经额窦口 / 引流通路外侧进入筛窦复合体。将第一次颅底穿透的结构保持在原位，那么任何钻孔到这个标识的操作都是安

全的。与从外侧到内侧的径路相比，这种径路器械操作的空间更大，因此额窦底可以很快磨除。碟形化的磨除手术方式比使用钻孔挖隧道技术要安全得多，始终将第一次颅底穿透结构保持在原位，向外广泛的打磨，钻头始终远离重要标志的危险区域。

一旦从下方穿透额窦底，就可以识别额窦后壁，磨除厚厚的额嘴显露额窦前壁。

第 5 步，与自然开口汇合： 一旦将额窦底磨除，在视野内看到额窦前壁、后壁及颅底，就相对容易进入筛窦复合体，这个新开口就与自然引流通道汇合一起。作者倾向于从上至下对额窦 – 额隐窝 – 前组筛窦气房 – 上颌窦口进行开放。原因是此法解剖平面总是远离危险区域，同时颅底和筛顶始终在视野中。

最重要的是在引流通道周围开放须小心谨慎，以保留该区域的黏膜和额窦的自然黏液纤毛引流通道。

第 6 步，新窦口最大化： 对于任何 Draf Ⅲ 术式，最大限度地扩大新开口都是至关重要的，确保在矢状位上的鼻根部骨膜和颅骨额突之间，以及在冠状位上的双侧泪骨之间的所有骨头都被磨除。重要的是，用手术开始时分离的黏膜瓣覆盖所有 / 尽可能多的裸露骨质，以减少术后狭窄并促进愈合。

8.5 提示和技巧（表 8.2）

● 时刻记住一定程度的狭窄是不可避免的。因此，手术的目的是尽可能地扩大开口，前界

图 8.15　在神经导航系统中看到的第一嗅丝相关 CT 影像

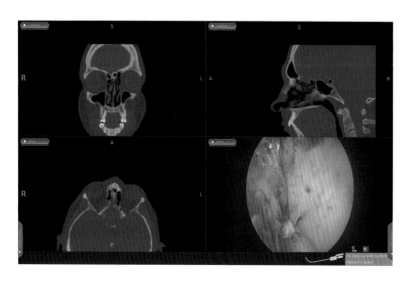

表 8.2 提示和技巧

难点	解决方案
内镜上的血迹和骨粉影响视野	使用冲洗套或温水冲洗鼻腔及三手吸引技术
镜头和弯曲器械在额窦内相互影响，呈"刀光剑影（sword-fighting）"	交替鼻孔，鼻孔里的内镜 / 器械尝试不同组合（同一或双侧鼻孔）确保足够的间隔窗
很难看到额窦最外侧和前面部分	最大限度去除近端骨，尽量使用更大角度镜
不能到达外侧眶顶	尝试眶移位（"眶移位"技术）
广泛骨炎和（或）非常厚的额嘴	使用快速可弯曲的钻头（30 000 r/min）或颅底钻（60 000 r/min）
高风险狭窄	用黏膜瓣和（或）游离瓣覆盖裸露骨质

到额嘴最外侧面（直到皮肤），后界到额窦后壁直至显露第一嗅丝。

● 如果是急性鼻窦炎患者，应（尽可能地）考虑推迟手术，直到急性炎症消退。

8.6 病例展示

8.6.1 变应性真菌性鼻窦炎合并额眶黏液囊肿

一例 17 岁的年轻女性患者出现眼球突出和眶周蜂窝织炎。主诉为鼻塞、嗅觉丧失和鼻腔分泌物增多，影响她的睡眠质量并引发相关的身体疲劳。既往有哮喘病史，并且对阿司匹林过敏。总 IgE 为 1000，皮肤点刺试验（skin prick test，SPT）显示她对屋尘螨、猫和狗过敏。22 项鼻腔鼻窦结局测试（SNOT-22）指标为 20，且检查显示 4 级息肉（右侧多于左侧）。鼻窦 CT 和 MRI 影像学检查均显示右侧筛窦、额窦和蝶窦出现不透明软组织充填，以及继发性眶上黏液囊肿向下向内挤压眼眶（► 图 8.16a、b）。

该患者被诊断为变应性真菌性鼻窦炎。在短疗程的糖皮质激素治疗后，患者接受了 Draf Ⅲ 手术。术后使用局部糖皮质激素进行鼻腔冲洗，以及短期口服糖皮质激素治疗（► 视频 8.1）。

术后患者鼻部症状明显改善，同时眼球突出也得到了缓解。经检查未见脓液或息肉，额窦新开口通畅（► 图 8.17 a、b；► 视频 8.2）。

8.6.2 慢性额窦炎伴高位额窦后气房（3 型）

一例 60 岁的女性患者，额部头痛伴持续鼻腔黏脓性分泌物 3 个月。她在外院接受了两次鼻内镜手术，一次中鼻道开窗术和一次 Draf Ⅱa 手术，以及多个疗程的口服糖皮质激素和抗生素治疗，但患者的症状都没有得到改善。她没有过敏史，也没有哮喘病史。鼻窦 CT 显示筛窦切除不完全，一个高位（Kuhn 3 类）额窦后气房阻塞了左侧额窦（► 图 8.18），因此，使用横向黏瓣膜进行 Draf Ⅲ 手术（► 视频 8.3）。

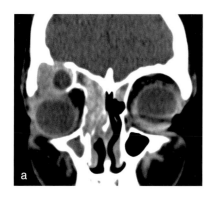 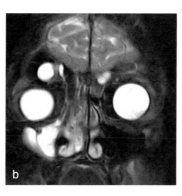

图 8.16 冠状位 CT 和冠状位 T2 MRI，显示右侧前组筛窦和额窦被不透明软组织充填，并出现黏液囊肿，向外侵蚀眶顶，向下挤压眼眶

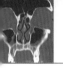

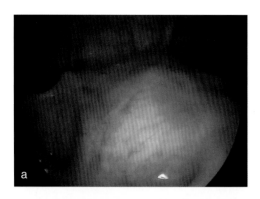

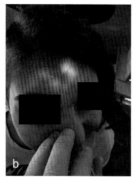

图 8.17 术后 6 个月，Draf Ⅲ 术腔的鼻内镜视图，以及门诊（outpatient department, OPD）额窦透光照

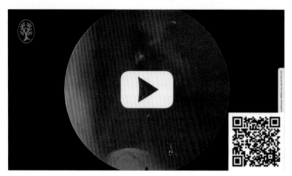

视频 8.1 外侧额眶黏液囊肿 Draf Ⅲ 手术入路（病例 8.6.1）

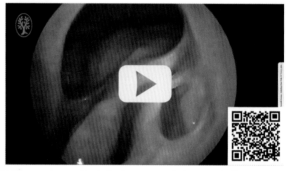

视频 8.2 额眶黏液囊肿 Draf Ⅲ 手术后门诊鼻内镜检查（病例 8.6.1）

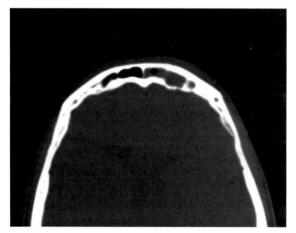

图 8.18 Kuhn 3 类额窦后气房阻塞左侧额窦

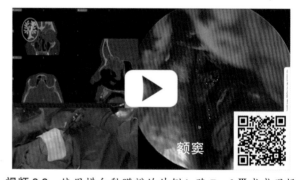

视频 8.3 使用横向黏膜瓣的外侧入路 Draf Ⅲ 术式现场视频（病例 8.6.2）

术后，该患者的症状完全缓解。鼻内镜外观如图 8.19 和视频 8.4 所示。

8.6.3 慢性额窦炎逆转 Riedel 术式

一例 58 岁的男性患者，因严重鼻塞、头痛、黏脓性涕和嗅觉减退数月余就诊，症状符合急性鼻窦炎。经检查发现患者存在额骨过度缺损。患者提到他在过去做过多次具体不详的鼻内镜手术，两年前还接受过一次开放手术。CT 显示，尽管该患者接受了 Riedel 手术，但额窦混浊不透明，其引流通道被残留的高位筛窦气房所阻塞。上述症状对药物治疗无效，因此决定进行手术治疗，即行 Draf Ⅲ 术式。术后 3 天，患者症状明显好转随即出院。6 个月后，一旦原发窦腔感染完全根除，就计划用自体材料对前额轮廓进行整形修复（▶ 图 8.20）。

8.7 术后管理

患者在术后第二天即可出院。额窦仍有脓液的病例，应取分泌物培养，指导抗生素使用，

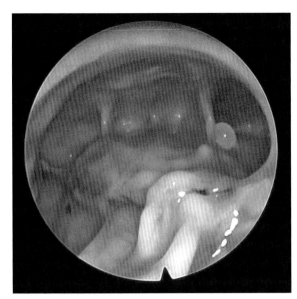

图 8.19 ▶图 8.18 术中鼻内镜视图

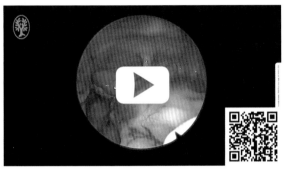

视频 8.4 复发性额窦炎患者 Draf Ⅲ 手术治疗后的门诊鼻内镜检查（病例 8.6.2）

而对于慢性鼻窦炎伴鼻息肉（CRSwNP）的病例，应给予一个疗程的全身糖皮质激素治疗。建议患者从术后第一天开始进行鼻腔冲洗，并指导患者逐步增加鼻腔冲洗的频率，最多可达每天 8 次。每天两次鼻腔灌洗中加入局部鼻用糖皮质激素（布地奈德或氟替卡松滴鼻液）。第一次随访在术后 2 周，取出局部放置的硅胶片，仔细清创新开口。后续的随访取决于病理和愈合过程，但通常应在术后 6 周和 3 个月进行随访，鼻内镜下轻柔清创，并清除血块和结痂直到完全愈合。愈合是否完全取决于暴露出的骨质多少，愈合时间可能为 2~3 个月，甚至更久。

研究表明，Draf Ⅲ 手术后的第 1 年，新开口倾向于缩小 33%[11]。哮喘、过敏、囊性纤维化、Samter 三联征[6]、既往额窦手术史、骨炎[12]、变应性真菌性鼻窦炎[13]、慢性嗜酸性黏蛋白性鼻窦炎[11]患者再次出现狭窄的风险更高。尽管观察发现游离黏膜瓣[14-15]（如切除的鼻中隔）或带蒂黏膜瓣[16]可改善愈合情况，并预防术后狭窄。但是使用游离黏膜瓣的情况下，建议在术后 2~3 周内不要清理鼻腔，因为胶原纤维需要一段时间才能固定黏膜瓣[15]。

8.8 并发症处理

Draf Ⅲ 手术的具体并发症（除了深静脉血栓形成、术后肺不张、肺炎等一般外科手术并发症外），可分为术中、术后早期和晚期（▶图 8.21）。认真回顾术前 CT、辨别某些解剖变异（前颅底不对称、筛前动脉悬于"系膜"、骨裂、眶纸板缺损等），并做好术前计划，有助于避免并发症的发生。

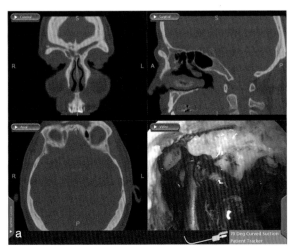

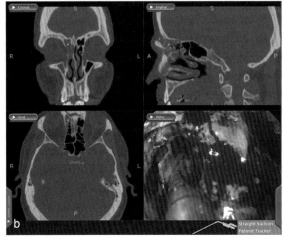

图 8.20 清除阻塞额窦引流通道的残余筛窦气房。注意之前 Riedel 术式的后果

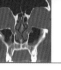

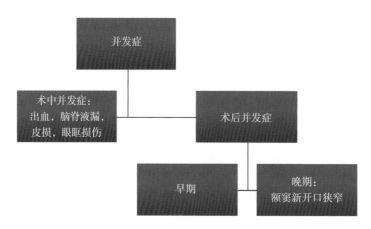

图 8.21 Draf Ⅲ 手术的并发症

8.8.1 颅底损伤及脑脊液漏

Draf Ⅲ 最严重的并发症是脑脊液漏，如果未及时发现和治疗，可导致脑膜炎、硬脑膜外或硬脑膜下脓肿或气颅。最脆弱的区域是从第一嗅丝水平到筛前动脉的薄外侧板（在手术的第一步）。此外，在手术的最后，使用磨钻磨低鸡冠区的额窦后壁也可能导致脑脊液漏。如果未及时发现，理论上侵犯颅内可以导致颅内损伤，包括脑血管或脑组织损伤。虽然与早期报道相比[5]，这种并发症非常罕见[6,12,17]（我们行 Draf Ⅲ 手术中还未发生过），但手术医生必须时刻警惕这种潜在的并发症以及掌握预防和处理的方法。

既往有多次鼻窦手术史和广泛骨炎的患者，以及前颅底较低或不对称、嗅窝较深（Keros Ⅱ 型和Ⅲ型）且外侧板为横向倾斜而非垂直倾斜的患者，产生脑脊液漏的风险较高[18]。

如果及时发现，通常可直接修复脑脊液鼻漏：各种修复技术，包括移植物（脂肪，筋膜，鼻黏膜），黏膜瓣（鼻中隔[19-20]，翻转黏膜瓣[21]），"浴缸塞"式技术[22-23]等。通常在少量脑脊液漏的病例中，使用小的游离黏膜瓣，无论有无阔筋膜衬底，效果都很好。

8.8.2 出 血

术中和术后均可能出现大出血。通常术中出血比任何血流动力学问题都更阻碍手术的进行，因为它会影响视野，使解剖标记难以识别，从而可能增加并发症的风险并延长手术时间。出血的原因可能与手术或患者相关，尽管临床

上 Draf Ⅲ 术后大出血很少见。患者相关的风险因素可分为局部危险因素（如炎症、感染、骨炎、既往手术史），以及全身性危险因素（如高血压、凝血因子和维生素 K 缺乏、血小板功能障碍、遗传性血管和胶原蛋白异常、使用了阿司匹林和抗血小板药物等）。

预防术中大出血的措施包括：头高脚低位、局部应用血管收缩剂以及通过全凭静脉麻醉实现控制性低血压。如果存在鼻息肉，那么术前全身应用糖皮质激素可以减少息肉的大小和炎症程度，从而减少术中出血[24]。术中双极电凝和温盐水冲洗也有助于减少出血。局部或全身应用氨甲环酸也可能有益。

8.8.3 眼眶损伤

筛前动脉位于 Draf Ⅲ 术新开口后方，通常位于额隐窝后界后方。如果外科医生损伤了筛前动脉并及时发现，则可采用双极电凝进行凝固。然而，也可能未及时发现：这种情况下，动脉远端可能回缩至眶内，并产生眶内血肿，表现为眼球突出、眼睑水肿和瘀斑、结膜下出血和瞳孔散大/瞳孔反射性降低。如果能测量眼压可发现眼压升高。

如果患者清醒，可能会主诉眼眶疼痛、复视、色觉丧失或视力敏锐度下降，甚至失明。一旦怀疑眶内血肿，应请眼科医生会诊，并立即清除任何鼻腔填塞物。若保守治疗后眶内压仍未下降，应立即行外眦切开术及下眦松解术。或者同时进行鼻内镜下眼眶减压术，还可行内眦切开术：切除眶纸板，切开眶筋膜以释放眶脂肪。

8.8.4 皮肤损伤

在显露新开口最外侧时，可能会造成鼻梁皮肤的损伤。这种损伤可能是机械性损伤或热损伤。当在特定区域使用切割钻数秒时，可能会造成皮肤穿孔，因此建议在整个过程中不断移动钻头。此外，还建议连续冲洗以防止热损伤。然而，使用金刚砂钻头则极少发生这种损伤，患者最多可能会抱怨鼻梁轻微水肿。

8.8.5 额窦新开口狭窄

额窦新开口狭窄多见于术后前 12~24 个月[12-16]，这就是为什么在此期间随访至关重要。术后 1 年后开口稳定，然后略微增宽，这是由于新开口的黏膜进一步稳定和变薄[12]。导致额窦新开口狭窄的主要危险因素包括变应性真菌性鼻窦炎、顽固性金黄色葡萄球菌感染、息肉病和囊性纤维化疾病、Samter 三联征、哮喘和多发性环境过敏。然而，最近的一项研究发现术前骨炎的存在是影响新开口狭窄的最重要因素[11]。

（周　涛　吴颖洁　译，乐建新　审）

参考文献

[1] Draf W. Endonasal micro-endoscopic frontal sinus surgery: the Fulda concept. Oper Tech Otolaryngol–Head Neck Surg, 1991, 2(4):234–240.

[2] Gross WE, Gross CW, Becker D, et al. Modified transnasal endoscopic Lothrop procedure as an alternative to frontal sinus obliteration. Otolaryngol Head Neck Surg, 1995, 113(4):427–434.

[3] Metson R, Gliklich RE. Clinical outcome of endoscopic surgery for frontal sinusitis. Arch Otolaryngol Head Neck Surg, 1998, 124 (10):1090–1096.

[4] May M, Schaitkin B. Frontal sinus surgery: endonasal drainage instead of an external osteoplastic approach. Oper Tech Otolaryngol Head Neck Surg, 1995, 6(3):184–192.

[5] Close LG, Lee NK, Leach JL, et al. Endoscopic resection of the intranasal frontal sinus floor. Ann Otol Rhinol Laryngol, 1994, 103 (12):952–958.

[6] Georgalas C, Hansen F, Videler WJM, et al. Long terms results of Draf type III (modified endoscopic Lothrop) frontal sinus drainage procedure in 122 patients: a single centre experience. Rhinology, 2011, 49(2):195–201.

[7] Georgalas C, Detsis M, Geramas I, et al. Quality of life outcomes in frontal sinus surgery. J Clin Med, 2020, 9(7):E2145.

[8] Georgalas C, Fokkens WJ. Rhinology and Skull Base Surgery: From the Lab to the Operating Room—An Evidence-Based Approach. Thieme, 2013.

[9] Casiano RR, Livingston JA. Endoscopic Lothrop procedure: the University of Miami experience. Am J Rhinol, 1998, 12(5):335–339.

[10] Chin D, Snidvongs K, Kalish L, et al. The outside-in approach to the modified endoscopic Lothrop procedure. Laryngoscope, 2012, 122(8):1661–1669.

[11] Tran KN, Beule AG, Singal D, et al. Frontal ostium restenosis after the endoscopic modified Lothrop procedure. Laryngoscope, 2007, 117(8):1457–1462.

[12] Ye T, Hwang PH, Huang Z, et al. Frontal ostium neo-osteogenesis and patency after Draf III procedure: a computer-assisted study. Int Forum Allergy Rhinol, 2014, 4(9):739–744.

[13] Naidoo Y, Bassiouni A, Keen M, et al. Long-term outcomes for the endoscopic modified Lothrop/Draf III procedure: a 10-year review. Laryngoscope, 2014, 124(1):43–49.

[14] Conger BT, Jr, Riley K, Woodworth BA. The Draf III mucosal grafting technique: a prospective study. Otolaryngol Head Neck Surg, 2012, 146(4):664–668.

[15] Hildenbrand T, Wormald PJ, Weber RK. Endoscopic frontal sinus drainage Draf type III with mucosal transplants. Am J Rhinol Allergy, 2012, 26(2):148–151.

[16] Seyedhadi S, Mojtaba MA, Shahin B, et al. The Draf III septal flap technique: a preliminary report. Am J Otolaryngol, 2013, 34 (5):399–402.

[17] Shirazi MA, Silver AL, Stankiewicz JA. Surgical outcomes following the endoscopic modified Lothrop procedure. Laryngoscope, 2007, 117(5):765–769.

[18] Preti A, Mozzanica F, Gera R, et al. Horizontal lateral lamella as a risk factor for iatrogenic cerebrospinal fluid leak. Clinical retrospective evaluation of 24 cases. Rhinology, 2018, 56(4):358–363.

[19] Zanation AM, Carrau RL, Snyderman CH, et al. Nasoseptal flap reconstruction of high flow intraoperative cerebral spinal fluid leaks during endoscopic skull base surgery. Am J Rhinol Allergy, 2009, 23 (5):518–521.

[20] Kassam AB, Thomas A, Carrau RL, et al. Endoscopic reconstruction of the cranial base using a pedicled nasoseptal flap. Neurosurgery, 2008, 63(1) Suppl 1:ONS44–ONS52, discussion ONS52–ONS53.

[21] Battaglia P, Turri-Zanoni M, De Bernardi F, et al. Septal flip flap for anterior skull base reconstruction after endoscopic resection of sino-nasal cancers: preliminary outcomes. Acta Otorhinolaryngol Ital, 2016, 36(3):194–198.

[22] Wormald PJ, McDonogh M. Bath-plug" technique for the endoscopic management of cerebrospinal fluid leaks. J Laryngol Otol, 1997, 111 (11):1042–1046.

[23] Wormald PJ, McDonogh M. The bath-plug closure of anterior skull base cerebrospinal fluid leaks. Am J Rhinol, 2003, 17(5):299–305.

[24] Pundir V, Pundir J, Lancaster G, et al. Role of corticosteroids in functional endoscopic sinus surgery—a systematic review and meta-analysis. Rhinology, 2016, 54(1):3–19.

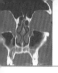

9 中隔径路术式

Bobby A.Tajudeen，Pete S.Batra

摘 要

经中隔额窦开放术（transseptal frontal sinusotomy，TSFS）利用了鼻中隔与额窦底内侧的独特解剖关系，更容易进入骨质薄弱的额窦底中线。这项术式对伴有广泛新骨生成的病例特别有应用价值，新骨生成妨碍了额隐窝的识别与开放。与Draf III和鼻内镜下改良Lothrop手术类似，经中隔额窦开放术提供了良好的进入额窦底中线的通道，并且可以保留窦间隔。此外，与额窦闭塞术相比，经中隔额窦开放术在理论上还具有一些优势，包括降低发病率、良好的美容效果以及术后易于鼻内镜和影像学检查。本章简要回顾该术式的适应证、手术步骤和并发症，并通过展示一个病例来阐述手术过程中的潜在难点。

关键词 经中隔额窦开放术；额窦手术；Draf III；改良Lothrop术式；额窦炎

9.1 背景和CT回顾

经中隔额窦开放术的病例选择是基于对所有手术方案的仔细考虑。一般来说，伴有显著骨质增生的患者难以采用标准的鼻内镜下额窦技术进行手术，可考虑该术式。此外，对于累及额窦或前颅底的良性或恶性肿瘤患者，经中隔额窦开放术也可考虑作为一种辅助径路。如果严格的鼻内镜径路无法达到预期的手术目标，则应考虑应用辅助开放径路（鼻内镜下额窦钻孔术，不闭塞额窦的骨瓣成形）。

在考虑手术之前，应进行详细的CT检查。在图像引导计算机工作站上研究三维平面CT图像，有助于理解额隐窝的复杂三维关系。评估图像以确定额窦的气化模式，包括鼻丘气化的特点，以及额窦气房、眶上筛窦气房、筛泡上额气房和筛泡上气房和（或）窦中隔气房的解剖，以及额窦黏液囊肿的结构。对附着于额窦底的鼻中隔"Y"形骨情况进行评估（▶图9.1）。通过影像学也可评估中鼻甲与额窦的关系，以及手术切除区域的颅底完整性。在CT图像上直接通过冠状位或重建矢状位，可评估额窦底的宽度和深度。额窦底前后径达到1.0cm，被认为是保障鼻内镜下磨削安全的重要条件；而小于此直径被认为是成功开展经中隔额窦开放手术的相对禁忌证。

9.2 适应证和禁忌证

9.2.1 适应证

- 鼻内镜下鼻窦手术失败后的慢性额窦炎，尤其是有"新骨生成"或中鼻甲切除的情况。
- 额窦黏液囊肿形成。
- 内翻性乳头状瘤。
- 鼻窦或颅底恶性肿瘤。
- 骨纤维病变。
- 创伤。

9.2.2 禁忌证

- 缺乏扩大额窦鼻内镜径路的必要专业知识。

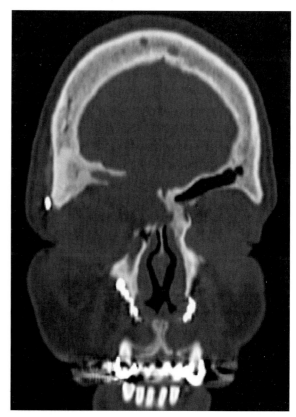

图9.1 冠状位CT扫描显示附着于额窦底的鼻中隔"Y"形骨。注意右侧额窦的黏液囊肿及其与额窦底的关系

● 缺乏所需的专业手术器械，包括磨钻和影像导航。

● 额窦底前后径小于 1.0cm（相对）。

9.3 优　势

● 该术式是能恢复额窦引流通道的功能性径路。

● 可保留额隐窝黏膜。

● 利用固有的解剖标志来开展手术。

● 允许术后进行鼻内镜和放射学检查。

● 避免面部切口，改善美容。

● 与开放性额窦手术径路相比，复发率降低。

● 如有需要，可以转换成开放式径路。

9.4 劣　势

● 需要鼻内镜专业知识和特殊的手术器械。

● 与常规额窦手术相比，脑脊液漏和颅底损伤的风险更大。

● 可能会导致鼻根部骨质缺失。

● 邻近鼻窦组织有磨削相关创伤。

● 鼻中隔穿孔可能导致慢性结痂。

9.5 手术步骤

● 所有手术均在全身麻醉下进行。对患者的体位、准备和消毒铺巾与常规鼻内镜下鼻窦手术一样。

● 虽然这项术式最初在没有计算机辅助手术的情况下应用，但现在通常使用影像导航来开展。这有助于在手术具有技术挑战的过程中确认关键的解剖标志。

● 在手术开始时，对影像导航技术进行正确注册和验证。双侧鼻腔滴注羟甲唑啉。用 1% 利多卡因 +1∶200 000 肾上腺素对双侧鼻腔、鼻侧壁（鼻丘区）和中鼻甲残体进行注射。或者，这些区域局部应用 1∶1000 肾上腺素，以达到适当地收缩血管。

● 由于这些患者中的大多数都曾接受过鼻内镜下鼻窦手术，因此，如果相邻鼻窦存在疾病，应首先进行手术治疗，因为经中隔额窦开放术导致的高位出血可能会导致剩余手术操作困难。

● 在颅底下方的鼻中鼻甲 / 鼻丘区前缘形成

1.5~2cm 的医源性中隔穿孔，可方便获得更好的术野暴露、通气、术后鼻内镜检查和鼻窦清创。使用眼科月牙刀在穿孔处行一切口。鼻内镜下切钳或软组织吸切器有助于完成可控的鼻中隔开窗。在整个手术过程中，尽量减少骨或软骨的暴露。

● 额窦底可通过术中导航，或测量额窦与筛板的相对距离作为手术标志来确定。额窦底中线位置通常位于鼻中隔骨软骨连接处最前上方的后上部。该位置接近中鼻甲前方残体或根部，鼻丘（上颌骨额突），且比自然的额隐窝位置更靠前。额窦底有鼻中隔"Y"形骨的患者，额窦底中线外观与经中隔蝶窦手术中描述的蝶窦前壁外观相似。它看起来像是"船头"，尽管位于更狭窄的区域（▶ 图 9.1）。

● 仔细检查鼻穹隆顶部后，开始进入额窦。外科器械的发展可以使用同时吸 / 冲洗的角度钻（▶ 图 9.2）。较大的切割钻头在磨除前角时有优势，但也可能存在危险，如无意中磨到额窦后壁。同时，使用进行生理盐水进行冲洗对于避免对骨质和周围组织的热损伤至关重要。如果使用直钻的同时无法抽吸冲洗，可以在助手的帮助下通过一个 5-Fr 输尿管进行冲洗，并通过对侧鼻孔定位到手术术野。或者根据额窦底板的厚度，可能用刮匙刮除术进入额窦（▶ 图 9.3a）。

● 成功进入额窦腔后，可通过向前及外侧磨除进一步扩大开口。根据疾病的程度，可以向外侧磨到额隐窝。注意，额隐窝位于后方，不能从一侧额隐窝直接磨削到另一侧额隐窝。这种笔直的磨削路径将穿过嗅窝和前颅穹隆，

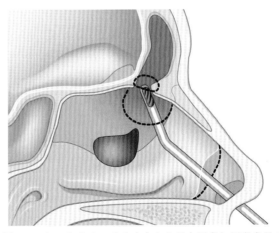

图 9.2　矢状位图显示了通过在上方的中隔窗行额窦底钻孔

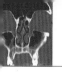

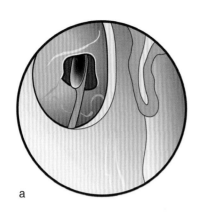 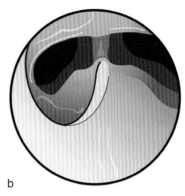

图9.3 （a）使用额窦刮匙进入额窦。（b）通过经中隔径路额窦开放术创建的"新额窦口"

使患者有发生脑脊液漏甚至颅内损伤的风险。在整个手术过程中都要保护黏膜，尤其是额隐窝的黏膜。可通过减少黏膜损伤和最小化骨质暴露，降低继发狭窄的风险。在前方磨削时必须注意保持鼻根部的完整性。为了在中线为左右额窦提供一个共同开口，可以切除窦间隔的下部。以这种方式创建了"新开口"，如图9.3b所示。

9.6 提示和技巧

9.6.1 病例展示

一位50岁的男性患者，有面部外伤和额窦闭塞病史，表现为持续性额部疼痛和右眼肿胀。影像学检查发现额窦巨大黏液囊肿伴高密度异物（▶图9.4）。双侧额隐窝出现明显的新骨，妨碍了由额隐窝进入额窦的标准手术径路，因此采用经中隔额窦开放术从中线进入额窦。黏液囊肿被成功切除，保留的金属螺钉也被移除（▶视频9.1）。患者的头痛和眼睛肿胀的症状逐渐消退。术后鼻内镜检查显示2年后的额窦新开口愈合良好（▶图9.5）。

9.7 并发症

McLaughlin等报道了经中隔额窦开放术的初步结果[1]。纳入20例患者，平均随访16个月。手术的主要指征是前一次鼻内镜下额窦开放术失败后额隐窝狭窄。所有20例患者均报告鼻内镜下额窦开口通畅，其中19例患者（19/20，95%）通过直径3mm的弧形吸引器来确认其通畅度。通过电话问卷评估，17例患者（17/19，89.5%）报告症状改善，12例患者（12/18，67%）报告药物需求减少。

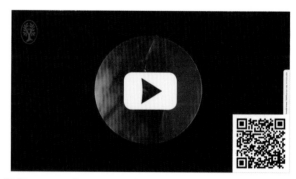

视频9.1 经中隔径路额窦开放术治疗伴有新骨生成的额窦黏液囊肿（病例9.6.1）

图9.4 （a）冠状位CT显示额窦黏液囊肿。（b）黏液囊肿腔内可见高密度异物（右图）

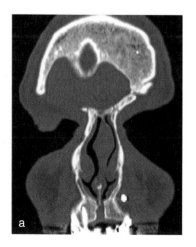 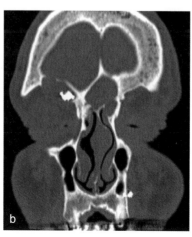

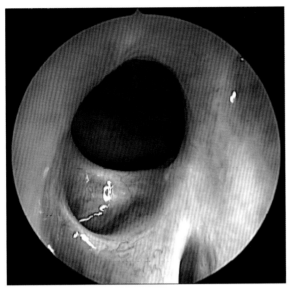

图 9.5 鼻内镜下愈合的"新额窦口"

Lanza 等报告了 1995 年至 1999 年间对 29 例接受经中隔额窦开放术的患者进行的随访研究[2]。经中隔额窦开放术的主要适应证是既往鼻内镜手术失败后的慢性额窦炎；其他指征包括黏液囊肿形成和鼻面部创伤。24 例患者（24/29，83%）术后接受电话随访，平均随访时间为 45 个月（范围 9~69 个月）。在这一组患者中，24 例患者中有 18 例（75%）报告症状改善了至少 50%，而 24 例患者中有 14 例（58%）报告症状改善 ≥ 80%。4 例（16.6%）患者接受了进一步的额窦手术，其中 3 例因发生了额窦闭塞相关并发症包括脑脊液漏（2 例）、意外的鼻中隔前下部穿孔（1 例）和预留的穿孔处慢性结痂（1 例）。第 1 例脑脊液漏是对一例额窦口前后径狭窄的患者进行磨削时的创伤所致，第 2 例发生在一个有严重颌面部创伤史的患者，在清理额窦瘢痕黏膜过程中发生。两例脑脊液漏均在术中被发现并修复，无进一步后遗症。两例鼻中隔穿孔的患者均有行鼻中隔成形术的病史。Nishiike 等最近的一项研究报告了 16 例接受 TSFS 的患者，平均随访 16 个月[3]。在他们的研究中，所有病例均报告有一个开放的新开口，没有颅内或眼眶并发症。

表 9.1 概述 TSFS 术式的潜在难点和手术解决方案。

（周 涛 吴颖洁 译，乐建新 审）

表 9.1 经中隔额窦开放术（TSFS）术式的潜在难点和推荐的解决方案

难点	解决方案
很难进入和看到额窦底	1. 用垫肩来伸直颈部，在鼻和胸部之间创造了额外的空间来操作器械和内镜。 2. 中隔开窗的界限决定进入通道，充分扩大窗口以方便看到和操作磨钻。 3. 中隔移位有助于拓宽操作空间。
止血	1. 局部应用 1∶1000 肾上腺素可发挥止血作用。 2. 温盐水冲洗有助于减少黏膜切缘出血。
新开口通畅	1. 减少黏膜损伤和骨质裸露。 2. 所有炎性病变均应从额窦中清除。 3. 细致的术后护理和密切随访。 4. 延长额窦支架植入时间可能有助于保持通畅。

推荐阅读

Batra PS, Cannady SB, Lanza DC. Surgical outcomes of drillout procedures for complex frontal sinus pathology. Laryngoscope, 2007, 117(5):927–931.

Lanza DC, McLaughlin RB, Jr, Hwang PH. The five year experience with endoscopic trans-septal frontal sinusotomy. Otolaryngol Clin North Am, 2001, 34(1):139–152.

McLaughlin RB, Hwang PH, Lanza DC. Endoscopic trans-septal frontal sinusotomy: the rationale and results of an alternative technique. Am J Rhinol, 1999, 13(4):279–287.

Wormald PJ. Salvage frontal sinus surgery: the endoscopic modified Lothrop procedure. Laryngoscope, 2003, 113(2):276–283.

参考文献

[1] McLaughlin RB, Hwang PH, Lanza DC. Endoscopic transseptal frontal sinusotomy: the rationale and results of an alternative technique. Am J Rhinol, 1999, 13(4):279–287.

[2] Lanza DC, McLaughlin RB, Jr, Hwang PH. The five year experience with endoscopic trans-septal frontal sinusotomy. Otolaryngol Clin North Am, 2001, 34(1):139–152.

[3] Nishiike S, Yoda S, Shikina T, et al. Endoscopic transseptal approach to frontal sinus disease. Indian J Otolaryngol Head Neck Surg, 2015, 67(3):287–291.

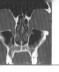

10　鼻内镜下经鼻眶移位术治疗额窦外侧病变

Paolo Castelnuovo, Mario Turri-Zanoni, Enrico Fazio, Paolo Battaglia, Apostolos Karligkiotis

摘　要

在鼻内镜手术时代，额窦疾病的治疗仍然是鼻科医生面临的最大挑战。尽管近年来手术方法及技术有了长足的进步，但仍有一些病例需要采用外侧径路手术。近年来，随着鼻内镜下鼻窦手术经验的不断丰富和技术的不断进步，额窦外侧的内翻性乳头状瘤、纤维骨病变、黏液囊肿等病变的鼻内镜手术适应证也得以扩大。在某些情况下，通过传统的鼻内镜下眶移位术来实现完全根治性手术。请牢记这种方法并非完全被替代，而是作为传统术式的附加解决方案，以确保在不同情况下均可获得最佳治疗。本章阐明该术式的适应证和禁忌证、手术步骤以及避免术中并发症发生的一些注意事项和技巧。

关键词　额窦；远外侧；眶移位术；Draf Ⅱb/ Ⅲ；内翻性乳头状瘤；黏液囊肿；骨瘤

10.1 适应证

目前，鼻内镜技术已经有效替代了传统径路术式用于治疗多种额窦病变，这些病变范围位于从中线到穿过眶纸板的虚拟矢状位内侧。Draf 等描述了一个众所周知的鼻内镜下额窦手术径路分类系统，称为 Draf Ⅰ 、Ⅱ（Ⅱa 和 Ⅱb）和Ⅲ术式，这些术式常用于开放额窦。但是，在处理额窦外侧病变时，总难以获得充足的视野和合理的操作空间，它仍然是最难的鼻内镜手术之一，也是现代鼻科医生的一个巨大挑战。因此，对某些额窦病变如黏液囊肿和肿瘤等的治疗来说，伴或不伴额窦闭塞的外侧骨瓣成形径路或额窦钻孔术仍然有必要。最近，鼻内镜下眶移位术的引入，扩大了 Draf 等所描述的手术的适应证范围，特别适用于额窦外侧病变。该技术可治疗的病变包括额窦外侧的黏液囊肿以及良性肿瘤如内翻性乳头状瘤，累及眶上隐窝和额窦外侧的纤维骨病变（如骨瘤、纤维发

育不良和骨化纤维瘤）。

因为需要考虑一些关键因素，所以通过唯一的经鼻径路进入额窦外侧部极具挑战性。其中最重要的因素之一是额窦的解剖结构。在额窦气化良好的情况下，可能无法到达位于额窦上部或最外侧的病变。进入额窦外侧的另一个限制是眶顶。额隐窝的前后径必须适当（最小距离应为 1cm），手术器械才能通过。眶间距离是另一个基本因素，因为进入额窦会受到眶壁侧面的限制。相对较远的距离便于手术器械进入，而对于狭窄的鼻孔则相反会使之受限。

其他需要考虑的因素与治疗的病变有关，但是关键点是一致的（基于生物学），与病变的内侧延伸以及附着部位相关。对于骨瘤和内翻性乳头状瘤，真正重要的是病变附着的位置；那些向外侧延伸但病变附着在内侧的病例，可使用弯曲的钻头和器械来操作。病变附着的位置越靠外，完全切除就越困难。外侧延伸至额窦远外侧，内侧达眶纸板的黏液囊肿，有利于通过额隐窝进行开放引流；它的外侧延伸不是一个很难处理的问题，因为当黏液囊肿的内侧壁切除后，黏液囊肿的所有内容物都被排出。外侧或眶上黏液囊肿，内侧界远离眶中线的矢状位，甚至达到外侧，到达这一区域的手术难度更高，尽管在某些情况下，若使用双弯器械也是可行的。然而，对于在额窦外侧通过骨间隔而彼此分离的多发黏液囊肿（多小叶黏液囊肿），经鼻内镜径路手术则十分具有挑战性。在这些病例中，切除每个远外侧黏液囊肿的内侧壁是不可能的或合适的，因其存在疾病持续或复发的风险。

关于鼻内镜下眶移位术的禁忌证，应该明确指出，巨大病灶附着在外侧气化良好额窦的眶上外侧，或内翻性乳头状瘤累及大面积额窦黏膜和（或）眶上气房，均为单纯鼻内镜径路的禁忌证。病变附着的部位越偏外侧，单纯通过鼻内镜径路完全切除病变就越困难。

此外，病变通过破坏的额窦后壁向颅内侵

犯和（或）通过额窦前壁延伸、既往额窦手术留下的大量瘢痕组织或相关创伤后额骨解剖结构的改变、组织学证实内翻性乳头状瘤伴鳞状细胞癌变、或累及额窦远外侧的原发性恶性肿瘤，均应被视为单纯鼻内镜径路的绝对禁忌证。

相反，对于高密度的骨瘤（例如象牙型骨瘤），由于角度钻头的转速慢导致需要较长的磨削时间，这可能是这个手术的相对禁忌证；在这种情况下，冠状位骨瓣成形更合适，既减少手术时间（通过直钻），又减轻长时间全身麻醉的风险。

10.2 手术步骤

手术需要对患者进行全身低血压麻醉，保持患者头部后仰的体位。充分收缩鼻腔黏膜至关重要；因此，使用浸有 2% 羟甲唑啉、1% 奥布卡因和 1∶100 000 肾上腺素溶液的棉片填塞双侧鼻腔 10min。同时，运用影像导航系统防止颅底和眼眶并发症的发生。光学和磁系统都可以实时跟踪图像并进行三维重建，这对于眶移位和确定额窦边界非常重要。然而，与光学导航相比，只有最新的磁导航系统不需要磁场发生器和仪器之间的视线，这避免了由于"双人，四手"操作而产生的空间冲突。

手术设备方面，新型多角度高速鼻内钻（12 000~30 000r/min）和切割器（直、40°、60° 弯切割器，15°、40°、70° 标准及金刚砂钻头），以及 0°、45°、70° 角度镜是必备的，以实现完全到达病变边界，尤其是位于额窦远外侧或眶上隐窝的病变。同时，手术中需要双弯的鼻内镜器械。

使用鼻内镜径路处理额窦远外侧和眶上隐窝病变，必须创造出足够的空间，以便使用角度器械。这可以通过选择适当的额窦开放术来实现，如 Draf Ⅱb 和 Ⅲ（被称为"改良 Lothrop术式"或"正中入路"）手术。选择的术式因人而异，主要取决于额窦的解剖结构。Draf Ⅱb 手术切除眶纸板与鼻中隔之间的额窦底，提供了进入同侧额隐窝的通道，为单鼻孔手术提供手术空间。在 Draf Ⅱb 手术基础上增加额窦间隔切

除，保持鼻中隔完整，创建了一种改良的迷你Lothrop 手术。这种改良手术允许同时暴露双侧额窦后壁，但由于单侧鼻孔入路限制了手术操作空间。在 Draf Ⅱb 的基础上增加了鼻中隔上部切开术，创建了改良的半 Lothrop 手术，显著增加了手术操作空间，可以运用"双侧鼻孔，四手操作"技术，并可以通过鼻中隔上部开窗从对侧鼻腔进入远外侧隐窝。改良的全 Lothrop 手术包括在 Draf Ⅱb 基础上增加鼻中隔上部切开术和额窦间隔切除术，并保留对侧额隐窝。运用这些标准 Draf Ⅱb 改良式进入额窦处理复杂的病变时，提供充分的暴露和手术操作空间，同时保留对侧额隐窝的完整。然而，大多数病例需要进行 Draf Ⅲ 额窦开放术，通过切除一侧眶纸板到对侧眶纸板之间的额窦底，同时切除额窦间隔，以形成宽阔的额窦正中引流通道。Draf Ⅲ 手术便于使用更大的倾斜度和更好操控的弯曲器械，这对于处理额窦远外侧区域的病变至关重要。此外，可以使用类似于前面讨论的方法对对侧隐窝行"双侧鼻孔，四手操作"技术，在这种技术中，不同的手术器械可通过双侧鼻腔同时工作。通过前面提到的额窦开放术创造空间后，识别筛前动脉并进行电凝，再从其中间进行切断，以防止其回缩进入眼眶并避免球后出血。同时，眶纸板完全暴露，然后骨折其上部并移除骨片，注意保持下方眶骨膜层的完整性。用柔性拉钩将眼眶向外侧移位；这样，眶上隐窝的骨底就暴露出来了，然后用金刚砂钻头将它磨除。最新的一项改良技术允许断裂眶纸板，但不能将其从眶骨膜上移除。将附着在眶骨膜上的眶纸板骨质保留下来，另一位医生可将弯型吸引器或柔性撑开器放置在它上面，并将眶内容物向外侧移位，从而避免了损伤眶周和（或）眶脂肪疝入手术视野的风险。一旦显露眶上隐窝骨底，即可磨出眶顶，注意不要超过额窦后壁的冠状位，以免硬脑膜暴露和（或）脑脊液（CSF）漏发生。在分离眶骨膜和去除眶最内侧角骨质时，保持滑车 – 眶骨膜作为一个整体的完整至关重要。这样可以保证眼外肌的平衡和运动。通过这样操作，外科医生将获

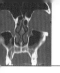

得更多的手术空间，并能使用双弯手术器械以及角度切割器或钻头通过眼眶到达额窦的远外侧（▶图 10.1）。手术结束后，撤离撑开器，使眼眶重新复位到自然位置（▶图 10.2）。而且在非常狭窄的眶上隐窝病例中，需要扩大磨削，巧妙地使用临时硅胶片覆盖眶骨膜。在过去，这些病例都是常规通过骨瓣成形术来处理。需要注意的是，这里描述的手术方法（Draf Ⅱ

b/ Ⅲ，经对侧鼻前庭进入，鼻内眶移位，双弯器械）是不同且互补的，以便为每个病例制定最佳的手术方式，这取决于额窦的解剖结构，病变的生物学特性及其范围。

10.3 提示和技巧

▶ 表 10.1 总结了外科医生可能遇到的最常见的难点及其处理方法。

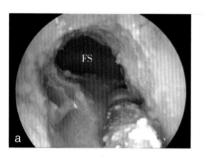
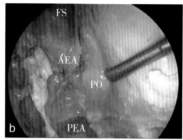
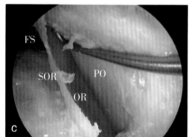
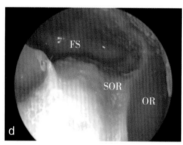

图 10.1 （a）尸头解剖展示磨除了上颌骨额突的 Draf Ⅱb 术式。（b）筛前动脉骨管包裹直到出眶。（c）眶骨膜从眶顶开始剥除，随后磨除眶顶骨质。（d）最后视野显示眶顶，眶上隐窝及额窦远外侧完全暴露。AEA，筛前动脉；FS，额窦；OR，眶顶；PEA，筛后动脉；PO，眶骨膜；SOR，眶上隐窝

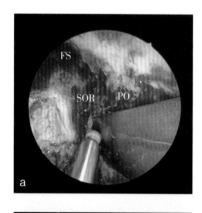
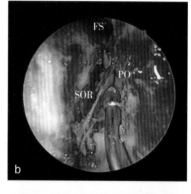
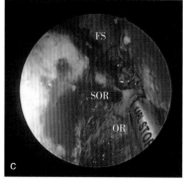
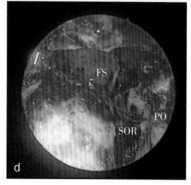

图 10.2 （a）眶顶暴露后鼻内镜术中影像，用可弯曲的拉钩保护眶骨膜，电钻磨除眼眶的最内侧角。（b）整个过程中，眶骨膜从最靠近颅底的最内侧角逐渐剥离，直到暴露眶顶。（c）到达眶顶磨除骨质暴露眶上隐窝。（d）最后显示额窦远外侧部完全暴露。FS，额窦；OR，眶顶；PO，眶骨膜；SOR，眶上隐窝

表 10.1 难点及技术解决方法

难点	技术解决方法
1. 狭窄额隐窝空间	1. 磨除上颌骨额突的前壁
2. 避免眼眶损伤及眶脂肪疝出	2. 轻柔去除眶纸板
3. 保留眶骨膜层及滑车神经	3. 钻磨时用硅胶片保护眼眶
4. 避免筛前动脉回缩	4. 电凝筛前动脉，然后从中间离断
5. 到达额窦的最外侧部分	5. 用双弯器械和钻头
6. 运用"双人，四手"技术	6. 练习 Draf Ⅱb/ 改良 Ⅱb 及 Draf Ⅲ术式

10.4 典型病例

使用鼻内镜下眶移位术治疗一例左侧额筛窦内翻性乳头状瘤的患者。78 岁的男性患者，在切除左侧鼻窦部分肿瘤后，被推荐到我科，组织学上与内翻性乳头状瘤一致。在我们研究所进行病理切片会诊，诊断为内翻性乳头状瘤伴鳞状上皮化生，无浸润性鳞状细胞癌的迹象。患者主诉左前后鼻漏及反复发作额部头痛。CT和增强 MRI 显示一个巨大的肿瘤，完全占据左侧鼻前庭、筛窦、上颌窦和额窦，并向鼻咽部突出（▶ 图 10.3）。筛窦可见多区域骨质增生。由于病变向左额窦延伸，术前与患者讨论了实施骨瓣成形术的可能性。患者接受了鼻内镜径路的手术。术中冰冻切片证实其累及额窦前壁。

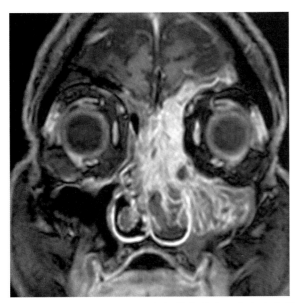

图 10.3 增强 T1 MRI 显示左侧鼻窦病变，符合内翻性乳头状瘤（增强显示脑回征），侵犯左侧鼻前庭、上颌窦、筛窦、额隐窝、额窦

尽管如此，通过行 Draf Ⅱb 额窦开放术联合眶移位，在鼻内镜下就可以完全切除病变，从而避免了开放径路的手术（▶ 图 10.4）。术中磨削颅底时，左侧嗅裂处出现脑脊液漏，覆盖一层黏膜瓣完成修复（单层技术）。术后 1 年的最后一次临床和影像学随访显示疾病未复发（▶ 图 10.5）。

10.5 并发症

● **脑脊液漏** 行鼻内镜下眶移位术进入额窦时，一个严重并发症是医源性脑脊液漏。这种情况通常发生于额窦后壁或筛前动脉筛窦入口即筛板外侧薄板处，尤其是在进行颅底磨削或清除该水平附着的病变时易发生。如果术中颅底缺损明显，则必须进行颅底重建。根据颅底缺损的位置和大小，有不同的修复方法。重建方法可分为游离移植物技术（包括"多层技术"）和带蒂黏膜瓣。这些技术也可以在需要时联合使用。无论使用何种技术，准备阶段必须包括适当暴露缺损的骨缘，显露硬脑膜外腔硬脑膜边缘（如果可能），并修整使缺损边缘平滑，以确保黏膜瓣或移植物能更好植入。重要的是使用比硬脑膜缺损大的移植物 / 黏膜瓣，以弥补其愈合过程中的收缩。游离移植物技术包括用游离移植物（黏膜瓣或取自鼻中隔或鼻底的黏膜瓣）覆盖，以修复和巩固未涉及硬脑膜的小缺损。下垫技术使用颅内硬脑膜内移植物（如阔筋膜或颞筋膜），然后结合覆盖移植物，即所谓的多层技术，适合于修复较大的缺损。这种技术通常包括放置三层：第一层通常由筋膜或硬脑膜替代物组成，放置在颅内和硬

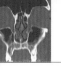

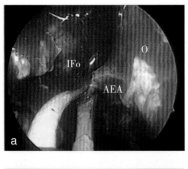
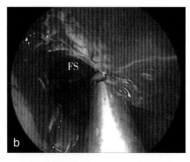
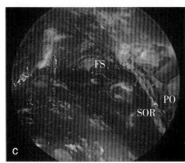
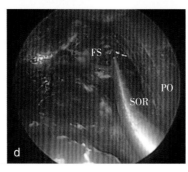

图 10.4 （a）术中鼻内镜下显示筛前动脉通过从外向中间，从后向前方向穿过筛顶。（b）磨除上颌骨额部便于行扩大额窦开放术，暴露眶骨膜。（c）然后用光滑的工具将周围的眶骨膜轻轻地向外侧推移，以暴露眶的最内侧角度。（d）磨到眶的最内侧角后，额窦远外侧部分可以很好地显示和探索。AEA，筛前动脉；FS，额窦；IFo，第一筛骨小凹；O，眼球；PO，眶骨膜；SOR，眶上隐窝

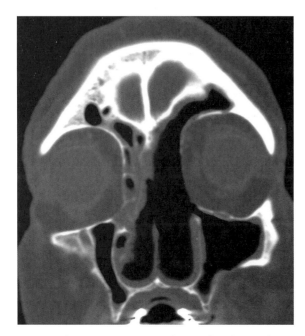

图 10.5 术后 CT 显示左侧额窦的远外侧部分及鼻腔引流通道，并且眼眶的最内侧角骨质完全清除

脑膜内作为下垫层，对成纤维细胞迁移起到引导作用。第一层必须比硬脑膜缺损大 30%。第二层以颅内硬脑膜外（下）的方式放置，插入硬脑膜外间隙，以获得稳定的硬脑膜重建。使用从鼻中隔或耳甲腔取下的自体软骨或骨碎片，可以克服在硬脑膜外腔插入移植物时边缘遇到的任何困难。在这些情况下，使用适当形状的软骨或骨碎片并以适当的方式加固该层。第三层即最后一层，由筋膜或游离移植物如黏膜软骨膜瓣或黏膜瓣组成，经鼻（覆盖）放置，通过引导鼻黏膜的修复机制来增强硬脑膜重建后的封闭功能。

● **球后出血** 在额窦手术中，未能识别筛前动脉及双极电凝没有仔细烧灼的情况下可能会发生这种并发症。筛前动脉是眼动脉的分支，进入筛骨同名骨管后，在筛顶水平分出，由外侧向内侧、由后向前，在第一筛凹后方走行。它的表面通常覆盖着一层薄壳骨，但偶尔也会裸露。如果筛前动脉不小心断裂或者未经仔细电凝切断后，它可能会缩回眶内引起球后出血。这种情况很难处理，还可引起严重后果，如视力障碍或失明，并可能需要通过鼻内镜径路或开放式手术（如侧眶切开术和眦松解术）进行眶减压。因此，准确暴露筛窦和定位动脉是防止其意外损伤和回缩的关键。

● **滑车神经损伤** 上斜肌的作用是使眼球下转及外转。它起源于视神经管的内侧边缘，向前延伸到眶顶，形成一条穿过滑车的肌腱，而滑车是位于眶顶内上方的一个纤维软骨小环。在滑车神经之后，上斜肌的肌腱方向改变，向后方、侧方移动，紧贴眼球背面。如果滑车神经受损，患者斜视症状可能不明显，但当眼球转向水平面以下时，可能会出现复视，因为此

时下直肌的作用将不再被上斜肌的作用所平衡。在磨除眼眶最内侧角骨质时，需要保持眶骨膜的完整性以避免损伤。实际上，眶骨膜缺损伴眶内脂肪疝出不仅增加了手术难度，还增加了滑车神经损伤的风险。因此，术者应轻轻地取出眶纸板，然后，在磨除眶壁的同时，建议用硅胶片保护眼眶周围，或用可伸缩的牵拉器将其侧推。

（周　涛　吴颖洁　译，乐建新　审）

推荐阅读

Karligkiotis A, Pistochini A, Turri-Zanoni M, et al. Endoscopic endonasal orbital transposition to expand the frontal sinus approaches. Am J Rhinol Allergy, 2015, 29(6):449–456.

Liu JK, Mendelson ZS, Dubal PM, et al. The modified hemi-Loth-rop procedure: a variation of the endoscopic endonasal approach for resection of a supraorbital psammomatoid ossifying fibroma. J Clin Neu-rosci, 2014, 21(12):2233–2238.

Poczos P, Kurbanov A, Keller JT, et al. Medial and superior orbital decompression: improving access for endonasal endoscopic frontal sinus surgery. Ann Otol Rhinol Laryngol, 2015, 124(12):987–995.

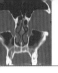
11 额窦在前颅底手术和经筛板径路手术中的作用

E. Ritter Sansoni, Raymond Sacks, Richard J. Harvey

摘 要

众所周知，额窦的处理在前颅底手术和经筛板径路手术中起到关键作用。额窦的开放改善了鼻内镜术野和手术进入腹侧颅底前部的可能性，这有助于切除病变和重建颅底。另外，鼻窦的充分开放有助于减轻手术导致的鼻窦功能障碍。前颅底手术部位的位置决定了如何选择合适的术式，如 Draf IIa 或 Draf III。筛前动脉是重要的解剖标志，它有助于确定采用哪种额窦手术方式。如果病变接近或者累及筛前动脉前方区域，需行额窦 Draf III 式式。如果病变位于筛前动脉后方区域，选择额窦 Draf IIa 式式完全足够。内侧入路这种额窦 Draf III 改良式，在提高手术效率的同时，也可避免常规额窦开放术时需要导航额隐窝。这种式式只需用 0° 镜和直型器械，就能够获得完整筛板及额窦后壁的全景术野。

关键词 额窦；Draf IIa；Draf III；Lothrop；内侧入路的 Lothrop；经筛板颅内手术；前颅底手术

11.1 适应证

额窦是前颅底手术和经筛板径路手术的重要组成部分，对手术起到关键作用。额窦的开放为腹侧颅底鼻内镜手术提供视野，并改善了手术通路。此外，额窦的处理也简化了术后护理和监测。尽管病变范围决定了额窦开放程度，但是患者的术后护理及监测同样也起到了决定作用。

通常与经筛板径路联合运用的两种额窦术式是 Draf IIa 和 Draf III，或改良 Lothrop 术式（modified endoscopic Lothrop procedure, MELP）。我们通常将筛前动脉作为决定采用何种手术的解剖标志（▶图 11.1）。如果病变累及范围在筛前动脉后方区域，没有超过筛前动脉，则应该能为 Draf IIa 术式提供足够的手术通道。一旦肿瘤接近或者累及筛前动脉前方区域，则必须行改良 Lothrop 术式，原因包括以下两个方面：首先是便于使用 0° 镜及直型器械；其次是创造

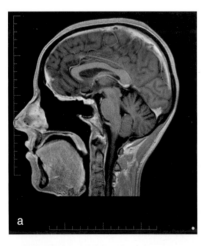
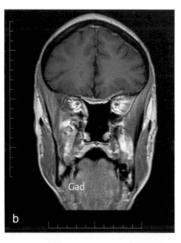
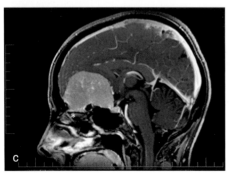
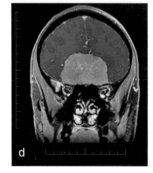

图 11.1 矢状位 T1 加权 MRI 显示巨大嗅沟脑膜瘤。筛前动脉的大体位置（白色星号）决定了行 Draf IIa 或 Draf III 术式，联合经筛板径路颅内手术

了一个简单、实用的新窦腔，很容易在术后维持。

切除延伸或位于前颅底靠前病变的一个固有挑战是手术径路的角度。额窦后壁及额嘴限制了前上壁的暴露。通过切除额嘴及额窦底行常规额窦开放术，可以显著改善手术视野，外科医生可以看到整个筛板和额窦后壁，这是切除的前界限[1]（▶图11.2）。在切除病变的过程中，使用0°镜和直型器械，便于器械双侧三方位调节[2]。尽管角度镜和器械也可以通过额隐窝进入额窦后壁来解决这个问题，但是这样做既麻烦又增加了不必要的困难。额窦后壁的充分暴露也有助于颅底重建，因为它可以作为一个支架来支撑硬脑膜下植入物[3]。此外，在初次切除恶性肿瘤时，通过提供整个鼻窦的全景可以改善手术暴露，为术后肿瘤监测提供便利（▶图11.3）。

经鼻内镜径路颅底手术会破坏黏膜纤毛清除功能，造成手术创伤和水肿，并留下大面积的继发愈合，导致患者术后出现明显的鼻窦功能障碍。如果需要辅助放疗，情况会进一步恶化。常规额窦开放术有助于降低术后额窦狭窄及医源性黏液囊肿形成的风险[3]。此外，与有限的额窦开放术相比，扩大额窦开放术已被证明可以改善鼻腔灌洗液到额窦的输送[4]。这有利于黏膜的恢复，并且可清除残留的分泌物及骨质碎片，这些情况可能影响术后愈合[5]。

额窦开放术通常有两种方法：传统方法是先切开额隐窝后再开始清除骨质；内侧入路方

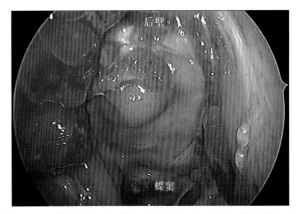

图11.3 鼻内镜下嗅觉沟脑膜瘤切除2个月后的整个腹侧颅底，可见少量术后水肿，但术腔非常干净

法是先清除骨质后再暴露额隐窝。与由内而外的方法相比，由外而内的改良Lothrop方法的优势在于对复杂多样的额隐窝进行切除时不需要使用导航技术，而是根据已知的解剖标志，将其作为额窦开放术腔的边界[6]。这种方式在额隐窝有明显病变或肿瘤侵犯、新骨生成或者先前干预留下瘢痕的情况下尤其有用。而且这种方法只需要0°鼻内镜，比标准方法更有效地节约了整个手术时间[6]。以下部分详细描述了内侧入路改良Lothrop术式联合跨筛板径路的手术步骤。

11.2 手术步骤

1. 患者体位及准备

● 将患者置于标准仰卧位，垫肩以延长颈部，改善术者进行额窦和腹侧颅底手术的操作舒适度。

● 将麻醉气管导管固定于患者的右下唇角。

● 将手术床倾斜15~20°，使患者处于头高脚低位，以利于静脉回流。

● 应尽快将浸泡过1%罗哌卡因 + 1：2000肾上腺素的棉条放入患者的鼻腔。

● 建立导航系统。

● 将含有1：100 000肾上腺素的1%罗哌卡因注射到患者中鼻甲的头部和腋部，以及鼻中隔小体附近和筛前动脉入口处，向外侧进入上颌骨额突上覆盖的黏膜。另外，准备好最合适的带血管蒂的黏膜瓣。

● 麻醉医生对患者进行全身静脉麻醉，并在整个手术过程中保持患者心动过缓（55~65次/

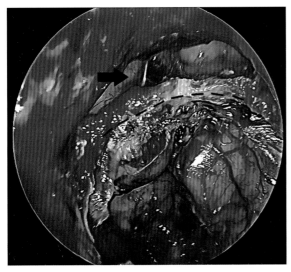

图11.2 鼻内镜下显示嗅沟脑膜瘤切除后腹侧颅底。使用0°内镜很容易看到额窦（黑色箭头）和后壁（虚线）

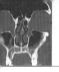

分），平均动脉压接近60kpa。

2. 前筛开放及眶纸板的暴露

● 根据手术适应证，这一系列步骤可能会有所不同。

● 完成双侧上颌窦开放术和蝶骨筛骨完全切除术。如果需要使用鼻中隔瓣膜，在瓣膜剥离之前不要做较大的蝶窦开放术。

● 沿颅底附着处切除中鼻甲。

● 剥离适当大小的鼻中隔瓣膜或者带血管蒂的瓣膜，并将其置于鼻咽或上颌窦腔。

3. 暴露额嘴和第一嗅丝

● 剥离双侧额嘴、额窦底、上颌窦额突及鼻中隔表面的黏膜，制备成黏膜瓣。

● 使用针尖成45°的单极电凝，并将电凝模式设置在12档，做黏膜切口。

● 从鼻腔顶端与额窦前壁对应点开始，沿上颌骨额突向下至眶内侧壁的矢状位做一个外侧黏膜切口。同样沿着鼻中隔向下切开做内侧切口，内侧切口稍微靠前并错开外侧切口。鼻中隔切口应包含鼻中隔小体或上端偏曲部分（▶图11.4）。

● 使用Cottle剥离子分离黏膜瓣。从顶部开始，然后沿着鼻腔外侧壁分离，最后分离鼻中隔黏膜。向后翻折黏膜瓣，直到暴露第一嗅丝。通常可以看到一条稍横向走行的导静脉位于第一嗅丝之前（▶图11.5）。

● 用微型吸切器清除瓣膜，用等离子（Smith&Nephew，London，United Kingdom）或者双极电凝行黏膜止血。

● 行鼻中隔切除术，留下足够的尾端做支撑。

4. 磨出侧面边界

● 使用带有自冲洗功能的15°高转速金刚砂钻，钻头的转速可达30 000r/min，并具有一体化的远端吸引器，可以提高手术效率。钻的直径≥4mm。

● 首先磨除额窦下方鼻中隔的残余骨嵴，然后向下磨除侧壁骨质，直到骨膜暴露。

● 骨膜的颜色比前面的骨头更白，出血更明显（▶图11.6）。

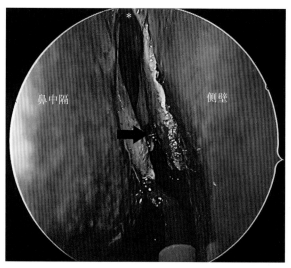

图11.4 鼻内镜下显示该黏膜切口利于剥离黏膜瓣。起点（白色星号）位于额窦前壁的下面。提前切除中鼻甲有利于（黑色箭头）看到切口的长度

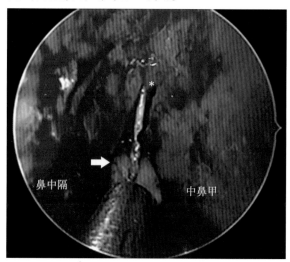

图11.5 鼻内镜下显示第一嗅丝（白色箭头），在嗅丝前面可看到小的静脉（星号）

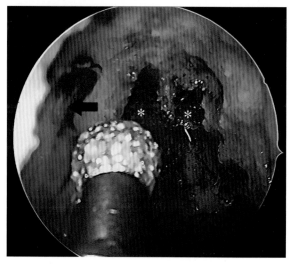

图11.6 鼻内镜下显示上颌骨额突的裸露骨膜（黑色箭头），与周围骨质比较呈白色，第一嗅丝位于其后方（白色星号）

● 这限定了额窦开放手术的侧边界限。

5. 磨除额嘴及暴露额窦底壁

● 因为需要磨除厚厚的骨质，术者在这个过程常感到紧张，但有一点非常重要，就是术者应知道额窦或额隐窝应始终在钻头和颅底之间。

● 从中央开始，通过额嘴以弧形动作在横向界限之间磨削（►图 11.7）。

● 从鼻丘和额隐窝前方磨除骨质，扩大额窦口，这将防止成"隧道"样进入额窦。

● 当额窦黏膜可见时，要克制进入额窦的冲动，直至上面覆盖的残余骨质磨薄时方可进入，因为过早进入额窦会导致出血影响视野。

● 一旦进入额窦，应快速清除骨质，扩大额窦口。

● 用 2mm Kerrison 咬骨钳行贯通双侧额隐窝的额窦开放术，清除额隐窝残余的骨质。

● 磨除所有额窦隔板，同时沿着眶壁磨到眶顶，做成一个方形的腔，并且扩大其空间。

● 术者可以获得很好的嗅凹前方及额窦后壁全景（►图 11.8）。

6. 控制前方血管，切除鸡冠

● 采用等离子消融覆盖在腹侧颅底的黏膜，减少出血。

● 用 Cottle 剥离子清除筛前动脉下方的骨质，刮匙清除颅底包绕动脉周围的骨质。眶周呈"帐篷"形毗邻筛前动脉骨管。

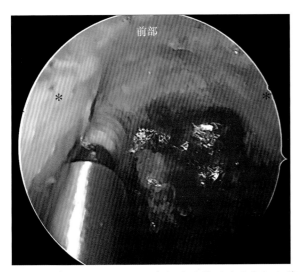

图 11.7　鼻内镜下显示电钻在裸露的骨膜（星号）和第一嗅丝前面磨除鼻额嘴

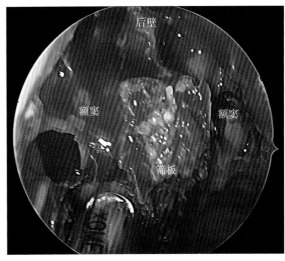

图 11.8　鼻内镜下显示采用 Draf Ⅲ 手术后暴露的术腔，额隐窝与术腔相通。0° 镜下可以看到后壁及整个筛板的长度

● 从周围骨管游离筛前动脉，用双极电凝从中间分开。

● 沿鼻中隔上方磨到鸡冠。

● 用 Cottle 剥离子将硬脑膜从嵴两侧剥离，暴露骨质。

● 用 2mm Kerrison 咬骨钳切除鸡冠两侧的后壁。

● 磨除鸡冠前方的附着结构和额窦后壁，将鸡冠从周围附着结构中完全游离出来。用直的 Blakesley 钳取出鸡冠。

● 显露整个腹侧颅底的长度和宽度，开始切除其余部分。

11.3 提示和技巧

● 与其他外科手术一样，通过注意细节和适当的技术可以避免 Draf Ⅲ 手术的许多问题（►表 11.1）。

● 手术过程中患者的体位和姿势至关重要。确保颈部伸直，气管插管和气管回路不要固定在胸前。

● 止血能够很好地改善手术视野和提高手术效率。需尽快将局部血管收缩剂置于鼻腔内，并将床置于头高脚低位，以助于静脉回流。在整个手术过程中不要过分强调麻醉医生对止血的作用。

● 使用带有自冲洗功能的高转速金刚钻（转速可达 30 000r/min）。额嘴可以很厚，并且较

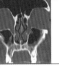

表 11.1　常见手术难点的解决方案

手术难点	技术解决方案
额隐窝	·伸直患者的颈部
	·确保气管导管安全放置在患者的右下唇角，远离颈部和胸部
止血	·将手术床置于头高脚低 15°~20° 的体位
	·使用 1 : 2000 的肾上腺素作为局部血管收缩剂
	·保持平均动脉压 60kPa，心率 55~65 次 / 分
	·避免黏膜剥离。切除前对要切除的黏膜使用等离子消融
完成额窦开放术	·清晰暴露和掌握手术界限
	·使用带有远端吸引器的高速自冲洗钻头和金刚钻
	·广泛清除骨质，并向额窦方向磨削
	·切除额隐窝前的骨质，使 Draf Ⅲ 手术的术腔宽度最大化
术后狭窄和结痂	·Draf Ⅲ 手术的术腔尺寸最大化到解剖的极限范围
	·用黏膜瓣覆盖上颌骨额突裸露的骨质
	·用硅胶片盖住额嘴裸露的骨质
	·术后第 1 周开始进行大容量鼻腔冲洗，在第 3 周对患者进行常规术后清理

慢且不太锋利的钻头会增加大量的手术时间。

● 最大化额窦开放术，减少术后狭窄的可能性。

● 应在额窦开放术的术腔中放置硅胶片，覆盖在暴露的骨质上，以促进伤口愈合和防止明显的结痂，并在 3 周后移除。

● 术后 1 周再开始进行大容量鼻腔冲洗。不要在第 1 周使用任何鼻腔喷雾剂，因为这可能混淆术后早期脑脊液漏的迹象。

11.4 并发症

● 额窦开放术后狭窄最好通过扩大窦口来避免，也有报道使用黏膜瓣[7]。此外，术后冲洗和清理也很重要。

● 术后数天患者鼻根部经常会出现肿胀，这是由骨膜炎症引起的，并不表示发生了感染，可以使用非甾体抗炎药治疗。

（周　涛　吴颖洁　译，乐建新　审）

参考文献

[1] Khan OH, Raithatha R, Castelnuovo P, et al. Draf III extension in the endoscopic endonasal transethmoidal, transcribriform approach through the back wall of the frontal sinus: a cadaveric study. World Neurosurg, 2016, 85:136–142.

[2] Liu JK, Christiano LD, Patel SK, et al. Surgical nuances for removal of olfactory groove meningiomas using the endoscopic endonasal transcribriform approach. Neurosurg Focus, 2011, 30(5):E3.

[3] Batra PS, Kanowitz SJ, Luong A. Anatomical and technical correlates in endoscopic anterior skull base surgery: a cadaveric analysis. Otolaryngol Head Neck Surg, 2010, 142(6):827–831.

[4] Barham HP, Ramakrishnan VR, Knisely A, et al. Frontal sinus surgery and sinus distribution of nasal irrigation. Int Forum Allergy Rhinol, 2016, 6(3):238–242.

[5] Jo HW, Dalgorf DM, Snidvongs K, et al. Postoperative irrigation therapy after sinonasal tumor surgery. Am J Rhinol Allergy, 2014, 28(2):169–171.

[6] Chin D, Snidvongs K, Kalish L, et al. The outside-in approach to the modified endoscopic Lothrop procedure. Laryngoscope, 2012, 122(8):1661–1669.

[7] Illing EA, Cho Y, Riley KO, et al. Draf III mucosal graft technique: long-term results. Int Forum Allergy Rhinol, 2016, 6(5):514–517.

12 经鼻扩大前颅底径路

Soma Subramaniam, Guillermo Maza, Daniel M. Prevedello, Ricardo L. Carrau

摘　要

　　基于肿瘤分期、组织学和患者的具体需求和特征（例如体质、严重睡眠呼吸暂停）以及手术团队的培训和特长，切除前颅底肿瘤可使用开放和扩大内镜径路（expanded endoscopic endonasal approaches, EEAs）。传统的开放式颅面径路需要开颅和颌面截骨术，其中可能包括经额下径路。尽管微创技术（经鼻、经眶和微创开颅术）已在不断进展，但是经额下径路技术仍然是治疗前颅底病变的主要策略之一，尤其是那些偏外侧或明显向前侵犯或累及重要神经血管结构的病变。内镜下、内镜辅助和开放式径路各有利弊，有各自不同的适应证和局限性，因此颅底外科医生及其团队必须精通所有手术技术。然而，扩大内镜径路越来越多地应用于切除特定的前颅底病变。扩大内镜径路的优点包括直视下操作、对脑组织的干扰最小（无回缩）、避免颌面部截骨以及没有面部瘢痕或美容缺陷。在本章中，我们将回顾扩大内镜径路进入前颅底的所有内容，还将通过两个病例来说明扩大内镜径路在两种不同的情况下的应用。

关键词　经鼻扩大径路；重建；前颅底；血管蒂黏膜瓣；颅面切除术

12.1 适应证

　　肿瘤性病变通常包括伴或不伴硬脑膜侵犯的颅底中线区病变：嗅神经母细胞瘤、嗅沟脑膜瘤和前颅底受累的良性或恶性鼻窦肿瘤。非肿瘤适应证包括颅底骨折、脑脊液漏和脑膜脑膨出。

　　扩大内镜径路已被证明是手术暴露腹侧颅底区安全可行的替代方案[1-3]。在精心选择的患者中，扩大内镜径路可用于治疗复杂的中线颅底病变，无论病变是否与脑神经关系密切，存在硬脑膜内侵犯或者与主要血管结构密切相关[4]。同其他技术一样，临床情况的复杂性也可能影响手术结果。然而，扩大内镜径路主要取决于

合适的病例选择和手术团队的经验，其中医疗机构的资源配置起着重要作用。

　　一般来说，前颅底扩大内镜径路的解剖学边界包括从额窦后壁到蝶骨平台后端，两侧延伸到眶顶的正中平面和双侧视神经的下内侧。这些解剖边界指出了扩大内镜径路可安全切除的区域。

　　一旦手术范围超过上述区域后部或外侧颅底边界时，必须考虑一种开放手术径路（例如，经颅、经面径路）与扩大内镜径路联合使用，或者将开放手术作为单一的手术径路。开放手术和内镜径路的联合可以作为独立的手术方案，或不同阶段的手术操作选择（例如，在处理巨大的良性肿瘤时），或同时进行[4-5]。

　　病变的累及范围一定程度上限制了扩大内镜径路的应用。值得注意的是，某些区域不适合通过扩大内镜径路进行肿瘤切除，其中包括面部皮肤、额窦外侧隐窝和前壁、颞下窝外侧、上颌窦外侧壁和眼眶软组织（特别是眼眶剜除术或完全切除肿瘤的上颌骨全切术）[6]。相对禁忌证包括脑神经颅内段受累，脑实质广泛侵犯，双侧视神经或视交叉受累。此外，手术切除对淋巴网状细胞瘤的作用不大，除非手术目的为减轻对邻近结构的压迫[5,7]。急性鼻窦细菌或真菌感染时需要暂缓经硬脑膜切除术，直到通过使用合适的抗生素控制感染。

12.2 手术步骤

12.2.1 原　则

　　内镜径路可根据病变的解剖位置分为颅底正中区域（矢状位上）和旁正中区域（冠状位上）。在矢状位上，颅底正中径路范围为从额窦直到第2颈椎(枢椎)。在冠状位旁正中径路上，根据所涉及的颅底范围可细分为三个不同的区域。在前颅底，范围可达眶顶中线和视神经管，在颅中窝，手术区域可延伸到颈内动脉管，在颅后窝可到达颈静脉孔[1-3]。

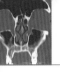

本章我们将重点介绍矢状位上前颅底径路，即经筛板径路、经蝶骨平台径路和经鞍结节径路，眶顶外侧病变（冠状位最前部）的径路也将涉及，因为这通常是切除颅底良性肿瘤（如脑膜瘤）和恶性肿瘤（如嗅神经母细胞瘤或腺癌）所必须掌握的。根据病变的病理类型，这些径路可以单独、联合甚至与腹侧颅底径路（如经蝶鞍模式）结合使用。为了保证手术方案的可靠性、实用性和有效性，内镜经鼻通道必须包含几个重要的方面，如创建一个包含两侧鼻腔的单腔鼻通路，以允许两名外科医生使用四手操作技术（即双手器械）和具有宽阔的手术通道、术野和使仪器畅通无阻，最好是使用 0° 内镜直视下操作（即直线视野）。

手术径路一般严禁穿越重要结构（如脑神经或主要血管）。在这方面，扩大内镜径路能够到达腹侧颅底，在由脑神经和颈内动脉外侧以及脑循环上方和后方形成的解剖边界内，可以切除特定的良性和恶性肿瘤。内镜下肿瘤切除原则与显微镜手术中的原则相似，包括早期识别重要的神经血管结构、控制肿瘤血液供应和分块切除肿瘤。后者与前者的细微差别在于，允许保留与肿瘤相邻的重要显微血管结构，并从软脑膜上精准切除病变。

12.2.2 手术方案

全身麻醉后，患者保持仰卧位，头部靠在马蹄形或三针头部固定器（three-pin head fixator）上，向左倾斜，颈部拉伸并向右转，以方便观察大部分前颅底。对于时间较长的手术，我们更喜欢使用三针头部固定器，其更适合那些预计会在颈内动脉（ICA）或脑神经上进行电钻打磨的患者，或者需要监测脑神经（即肌电图）以避免手术导致瘫痪的患者。通常该手术在神经电生理监测（躯体诱发电位）下进行，并由无框架立体定位导航系统辅助。

以常规方式对患者的面部、腹部（用于脂肪收集）和大腿外侧（用于取阔筋膜）进行术前准备。为了最大限度地止血，将 1/10 000~1/20 000 的肾上腺素浸泡的棉片置于双侧鼻腔，并在鼻腔外侧壁（中鼻甲前端）和鼻中隔处注射含 1/100 000 肾上腺素的 1% 利多卡因溶液。

12.2.3 手术技术

下面我们将描述巨大前颅底肿瘤切除术中鼻内镜下经筛板径路所涉及的技术。对于局限于前颅底后部的肿瘤，视野需要稍微垂直向下方移动，我们通常使用经蝶骨平台 / 经鞍结节径路。本节末将讨论该方法的重要变通。

经筛板径路

手术径路通常在肿瘤主要受累的一侧鼻腔进行，以有利于肿瘤的切除。通过下鼻甲内移和外移到鼻腔外侧、同侧中鼻甲切除为手术器械提供了更多操作空间，并可以更好地切除肿瘤。如果肿瘤累及双侧鼻腔，则切除两侧中鼻甲。通过完成双侧最大化的蝶窦开放来完成鼻窦开窗，以便能直视下识别颅底（即蝶骨顶部）和眶纸板，并将鼻腔后部融合为一个大腔。双侧筛窦切除术进一步暴露了鼻中隔的上部及其与前颅底的连接。

对于良性肿瘤和某些恶性肿瘤，如果未累及鼻中隔，在健侧鼻腔制作 Hadad-Bassagaisteguy 黏膜瓣（HBF），并放置在鼻咽部。随后进行鼻中隔后端切除术（犁骨和筛骨垂直板）和 Caicedo 翻转鼻中隔瓣（Caicedo reverse septal flap, CRSF）。至关重要的是，需要将黏膜瓣（HBF 和 CRSF）的上缘和后缘送组织学（"冰冻切片"）分析，以确认没有肿瘤累及。一旦翻转中隔黏膜瓣缝合到位，我们将缝合硅胶中隔夹板，以防止术中对翻转鼻中隔瓣的损伤。切除颅底剩余的软组织包括肿瘤"残留"，并打磨前颅底骨质。

双侧额窦开放术（Draf Ⅲ）后磨削鸡冠，有助于确定颅底的前切缘，而充分的蝶窦开放术可确定前颅底后缘。外侧边缘以眼眶内壁为标记，然而通过去除眶纸板和眼眶软组织的横向牵拉，可以将暴露范围扩大到眼眶的中线。随着这些边界的暴露，筛窦顶部和筛板被磨薄并从双侧硬脑膜上剥离。必要时可向后切除蝶骨平台。

识别筛前动脉（anterior ethmoidal arteries, AEAs）和筛后动脉（posterior ethmoidal arteries, PEAs），用双极电凝烧灼并切断。这一步骤可使前颅底肿瘤有效地去血管化。将筛凹、鸡冠和筛板磨削至蛋壳样薄，然后使用 Cottle 剥离子、Kerrison 咬骨钳和筛窦钳将它们去除以暴露前颅底的硬脑膜。如前所述，可以充分向外去除骨质（包括眶纸板）以获得良好的手术边界，以充分向外暴露筛动脉或便于控制筛动脉。硬脑膜从外侧缘开始呈"倒 U"形切开，避免损伤额极中动脉、额眶动脉和镰状旁动脉。向上切除鸡冠，然后在腹尾方向直视下切开大脑镰。以便残余肿瘤、筛板、硬脑膜和嗅束整体向下牵拉移位。使用轻柔吸引（如使用 6mm 减压吸引头）作为牵拉，并结合钝性和锐性分离，充分剥离所有蛛网膜粘连物。在嗅神经母细胞瘤切除术时，以切除两侧嗅球为界线。需要特别注意保护额极动脉和额叶的完整性。

通常，手术后颅底最终缺损范围包括两侧眼眶之间，从鸡冠延伸到蝶骨平台。在某些单侧肿瘤的患者中可以使用嗅觉保留技术。在这种技术中，嗅裂（即带有嗅球、嗅束和神经的筛板）以及健侧的中、上鼻甲被保留 [对侧鼻中隔嗅区（即嗅上皮）——由于嗅觉神经之间存在双边连接，因此被切除]。

经蝶骨平台 / 经鞍结节径路

该区域的肿瘤主要包括脑膜瘤、颅咽管瘤和大型垂体鞍上肿瘤。它们的处理存在技术上的差异：

● 应检查患者的嗅觉功能（如果肿瘤不累及筛板，可能嗅觉不受影响）。如果嗅觉存在，应考虑应用嗅觉保留技术。

● 由于解剖平面比经筛窦径路更靠后，因此无须广泛解剖额窦（如 Draf Ⅲ）或筛窦前上方气房（除非预计使用经额颅周黏膜瓣进行重建）。必须注意，所需的手术暴露仍将包括鼻中隔后端切除术，广泛的蝶窦开放术，后筛窦切除术，以及暴露筛后和筛中（如果有的话）动脉以早期控制和切断肿瘤的血供。

● 暴露蝶鞍内硬脑膜（去除蝶骨平台），以便广泛暴露所涉及的手术部位。

12.2.4 重 建

一旦通过术中病理活检（"冰冻切片"）确认足够的安全切缘，并充分止血，我们将使用胶原蛋白基质或自体阔筋膜的镶嵌片重建缺

损。鼻中隔黏膜瓣之前已被制作并放置在鼻咽部，取回并放置以覆盖颅底缺损边缘。有时将自体脂肪组织放置在蝶窦，以在放置鼻中隔黏膜瓣之前消除无效腔，从而实现最佳的黏膜瓣定位。最后，使用非黏附材料将重建材料固定到位，然后使用吸收性明胶海绵填充。

对于无法获得鼻中隔黏膜瓣的患者（如肿瘤侵入鼻中隔、蝶嘴或翼腭窝，或由于先前手术切除了中隔），应考虑使用经额颅骨膜瓣作为替代方案 [8-9]。为制作颅骨膜瓣，将头发向后梳理与冠状切口对齐，但不剃掉头发。在无菌消毒和注射含 1/100 000 肾上腺素的 1% 利多卡因后，行冠状切口切开至颅骨（颞肌之间）或向下至颞肌浅表的颞筋膜。或者，可以使用冠状切口后方的帽状腱膜下剥离来获得最大化颅骨膜黏膜瓣的长度。头皮从头骨向下方剥离到达眶缘，并识别眶上和滑车上神经血管束。一旦神经血管束从其相应的切口或孔中分离出来，分离头皮继续暴露鼻根和鼻骨。随后，沿头尾方向从帽状腱膜（单侧）开始剥离颅骨膜（即疏松结缔组织和骨膜），并在颧弓水平（单侧）剩余约 3cm 处停止。

使用 4mm 粗金刚砂高速钻头在鼻根水平处打开一个窗口，进入额隐窝。然后在内镜下通过这个骨窗将颅骨膜黏膜瓣拉入转位，防止血管蒂扭转。用硬脑膜外颅外覆盖技术轻轻压下颅骨膜黏膜瓣，并压平以覆盖嵌入的阔筋膜移植物、暴露的硬脑膜边缘和缺损周围的骨质边缘。

12.2.5 术后注意事项

内镜切除术的术后护理与开放式颅面切除术后的护理相似。立即进行术后 CT 以排除任何明显的颅内出血、挫伤或张力性脑积气。手术后 24h 内的增强 MRI 证实手术切除的彻底性，同时，MRI 造影剂摄取有助于确认重建黏膜瓣的血管分布及其位置。不常规留置腰椎椎管引流，它仅适用于有心室内压升高的高风险患者或具有高流量泄漏（定义为与第三脑室或至少两个脑池相通的泄漏）的患者。

12.3 提示和技巧

● 必须认真阅读术前影像学检查（MRI 和

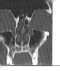

CT）结果以评估肿瘤范围及其与重要神经血管结构的关系，并评估解剖变异。

- 建议广泛暴露筛前动脉和筛后动脉。应在内侧使用双极电凝烧灼，远离眶纸板，以避免血管意外切断和回缩到眼眶内，导致眼眶血肿。

- 用温盐水冲洗内镜的镜头以保持清洁，有助于减少因拔出镜头清洁而耽误的时间，并能在整个长时间的手术中保持良好的视野。

- 有计划地抽取腹部脂肪以支持重建或填充周围的无效腔，从而增加鼻中隔黏膜瓣的贴合程度。

12.4 病例展示

12.4.1 嗅母细胞瘤（经筛板径路）

一名 55 岁的女性患者，有鼻塞病史约 1 年，左侧尤重，伴有嗅觉减退和反复鼻出血。她有鼻窦炎反复发作的病史。因鼻 – 鼻窦炎在外院接受了功能性鼻内镜手术和鼻中隔成形术。红色息肉样新生物的术中活检证实为嗅神经母细胞瘤（Hyams 3 级）。MRI（▶图 12.1a、b）显示肿瘤累及左侧鼻腔穹隆顶，但没有超过中线。

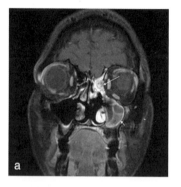
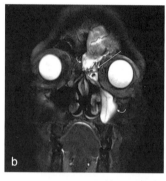
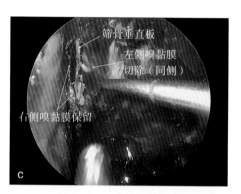
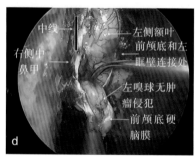
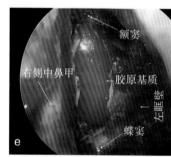
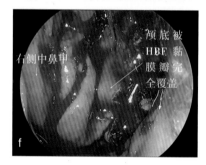
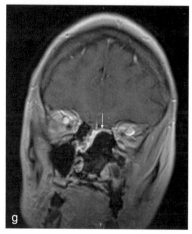

图 12.1 病例 1：嗅神经母细胞瘤。（a）术前冠状位增强 T1 MRI（白色箭头：肿瘤）。（b）术前冠状位增强 T2 MRI（长白色箭头：肿瘤；短弧形箭头：鼻窦内黏液）。（c）经鼻内镜下单侧颅前窝肿瘤切除术，保留对侧中鼻甲、上鼻甲及嗅裂。（d）硬脑膜切除术。（e）Duragen 人工硬脑膜修补。（f）鼻中隔黏膜修复。（g）术后冠状位增强 T1 MRI（白色箭头：鼻中隔黏膜瓣）。肿瘤被完全切除

PET 成像证实没有远处转移。患者接受了鼻内镜下前颅底肿瘤切除术，保留了对侧中、上鼻甲和嗅裂（▶图 12.1c~f）。术中使用胶原基质和右侧带蒂鼻中隔黏膜瓣进行颅底重建，术后影像证实肿瘤切除完全，HBF 增强显影提示血供良好（▶图 12.1g）。

12.4.2 鞍结节脑膜瘤：内镜下经鞍结节 / 经蝶骨平台径路

一名 53 岁的女性患者，因左眼视力下降并伴有头痛就诊。MRI 显示鞍结节脑膜瘤与左侧视神经关系密切（▶图 12.2a、b）。结合相关影像学检查结果，患者接受了鼻内镜下经鞍结节 /

经蝶骨平台径路切除肿瘤（▶图 12.2d~i）。肿瘤被完全切除，用胶原基质和带蒂的鼻中隔黏膜瓣进行颅底重建。术后影像学证实完整切除肿瘤（▶图 12.2c）。

12.5 并发症处理

颅底的独特之处在于相对较小的空间内有着高度密集的血管和神经结构。这种空间分布使其特别容易受到手术创伤（如直接损伤或由于施加不当的力量）或动力设备引起的周围组织损伤（如热损伤和机械创伤）。术中导航和外科手术经验可以在一定程度上降低并发症的

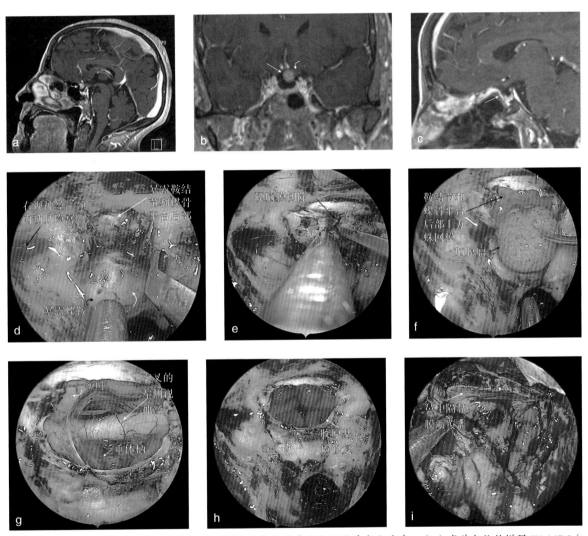

图 12.2 病例 2：鞍结节脑膜瘤的鼻内镜下经鞍结节和经蝶骨平台径路手术和重建。（a）术前矢状位增强 T1 MRI（+c）视图（白色箭头：鞍结节脑膜瘤）。（b）术前冠状位增强 T1 MRI 视图（直的白色箭头：肿瘤；弧形白色箭头：与肿瘤接触的左侧视神经）。（c）术后矢状位增强 T1 MRI 视图（白色箭头：鼻中隔黏膜瓣），肿瘤被完全切除，胶原蛋白基质填充鼻腔。（d）暴露脑膜瘤。（e）切开硬脑膜。（f）肿瘤切除术。（g）暴露的蝶鞍上间隙。（h）Duragen 人工硬脑膜修补。（i）鼻中隔黏膜瓣修复

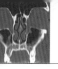

发生率，但仍然无法避免，因此需要手术团队保持警惕并准备好面对这些并发症。

12.5.1 血管并发症

扩大内镜径路涉及对术中暴露的血管进行有计划的夹闭和凝固。适当的止血可以保持手术视野清晰并在早期减少肿瘤血供，从而降低并发症的发生率[1]。

骨和黏膜的少许渗血（毛细血管或静脉渗血）用温盐水（40℃~42℃）冲洗效果良好[10]，该方法可诱导血小板活化和间质水肿，使血管腔变窄，从而达到止血效果。双极电凝有助于控制局部出血。静脉窦出血可以通过局部应用可吸收生物材料（如明胶－凝血酶基质）来控制[11]。然而高流量动脉出血需要借助吸引器迅速识别和解剖分离出相关血管，然后用双极电凝烧灼血管（如果不是重要动脉）。对大血管的损伤最好使用捣碎的肌肉浆填塞来处理。

预防血管并发症是基于对术前影像的正确评估，需要识别血管畸形、动脉瘤和骨结构缺损。CT血管造影可了解血管解剖结构，当病变与大且重要的血管密切相关时，首选CT血管造影[12]。

术中应使用监测皮质和脑干功能的神经生理学设备来观察脑循环灌注。控制性低血压麻醉可用于硬脑膜外病例，将平均动脉压（mean arterial pressure, MAP）维持在65~70mmHg以减少出血，同时应预防神经缺血[11]。与之相反的是，建议在硬脑膜内手术期间谨慎使用降压技术，以免增加神经结构低灌注的风险。

医源性颈内动脉（ICA）损伤的处理是相当困难的，因此预防是最好的选择。据统计，与右侧相比，海绵体段和左侧颈内动脉的损伤更常见[13]。大出血时最好采用双人四手技术在内镜下处理。最好采用两个大口径吸头识别受伤部位。高流量出血下的止血操作具有挑战性，而颈内动脉缝合修复几乎是不可能的。如果之前已通过解剖获得近端和远端血管的控制，则可以尝试使用动脉瘤夹方法。建议的"最佳"选择是使用捣碎的肌肉浆填塞[14]。此外，虽然看起来是矛盾的，但使用肝素对于预防血栓很重要[15]。

最好从大腿外侧采集肌肉（其他部位可能肌肉量不足或存在其他并发症的可能）并直接置于受伤部位上方，施加足够的压力以止血，同时允许血液正常流通[16]。一旦成功止血，患者可被运送到血管外科进行介入血管造影。如果需要术腔填塞，必须谨慎使用，因为过度填塞会增加并发症发生的概率[17]。当硬脑膜已经打开时，不应使用鼻腔填塞，因为血液会回流到硬脑膜下腔[14]。

如果临床条件允许，应进行侧支脑循环评估和球囊闭塞试验，以识别不能耐受颈内动脉闭塞的患者，并使用搭桥手术或血管内覆膜支架来使患者获益[18]。

此外，在处理肿瘤时，血管习惯性地被推到外周，或者有时嵌入肿瘤包膜中。在这些情况下，需要小心牵拉以避免血管撕脱、肿瘤内部剥脱和包膜外锐性剥离。也可以考虑其他策略，例如术前栓塞。

另一个常见的并发症是球后血肿，如果筛前动脉或筛后动脉被切断并缩入眼球后间隙就可能会发生这种情况，这将导致眼球快速突出和眶内压迅速升高，最终可能导致视神经缺血。如果压力超过毛细血管灌注压（25mmHg），紧急行外眦切开术和内眦松解术将减轻眶内压力并保护视力。眼眶减压是一种可接受的选择，但可能导致术后眼球内陷。

其他不复杂的扩大内镜径路术后出血通常是自限性的，并且易于使用局部血管收缩剂、生物止血材料或膨胀海绵来控制。术后明显的鼻出血很少见，但可能来自上颌动脉的分支或筛前动脉。此时应烧灼病变部位或夹闭血管。对于不适合手术的患者、怀疑颈内动脉损伤或无法迅速进行手术的患者，建议进行血管造影和栓塞治疗。

12.5.2 脑神经损伤

脑神经不耐受手术牵拉，任何动力设备造成的热损伤都可能导致脑神经损伤。这可能是由于在神经旁进行过多的电钻操作，或者在这些结构附近使用电凝器械。定期和大量灌注生理盐水可能有助于减轻热损伤。嗅觉障碍已在本章前面讨论过[19]。眼眶并发症，如眼肌麻痹、复视甚至视力丧失，可能是脑神经被切断、眼外肌受损和术后水肿的结果。使用肌电图进行术中监测有助于识别和避免对Ⅲ~Ⅶ和Ⅸ~Ⅻ对脑神经的损伤。

对于在手术前出现视力严重障碍的患者，血压必须保持在85mmHg的最低平均动脉压以上，以避免视神经进一步缺血[20]。这种预防措施可用于任何受压的脑神经。在视神经管减压后使用鼻腔填塞物（尤其是Foley球囊）时必须小心，因为它们会传递压力并使视神经缺血导致视力下降[21]。任何迟发性术后神经功能损伤都需要仔细评估。

12.5.3 脑脊液漏

脑脊液漏是扩大内镜径路最常见的并发症，然而随着术者手术经验的增加和采用带血管蒂黏膜瓣的多层技术来重建颅底缺损，其发生率已降至5%以下[14]。精湛的术中重建技术与严谨的术后护理相结合是预防脑脊液漏的关键。必须指导患者避免任何可能增加颅内压的活动（如举重、用力）或擤鼻涕。腰椎引流仅适用于一些修补失败的高风险患者，例如高流量脑脊液漏、既往放疗或复发性脑脊液漏的患者。

如果存在脑脊液漏，在术后早期可能不明显，但患者可能会出现一些早期临床迹象，例如喉咙有咸味、影像学中脑积气增多或通过鼻腔填塞物漏出透明液体。如果检测到类似情况，必须立即行脑脊液漏修复术，通常需要重新复位黏膜瓣或用筋膜或脂肪移植物加固修补。

12.5.4 术后感染

手术后，生理盐水冲洗可清洗鼻腔并减少结痂，从而减少气流中断和组织水肿，并控制细菌过度生长和可能的局部感染。幸运的是，脑膜炎或脑脓肿等颅内感染很少见，估计发病率为1.8%，主要存在于脑脊液漏[优势比（odds ratio, OR）=12.99，$P < 0.001$]或脑脊液分流患者中（OR=6.38，$P=0.005$）。治疗上需要静脉注射抗生素、手术引流和修复瘘管[21]。

12.5.5 其他并发症

蛛网膜下腔出血、张力性脑积气、卒中和头皮坏死（用帽状腱膜或帽状颅骨瓣重建后）等并发症极为罕见。手术后立即行CT检查有助于在临床症状凸显之前尽早发现并发症。

鼻腔局部并发症如结痂和感觉迟钝通常在手术后6个月内消退[22-23]。为避免鼻腔粘连，最好在术后1周内使用鼻夹。

总体而言，预防扩大内镜径路并发症最重要的是建立一个多学科手术团队，协同工作以提高技术效率和手术决策的质量[24]。

（程　庆　丁言言　译，乐建新　审）

参考文献

[1] Kassam A, Snyderman CH, Mintz A, et al. Expanded endonasal approach: the rostrocaudal axis. Part I. Crista galli to the sella turcica. Neurosurg Focus, 2005, 19(1):E3.

[2] Kassam A, Snyderman CH, Mintz A, et al. Expanded endonasal approach: the rostrocaudal axis. Part II. Posterior clinoids to the foramen magnum. Neurosurg Focus, 2005, 19(1):E4.

[3] Kassam AB, Gardner P, Snyderman C, et al. Expanded endonasal approach: fully endoscopic, completely transnasal approach to the middle third of the clivus, petrous bone, middle cranial fossa, and infratemporal fossa. Neurosurg Focus, 2005, 19(1):E6.

[4] Dhandapani S, Negm HM, Cohen S, et al. Endonasal endoscopic transsphenoidal resection of tuberculum sella meningioma with anterior cerebral artery encasement. Cureus, 2015, 7 (8):e311.

[5] Bhatki AM, Carrau RL, Snyderman CH, et al. Endonasal surgery of the ventral skull base: endoscopic transcranial surgery. Oral Maxillofac Surg Clin North Am, 2010, 22 (1):157–168.

[6] Kasemsiri P, Carrau RL, Prevedello DM, et al. Principles of anterior skull base resection: open and endoscopic techniques. Oper Tech Otolayngol Head Neck Surg, 2013, 24(4):197–207.

[7] Ong YK, Solares CA, Carrau RL, et al. New developments in transnasal endoscopic surgery for malignancies of the sinonasal tract and adjacent skull base. Curr Opin Otolaryngol Head Neck Surg, 2010, 18(2):107–113.

[8] Zanation AM, Snyderman CH, Carrau RL, et al. Minimally invasive endoscopic pericranial flap: a new method for endonasal skull base reconstruction. Laryngoscope, 2009, 119(1):13–18.

[9] Patel MR, Shah RN, Snyderman CH, et al. Pericranial flap for endoscopic anterior skull-base reconstruction: clinical outcomes and radioanatomic analysis of preoperative planning. Neurosurgery, 2010, 66(3):506–512, discussion 512.

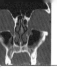

[10] Kassam A, Snyderman CH, Carrau RL, et al. Endoneurosurgical hemostasis techniques: lessons learned from 400 cases. Neurosurg Focus, 2005, 19(1):E7.

[11] Thongrong C, Kasemsiri P, Carrau RL, et al. Control of bleeding in endoscopic skull base surgery: current concepts to improve hemostasis. ISRN Surg, 2013, 2013:191543.

[12] Gardner PA, Kassam AB, Rothfus WE, et al. Pre-operative and intraoperative imaging for endoscopic endonasal approaches to the skull base. Otolaryngol Clin North Am, 2008, 41 (1):215–230, vii.

[13] Chin OY, Ghosh R, Fang CH, et al. Internal carotid artery injury in endoscopic endonasal surgery: a systematic review. Laryngoscope, 2016, 126(3): 582–590.

[14] Valentine R, Boase S, Jervis-Bardy J, et al. The effcacy of hemostatic techniques in the sheep model of carotid artery injury. Int Forum Allergy Rhinol, 2011, 1 (2):118–122.

[15] Solares CA, Ong YK, Carrau RL, et al. Prevention and management of vascular injuries in endoscopic surgery of the sinonasal tract and skull base. Otolaryngol Clin North Am, 2010, 43(4):817–825.

[16] Rajiv S, Rodgers S, Bassiouni A, et al. Role of crushed skeletal muscle extract in hemostasis. Int Forum Allergy Rhinol, 2015, 5(5):431–434.

[17] Raymond J, Hardy J, Czepko R, et al. Arterial injuries in transsphenoidal surgery for pituitary adenoma, the role of angiography and endovascular treatment. Am J Neuroradiol, 1997, 18(4):655– 665.

[18] Kim BM, Jeon P, Kim DJ, et al. Jostent covered stent placement for emergency reconstruction of a ruptured internal carotid artery during or after transsphenoidal surgery. J Neurosurg, 2015, 122(5):1223–1228.

[19] Kassam AB, Prevedello DM, Carrau RL, et al. Endoscopic endonasal skull base surgery: analysis of complications in the authors' initial 800 patients. J Neurosurg, 2011, 114(6):1544–1568.

[20] Ditzel Filho L, de Lara D, Prevedello DM, et al. Expanded endonasal approaches to the anterior skull base: a review. Otorhinolaryngology Clinics: An International Journal, 2011, 3(3):176–183.

[21] Kono Y, Prevedello DM, Snyderman CH, et al. One thousand endoscopic skull base surgical procedures demystifying the infection potential: incidence and description of postoperative meningitis and brain abscesses. Infect Control Hosp Epidemiol, 2011, 32(1):77–83.

[22] Pant H, Bhatki AM, Snyderman CH, et al. Quality of life following endonasal skull base surgery. Skull Base, 2010, 20(1):35–40.

[23] de Almeida JR, Snyderman CH, Gardner PA, et al. Nasal morbidity following endoscopic skull base surgery: a prospective cohort study. Head Neck, 2011, 33(4):547–551.

[24] Snyderman CH, Pant H, Carrau RL, et al. What are the limits of endoscopic sinus surgery?: the expanded endonasal approach to the skull base. Keio J Med, 2009, 58(3):152–160.

13　内镜额窦修正手术

Salil Nair, Peter John Wormald

摘　要

　　由于毗邻重要结构、额窦引流通道的复杂性以及额隐窝易形成瘢痕和狭窄，鼻内镜下额窦修正手术治疗复发性或持续性鼻窦疾病是一项重大挑战。本章旨在为如何处理此类患者提供逐步指导，包括可能引起疗效不佳的易感因素预测。我们明确了手术的适应证并讨论了患者选择的重要性。通过对影像资料的仔细分析，应该能够评估每个病例的复杂程度，并制定最适合的手术计划，以达到最佳治疗效果。采用最新的额窦分步手术方式，重点突出关键步骤，以方便处理各种情况。本章将具体介绍中鼻甲前穹隆黏膜瓣技术、微型额窦钻孔术和额窦磨削手术（也称为 6 级额窦手术范围、内镜下改良 Lothrop 或 Draf Ⅲ）。通过这些手术方式和积极的术后清创，在处理棘手的额窦相关临床问题时，可以获得极好的疗效。

关键词　额窦；内镜修正手术；改良 Lothrop；磨削；Draf；EFSS 6 级；小型环钻；中鼻甲前穹隆黏膜瓣

13.1 引　言

　　在鼻内镜手术中，额窦的处理仍然是一个挑战，主要是由于复杂且多变的解剖结构、狭窄的操作范围以及器械操作的困难角度。额窦口位于额嘴后方，其开口在下方，内侧为中鼻甲和嗅凹，外侧为筛骨纸样板。

　　这些技术和解剖问题在内镜额窦修正手术中被放大，正常标志可能不存在或变形。影响手术复杂性的其他因素包括息肉病变的范围、血管增生、瘢痕形成和新骨生成 [1-2]。

　　在最好的三级鼻科中心，首次内镜下额窦手术的远期成功率（特征是开放的额窦口）超过 90% [3]。需要额窦修正手术的通常是因额窦引流口狭窄，导致病变进展或控制不佳的患者。可能为复发性、持续性或医源性疾病。内镜额窦修正手术成功的关键是严格选择患者、术前计划和适当的药物治疗。此外，对解剖结构的全面了解、适当的手术技巧和选择正确的手术方式也很重要。一丝不苟地关注细节、使用保留黏膜的技术以及严谨的术后护理对于减少瘢痕和粘连形成至关重要 [4]。

13.2 适应证

　　很多因素可能造成部分患者需要进行额窦修正手术（▶ 表 13.1），这可能与疾病过程、既往手术方式或潜在的解剖结构有关，其中额窦解剖的复杂性是一个重要因素。为了更好地分类和预测额窦手术的复杂性，最新的分类已提出——国际复杂性分类（International Classification of Complexity, ICC；▶ 表 13.2）[5]。

　　已明确导致手术失败的其他因素包括持续性黏膜疾病（息肉和黏膜水肿）、手术解剖不完全、粘连和新骨生成导致的气房残留 [6]。

　　对于已完成最优选药物治疗的有症状患者，

表 13.1　可能导致额窦手术失败的因素

手术（医源性）	解剖性	病理性
额隐窝瘢痕和粘连	额窦口 AP 直径窄	额隐窝持续性黏膜水肿（CRSsNP）
中鼻甲外侧移位	额窦偏小或通气不良	阻塞额窦的复发性鼻息肉（CRSwNP）
残留气房：筛窦、鼻丘和额窦气房	突出的额窦气房（鼻丘上 / 筛泡上额气房）	新骨生成
残留钩突		与哮喘、阿司匹林过敏和真菌病相关的广泛病变

缩写：AP，前后；CRSsNP，慢性鼻窦炎不伴鼻息肉；CRSwNP，慢性鼻窦炎伴鼻息肉

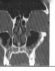

表 13.2　额窦手术的国际复杂性分类

	宽 AP 直径（≥ 10mm）	窄 AP 直径（9~6mm）	非常窄 AP 直径（≤ 5mm）
气房处于额嘴下方（AN，SAC，SBC）	低度复杂（1 级）	中度复杂（2 级）	高度复杂（2 级）
气房延伸至额嘴（SAFC、SBFC、SOEC、FSC）	中度复杂（2 级）	高度复杂（2 级）	最复杂（4 级）
气房显著延伸至额窦（SAFC，SBFC，SOEC，FSC）	高度复杂（2 级）	最复杂（4 级）	最复杂（4 级）

缩写：AN，鼻丘；FSC，额窦中隔气房；SAC，鼻丘上气房；SAFC，鼻丘上额气房；SBC，筛泡上气房；SBFC，筛泡上额气房；SOEC，眶上筛窦气房
来源：Wormald 等[5]
注：AP 是指在矢状位 CT 中，从额嘴到颅底的最窄距离处测量的额口前后径。气房的分类符合国际额窦分类[30]

额窦修正手术的适应证包括黏膜持续病变、气房不完全切除、中鼻甲偏外侧移位、瘢痕和粘连以及新骨生成，这些将在接下来的章节中详细讨论。

13.2.1 持续进展的黏膜疾病

在接受额窦修正手术的患者中，已明确的主要致病因素之一是黏膜炎症性疾病。持续性或复发性鼻息肉经常阻塞鼻窦，并且与症状复发率高度相关[6]。复发的危险因素包括伴有息肉的慢性嗜酸性黏蛋白性鼻窦炎（CRS）以及合并哮喘的鼻息肉[7]。鼻息肉最常见的复发部位是额隐窝和额窦口（▶图 13.1）。在没有解剖学因素造成阻塞的情况下，额隐窝的黏膜炎性疾病可能需要作用更强的药物来控制。然而研究表明，更积极的手术（如额窦磨削）可能有助于更好地控制长期疾病并改善患者预后[8]。

13.2.2 手术开放不彻底

鼻内镜术中气房残留、不彻底的钩突切除术或额隐窝的骨间隔会阻碍额窦引流并加剧黏膜持续的炎症[9-10]。最常见的表现之一是鼻丘气房残留，其次是鼻丘上气房、筛泡上气房和眶上气房残留[6]（▶图 13.2a）。最近的一项研究表明，除黏膜疾病外，其他已明确的额窦手术失败原因为外科操作技术。该研究强调了进入额窦区域后在额隐窝中进行所有气房彻底解剖的重要性[11]。

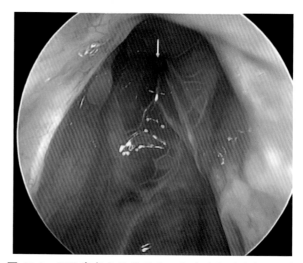

图 13.1　额隐窝复发性黏膜病。水肿的黏膜使术后额窦口变窄（箭头）

13.2.3 中鼻甲外侧移位

中鼻甲部分切除是否会导致额窦炎尚不清楚（▶图 13.2b）。尽管中鼻甲外侧移位并未显示与患者描述的症状相关，但它可能与手术失败及更快的修正手术需求有关，原因可能是额窦的引流受损[12]。修正手术中中鼻甲外侧移位的发生率较高（36%~78%）[10,13]。仅中鼻甲外侧移位不太可能需要修正额窦开放术，但它通常与瘢痕和气房残留有关。

13.2.4 瘢痕和粘连

注重细节的处理可以帮助减少不必要的创伤和术后瘢痕形成。瘢痕形成可能是由于黏膜

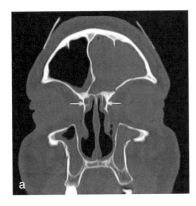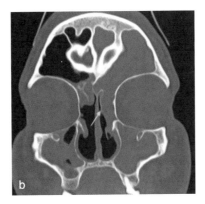

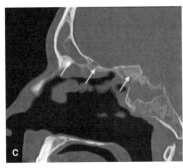

图 13.2　与复发性额窦疾病相关的影像学表现。（a）白色箭头表示双侧残留的鼻丘气房。（b）白色箭头表示中鼻甲切除术后与鼻侧壁粘连。（c）额窦口、颅底和蝶骨区域（白色箭头）见新骨生成。测量从额嘴到颅底的前后距离

创伤、骨质裸露、持续炎症性疾病或气房残留所致。为了尽量减少这种情况，在考虑额隐窝手术时，应该采用全或无的方法（额隐窝气房全切或保留不动）。最好避免在额隐窝中进行任何单一或部分操作，因为在邻近残留气房之间可能会形成粘连。然而在某些患者中，即使出现粘连和瘢痕，也可能并不出现症状 [7,13]。

13.2.5 新骨生成

术中未能保护黏膜会导致瘢痕形成和新骨生成 [14]，这一点我们知之甚少，但炎症诱导的骨膜中成骨细胞活动会导致硬化骨形成 [15]（▶图 13.2c）。新骨生成的发生率在鼻窦手术的患者中更高，可能继发于多种因素，如持续性黏膜炎症、持续感染和手术创伤。持续性骨炎会促进黏膜炎症和水肿，并可能导致额隐窝狭窄 [16]。

13.3 患者选择

在实施鼻内镜额窦修正手术时，对于患者的挑选是保证预后良好的关键因素。关键问题是患者的体征和症状是否由持续的额窦疾病引起。应仔细询问病史和进行鼻内镜检查。需要积极寻找和控制可能导致首次手术失败的潜在疾病。如有必要，应考虑排查免疫缺陷、过敏、

阿司匹林敏感性、呼吸系统疾病（包括哮喘）、肉芽肿疾病和纤毛功能障碍。应采集来自鼻腔的分泌液和脱落细胞拭子进行组织学和微生物学分析。应在临床上仔细评估患者，了解任何既往鼻窦手术和有用的影像学资料。仔细阅读影像学和手术记录将有助于确定患者是否为复发性、残留性或医源性疾病。尽管有多样的手术选择，但有症状的疾病仍应通过最佳药物来治疗，可能包括局部使用和口服糖皮质激素、盐水冲洗和使用敏感抗生素 [17-18]。

与初次手术一样，进行修正手术治疗额痛为主的症状时应谨慎。头痛症状与 CRS 的关联性较差 [19-20]。并非所有额窦内病变都有症状。相反，额痛和头痛不应被视为内镜额窦修正开放术的唯一手术指征。额窦黏膜疾病没有特征性的额部症状，可表现为 CRS 相关症状，如鼻塞、流涕、嗅觉减退和鼻后滴漏。手术后症状的改善可能归因于鼻窦病理变化的消退。额窦口的术后狭窄与症状持续存在、感染和息肉复发显著相关 [3]。

13.4 诊疗计划

一旦决定实施修正手术，应仔细分析以明确既往手术失败的原因。这些在前面已着重强

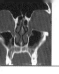

调。除了回顾相关的既往影像资料，还需要再次行 CT 检查来评估解剖结构，并确定既往手术的范围。

理想情况下，多平面 CT 成像用于重建额窦和额隐窝的三维（3D）图像。0.625~1mm 层厚的轴位图像可在工作站上轻松重建，从而获得矢状位和冠状位图像。有许多 Windows 和苹果电脑平台的免费软件程序可用于进行图像处理。或者，可以同时在手术导航平台上加载和研究图像。

13.4.1 CT 图像分析

在手术前，识别不利的解剖变异对手术是有帮助的，例如额窦的前后（AP）距离狭窄、额窦气化不良、广泛的新骨生成、突出的额嘴和广泛的额窦气房，以便可以设计适当的手术方式。最好在轴位或矢状位上观察狭窄的前后距离，具体定义为从额嘴到前颅底的投影距离，它为外科医生提供了该区域可操作的范围（▶图13.2C）。

对潜在手术困难的认识可以帮助外科医生向患者提供相关咨询，如手术的预期成功率、未来是否需要额外的修正手术以及可能的辅助手术（如额窦微型环钻）。

13.4.2 术中计算机辅助导航

随着导航系统发展得越来越准确和价格越来越便宜，在鼻窦手术期间使用手术导航的情况越来越多。目前，图像导航系统分为基于光学（红外）或电磁（EM）两种。前者通过头架和仪器连接患者身上的发光二极管（light-emitting diode, LED）来工作。而电磁系统则是利用射频跟踪放置在患者头部和手术器械内的指示设备来实现术中导航。导航系统在鼻窦修正手术中非常适用，因为中鼻甲等重要标志可能缺失或存在明显异常。在三维成像中识别关键解剖结构（如眼眶、颅底和蝶骨内结构）对于最大限度地减少并发症至关重要。

13.4.3 内镜和器械

在所有鼻窦手术中，额窦需要更加专业的设备和仪器。经典的 30°、45° 和 70° 内镜以及适当的内镜清洗系统已应用于额窦手术中。

然而由于需要使用相应角度的器械，内镜角度越大，解剖的难度就越大。中鼻甲前穹隆黏膜瓣径路旨在改善进入额隐窝的问题，同时尽可能长时间地使用 0° 内镜操作[21]。目的是减少对周围黏膜的继发损伤和创伤，同时更好地提高手术效率。本文之后将描述该径路的关键步骤。一系列角度（15°、45° 和 70°）的切割和金刚钻头结合吸引和冲洗对手术非常有利。细长颈切割钳和非切割钳以及一套 Wormald 额窦可延展器械（包括抽吸刮匙和额窦探头；Integra, MicroFrance）非常有用。此外，术中还可以使用 Hajek-Koffer、Cobra 和 Hosemann（Storz, Tuttlingen）额窦咬骨钳。

13.5 手术方式的选择

选择用于治疗复发性额窦疾病的手术方式取决于许多已知因素（▶表 13.1）。外科医生需要考虑前次手术的范围和完整性、额窦的解剖结构以及疾病的总体负担。▶表 13.2 中提供了仅基于解剖结构的手术复杂性评估。

前面已经描述了多种手术径路方法。手术范围从不处理额隐窝或额窦口的前筛窦切除术到整个额窦底、额嘴和窦间隔的切除（▶表13.3）。前者很少用于额窦修正手术，而后者主要用于处理因手术不彻底所导致的治疗失败，并且是内镜手术的最后一步。

修正手术的一般原则是彻底的筛窦切除术、蝶窦开放术（如有病变或确定颅底平面的情况），并去除沿颅底和额隐窝的骨性间隔。其目的是在不去除骨质的情况下将额窦开口最大化。什么时候需要扩大额窦口是有争议的。我们的理念是，如果要使用钻头扩大开口，应考虑做尽可能大的额窦开口，例如额窦磨削、Draf Ⅲ[22]，或改良的内镜 Lothrop 手术。通过去除单侧骨质扩大额窦开口会引起强烈的成纤维细胞反应，从而迅速阻塞已开放的额窦开口，并且任何术中扩大的额窦开口在术后都会迅速缩窄消失。然而，为了在不使用电钻的情况下获得尽可能大的额窦开口，必须使用适当的咬骨钳去除气房和骨间隔。磨削往往会刺激强烈的骨质反应，并有纤维蛋白沉积和术后瘢痕形成的倾向[4]。

表 13.3　鼻内镜额窦手术（EFSS）范围

Draf 分型 [22]	EFSS 范围的国际分级 [30]	
	0：无须去除骨骼或组织。球囊扩张	无组织切除
Draf I：筛窦切除术和额窦下气房切除术	1：切除额隐窝中不直接阻塞额窦口的气房	气房切除
	2：清除阻塞额窦口但未进入窦口的气房	
Draf IIa：纸样板和中鼻甲之间的额窦口扩大	3：去除进入额窦口的气房（额窦口不增宽）	
	4：切除进入额窦口的气房，同时扩大额窦口（骨质切除，通常为额嘴）	骨切除
Draf IIb：从 LP（眶纸板）和鼻中隔扩大额窦口	5. 额窦口从 LP（眶纸板）到鼻中隔逐渐扩大	
Draf III：双侧额窦口扩大，上鼻中隔、额窦底和窦间隔切除	6. 额窦双侧扩大为共同窦口，切除上鼻中隔、窦间隔和额窦底	

注：Draf 额窦手术分型与新提出的鼻内镜额窦手术范围（EFSS）国际分级之间的比较

13.6 手术步骤

在中鼻甲存在的情况下，中鼻甲前穹隆黏膜瓣有利于额隐窝径路操作。

13.6.1 中鼻甲前穹隆黏膜瓣技术

● 在中鼻甲前穹隆上方 8mm、前方 8mm 处使用 15 号手术刀片作切口（▶图 13.3）。

● 然后在中鼻甲根部作切口。

● 使用带吸引的剥离子将黏膜瓣剥离，并使用镰刀将黏膜瓣的下缘从中鼻甲前穹隆处游离切开。

● 然后使用镰刀的尖端将中鼻甲前穹隆黏膜瓣塞入中鼻甲和鼻中隔之间。

● Hajek-Koffer 咬骨钳去除中鼻甲前穹隆的骨质，该处对应于鼻丘气房的前壁。

● 骨质去除将取决于鼻丘气房的气化程度。更广泛的骨质去除可以更好地进入额隐窝。

● 一旦暴露并识别出鼻丘后，应通过 CT 影像检查确认额隐窝通道的 3D 解剖结构。

● 清除阻塞气房开放额窦口后，可将黏膜瓣向后铺设，以覆盖中鼻甲裸露的骨骼和残留的鼻丘气房前壁。

13.6.2 额窦微小钻孔术

这是一种改良的额窦环钻技术，微型环钻（Medtronic，Jacksonville，Florida）在自然的额窦引流通道难以辨认时很有帮助。将套管通过额窦前壁放置到额窦腔中，并用荧光素染色的盐水冲洗。然后可以用探针跟踪这条荧光染色通路，以帮助解剖和识别额窦自然引流通道。

在放置微型钻头之前，需要阅读 CT 以评估额窦的部位、大小和深度。局部麻醉剂注射后，在眉弓内侧或皱眉线处做一个穿刺切口。注意不要将切口切得太高，并保持切口沿着连接眉弓中点的假想线，该处对应于眶上嵴。CT 将确认额窦在该切口上方已充分气化，以便安全穿刺。如果没有气化，可以适当降低切口。

● 沿着假想线从中点旁开 1~1.5cm 处切口。标志描绘在▶图 13.4。

● 用虹膜剪轻轻地扩大切口。

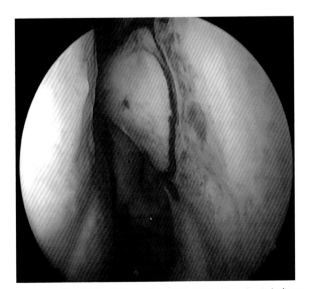

图 13.3　前穹隆黏膜瓣。在鼻腔外侧壁（LW）的中鼻甲（MT）附着点前约 8mm 处做一个切口

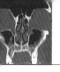

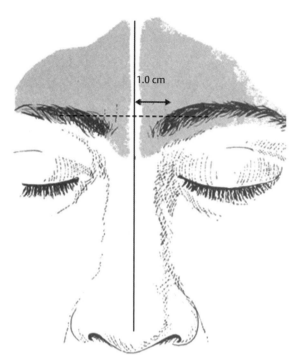

图 13.4　额窦微型环钻的标记。垂直切口可以隐藏在眉弓内侧或皱眉线处

- 将钻头引导器穿过切口，确保不会夹住皮肤，并且引导器的锯齿与额窦前壁齐平。必要时需要对引导器进行一些调整。

- 确保一旦开始钻孔，每次钻头与骨质接触后立即抬起，钻头完全撤回，以便直接冲洗钻头末端。需要持续冲洗以防止钻头升温并灼伤皮肤和骨质。

- 钻头设计长度为超出引导器 11mm，不会穿透额窦后壁。

- 当钻头进入额窦时，有特征性的"落空感"。取下钻头并将导丝穿过引导器，将导丝固定到位，然后拔出引导器。

- 将金属套管沿导丝旋转插入额窦并移除引导器，确保套管固定牢固。

- 使用仅含 2~3mL 生理盐水的 10mL 注射器抽吸以确保金属套管放置到位。

- 抽吸可看到空气、脓液、黏液或血液。如为透明液体表明穿透到颅内，应立即取出钻头并缝合伤口。

- 开始时可以使用生理盐水冲洗，确认在窦腔后，可以使用荧光素染色的生理盐水冲洗。

- 冲洗前，当出现眼眶或额窦后壁缺损时

要小心，诸如脑脊液漏、眶周损伤和切口感染等并发症已有报道[23-25]。

- 如果不用于术后冲洗，则可移除套管并且使用无菌胶布封闭伤口。

抽吸失败的原因及适当的解决方法如下：

- 额窦前壁未完全穿透——重新定位套管（方向不要太偏上——总是偏下部）。

- 额窦内分泌物太黏稠无法吸出——滴入 1mL 生理盐水并吸出。

- 套管穿过前壁，但仍未穿透额窦黏膜——重新定位套管。

- 套管堵塞——取出套管，冲洗，然后重试。

13.7 特殊情况

13.7.1 额隐窝中残留的气房或延伸到额窦中的气房（Draf I 或国际内镜额窦手术范围分类 1~3 级）

因手术不彻底导致的气房残留常常需要额窦修正手术，包括残留的鼻丘气房、钩突上端、筛泡顶或残余中鼻甲的外移[6,11]。

- 将浸泡有肾上腺素、丁卡因和盐水溶液的脑棉片置于中鼻道、中鼻甲和下鼻甲后方。

- 中鼻甲前穹隆和中鼻甲外侧附着处行局部浸润麻醉。

- 使用双头球形探针，将残留的钩突在中部折断，然后用 45° Blakesley 咬切钳（Storz）将其移除。

- 使用 30° 镜检查上颌窦口。

- 在前筛气房已部分或全部切除的修正病例中，无法进行额窦解剖的 3D 重建。在这些情况下，应仔细辨别中鼻甲的水平和垂直部交界处。

- 在交界处内下角穿透，保持鼻腔内侧操作，推进内镜以识别上鼻甲。

- 蝶骨自然口位于上鼻甲下 1/3 的内侧。

- 开始时可以沿着鼻中隔打开蝶窦的内侧和底部，直到确定蝶窦顶壁。

- 使用蝶窦顶壁作为颅底解剖定位进行筛窦修正切除术。

- 如前所述，制作中鼻甲前穹隆黏膜瓣。使用额窦吸引刮匙，通过将刮匙贴着颅底行走并进入额窦口来识别额窦口。确认引流通道，可以轻轻去除任何残留或阻塞的气房。用长颈钳取出骨头碎片或进行清创。

- 额窦口必须可见。

13.7.2 额窦口狭窄、扩大的鼻丘上额和筛泡上气房，或持续的炎症负荷 [CRSwNP、阿司匹林敏感性哮喘、变应性真菌病（DrafⅢ / EFSS 6）]

研究表明，当额窦开口的最大径小于 5mm 时，首次额窦手术的失败率会更高[3]。额窦自然开口的大小在修正手术中甚至更为关键。即便已经进行额隐窝彻底清理和额窦自然开口的暴露，复发的患者最好还是通过额窦磨削 / DrafⅢ / 内镜额窦手术（EFSS）[6] 的方式进行处理。

- 鼻部的术前准备与前面讨论的相同。

- 为了定位颅底，如前所述放置额窦微型钻头。有荧光素染色的生理盐水标志着解剖的后界。只要在荧光素的前面和外侧操作，颅底就是安全的；也可通过及时使用影像导航来确定；或者，可以在整个手术中单独使用影像导航来定位颅底的位置。

- 第一步是创建一个鼻中隔开窗。鼻中隔开窗的标志后缘在中鼻甲外，上方到鼻顶，在中隔开窗下缘，手术器械可以通过中隔窗的下边缘，到达对侧中鼻甲前穹隆下。前部标志是用 0° 镜通过鼻腔中隔开窗看到的对侧中鼻甲前方 1cm 的上颌骨额突（▶图 13.5）。

- 为了制作鼻中隔开窗，可以将被覆在这些标志上的鼻中隔黏膜收集起来。该游离移植物取自黏膜下层而不是骨膜下层（▶图 13.6）。我们发现黏膜下层黏膜瓣的获取率优于骨膜下层黏膜瓣。

- 接下来，制作蒂在前方的带蒂黏膜瓣并将其弯曲回鼻前庭。通过中隔窗作起始切口（▶图 13.7）。然后将内镜放在同侧，切口继续向前，使黏膜瓣向前翻卷（▶图 13.8）。这些带蒂黏膜瓣可用于在手术结束时为额窦口的裸露骨质提供黏膜覆盖。

- 使用 0° 镜，从右鼻孔穿过中隔窗到左侧，磨削上颌骨额突的骨质，直到面部皮肤（▶图 13.9）。开始时横向磨削，然后向上磨削。以额

窦自然开口为解剖标记，沿着额窦自然口上部和外侧磨削骨质。

- 一直磨削到第一嗅丝的水平（▶图 13.10）。通过将中隔窗后缘黏膜向后推来辨别第一嗅丝。直到可以看到嗅丝从颅底穿出。

- 一旦磨削额窦口周围的骨质到达嗅丝上方的位置，可以继续朝颅底内侧前方磨削（▶图 13.11）。

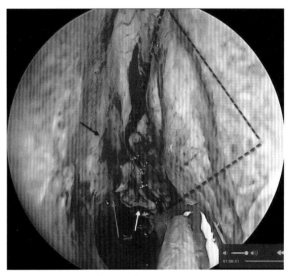

图 13.5 白色箭头表示中鼻甲，它是中隔窗的后部标志。红色箭头表示前穹隆——手术刀片沿黑色虚线做中隔窗下缘切口——为前穹隆下方约 5mm 处，形成中隔窗的下缘标志。上虚线表示在鼻中隔上尽可能高的上切口，前虚线表示垂直切口，该切口标志着中隔窗的前边界，可以看到对侧鼻腔上颌骨的额突。黑色箭头标记右侧上颌骨的额突

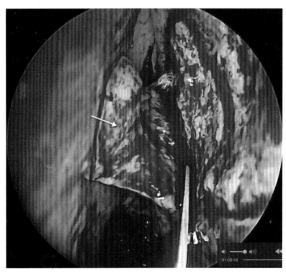

图 13.6 游离的黏膜瓣（白色箭头）取自软骨膜层以上的中隔窗区域。这个薄层的黏膜瓣可以更好地覆盖裸露的骨骼

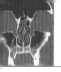

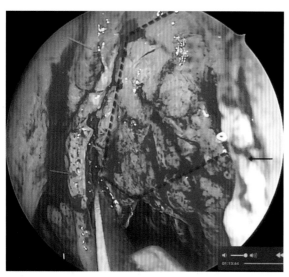

图 13.7　中隔窗的后缘用蓝色箭头标记，前缘用黑色箭头标记，红色箭头标注其上边缘。手术刀在上颌骨额突（黑色虚线）上做蒂在前部的带蒂黏膜瓣切口

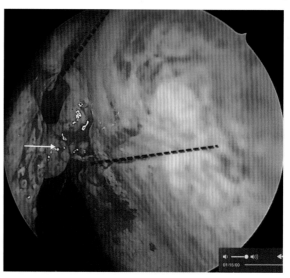

图 13.8　将内镜放置在带蒂黏膜瓣的同一侧，可以看到最开始翻卷的黏膜瓣（白色箭头）。黑色虚线标出了下一步手术的切口，以允许黏膜瓣向前翻卷得足够远，使其不再位于手术区域

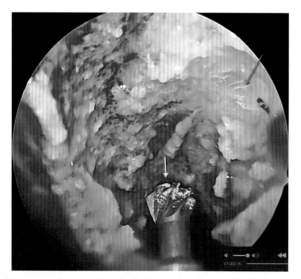

图 13.9　使用 0° 镜进行磨削，从前穹隆开始（白色箭头），然后从侧面继续，直到暴露出一小部分面部皮肤下组织（红色箭头）

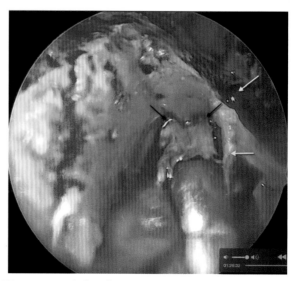

图 13.10　黑色箭头表示嗅丝，白色箭头表示额窦口，黄色箭头表示中鼻甲

- 对鼻腔两侧进行同样的操作，直至两侧形成一个新的额窦开口。

- 接下来，将中鼻甲和中隔形成的额部 T 型结构磨低到第一嗅丝平面。需要使用影像导航进行定期检查，以确保颅前窝不受到损伤（▶ 图 13.12）。

- 现在改为 30° 镜并使用有角度的钻头去除额窦口的前缘骨质，直到额窦前壁平滑地延伸到鼻腔中，没有任何突起（▶ 图 13.13）。

- 将带蒂游离黏膜瓣铺回到额窦口处，以确保覆盖额窦口周围裸露的骨质。无须放置支架或填塞。如果额部放置了微型钻头，一并将它移除（▶ 图 13.14）。

- 次日开始鼻腔冲洗，门诊患者随访 2 周。

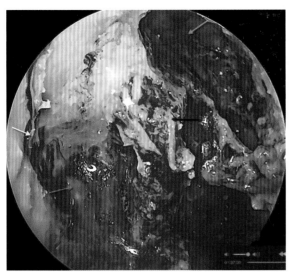

图 13.11 黑色箭头表示额窦 T 型结构，而红色箭头表示荧光素染色的生理盐水，标记额窦开口和解剖的后界。黄色箭头表示右侧暴露的皮肤下组织。注意左侧解剖（绿色箭头）嗅丝和额窦 T 型结构

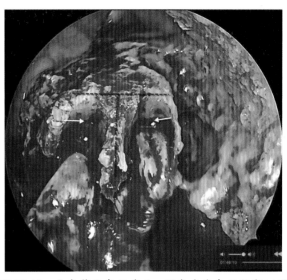

图 13.12 白色箭头表示嗅丝，黑色虚线表示额窦 T 型结构

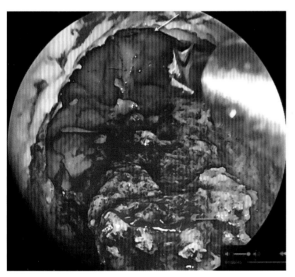

图 13.13 额窦口的前壁磨低（白色箭头），窦间隔（红色箭头）已被磨低到窦顶部，绿色箭头表示额窦 T 型结构。这种解剖使额窦开口最大化

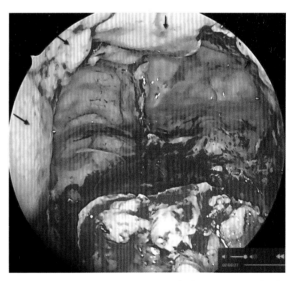

图 13.14 新额窦口的黏膜瓣由黑色箭头所示。正中（12点钟位置）和右侧（10点钟位置）箭头表示游离黏膜瓣，而其余移植物为带蒂黏膜瓣

13.8 提示和技巧

• 虽然头痛可能是与复发性额窦疾病相关的症状之一，但若是唯一的主诉，在实施手术时应保持谨慎。

• 完善的术后护理，包括药物治疗，局部使用和必要时全身使用糖皮质激素，以及细致的清创，对于保持额窦开口通畅很重要。

• 多层 CT 检查对额隐窝解剖结构的 3D 重建至关重要。

• 在评估额窦复杂程度时，CT 成像要特别注意额嘴的厚度（冠状位和矢状位）、额窦口的前后尺寸（轴位和矢状位）以及延伸到额窦内的附属气房（冠状位和矢状位）。

• 全麻下控制性低血压、控制心率（＜ 60次 / 分）对术野清晰至关重要 [26]。

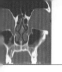

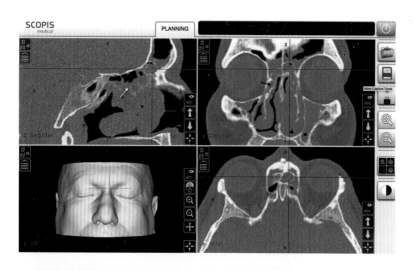

图 13.15　十字线表示所有三个平面中的额窦间隔气房。冠状位上的黑色箭头表示新生骨形成，而矢状位上的白色箭头表示既往做过筛窦手术，红色箭头表示大块鼻息肉

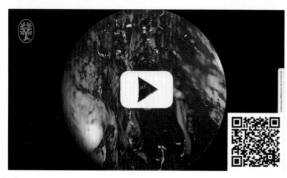

视频 13.1　额窦磨削术

13.9 病例展示

　　该患者是一名 55 岁的男性，有鼻息肉病史，既往在其他医院接受过两次手术（▶图 13.15 中矢状旁扫描的白色箭头）。伴有明显鼻塞、鼻后滴漏和反复感染。患者主诉是额部持续闷胀和压痛，感冒感染时尤其严重。在内镜检查中，患者左侧鼻腔充满息肉（▶图 13.15 中矢状位 CT 上的红色箭头）。右侧鼻腔粘连，鼻道有分泌物。两侧的额窦口被瘢痕组织完全阻塞。该患者在接受一个完整疗程的保守治疗后，进行了鼻窦 CT 检查（▶图 13.15）。结果显示存在双侧额窦间隔气房，窦间隔较厚（▶图 13.15 中的十字线）。此外，在右侧额隐窝处有新骨生成（▶图 13.15 中冠状位 CT 上的黑色箭头）。由于该患者有广泛的鼻息肉，既往手术失败，瘢痕组织堵塞额窦口，额隐窝新骨生成，额窦间隔气房堵塞，窦间隔较厚，因此并不适合行标准鼻窦修正手术。进一步行标准功能性鼻内镜手术（FESS）的失败率将会非常高。该患

者接受了额窦磨削（EFSS 6、Draf Ⅲ 或改良的 Lothrop 手术）。▶视频 13.1 演示了手术步骤。术后 2 年，该患者复查显示鼻窦术腔清洁，上皮化良好，所有的鼻窦窦口开放良好，额窦口大小为 20mm×18mm。

13.10 并发症处理

　　额窦修正手术的主要并发症包括瘢痕形成和再狭窄、筛前动脉损伤、眼眶穿透伤以及颅底损伤和脑脊液漏。

13.10.1 瘢痕和再狭窄

　　额隐窝狭窄的解剖结构使该区域易于形成瘢痕和粘连。为了尽量减少这种情况，需要特别注意黏膜保护，避免周围黏膜剥离。使用弯曲的 60° 吸切器（Medtronic, ENT）和咬切器械可以降低黏膜损伤的风险。控制术中出血和术后仔细清创有助于减少粘连形成。使用几丁糖凝胶作为敷料已证明对减少术后额窦口狭窄有作用，并可能持续发挥作用[27]。

13.10.2 筛前动脉

　　筛前动脉（AEA）通常位于颅底额窦口后的一个气房内。如果筛板的外侧板较深（＞4mm）或存在眶上筛房，则筛前动脉可能位于系膜中[28]。可在手术前通过仔细查阅 CT 图像来辨别。术中可以通过找到额窦口并使用可调式吸引刮匙仔细解剖其后部来识别该动脉，它最常位于颅底筛泡的后方；或者通过辨别蝶骨的顶部（前颅底的最低部分），可以仔细地向

前解剖到额窦开口。使用吸引刮匙在颅底骨间隔之中轻轻去除病变黏膜。可以看到动脉在筛窦顶部从后外侧到前内侧的特征性走形并穿过颅底。

如果在手术过程中损伤到筛前动脉（anterior ethmoid artery，AEA），通常可以先通过局部放置含血管收缩剂的脑棉片来帮助止血和保持术野清晰。使用吸引双极电凝可以烧灼动脉。使用吸引单极电凝时应格外小心，因为它可能会穿透颅底，从而导致脑脊液漏。横断的动脉可能会缩回眼眶，导致眶内血肿，需要对眼眶进行紧急减压。

13.10.3 眼眶损伤

在解剖额隐窝时，可能会发生筛骨纸样板骨折，一般影响较小，后果不严重。然而，如果眶周被破坏，眶周脂肪可能会疝出到手术区域，使进一步的手术操作变得困难和危险。有经验的术者可以通过避免对疝出脂肪的操作或用一小片硅胶薄膜片覆盖暴露区域来完成手术。是否放弃手术将取决于外科医生的经验和疝出的脂肪量。

13.10.4 脑脊液漏

筛板外侧板或筛骨顶部骨折可能导致脑脊液漏，尤其脆弱的区域是筛前动脉穿出外侧板处。术中脑脊液可通过"冲刷（washout）"征识别。观察怀疑有脑脊液的区域会发现血液被稀释并不断被冲走。如果确认脑脊液漏，则需要及时修补。将情况告知麻醉师，并用脑棉片压迫该区域，以帮助止血和使术野清晰。回放影像，这可能有助于确认脑脊液的部位。大多数术中脑脊液漏很小，可以通过叠层修补（使用游离或带蒂的黏膜瓣）或"浴缸塞（bath-plug）"技术进行处理[29]。通过小心清除渗漏部位黏膜来暴露缺损。小心使用低功率双极电凝有助于止血。一般很少需要人工硬脑膜，可使用纤维蛋白胶将修补的黏膜瓣固定到位。

（程 庆 丁言言 译，乐建新 审）

参考文献

[1] Lund VJ, Stammberger H, Fokkens WJ, et al. European position paper on the anatomical terminology of the internal nose and paranasal sinuses. Rhinol Suppl, 2014, 24(24):1–34.

[2] Wormald PJ. Endoscopic Sinus Surgery: Anatomy. Three Dimensional Reconstruction and Surgical Technique. 3rd. New York: Thieme, 2012.

[3] Naidoo Y, Wen D, Bassiouni A, et al. Long-term results after primary frontal sinus surgery. Int Forum Allergy Rhinol, 2012, 2(3):185–190.

[4] Chiu AG, Goldstein GH, Kennedy DW. Revision endoscopic frontal sinus surgery // Kountakis SE, Senior BA, Draf W. The Frontal Sinus. 2nd. Berlin: Springer-Verlag, 2016:301–314.

[5] Wormald PJ, Bassiouni A, Callejas CA, et al. The International Classification of the radiological Complexity (ICC) of frontal recess and frontal sinus. Int Forum Allergy Rhinol, 2016.

[6] Otto KJ, DelGaudio JM. Operative findings in the frontal recess at time of revision surgery. Am J Otolaryngol, 2010, 31(3):175–180.

[7] Friedman M, Bliznikas D, Vidyasagar R, et al. Longterm results after endoscopic sinus surgery involving frontal recess dissection. Laryngoscope, 2006, 116(4):573–579.

[8] Bassiouni A, Wormald PJ. Role of frontal sinus surgery in nasal polyp recurrence. Laryngoscope, 2013, 123(1):36–41.

[9] Meyer TK, Kocak M, Smith MM, et al. Coronal computed tomography analysis of frontal cells. Am J Rhinol, 2003, 17(3):163–168.

[10] Chiu AG, Vaughan WC. Revision endoscopic frontal sinus surgery with surgical navigation. Otolaryngol Head Neck Surg, 2004, 130(3):312–318.

[11] Valdes CJ, Bogado M, Samaha M. Causes of failure in endoscopic frontal sinus surgery in chronic rhinosinusitis patients. Int Forum Allergy Rhinol, 2014, 4(6):502–506.

[12] Bassiouni A, Chen PG, Naidoo Y, et al. Clinical significance of middle turbinate lateralization after endoscopic sinus surgery. Laryngoscope, 2015, 125(1):36–41.

[13] Musy PY, Kountakis SE. Anatomic findings in patients undergoing revision endoscopic sinus surgery. Am J Otolaryngol, 2004, 25 (6):418–422.

[14] Ling FT, Kountakis SE. Important clinical symptoms in patients undergoing functional endoscopic sinus surgery for chronic rhinosinusitis. Laryngoscope, 2007, 117(6):1090–1093.

[15] Kocak M, Smith TL, Smith MM. Bone involvement in chronic rhinosinusitis. Curr Opin Otolaryngol Head Neck Surg, 2002, 10:49–52.

[16] Lee JT, Kennedy DW, Palmer JN, et al. The incidence of concurrent osteitis in patients with chronic rhinosinusitis: a clinic opathological study. Am J Rhinol, 2006, 20(3):278–282.

[17] Fokkens WJ, Lund VJ, Mullol J, et al. EPOS 2012: European position paper on rhinosinusitis and nasal polyps 2012. A summary for otorhinolaryngologists. Rhinology, 2012, 50(1):1–12.

[18] Orlandi RR, Kingdom TT, Hwang PH, et al. International consensus statement on allergy and rhinology: rhinosinusitis. Int Forum Allergy Rhinol, 2016, 6(Suppl 1):S22–S209.

[19] Lal D, Rounds AB, Rank MA, et al. Clinical and 22-item

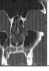

SinoNasal Outcome Test symptom patterns in primary headache disorder patients presenting to otolaryngologists with "sinus" headaches, pain or pressure. Int Forum Allergy Rhinol, 2015, 5(5):408–416.

[20] Jones NS. Sinus headaches: avoiding overand mis-diagnosis. Expert Rev Neurother, 2009, 9(4):439–444.

[21] Wormald PJ. The axillary flap approach to the frontal recess. Laryngoscope, 2002, 112(3):494–499.

[22] Weber R, Draf W, Kratzsch B, et al. Modern concepts of frontal sinus surgery. Laryngoscope, 2001, 111(1):137– 146.

[23] Bartley J, Eagleton N, Rosser P, et al. Superior oblique muscle palsy after frontal sinus mini-trephine. Am J Otolaryngol, 2012, 33(1):181– 183.

[24] Lee AS, Schaitkin BM, Gillman GS. Evaluating the safety of frontal sinus trephination. Laryngoscope, 2010, 120(3):639– 642.

[25] Seiberling K, Jardeleza C, Wormald PJ. Minitrephination of the frontal sinus: indications and uses in today's era of sinus surgery. Am J Rhinol Allergy, 2009, 23(2):229–231.

[26] Nair S, Collins M, Hung P, et al. The effect of beta-blocker premedication on the surgical field during endoscopic sinus surgery. Laryngoscope, 2004, 114(6):1042–1046.

[27] Ngoc Ha T, Valentine R, Moratti S, et al. A blinded randomized controlled trial evaluating the effcacy of chitosan gel on ostial stenosis following endoscopic sinus surgery. Int Forum Allergy Rhinol, 2013, 3(7):573–580.

[28] Floreani SR, Nair SB, Switajewski MC, et al. Endoscopic anterior ethmoidal artery ligation: a cadaver study. Laryngoscope, 2006, 116(7):1263–1267.

[29] Wormald PJ, McDonogh M. The bath-plug closure of anterior skull base cerebrospinal fluid leaks. Am J Rhinol, 2003, 17(5):299–305.

[30] Wormald PJ, Hoseman W, Callejas C, et al. The International Frontal Sinus Anatomy Classification (IFAC) and classification of the extent of endoscopic frontal sinus surgery (EFSS). Int Forum Allergy Rhinol, 2016, 6(7):677– 696.

14 额窦手术并发症

David Morrissey, Alkis J. Psaltis

摘 要

额窦是一个复杂的解剖区域，额窦手术对于鼻窦外科医生也是一项挑战。与其他鼻窦相比，因为额窦解剖的复杂性和它可能存在的径路困难，额窦手术并发症的发生率更高。本章详细描述了与额窦内镜径路相关的潜在并发症，并描述了这些并发症是如何发生的，以及如何处理和护理这些并发症。额窦外科医生应该了解如何在额窦区域安全进行手术，并了解精湛的技术与安全的手术之间的关系，这将有助于外科医生最大限度地提高额窦口通畅引流的效果，并尽可能地降低并发症的发生风险。本章讨论的并发症包括脑脊液漏、眼眶损伤、疼痛、出血和感染等原发性围手术期并发症，以及额窦口狭窄和黏液囊肿等迟发性术后并发症。重点是通过精心设计的术前手术计划和影像检查、严谨的手术操作以及对患者的术后综合管理来预防此类并发症。

关键词 额窦；内镜鼻窦手术；并发症；疼痛；出血；感染；病理性脑脊液漏；黏液囊肿；眼眶损伤

14.1 引 言

额窦手术被公认为是内镜鼻窦手术中难度最高的手术之一[1-3]，这是由于其狭窄的解剖结构、可能存在明显变异的气房以及邻近重要解剖结构，如颅底、眼眶、筛前动脉和嗅丝。因此，成功的额窦手术需要术者全面了解额隐窝的解剖结构，使用高清内镜成像系统和适合的手术器械，在某些情况下还需要导航系统以辅助内镜鼻窦外科医生的手术技能。使用内镜额窦径路可能出现并发症，并且由于该区域复杂的解剖结构，对它们的处理同样复杂。

14.2 流行病学和病因学

据估计，内镜鼻窦手术的严重并发症发生率为 0.2%~0.4%。额窦比其他所有部位更易发生严重并发症，其发生率的校正 OR 比值为 1.53~2.14[4]，这反映了额窦区域内镜手术的复杂性明显增加。▶ 表 14.1 总结了不同额窦手术范围的并发症发生率。

14.3 额窦内镜手术的特殊并发症

14.3.1 未能达到手术既定目标

迄今为止，伴或不伴鼻息肉的慢性鼻窦炎是在额窦区域进行手术的最常见原因，其他适应证可能包括良性或恶性肿瘤以及黏液囊肿。在某些情况下，额窦的内镜手术可能无法达到预期效果。事实上，在初次鼻窦手术时就有涉及额窦的疾病被证明是后期需要鼻窦修正手术的独立危险因素[5]。

手术失败的特征可以表现为多种形式，但至少包括未能按预期缓解症状、额窦引流通道狭窄、疾病复发或需要进一步手术或修正手术。重要的是要认识到手术失败不是绝对的，上述只是给出了一个衡量手术失败的不完美标准。在某些情况下，尽管出现狭窄或原有疾病复发，

表 14.1 鼻内镜下额窦手术并发症的发生率

并发症	发生率
新窦口狭窄	· 8.2%~10% Draf Ⅱa（主要）
	· 20.7% Draf Ⅱa（修正）
	· 35.9% 单侧磨削（Draf Ⅱb）
	· 5%~32% 见于 EMLP（Draf Ⅲ）
	· 21% 见于修正 EMLP
出血	· 1% 标准鼻窦手术
	· 3.9% EMLP
脑脊液漏	· 1.9% EMLP
感染	· 4.9% EMLP
眼眶损伤	· 0.32%

缩写：CSF，脑脊液；EMLP，鼻内镜下改良 Lothrop 手术

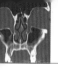

患者的症状仍可能有显著改善。此时，尽管症状有所改善，仍可能需要进行修正手术，以便在初次手术后获得更好的预后。

多位作者统计了特异性内镜额窦手术的失败率。Draf Ⅱa 作为初次手术方式的失败率为 8.2%~10%，而其修正手术成功率也不高，失败率为 20.7%[6-7]。据报道，Draf Ⅱb 手术的失败率更高，为 35.9%[8]。Draf Ⅲ 或鼻内镜下改良 Lothrop 手术（endoscopic modified Lothrop procedure, EMLP）的文献报道失败率高达 32%，但最近的系列研究表明失败率为 8%~10%[1,6,8-10]。修正鼻内镜下改良 Lothrop 手术需要进一步手术的失败发生率为 21%[11]。值得注意的是，要认识到内镜额窦手术失败也可能在初次手术后多年出现，因此目前的文献报道可能低估了术后长期随访到的手术失败的真实发生率[8]。

对患者的选择和相关医源性因素可能会影响额窦手术的成功。Naidoo 等证明，存在多种不利情况的患者和手术因素会增加额窦手术失败的风险[6]。个体解剖结构的复杂性会增加手术的难度并限制外科医生进入和定位病变的能力。疾病的固有特性也可能增加术后复发和进一步手术的概率。潜在的全身性疾病可能对伤口愈合产生不利影响，或增加术后感染和瘢痕形成的风险。出血体质或术中持续抗凝可增加术中出血并导致手术视野不清晰。如果在术后没有及时清理鼻腔血凝块和分泌物，遵循术后护理的依从性也会影响手术的成功。

与外科医生自身有关的因素也会影响手术疗效。手术经验和适当的额窦手术培训是确保在该区域手术成功的一个特别重要的因素。手术决策和后续内镜径路的选择会影响手术的径路和最终的手术成功，以及可能遇到的并发症。额窦手术成功的关键是术野足够的清晰。因此，减少出血和改善止血技术至关重要。细致的组织处理以及避免黏膜剥离和组织创伤不仅可以最大限度地减少出血，还可以显著影响术后长期疗效。

外科医生手术水平的提升和对额窦解剖学的理解可以通过实习期间充分的额窦相关培训和实习后的鼻窦手术课程来实现，这使外科医生能够对额窦解剖结构和可能遇到的解剖变异

有深入而全面的了解。术前手术设计软件和术中影像导航的使用可以进一步提高外科医生对额窦相关解剖结构的认识，从而实现对额隐窝彻底的微创解剖。然而应该注意的是，此类导航工具永远不能替代解剖学知识，并且研究发现导航工具对鼻窦手术并发症发生率影响的数据是相互矛盾的[4,12]。导航工具通常在较复杂的病例中使用，这也可能影响了临床研究结果的正确性。

在对额窦患者进行内镜检查之前，应解决患者的合并症，并在手术前改善患者的健康状况。应停用会增加出血风险的不必要药物，并应根据具体情况合理调整抗凝药物的用量。应及早发现感染并适当治疗。围手术期使用糖皮质激素可以减轻炎症和减少术中出血的风险，还可以改善术后伤口的愈合。血压和脉搏的术中管理已被证明是改善手术视野并最终影响长期疗效的重要因素[13-15]。

当额窦的内镜手术失败时，手术外科医生通常应该反思病例并明确可能导致失败的原因。作者常规记录这类患者的临床资料，以便对病例进行回顾性分析。这种习惯使外科医生能够发现某些病例在初次手术多年后，可能导致疗效不太理想的技术因素和术中因素。

一些可能导致手术失败的更常见的技术错误包括组织处理不佳、黏膜剥离和骨质的广泛裸露，这些情况会延长愈合时间，并会导致窦口狭窄和新骨生成。类似地，额筛区域气房的切除不彻底会导致术后窦口变窄，并且在额窦开口直径小于 4mm 的情况下，术后更容易发生狭窄[6,9]（▶图 14.1）。尽可能大的开放额窦口对于减少术后狭窄的概率至关重要。中鼻甲外侧移位（▶图 14.2a、b）可导致额窦引流通道阻塞，影响额窦区域的检查，并阻碍局部药物到达该区域，这也可能导致某些内镜额窦手术失败。

14.3.2 疼 痛

鼻窦对疼痛相对不敏感，大多数患者在内镜鼻窦手术后没有明显的疼痛。然而涉及广泛骨质磨削的手术时，主观上可能会导致比一般鼻窦手术更严重的疼痛。鼻内镜下改良 Lothrop

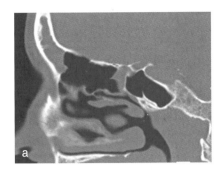 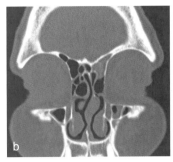

图 14.1　在这些 CT 图像中，我们注意到额隐窝未能完全开放，残余的筛泡阻塞了额窦引流通道

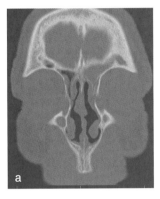 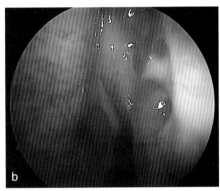

图 14.2　（a）CT 显示手术后左中鼻甲外侧移位粘连，导致额窦引流通道阻塞。（b）同一患者的中鼻甲外侧移位粘连的术中影像清晰可见，并伴有感染

手术或 Draf Ⅲ 涉及从额嘴区域磨除大量骨质，因反应性炎症通常会导致术后约 1 周左右疼痛加重。应告诫接受此类手术的患者发生这种情况的可能，并为其提供足够的镇痛剂以解决疼痛问题。作者发现在这些情况下使用选择性环氧合酶 -2（COX-2）抑制剂很有效。当患者感到疼痛与其手术不符时，外科医生必须考虑手术并发症导致疼痛的可能性。眼眶疼痛可能提示迟发性血肿引起的眼眶内压的增加，而持续性头痛，特别是伴随其他神经系统体征，可能提示颅底缺损导致脑膜炎或脑积气。体位性头痛，站立时加重，仰卧位缓解，可能提示术中有未发现的脑脊液漏，从而导致脑脊液压力低。因此，外科医生在患者出现比预期更严重疼痛的情况下，应该积极考虑这些并发症的可能性。

　　提供足够的镇痛剂是鼻窦外科医生为患者提供护理的一个关键方面。术中静脉注射对乙酰氨基酚、阿片类和非阿片类镇痛药以及术中使用糖皮质激素可以极大地减轻患者手术苏醒后的不适感。随后根据需要提供常规的简单镇痛剂以及临时镇痛剂，使患者能够控制自己的疼痛并根据自己的需求调整镇痛剂。

14.3.3 出　血

　　所有内镜鼻窦手术都涉及组织创伤，因此预计会出现一定程度的出血。通常情况下，仅有轻微的出血并不会导致患者不适。可能需要在手术后的最初 48h 内使用鼻腔填塞，并且根据恢复的情况，减少填塞的时间和填塞物的大小。

　　严重的鼻出血在额窦手术中比较罕见。大约 1% 的病例在标准内镜鼻窦手术后出现大出血[16]。需要干预的鼻内镜下改良 Lothrop 手术后鼻出血率高达 3.9%[8]。额窦区域有两条重要血管，第一条是筛前动脉，位于颅前窝，在解剖该区域时可能会无意中损伤。在手术时损伤筛前动脉可能会导致大量搏动性出血，但如果在眶纸板附近离断，则存在回缩到眼眶和发展成眼眶血肿的风险，这将在眼眶损伤部分讨论。在某些情况下，在手术后数小时，损伤该血管可出现迟发性大出血。避免筛前动脉损伤的关键是术前评估其相对于颅底的位置。在高达 36% 的病例中，血管可悬吊在鼻窦内的黏膜系膜上（通常与眶上气房融合），因此受伤的风险更高[17-18]。仔细阅读冠状位 CT 通常可在血管离开眼眶时识别出血管的位置，该处会形成一个"鸟嘴样"突起进入鼻窦腔（▶图 14.3）。术中在接近额筛隐窝时，外科医生应该格外小心，应避免使用动力和切割器械，仔细解剖该区域通常可以识别血管。由于系膜型筛前动脉通常表现为眶纸

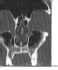

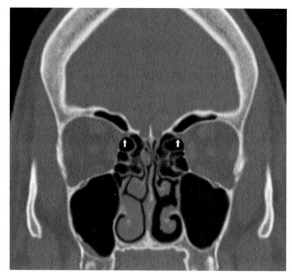

图 14.3 该患者的筛前动脉位于双侧黏膜系膜上（箭头）

板上部的小裂隙，因此在该区域进行手术时，按压眼球可能有助于进一步定位其位置。此外，外科医生在解剖过程中应该按照从内侧到外侧的方向进行操作，以进一步保护患者避免发生眶内血肿的风险，因为如果血管在前筛不慎被切断，也不太可能缩回眼眶。

该区域第二条危险的血管是筛前动脉的更远端分支，因为它通过鼻骨下方形成鼻背动脉。在鼻内镜下改良 Lothrop 手术期间行鼻中隔开窗和去除额嘴骨质时，通常会不可避免地暴露该血管。应在鼻内镜下改良 Lothrop 手术（EMLP）期间或结束时通过双极电凝仔细烧灼该血管。

如果在内镜额窦手术时任一血管发生出血，最好用双极电凝控制出血。在颅底和眶纸板区域使用单极电凝止血时，存在电流通过精细结构（如眼眶内容物和筛状板外侧板的薄骨和硬脑膜）传导的风险，这可能会导致眼眶损伤或脑脊液漏，应尽量避免。在通过前面阐述的措施都不能很好地控制出血的情况下，外科医生应该根据基本的原则来控制出血，从而控制手术区域。首先，外科医生应确保患者头朝上，如果年龄和合并症允许，应将平均动脉压保持在 60~70mmHg，维持相对心动过缓。可以用浸有局部血管收缩剂的棉片暂时填塞出血区域。此时的耐心通常会有助于控制轻微的出血点并帮助识别引起出血的责任血管。一般不需要采取进一步的止血措施。然而在极少数情况下，

可能需要在眶内结扎筛前动脉。

14.3.4 感　染

与所有手术一样，内镜鼻窦手术存在术后感染的可能性。术后感染相关的炎症负荷增加会引起瘢痕增生和狭窄的风险。关于额窦手术后 30d 内感染率的数据很少。令人感兴趣的是，有报道称 4.9% 的鼻内镜下改良 Lothrop 手术病例需要抗生素控制感染[8]。额窦毗邻眼眶和颅内，局部感染传播可累及这些区域。虽然很少见，但应积极处理手术后额窦区域的感染，以控制进一步的并发症发生。

鼻窦手术应遵循基本的手术原则，以尽量减少感染风险。始终采用无菌技术，并提倡术中使用抗生素。应收集手术过程中任何明显的感染组织，并通过显微镜、培养和药敏进行评估，因为这些信息可能对术后感染有帮助。虽然抗生素通常在鼻窦手术后的 1~2 周内使用，但没有高级别的循证依据支持这种做法，也没有证据表明它们可以降低术后感染的概率。但是，如果在手术后留置了鼻腔填充材料，则应始终考虑持续使用抗生素，直至去除填充材料。

14.3.5 瘢痕或狭窄

内镜额窦手术失败的最常见原因可能是术后额部区域的瘢痕和狭窄（▶图 14.4）。

避免狭窄至关重要的方法是，在手术结束时尽可能大地开放额窦口。Draf IIa 额窦开放术

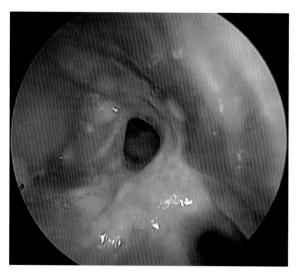

图 14.4 鼻内镜下改良 Lothrop 手术（EMLP）后额窦口狭窄

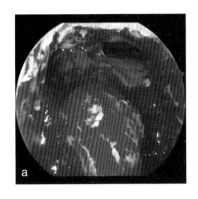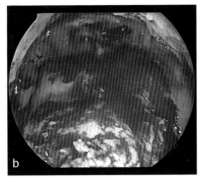

图 14.5 （a）传统的马蹄形开放额窦口，额窦 T 型结构（frontal T）没有磨低，因此前缘和后缘之间更容易粘连。（b）一个较大的鼻内镜下改良 Lothrop 手术腔，通过磨除上颌骨的额突和额窦 T 型结构，以最大限度地去除骨质来最大化扩大额窦口前后和左右径长。术腔呈椭圆形结构

结束时额窦口的大小已被证明是再狭窄和症状持续存在的重要危险因素，小于 4mm 的额窦口可能是手术失败的重要标志[6,9]，同样的原则也适用于鼻内镜下改良 Lothrop 手术。Tran 等利用线性回归模型预测鼻内镜下改良 Lothrop 手术后额窦新开口的再狭窄，发现手术中产生的额窦开口的大小是预测术后疗效的重要因素，因此强调额窦开口最大化的重要性[19]。根据作者的经验，向各个方向扩大额窦开口至关重要，特别是颅底后壁的骨质，因为它与鼻中隔和中鼻甲附着处融合，内镜下为"T"形而被称为"额窦 T 型结构"，其对于前后尺寸最大化至关重要。当"额窦 T 型结构"保持完整时（▶图 14.5a），新的额窦开口呈倒"U"形或马蹄形，而当 T 形结构被磨低时（▶图 14.5b），则额窦口为椭圆形。

鼻内镜下改良 Lothrop 手术后额窦口狭窄是一种常见现象。Tran 等观察到鼻内镜下改良 Lothrop 手术的额窦口大小在手术 1 年后平均缩小 33%，其中约有 40% 的患者出现大小超过 50% 的狭窄。事实上，近 1/5 的人可能会出现额窦口闭锁[8,19]。再狭窄被认为是由于瘢痕、粘连和新骨生成等导致的[19-22]。有趣的是，额窦新开口的狭窄甚至明显闭塞并不是修正手术的指征，因为其中一些患者可能无任何症状[8,19,21,23]。

据推测，额窦新开口的狭窄，特别是在鼻内镜下改良 Lothrop 手术的情况下，与窦口周围骨质暴露和随后的炎症、新骨生成有关。一些早期的小样本研究表明，建议使用黏膜瓣和游离移植物（▶图 14.6）来解决此类问题[24]。

14.3.6 黏液囊肿形成

与黏液囊肿形成相关的主要病因是正常的

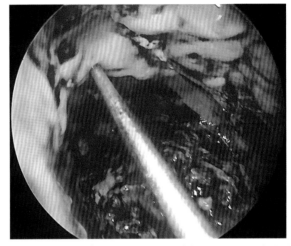

图 14.6 在改良鼻内镜下 Lothrop 手术后，黏膜瓣被放置在裸露的骨质上

鼻窦引流受阻[25-26]。阻塞的鼻窦内持续产生黏液导致分泌物积聚和黏液囊肿逐渐扩大。额窦中黏液囊肿的扩张会导致相邻骨质的压迫性吸收，从而向眶内和颅内扩展（▶图 14.7a~c）。内镜额窦径路会使患者出现因术后鼻窦引流阻塞导致的黏液囊肿。

额窦黏液囊肿是额窦区域更难处理的病变之一。据报道，针对黏液囊肿的手术失败率高达 38.9%[8]。这是一种发展非常缓慢的病变，并且可能在首次手术多年后显著形成。

黏液囊肿唯一的治疗方法是手术引流[25]。黏液囊肿造袋术已被证明是成功治疗的关键。在额窦区域，内镜手术径路和找到黏液囊肿的能力可能是手术医生面临的重大挑战。瞳孔中线外侧的黏液囊肿通常被认为无法通过标准内镜径路操作，通常需要内镜下改良 Lothrop 手术才能获得长期疗效。有报道显示 Knipe 等描述的经眼睑成形术等创新方法在治疗此类黏液囊肿方面取得了一些成功[27]。

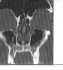

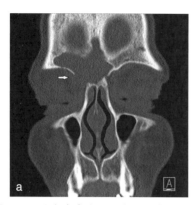 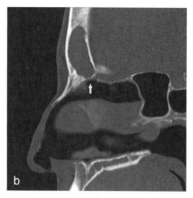 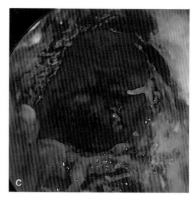

图 14.7 该患者在出现额窦黏液囊肿前 18 年已接受过额窦手术。（a）右侧额窦黏液囊肿的冠状位 CT 图像，伴有眶顶壁骨质破坏（白色箭头）。（b）同一患者的具有代表性的矢状位图像，其中额窦引流通道完全阻塞（白色箭头）。（c）内镜改良 Lothrop 手术过程中呈现的最大化开放的新窦口图像

避免黏液囊肿形成的关键是细致的黏膜处理。应尽量避免从骨质上剥离黏膜，并尽可能保留正常黏膜，避免术后鼻窦口阻塞和黏液囊肿形成。

14.3.7 前颅底损伤或脑脊液漏

在所有脑脊液漏病例中，额窦部位的脑脊液漏占 7%[28]，而对于额窦手术，0.1%~1.9% 的病例中脑脊液漏为医源性并发症 [4,8,29]。

当术中发生颅内损伤和脑脊液漏时，应立即修补。修补的具体类型可能会有所不同，但基本原则适用于所有修补操作。首先，应清楚地识别渗漏部位并去除其边缘黏膜。在大多数情况下，采用脂肪移植物、筋膜、鼻中隔软骨或骨质来填补漏口，在某些情况下，还可以采取同种异体移植材料。然后，将游离的黏膜瓣放置在渗漏部位和裸露的骨质上，并从下方用填充材料提供支撑。作者倾向于在游离黏膜瓣附近使用可吸收的填充材料，并用不可吸收的填充物支撑可吸收的填充物。不可吸收的填充材料通常在手术后 1 周移除。

如果在手术时未能识别出损伤和脑脊液渗漏，则存在严重并发症的风险，包括脑膜炎、脑积气，如果延误诊断可能导致昏迷或死亡[30]。可以收集任何可疑液体并检测 β₂ 转铁蛋白的存在。一旦确认脑脊液漏，应使用高分辨率 CT 成像来确定可能的损伤部位并制定手术修复计划。通常修复的原则与前面概述的相同。

14.3.8 眼眶损伤

在内镜额窦径路手术时，眼眶的主要并发症很少见。Krings 等报告了在这种情况下眼眶的主要并发症发生率为 0.32%[4]。

眼球损伤可表现为多种形式。最简单的并发症是筛骨纸样板破坏导致眶内脂肪疝出。在极少数情况下，还可能涉及眼眶肌肉组织的损伤，并可能导致眼眶神经损伤和失明。术中眶纸板被破坏和眶脂肪疝出通常可以通过按压眼球来确认，此时术腔可看到眶内容物随眼球的按压而疝动。如果发生眶脂肪疝出，外科医生必须避免在疝出部位及其周围使用动力系统，以免进一步的损伤。

眶内血肿可因静脉或动脉损伤而引起。横断的筛前动脉缩回骨性眼眶可能会导致术中眼球快速突出和眼眶骨性范围内的视神经受压。处理这种并发症的关键是眶减压，通常需要立即采用上和（或）下眦韧带松解术来实施外眦切开术，这样可以增加眼眶体积并降低眶内压。在某些情况下，可能需要内镜眼眶减压术来降低眼压并避免视神经损伤。建议同时使用甘露醇（1g/kg，IV① ）[30]。及时进行眼科检查对于尽可能提高患者的预后至关重要。眼眶静脉血肿是一种进展较慢的并发症，可持续数小时。后续往往出现眼球逐渐突出和进行性视力下降。此时应评估红色视觉，因为该视觉在早期即可出现丧失。去除任何鼻腔填塞物以减轻其对眼

---

① IV：静脉注射

眶压力增加的影响。如前所述，可能还需要内科和外科治疗。

内直肌损伤可能是相当严重的并发症，这需要眼科整形外科医生的帮助。这种损伤通常发生在眶纸板区域使用动力设备时。内直肌损伤通常会出现复视，治疗效果极差[31]。当内直肌损伤时，患者通常会出现眼球内收障碍、复视和结膜出血。应紧急寻求眼科会诊，并进行眼压计和眼底镜检查。初期的处理应将眼压维持在 30mmHg 以下。在某些情况下，可能需要手术治疗和肉毒杆菌毒素注射来解决复视问题，但不幸的是，内直肌损伤的预后仍然很差[31]。

滑车神经损伤是鼻内镜下改良 Lothrop 手术时罕见的眼眶并发症。滑车神经位于眼眶的上内侧壁，在鼻内镜下改良 Lothrop 手术外侧骨磨削时可能会受到损伤。如果发生这种损伤，患者会出现垂直复视，通常是一过性的，尚无额窦内镜径路与这种损伤有关的正式报道。然而在额窦开放径路的时代，有报道其会导致永久性的、致残的垂直复视[32]。

为了最大限度地减少内镜额窦手术中的眼眶并发症，外科医生评估患者的潜在危险因素至关重要。颌面部外伤史、既往手术史、鼻窦肿瘤和原发性眼眶病变应提醒外科医生注意眼眶解剖异常的可能性（▶图 14.8）。术前 CT 应

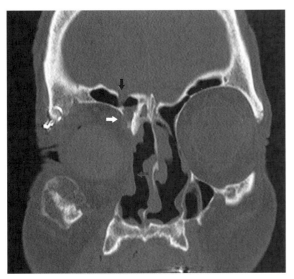

图 14.8 该患者在本次就诊的多年前一次机动车事故中经历了面部创伤。值得注意的是，他存在脑膜膨出（红色箭头），眼球组织疝入额隐窝（白色箭头）和大部分区域的纸样板缺如（蓝色箭头）

仔细检查眶纸板缺损、眶内容物疝入鼻窦腔，以及筛前动脉的位置和相关解剖结构。

在手术过程中，外科医生应及早识别眶纸板并将其轮廓化，以提供前后一致的解剖标志。器械在眶纸板区域操作时应尽量远离纸板，以避免意外损伤。

14.4 并发症的预防

在额窦及其引流通道中进行手术时，预防并发症需要多种方法。有许多围手术期处理方法和技术手段需要手术医生关注，以预测和预防额窦手术的并发症。

14.4.1 术前设计

在进行手术之前，应注意改善患者的身体状况。感染会导致炎症和血管增生，可能导致术中出血，因此任何明显的感染都应在手术前使用敏感的抗生素进行治疗。

手术前鼻窦内存在炎症和广泛的息肉病也会导致手术过程中出血风险的增加。围手术期口服和局部使用糖皮质激素可以帮助减少炎症，从而减少术中出血[30]。同样地，局部和浸润麻醉以及血管收缩剂收缩鼻腔也可以减少术中出血。

对术前影像的详细阅片至关重要，外科医生能够通过影像学资料来预测相关解剖区域手术过程中潜在的问题，同时有助于规划手术方案以最大限度地减少这些问题，特别是可以辨别复杂的解剖结构并预测额窦引流通道，还可以确定是否需要微型钻孔等辅助手术。外科医生也可以选择利用导航技术来辅助手术。

14.4.2 围手术期管理

额窦区域手术的成功很大程度上取决于术野的清晰，以便外科医生可以直视下操作以顺利完成手术。包括控制性低血压在内的麻醉技术有助于减少术中出血，从而改善手术视野。将患者抬高以尽量减少鼻窦的出血。相对心率控制和全麻的应用也被证明有助于优化手术视野。

利用合适的器械来完成手术是保证内镜额窦手术安全的一个重要但并非决定性的因素。

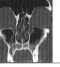

在额窦区域进行手术的外科医生需要合适的角度器械，以完成额窦手术，同时最大限度地减少并发症。器械不足会导致手术效果不佳，也会使患者面临更高的并发症风险。在许多情况下，导航系统的使用可以帮助外科医生对解剖结构进行术中定位和评估。值得注意的是，术者要认识到所有导航系统都有自身的误差范围，因此不应将其视为万能的，而只是一种手术辅助工具。在评估鼻窦内的关键解剖结构时，外科医生应该相信自己的解剖学知识和直觉。

在额窦及其引流通道的识别变得困难的情况下，可借助额窦微型钻孔技术。该操作包括将微型钻孔置入额窦，成功放置套管后，外科医生应该通过注射器抽吸出空气、血液或脓液以确认在额窦内。随后，可以将荧光素染色的生理盐水灌入额窦，并在鼻腔内从下方观察其引流，从而确定额窦引流通道。

手术外科医生还应努力提高术中保留黏膜的技术。

自身黏膜的保存和最小化的骨质裸露有助于更快的愈合并减少新骨生成[30]。

14.4.3 术后护理

术前和围手术期护理对于手术的成功至关重要，与之类似，术后护理对于额窦手术的成功也同样重要。术后盐水冲洗鼻腔有助于清除血凝块和分泌物，从而减少瘢痕和粘连的形成。鼻用糖皮质激素已被证明可有效减少内镜鼻窦手术后疾病和症状的复发，并且在大量盐水冲洗中加入糖皮质激素有助于药物达到额窦区域[33]。内镜鼻窦手术后的鼻腔清理可以促进愈合和恢复，同时也可以减少瘢痕和粘连的形成。

（程 庆 丁言言 译，乐建新 审）

参考文献

[1] Friedman M, Landsberg R, Schults RA, et al. Frontal sinus surgery: endoscopic technique and preliminary results. Am J Rhinol, 2000, 14(6):393–403.

[2] Valdes CJ, Bogado M, Samaha M. Causes of failure in endoscopic frontal sinus surgery in chronic rhinosinusitis patients. Int Forum Allergy Rhinol, 2014, 4(6):502–506.

[3] Wormald PJ, Hoseman W, Callejas C, et al. The International Frontal Sinus Anatomy Classification (IFAC) and classification of the extent of endoscopic frontal sinus surgery (EFSS). Int Forum Allergy Rhinol, 2016, 6(7):677–696.

[4] Krings JG, Kallogjeri D, Wineland A, et al. Complications of primary and revision functional endoscopic sinus surgery for chronic rhinosinusitis. Laryngoscope, 2014, 124(4):838–845.

[5] Mendelsohn D, Jeremic G, Wright ED, et al. Revision rates after endoscopic sinus surgery: a recurrence analysis. Ann Otol Rhinol Laryngol, 2011, 120(3):162–166.

[6] Naidoo Y, Wen D, Bassiouni A, et al. Long-term results after primary frontal sinus surgery. Int Forum Allergy Rhinol, 2012, 2(3):185–190.

[7] Chandra RK, Palmer JN, Tangsujarittham T, et al. Factors associated with failure of frontal sinusotomy in the early follow-up period. Otolaryngol Head Neck Surg, 2004, 131(4):514–518.

[8] Ting JY, Wu A, Metson R. Frontal sinus drillout (modified Lothrop procedure): long-term results in 204 patients. Laryngoscope, 2014, 124(5):1066–1070.

[9] Hosemann W, Kühnel T, Held P, et al. Endonasal frontal sinusotomy in surgical management of chronic sinusitis: a critical evaluation. Am J Rhinol, 1997, 11(1):1–9.

[10] Anderson P, Sindwani R. Safety and effcacy of the endoscopic modified Lothrop procedure: a systematic review and meta-analysis. Lar-yngoscope, 2009, 119(9):1828–1833.

[11] Morrissey DK, Bassiouni A, Psaltis AJ, et al. Outcomes of revision endoscopic modified Lothrop procedure. Int Forum Allergy Rhinol, 2016, 6(5):518–522.

[12] Dalgorf DM, Sacks R, Wormald PJ, et al. Image-guided surgery influences perioperative morbidity from endoscopic sinus surgery: a systematic review and meta-analysis. Otolaryngol Head Neck Surg, 2013, 149(1):17–29.

[13] Boonmak P, Boonmak S, Laopaiboon M. Deliberate hypotension with propofol under anaesthesia for functional endoscopic sinus surgery (FESS). Cochrane Database Syst Rev, 2016, 10:CD006623.

[14] Ha TN, van Renen RG, Ludbrook GL, et al. The effect of blood pressure and cardiac output on the quality of the surgical field and middle cerebral artery blood flow during endoscopic sinus surgery. Int Forum Allergy Rhinol, 2016, 6(7):701–709.

[15] Ha TN, van Renen RG, Ludbrook GL, et al. The relationship between hypotension, cerebral flow, and the surgical field during endoscopic sinus surgery. Laryngoscope, 2014, 124(10):2224–2230.

[16] Halderman AA, Sindwani R, Woodard TD. Hemorrhagic complications of endoscopic sinus surgery. Otolaryngol Clin North Am, 2015, 48 (5):783–793.

[17] Jang DW, Comer BT, Lachanas VA, et al. Aspirin sensitivity does not compromise quality-of-life outcomes in patients with Samter's triad. Laryngoscope, 2014, 124(1):34–37.

[18] Floreani SR, Nair SB, Switajewski MC, et al. Endoscopic anterior ethmoidal artery ligation: a cadaver study. Laryngoscope, 2006, 116(7):1263–1267.

[19] Tran KN, Beule AG, Singal D, et al. Frontal ostium restenosis after the endoscopic modified Lothrop procedure. Laryngoscope, 2007, 117(8):1457–1462

[20] Wormald PJ. Salvage frontal sinus surgery: the endoscopic modified Lothrop procedure. Laryngoscope, 2003, 113(2):276–283.

[21] Schlosser RJ, Zachmann G, Harrison S, et al. The endoscopic modified Lothrop: long-term follow-up on 44 patients. Am J Rhinol, 2002, 16(2):103–108.

[22] Rajapaksa SP, Ananda A, Cain TM, et al. Frontal ostium neo-osteogenesis and restenosis after modified endoscopic Lothrop procedure in an animal model. Clin Otolaryngol Allied Sci, 2004, 29(4):386–388.

[23] Georgalas C, Hansen F, Videler WJM, et al. Long terms results of Draf type III (modified endoscopic Lothrop) frontal sinus drainage procedure in 122 patients: a single centre experience. Rhinology, 2011, 49(2):195–201.

[24] Wei CC, Sama A. What is the evidence for the use of mucosal flaps in Draf III procedures? Curr Opin Otolaryngol Head Neck Surg, 2014, 22 (1):63–67.

[25] Barrow EM, DelGaudio JM. In-offce drainage of sinus mucoceles: an alternative to operating-room drainage. Laryngoscope, 2015, 125 (5):1043–1047.

[26] Scangas GA, Gudis DA, Kennedy DW. The natural history and clinical characteristics of paranasal sinus mucoceles: a clinical review. Int Forum Allergy Rhinol, 2013, 3(9):712–717.

[27] Knipe TA, Gandhi PD, Fleming JC, et al. Transblepharoplasty approach to sequestered disease of the lateral frontal sinus with ophthalmologic manifestations. Am J Rhinol, 2007, 21(1):100–104.

[28] Psaltis AJ, Schlosser RJ, Banks CA, et al. A systematic review of the endoscopic repair of cerebrospinal fluid leaks. Otolaryngol Head Neck Surg, 2012, 147(2):196–203.

[29] Eloy JA, Svider PF, Setzen M. Preventing and managing complications in frontal sinus surgery. Otolaryngol Clin North Am, 2016, 49 (4):951–964.

[30] Javer AR, Alandejani T. Prevention and management of complications in frontal sinus surgery. Otolaryngol Clin North Am, 2010, 43 (4):827–838.

[31] Bleier BS, Schlosser RJ. Prevention and management of medial rectus injury. Otolaryngol Clin North Am, 2010, 43(4):801–807.

[32] Rosenbaum AL, Astle WF. Superior oblique and inferior rectus muscle injury following frontal and intranasal sinus surgery. J Pediatr Ophthalmol Strabismus, 1985, 22(5):194–202.

[33] Thomas WW, III, Harvey RJ, Rudmik L, et al. Distribution of topical agents to the paranasal sinuses: an evidence-based review with recommendations. Int Forum Allergy Rhinol, 2013, 3 (9):691–703.

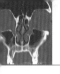

15 额窦局部给药治疗

John R. Craig, Nithin D. Adappa

摘 要

在治疗伴或不伴鼻息肉的慢性鼻窦炎患者时，优化局部给药对有炎症或感染的鼻窦而言非常重要。有证据表明，合适的局部给药可使鼻窦手术患者获得更好的预后。已证实手术方式是决定额窦局部给药效率最重要的因素。在额窦手术前，局部给药难以输送到或仅有极小量到达额窦。在 Draf Ⅱa 额窦开放术后，局部给药到达额窦的量增多，在 Draf Ⅲ 手术后量进一步增加。考虑到鼻部无效腔的存在，应通过大容量设备（≥ 100mL）提供局部治疗给药。应指导患者至少以头顶向前的位置进行冲洗，可增加到额窦的药量。如果患者柔韧性好，可以采取一个头顶向下的位置，进一步增加到达额窦的药量。早期的研究数据表明，通过 Draf Ⅲ 手术增加到达额窦局部药量可降低息肉复发率和再次手术率。

关键词 慢性鼻窦炎；鼻息肉；局部给药；头部位置；额窦手术；Draf Ⅱa；Draf Ⅲ

15.1 引 言

内镜鼻窦手术（ESS）在慢性鼻窦炎（CRS）治疗中的主要作用之一是增加生理盐水和其他药物到达炎症或感染的鼻窦黏膜的剂量[1]。额窦由于其位置特点，局部给药难以到达，额窦疾病易复发和术后窦口易狭窄。影响额窦局部给药的主要因素包括开放窦口的手术方式、所使用的给药装置类型和患者头部的位置[1-2]。文献中讨论的关于额窦局部给药的常见头部位置包括头顶向上（或法兰克福水平位，Frankfort horizontal position）、头顶向前（或鼻水平对地面，nose-to-floor）和头顶向下（vertex-to-floor；▶图 15.1~ 图 15.3）。基础科学和临床研究都试图回答如何更好地进行额窦局部治疗给药的问题，本章节将对这些研究进行论述。

15.2 局部给药在鼻窦分布的基础科学研究

大多数评估鼻窦局部给药分布的研究都使

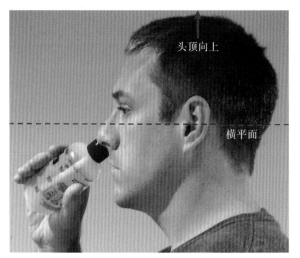

图 15.1 使用洗鼻器进行鼻窦冲洗时，头顶向上（法兰克福水平位）头部位置示例。与头顶向前和头顶向下相比，这种位置局部给药到达额窦的效率较差

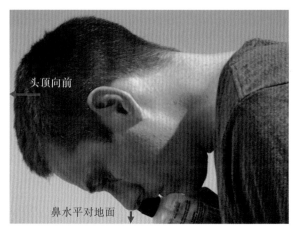

图 15.2 使用洗鼻器进行鼻窦冲洗时，头顶向前（鼻水平对地面）头部位置示例。与头顶向上位置相比，这个位置局部给药到达额窦的效率提高

用了 ESS 前后的人体解剖标本，并评估了不同的宏观因素对局部给药到达鼻窦的影响（手术方式、冲洗量和头部位置）。在 ESS 之前，所有局部给药的药物分布到鼻窦的量是最小的。ESS 已被证明可以改善局部给药在各鼻窦的分布量，包括额窦[3-6]。研究表明，洗鼻器橄榄头直径至少为 4~4.7mm，局部冲洗液才能可靠地分布到每个鼻窦[5-6]。Harvey 等的研究显示，与未手术状态相比，在 10 具人体标本中进行 Draf

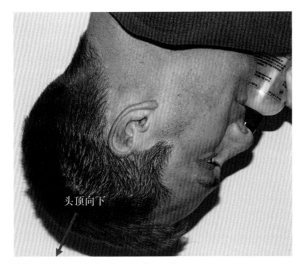

图 15.3　在用洗鼻器进行鼻窦冲洗时，头顶向下位置示例。与头顶向上位置相比，这个位置局部给药到达额窦的效率提高

Ⅱa 手术后额窦的局部给药量可提高。他们还评估了多种冲洗设备，发现大容量设备的效果优于鼻腔喷雾剂，而且他们只用头顶向前的位置冲洗 [3]。Singhal 等对 10 具人体标本进行了 Draf Ⅰ、Ⅱa 和Ⅲ型额窦开放术，并评估了手术方式和头部位置对局部给药分布的影响，结果发现，Draf Ⅱa 和Ⅲ术式在额窦局部给药效率方面优于 Draf Ⅰ术式，并且当头顶向下位置时，局部给药效率比头顶向上时有所改善。最佳的局部给药头位是当鼻尖对着地板水平时，称为 90° 位置，即头顶向前位置 [6]。

　　头部的位置确实会影响局部给药到达额窦的效率。多篇论文表明，当额窦在一个更依赖重力的位置时，局部给药效率会得到改善，这通常是指头顶向下或头顶向前位置。Beule 等评估了这两种头位，以及冲洗量对使用 Draf Ⅱ术式的人体标本局部给药到达额窦效率的影响。他们发现无论头部位置如何，至少需要 100mL 的冲洗量局部用药才能有效到达 Daf Ⅲ术式后的额窦窦腔，还发现在头顶向下位置时局部用药到达额窦的效率更高 [7]。冲洗量是影响局部用药到达额窦的另一个主要因素。通过洗鼻器、NetiPot 或脉冲冲洗器进行的大容量冲洗（每侧 ≥ 100mL）已被证明比小容量喷雾剂、滴剂或喷雾器更有效率 [3,8-10]。虽然更高的冲洗量似乎比头部位置更重要，但与头顶向上（法兰克福水平位）头部位置

相比，头顶向下位置或头顶向前位置时，局部给药到达额窦的效率更高 [6-7,11]。

　　Barham 等最近进行的一项人体标本研究评估了以下因素对额窦局部给药的影响：手术开放窦口方式（Draf Ⅱa vs. Draf Ⅲ），头部位置（头顶向前位置 vs. 头顶向上位置），以及低容量对比高容量设备（每侧 60mL 和 120mL）。他们使用了一个分级系统来对局部给药分布额窦的效率进行分类，如果冲洗液完全没有到达额窦，他们认为效率"很差"。在 50% 的标本冲洗过程中，无论头部位置和冲洗量如何，Draf Ⅱa 术式局部给药到达窦腔的效率较差。相反，Draf Ⅲ术式有 91% 的标本在冲洗中得到了有效局部给药量，50% 的标本冲洗后额窦得到了完全的冲洗液填充。本研究证明，手术方式是局部给药到达额窦效率的主要决定因素，Draf Ⅲ术式优于 Draf Ⅱa 术式。虽然头部位置和冲洗量不如手术方式重要，但头顶向前位置和大容量冲洗可提高局部给药效率，尽管这种差异没有统计学意义 [11]。

　　鼻窦冲洗的计算机流体动力学（computational fluid dynamic, CFD）模型是一项新的、令人感兴趣的局部治疗研究领域，研究者最近发表了两篇相关论文。Zhao 等讨论了鼻窦冲洗 CFD 模型的使用，详细介绍了该技术，并介绍了一名患者在鼻窦手术前后各鼻窦局部冲洗后冲洗液分布的差异。在本研究案例中，CFD 模型是基于手术前后 CT 创建的，手术包括 ESS 和 Draf Ⅲ手术。在这种情况下，CFD 模型显示在 ESS 前没有冲洗液到达额窦，但在 Draf Ⅲ术后冲洗液快速到达额窦并充盈。患者手术前后 CFD 模型的代表性静态图像见 ▶图 15.4 [12]。Craig 等发表了一项关于鼻腔冲洗 CFD 模型在人体标本中的验证研究。在该研究中，他们比较了内镜下记录的人体标本冲洗和 CFD 模型中模拟冲洗在手术前后的鼻窦冲洗模式。CFD 模型和内镜下观察的冲洗模式几乎相同 [13]。这些研究结果进一步加深了我们对鼻窦冲洗的理解。CFD 模型能够研究从冲洗开始到完成全过程的瞬间动态流量，这是其所独有的。与之前公开的方法相比，CFD 建模的效率显著增加。它能够测试各种参

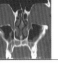

头顶向前位置

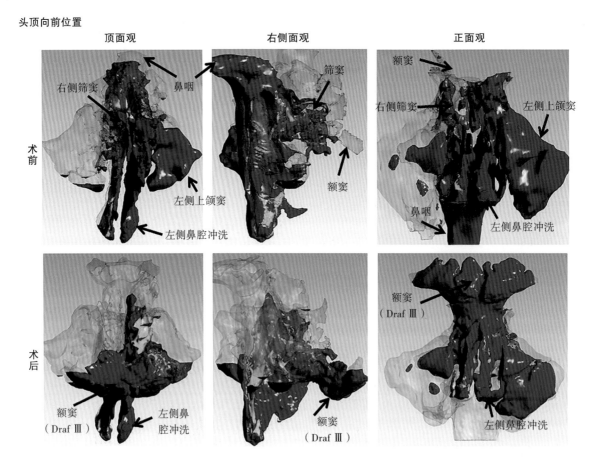

图 15.4 Draf Ⅲ手术前后计算流体动力学（CFD）模型。模拟在头顶向前位置进行冲洗，并以60mL/s的速度通过左侧鼻腔灌洗120mL冲洗液。术前两个额窦都没有冲洗液到达，术后两个额窦都被冲洗液迅速和完全充盈

数对冲洗液分布（手术方式、冲洗速度和头部位置）的影响。未来我们将进行一项更深入的CFD研究，以评估不同类型的额窦手术（Draf Ⅰ、Ⅱa、Ⅱb、Ⅲ）和头部位置对额窦局部治疗给药的影响。

15.3 局部给药在鼻窦分布的临床研究

临床证据普遍支持手术开放更宽大的窦口和更大容量的冲洗能改善额窦局部给药效率。研究表明，对于CRS患者，大容量糖皮质激素冲洗在改善术后症状或预防息肉复发方面比鼻用糖皮质激素喷雾剂更有效[14-16]。这些研究表明，与鼻喷雾剂相比，大容量糖皮质激素冲洗能改善患者的预后。Snidvongs等回顾了48项研究，进行荟萃分析，以评估鼻窦手术和不同剂量鼻糖皮质激素窦腔分布对鼻息肉患者的症状和息肉内镜评分的影响。他们发现，在接受过鼻窦手术和局部有高剂量鼻糖皮质激素分布

的患者中，症状评分和息肉复发率都较低[17]。本研究表明，有效的局部给药可改善患者术后的长期预后。Bassiouni和Wormald评估了接受Draf Ⅱa额窦开放术的CRS息肉患者的息肉复发模式。他们发现，额隐窝和额窦是息肉复发最常见的部位。回顾338例手术病例，他们发现Draf Ⅲ手术后的修正手术率低于Draf Ⅱa（$P < 0.05$）[18]，Draf Ⅲ术后息肉复发率低于Draf Ⅱa，但这些差异没有统计学意义。相比于Draf Ⅱa术式，Draf Ⅲ术式降低修正手术率和息肉复发率的原因可能是因其改善了糖皮质激素到达额隐窝和窦腔的效率，该部位是息肉复发最常见的区域。

提示和技巧

● 通过鼻内镜下 Draf Ⅱ或Ⅲ型额窦开放术和细致的术后护理来保持鼻窦通畅，对于改善额窦局部给药至关重要。

● 大容量冲洗可以显著改善额窦局部给药的效率，尤其在冲洗时头部位置为头顶向前或

头顶向下时。

● 教育患者使用正确的冲洗方法有助于提高患者的依从性并改善预后。

15.4 总 结

额窦手术方式是改善额窦局部给药效率的主要决定因素。与 Draf Ⅱa 额窦手术相比，Draf Ⅲ 手术提供了更高的局部给药效率，这可能降低鼻息肉复发率和修正手术率（需要进一步的研究）。大容量的冲洗设备和冲洗时头顶向前和头顶向下位置进一步提高了手术后额窦的局部给药效率。

（钟 刚 邱 越 译，王彦君 审）

参考文献

[1] Thomas WW, III, Harvey RJ, Rudmik L, et al. Distribution of topical agents to the paranasal sinuses: an evidence-basedreview with recommendations. Int Forum Allergy Rhinol, 2013, 3 (9):691–703.

[2] Harvey RJ, Schlosser RJ. Local drug delivery. Otolaryngol Clin North Am, 2009, 42(5):829–845, ix.

[3] Harvey RJ, Goddard JC, Wise SK, et al. Effects of endoscopic sinus surgery and delivery device on cadaver sinus irrigation. Otolar-yngol Head Neck Surg, 2008, 139(1):137–142.

[4] Snidvongs K, Chaowanapanja P, Aeumjaturapat S, et al. Does nasal irrigation enter paranasal sinuses in chronic rhinosinusitis? Am J Rhinol, 2008, 22(5):483–486.

[5] Grobler A, Weitzel EK, Buele A, et al. Preand postoperative sinus penetration of nasal irrigation. Laryngoscope, 2008, 118(11):2078– 2081.

[6] Singhal D, Weitzel EK, Lin E, et al. Effect of head position and surgical dissection on sinus irrigant penetration in cadavers. Laryngoscope, 2010, 120(12):2528–2531.

[7] Beule A, Athanasiadis T, Athanasiadis E, et al. Effcacy of different techniques of sinonasal irrigation after modified Lothrop procedure. Am J Rhinol Allergy, 2009, 23(1):85–90.

[8] Wormald PJ, Cain T, Oates L, et al. A comparative study of three methods of nasal irrigation. Laryngoscope, 2004, 114 (12): 2224–2227.

[9] Valentine R, Athanasiadis T, Thwin M, et al. A prospective controlled trial of pulsed nasal nebulizer in maximally dissected cadavers. Am J Rhinol, 2008, 22(4):390–394.

[10] Abadie WM, McMains KC, Weitzel EK. Irrigation penetration of nasal delivery systems: a cadaver study. Int Forum Allergy Rhinol, 2011, 1 (1):46–49.

[11] Barham HP, Ramakrishnan VR, Knisely A, et al. Frontal sinus surgery and sinus distribution of nasal irrigation. Int Forum Allergy Rhinol, 2016, 6(3):238–242.

[12] Zhao K, Craig JR, Cohen NA, et al. Sinus irrigations before and after surgery-Visualization through computa-tional fluid dynamics simulations. Laryngoscope, 2016, 126(3):E90–E96.

[13] Craig JR, Zhao K, Doan N, et al. Cadaveric validation study of computational fluid dynamics model of sinus irrigations before and after sinus surgery. Int Forum Allergy Rhinol, 2016, 6(4):423 – 428.

[14] Neubauer PD, Schwam ZG, Manes RP. Comparison of intranasal fluticasone spray, budesonide atomizer, and budesonide respules in patients with chronic rhinosinusitis with polyposis after endoscopic sinus surgery. Int Forum Allergy Rhinol, 2016, 6(3):233–237.

[15] Snidvongs K, Pratt E, Chin D, et al. Corticosteroid nasal irrigations after endoscopic sinus surgery in the management of chronic rhinosinusitis. Int Forum Allergy Rhinol, 2012, 2 (5): 415–421.

[16] Jang DW, Lachanas VA, Segel J, et al. Budesonide nasal irrigations in the postoperative management of chronic rhinosinusitis. Int Forum Allergy Rhinol, 2013, 3(9):708–711.

[17] Snidvongs K, Kalish L, Sacks R, et al. Sinus surgery and delivery method influence the effectiveness of topical corticosteroids for chronic rhinosinusitis: systematic review and meta-analysis. Am J Rhinol Allergy, 2013, 27(3):221–233.

[18] Bassiouni A, Wormald PJ. Role of frontal sinus surgery in nasal polyp recurrence. Laryngoscope, 2013, 123(1):36–41.

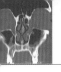

16 术后管理：填塞材料和护理

Neil Cheng-Wen Tan, Peter John Wormald

摘 要

额窦术后有效的护理可促进伤口快速愈合和鼻窦黏膜纤毛功能的恢复。鼻腔填塞材料具有许多功能，如止血，支撑开放的中鼻道和额窦口，以及促进伤口愈合。近来可降解的填塞材料已开始应用，能支撑手术开放的窦口，并提供局部治疗。鼻内镜清理术，对清除可能导致粘连形成的凝血块、痂皮和填塞材料碎片有非常重要的作用。药物治疗也很关键，包括生理盐水灌洗和局部糖皮质激素给药，可减少术后炎症负荷、清理未溶解的填塞材料和残留的分泌物。由于治疗方案多样，哪种为最佳方案存在一些争议。本章以现有的证据为基础，分析每种治疗方案的优劣。

关键词 术后；填塞；可吸收；不可吸收；清理；冲洗；支架；鼻用糖皮质激素

16.1 术后鼻窦口的自然转归

鼻窦内镜手术对黏膜的损伤引发了经典的创伤反应和凝血、炎症、增生和修复的愈合模式。术中和术后应减少瘢痕和粘连的风险。众所周知，保护黏膜的术式较切除黏膜的术式有更好的预后。外科医生应该预料到术后开放的窦口会有一定程度的再狭窄，由于骨质以及软组织的狭窄，额窦开口会缩小 31%~46%[1-2]。扩大额窦开口和保留黏膜将减少局部肉芽、瘢痕和继发狭窄的风险。裸露的骨质会导致肉芽形成，因此在额隐窝区域手术时应使用切割器械，并尽可能避免磨除骨质来开放窦口。额窦扩大开放手术（改良 Lothrop/Draf Ⅲ）时，骨质的裸露会导致额窦开口狭窄（▶图 16.1），因此利用黏膜瓣来覆盖裸露的骨质。可将窦口前带蒂黏膜瓣和鼻中隔上方造口获得的游离黏膜一并覆盖在额窦开口区域的裸露骨质上[3]（▶图 16.2）。在一些未设立对照组的病例研究中，使用该技术后扩大的窦口黏膜愈合良好（▶图 16.3），然而，在常规手术中是否需要应用该技术还需要进一步的研究。

16.2 鼻腔填塞物

在过去，内镜鼻窦手术后的鼻腔填塞被认为是必需的（▶图 16.4），目的是控制术后术腔出血，并作为预防粘连形成和中鼻甲移位的物理屏障。近年来，新的填塞材料已经上市，

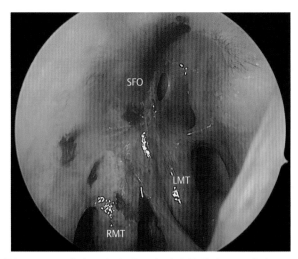

图 16.1 经鼻中隔上方造口术的内镜检查显示鼻窦开口有明显的软组织狭窄。SFO，额窦口狭窄；LMT，左中甲；RMT，右中甲

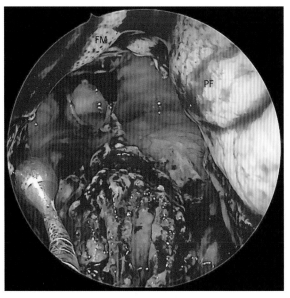

图 16.2 黏膜瓣位置的术中图像。FM，游离黏膜瓣；PF，前部带蒂黏膜瓣

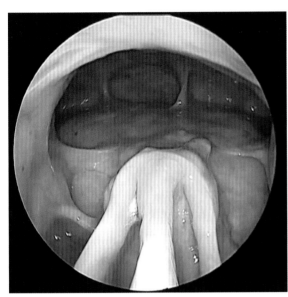

图 16.3　术后内镜显示鼻窦开口通畅，黏膜愈合良好

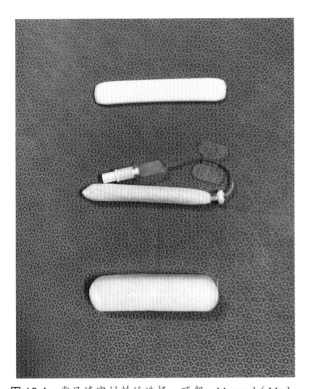

图 16.4　常见填塞材料的选择。顶部：Merocel（Medtronic）；中间：Rapid Rhino（Smith & Nephew）；底部：Nasopore（Stryker）

可促进止血，使伤口快速愈合，或提供局部药物治疗，从而改善预后。尽管这些填塞材料已广泛应用于临床，但对于选择使用不可吸收或可吸收的填塞材料，填塞材料成分，局部填塞时间，以及是否应该使用这些填塞材料等多方面的问题目前还没有达成共识。

16.2.1 不可吸收填塞物

短期鼻腔填塞物有很多，包括凡士林纱布或由聚乙烯基乙酰酯制成的海绵（PVA；Merocel，Medtronic，Jacksonville，FL；或 Netcell，Network Medical Products，North Ripon，United Kingdom）。PVA 填塞物能够吸收高达 20 倍自身重量的液体，因此可以吸收血液，并提供一个潮湿的局部环境以促进伤口愈合。另外，也可以使用球囊填塞物，其表面涂层可促进止血，如 Rapid Rhino 的羧甲基纤维素（carboxymethylcellulose，CMC）面（Smith&Nephew，Andover，MA）。

不可吸收填塞物的主要缺点是患者的局部不适感和需要拔除，鼻腔填塞的相关风险和并发症已被证实，包括鼻中隔穿孔，鼻缘压迫性坏死，填塞物脱位，中毒性休克综合征，甚至死亡[4]。鼻窦外科医生更担心的是不可吸收的填塞物易导致术后鼻腔粘连[5]，这是公认的手术后疾病复发的重要因素。

16.2.2 可吸收填塞物

可吸收填塞物包含一系列天然的或合成的化合物，在短时间内发挥功能，直到它们在鼻腔内自然溶解或在愈合过程中被周围黏膜吸收，有多种类型，包括泡沫、凝胶、薄膜、海绵和粉末。►表 16.1 中详细介绍了一系列商用产品，其中流体明胶（Pfizer，New York City，NY）和可吸收明胶海绵（Ferrosan，Copenhagen，Denmark）成分是从猪身上提取的明胶，它们的

表 16.1　市场上可吸收鼻腔填塞物

产品	化学组成	吸收时间
Nasopore	聚氨酯	5~7d
Chitogel	甲丁质与葡萄糖结合的聚合物	10~14d
FloSeal	牛明胶凝血酶	6~8 周
Gelfoam	吸收性明胶海绵	4~6 周
Merogel	透明质酸酯	2 周
Sepragel	交联的透明质酸分子	2 周
Seprapack	透明质酸和羧基甲基纤维素	2 周
Spongostan	猪明胶	4~6 周

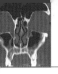

作用是提供物理屏障，并通过激活血小板而具有止血特性[6]。然而，这类填充物应用于鼻窦填塞时，也会诱发异物反应而导致术后瘢痕、粘连和窦口狭窄[7-9]。将明胶与人源凝血酶混合，可生产出具有止血作用的泡沫样材料，在血小板活化凝血级联开始时发挥作用，在级联结束时促进纤维蛋白原转化成纤维蛋白，例如，Floseal（Baxter，Deerfield，IL）和Surgiflo（Ethicon Endo-Surgery，Somer-ville，NJ），已证实它们在 ESS 期间和术后都可以有效止血[10]。然而，与单体明胶一样，在动物体内研究[11]和临床试验[12]中也已证实这类产品有诱发肉芽形成和粘连的风险。因此，外科医生必须慎重使用基于明胶成分的填塞物。

透明质酸（hyaluronic acid, HA）是细胞外基质的关键成分，在伤口愈合过程中起着重要作用。它的分解产物能够激活伤口愈合，包括成纤维细胞的增殖和血管生成[13]。该材料已在其他医疗领域得到应用，包括整形外科和骨科，被制造成凝胶垫片（Sepragel，Genzyme，Cambridge，MA）和布状海绵（Merogel，Medtronic），并被设计为能塞入鼻腔内作为支架和止血的材料。动物体内研究证明透明质酸材料可能对伤口愈合有益[14]，但在鼻窦炎动物模型体内研究时没有发现该功能[15]。在人体研究中，未发现填塞透明质酸材料与未填塞的病例之间在伤口愈合

或止血方面有显著差异[16-17]。

壳聚糖 – 葡聚糖凝胶（Chitogel Pty，Wellington，NZ）是一种新型黏膜黏着剂凝胶，利用壳聚糖的止血特性，它是一种在鱿鱼和贝类中发现的天然聚合物，通过活化血小板和促使红细胞聚集来发挥止血功能[18]（▶图16.5）。动物模型研究已证明壳聚糖 – 葡聚糖凝胶可以促进伤口愈合，减少粘连形成，具有良好的止血活性[19]。这些特性在一项包含 40 位病例的人体研究中也得到证实，该研究发现其能快速止血，与未使用该材料的对照组病例相比，粘连的发生率明显较低[20]（▶图16.6）。目前，还没有研究将该材料与现有的填塞材料进行比较。

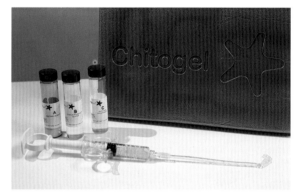

图 16.5 壳聚糖凝胶（Chitogel Pty）；术后可吸收的水凝胶，包括葡聚糖醛（A）、磷酸钠缓冲液（B）和壳聚糖琥珀酰胺（C）

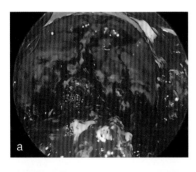
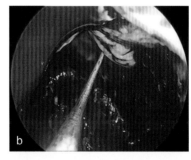
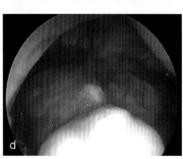

图 16.6 术中及术后中额窦开放后图像。（a）新开放的窦口与明显的骨质裸露。（b）原位黏膜瓣。（c）壳聚糖凝胶填塞于开放的窦口。（d）术后远期图像

纳米孔（Stryker，Kalamazoo，MI）由聚氨酯组成，聚氨酯是一种完全人工合成并可生物降解的泡沫状材料，平均在 5~7d 内解体。它能吸收 20 倍自身体积的水分而不膨胀，从而降低了黏膜坏死的风险。研究表明，与 Merocel 填塞物相比，使用该材料的患者的临床症状有所改善[21]，粘连减少[22]，但术后止血方面与未填塞病例[23]或使用不可吸收填塞物病例[24]相比没有显著差异。

16.3 鼻腔填塞或不填塞

虽然有多种可吸收和不可吸收的填塞材料，但就术后是否需要填塞仍有争议。填塞的风险已被证实，有证据表明填塞不能促进伤口愈合或减少术后出血。一系列的患者队列研究表明只有 8%~13% 的患者在常规内镜鼻窦手术后需要填塞[25-26]，最近的文献荟萃分析证实，填塞没有相关优势[27]。到目前为止，并没有完美的填塞材料——良好的耐受性、有效的止血和最小的炎症应激反应。因此术后填塞与否取决于外科医生的决策。

16.4 惰性支架

多种非有机垫片已应用来维持术后窦口的通畅，其理论依据是惰性化合物可以防止血栓和肉芽滞留在窦口中，从而减少粘连的形成。有证据表明，使用硅胶垫片可以减少粘连，并且患者的耐受性良好[28-30]，也不会增加感染风险[29]。

就额窦而言，简单的惰性支架是使用硅胶管或使用现有的支架，如输尿管支架[31-32]。小卷硅胶片也可以置入手术后扩大的窦口，但必须小心放置不能封闭窦口。术后支架植入的重要作用是维持一个通畅的引流通道，从而将额窦引流到鼻腔。梗阻会导致分泌物潴留、黏膜肿胀和炎症反应，这些可能导致疾病复发。惰性支架的一个缺点是需要在术后 1~2 周在诊室内移除。需要警惕的是，支架使用时间超过 2 周有生物膜定植的风险。

16.5 药物缓释支架

近来可局部释放药物到周围组织的鼻窦支架逐步应用于临床。2010 年，美国食品药品监督管理局（FDA）批准了一种药物缓释支架，该支架为可完全生物吸收补片[33]，30d 内可释放糠酸莫米松 370μg。利用定做的置入设备，可将支架置入筛窦或额窦，置入后网状样结构扩张填充窦腔或窦口。最初的产品 PROPEL（Intersect ENT，Menlo Park，CA）支架已经应用于筛窦，最近生产的 PROPEL Mini（Intersect ENT，Menlo Park，CA）获得批准用于额窦。该产品保持窦口开放，短到中期释放局部糖皮质激素，减少术后炎症反应、肉芽形成以及相关不良预后的风险。

最近发表的临床研究是在同一病例中同时应用 PROPEL 支架与不含糖皮质激素的相同支架。该病例研究模型显示 PROPEL 支架可以显著减少术后炎症、粘连、息肉形成和对全身糖皮质激素的需要[34-35]。在一项开展双侧额窦开放术的随机临床病例试验中，在病例的一侧额窦置入了支架，另一侧没有放置[36]，专门验证了 PROPEL Mini 支架的作用。该研究发现置入支架后的病例对术后干预的需求减少，口服糖皮质激素药物的需求减少，窦口再狭窄率降低。然而，我们也要面对药物缓释支架高成本的问题。

16.6 术后护理

内镜鼻窦手术后的术后护理可分为患者自身的治疗和临床医生提供的治疗。整个术后恢复期的生理盐水灌洗在患者自身护理中至关重要。局部药物治疗包括糖皮质激素或抗生素治疗，可以喷雾、滴剂形式使用或混合到盐水中冲洗。临床医生提供的术后护理治疗是内镜下清除血凝块、鼻痂和填塞物碎片。

16.6.1 生理盐水灌洗

在慢性鼻窦炎的术前治疗中，生理盐水灌洗可减少炎症，改善黏液纤毛清除功能，缓解症状。术后生理盐水灌洗的作用是清除填塞材料碎片、血凝块和黏液样分泌物，所有这些都可以减少局部炎症负担，降低术后感染的风险，使诊室清创更容易。

有多种鼻腔生理盐水灌洗器械，包括手动塑料挤压瓶、喷雾器或自动清洗瓶，生理盐水

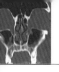

局部用量从 2mL 的喷雾到 240mL 的灌洗不等。一项随机单盲试验显示，与术后不冲洗相比，大容量（240mL）等渗盐水术后定期灌洗可改善患者的全身和鼻腔局部症状 [37]，而低容量灌洗或生理盐水喷雾似乎没有多少帮助 [38-39]。

16.6.2 内镜清理术

内镜鼻窦手术后的鼻腔内充满了碎屑，包括血凝块、残留的止血材料、可降解的填塞材料（如果放置）和潴留的分泌物。以上这些不仅是术后感染的完美培养基，而且是肉芽瘢痕和继发窦口狭窄的潜在桥接物 [40]。多种证据证实了术后清创的好处，大量试验表明，术后清理可以改善术后患者症状评分和术后内镜表现 [41-43]。建议在术后 1~2 周使用合适的器械或吸引设备进行内镜下窦腔清理，远期根据医生的个人经验和患者黏膜状况进行进一步清理 [40]。根据每位外科医生的偏好在合适的时间清理，清理同时取出鼻腔置入的不可吸收支架。

16.6.3 局部治疗

鼻用糖皮质激素

鼻用糖皮质激素（topical intranasal corticosteroids, INCS）可以减少组织水肿，促进伤口愈合 [44-45]，在术后的使用与术前治疗一样。该药可以通过液滴的喷雾方式局部用药，也可以混合到一个大容量的生理盐水灌洗瓶中来使用。常用处方药物详见 ▶ 表 16.2。

糖皮质激素喷雾剂到达鼻窦黏膜后发挥其抗炎作用，新一代糖皮质激素（莫米松和氟替卡松）的全身吸收量微小（< 1%），具有良好的安全性，这已经被相关研究证实 [46]。较早使用的糖皮质激素（倍氯米松、布地奈德和曲安奈德）的生物利用度为 40%~50% [47]，需要谨慎使用。糖皮质激素喷雾剂副作用的发生率很低，包括短暂的局部症状，如鼻刺激感和鼻出血。鼻用糖皮质激素的疗效是值得肯定的，随机试验显示鼻用糖皮质激素对患者的症状改善和鼻窦腔的内镜评分有帮助 [44,48]。

因此，在术前和术后均应考虑常规使用鼻用糖皮质激素。喷雾形式的鼻用糖皮质激素的一个缺点是，向病变的鼻窦黏膜输送时受到解

表 16.2　常用的鼻用糖皮质激素制剂

	剂量	治疗方案
鼻喷剂		
丙酸倍氯米松	50μg（每喷）	每天 2 次，每次 2 喷
布地奈德	100μg（每喷）	每天 2 次，每次 1 喷，或每天 1 次，每次 2 喷
糠酸氟替卡松	27.5μg（每喷）	每天 2 次，每次 2 喷
丙酸氟替卡松	50μg（每喷）	每天 2 次，每次 2 喷
糠酸莫米松	50μg（每喷）	每天 1 次，每次 2 喷
曲安奈德	55μg（每喷）	每天 1 次，每次 2 喷
鼻滴剂		
倍他米松磷酸钠	0.1%	每天 2 次，每次 2~3 滴
丙酸氟替卡松	400μg（每瓶）	每天 200μg 或每天 2 次
超说明书使用的鼻内用药		
地塞米松（眼用）	0.1%	每天 2 次，每次 2~3 滴
泼尼松龙（眼用）	1%	每天 2 次，每次 2~3 滴
环丙沙星 / 地塞米松（耳用）	0.3% 或 0.1%	每天 2 次，每次 2~3 滴
布地奈德混悬液	0.5mg 或 1mg	稀释成 240mL 每天 1 次或每天 2 次，生理盐水灌洗

剖因素的阻碍，如鼻甲肥大 [49]、鼻中隔偏曲 [50]，术野区域的结痂或碎屑也会阻止糖皮质激素到达病变黏膜。

糖皮质激素滴鼻液已经被用来克服喷雾剂的缺陷，当使用 Moffat 头朝下位（头向前倾，颈部完全弯曲）或 Mygind 悬头位（平仰卧位，颈部完全伸展）时，滴鼻液可以到达中鼻道和额窦。另一种激进的方法是超说明书使用布地奈德，把布地奈德混悬液稀释到高容量的生理

盐水灌洗瓶中。糖皮质激素局部使用的安全性已经得到了充分的研究证实，即使疗程超过2年，既没有明显的全身吸收[51]，也没有下丘脑—垂体—肾上腺轴抑制，研究报告显示患者症状和内镜评分都有改善[52-53]。然而，对于超说明书使用糖皮质激素药物的方法仍需进一步研究，应在医生的指导下应用。

局部抗生素治疗

近年来，人们认识到细菌生物膜在慢性鼻窦炎的发病机制中有重要的调节作用，已开始使用局部抗生素治疗。建议使用的抗生素包括妥布霉素、万古霉素、庆大霉素和莫匹罗星等[54-56]。虽然在治疗期间和治疗后能立即有效消除细菌，但复发率很高[57]，这些表明局部抗生素可能无法深入生物膜或到达细胞内或感染间质。最近Cochrane的一项综述指出没有支持使用局部抗生素的高水平证据[58]，因此，只有当临床医生采用标准药物治疗失败时，才应该考虑局部抗生素治疗。

16.7 总　结

内镜鼻窦手术后鼻腔填塞或不填塞都有证据支持。大多数填塞材料不符合鼻腔填塞的理想要求，即耐受性良好，有效止血，促进伤口愈合而不引起炎症反应。药物缓释支架是一种生物材料，可促进周围组织的愈合，并提供机械支架来支撑开放的窦口。术后临床医生可采用多种局部治疗方法，生理盐水灌洗可通过清除血凝块、痂皮和促炎性碎片来改善症状，并方便糖皮质激素到达窦腔而促进黏膜的愈合。术后以喷雾、液滴或混合到生理盐水灌洗来局部使用糖皮质激素都有证据支持。局部使用抗生素的证据不那么有力，在临床医生采用标准抗生素药物治疗失败的病例中才考虑应用。

（钟　刚　邱　越　译，王彦君　审）

参考文献

[1] Ye T, Hwang PH, Huang Z, et al. Frontal ostium neo-osteogenesis and patency after Draf III procedure: a computer-assisted study. Int Forum Allergy Rhinol, 2014, 4(9):739–744.

[2] Ngoc Ha T, Valentine R, Moratti S, et al. A blinded randomized controlled trial evaluating the effcacy of chitosan gel on ostial stenosis following endoscopic sinus surgery. Int Forum Allergy Rhinol, 2013, 3(7):573–580.

[3] Hildenbrand T, Wormald PJ, Weber RK. Endoscopic frontal sinus drainage Draf type III with mucosal transplants. Am J Rhinol Allergy, 2012, 26(2):148–151.

[4] Fairbanks DN. Complications of nasal packing. Otolaryngol Head Neck Surg, 1986, 94(3):412–415.

[5] Weber RK. Nasal packing and stenting. GMS Curr Top Otorhinolaryngol Head Neck Surg, 2009, 8:Doc02.

[6] Oz MC, Rondinone JF, Shargill NS. FloSeal Matrix: new generation topical hemostatic sealant. J Card Surg, 2003, 18(6):486–493.

[7] Catalano PJ, Roffman EJ. Evaluation of middle meatal stenting after minimally invasive sinus techniques (MIST). Otolaryngol Head Neck Surg, 2003, 128(6):875–881.

[8] Tom LW, Palasti S, Potsic WP, et al. The effects of gelatin film stents in the middle meatus. Am J Rhinol, 1997, 11 (3): 229–232.

[9] Rust KR, Stringer SP, Spector B. The effect of absorbable stenting on postoperative stenosis of the surgically enlarged maxillary sinus ostia in a rabbit animal model. Arch Otolaryngol Head Neck Surg, 1996, 122(12):1395–1397.

[10] Yan M, Zheng D, Li Y, et al. Biodegradable nasal packings for endoscopic sinonasal surgery: a systematic review and meta-analysis. PLoS One, 2014, 9(12):e115458.

[11] Maccabee MS, Trune DR, Hwang PH. Effects of topically applied biomaterials on paranasal sinus mucosal healing. Am J Rhinol, 2003, 17 (4):203–207.

[12] Shrime MG, Tabaee A, Hsu AK, et al. Synechia formation after endoscopic sinus surgery and middle turbinate medialization with and without FloSeal. Am J Rhinol, 2007, 21(2):174–179.

[13] Prosdocimi M, Bevilacqua C. Exogenous hyaluronic acid and wound healing: an updated vision. Panminerva Med, 2012, 54(2):129–135.

[14] McIntosh D, Cowin A, Adams D, et al. The effect of a dissolvable hyaluronic acid-based pack on the healing of the nasal mucosa of sheep. Am J Rhinol, 2002, 16(2):85–90.

[15] Rajapaksa SP, Cowin A, Adams D, et al. The effect of a hyaluronic acid-based nasal pack on mucosal healing in a sheep model of sinusitis. Am J Rhinol, 2005, 19(6):572–576.

[16] Miller RS, Steward DL, Tami TA, et al. The clinical effects of hyaluronic acid ester nasal dressing (Merogel) on intranasal wound healing after functional endoscopic sinus surgery. Otolaryngol Head Neck Surg, 2003, 128(6):862–869.

[17] Wormald PJ, Boustred RN, Le T, et al. A prospective single-blind randomized controlled study of use of hyaluronic acid nasal packs in patients after endoscopic sinus surgery. Am J Rhinol, 2006, 20(1):7–10.

[18] Valentine R, Wormald PJ, Sindwani R. Advances in absorbable biomaterials and nasal packing. Otolaryngol Clin North Am, 2009, 42 (5):813–828, ix.

[19] Athanasiadis T, Beule AG, Robinson BH, et al. Effects of a novel chitosan gel on mucosal wound healing following endoscopic sinus surgery in a sheep model of chronic rhinosinusitis.Laryngoscope, 2008, 118(6):1088–1094.

[20] Valentine R, Athanasiadis T, Moratti S, et al. The effcacy of a novel chitosan gel on hemostasis and wound healing after endoscopic sinus surgery. Am J Rhinol Allergy, 2010, 24(1):70–75.

[21] Wang J, Cai C, Wang S. Merocel versus Nasopore for nasal packing: a meta-analysis of randomized controlled trials. PLoS One, 2014, 9(4): e93959.

[22] Piski Z, Gerlinger I, Nepp N, et al. Clinical benefits of

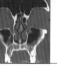

polyurethane nasal packing in endoscopic sinus surgery. Eur Arch Otorhinolaryngol, 2017, 274(3):1449–1454.

[23] Kastl KG, Reichert M, Scheithauer MO, et al. Patient comfort following FESS and Nasopore® packing, a double blind, prospective, randomized trial. Rhinology, 2014, 52(1):60–65.

[24] Shoman N, Gheriani H, Flamer D, et al. Prospective, double-blind, randomized trial evaluating patient satisfaction, bleeding, and wound healing using biodegradable synthetic polyurethane foam (NasoPore) as a middle meatal spacer in functional endoscopic sinus surgery. J Otolaryngol Head Neck Surg, 2009, 38(1):112–118.

[25] Orlandi RR, Lanza DC. Is nasal packing necessary following endoscopic sinus surgery? Laryngoscope, 2004, 114(9):1541–1544.

[26] Eliashar R, Gross M, Wohlgelernter J, et al. Packing in endoscopic sinus surgery: is it really required? Otolaryngol Head Neck Surg, 2006, 134(2):276–279.

[27] Stern-Shavit S, Nachalon Y, Leshno M, et al. Middle meatal packing in endoscopic sinus surgery-to pack or not to pack: a decisionanalysis model. Laryngoscope, 2017, 127(7):1506–1512.

[28] Gall RM, Witterick IJ. The use of middle meatal stents post-endoscopic sinus surgery. J Otolaryngol, 2004, 33(1):47–49.

[29] Baguley CJ, Stow NW, Weitzel EK, et al. Silastic splints reduce middle meatal adhesions after endoscopic sinus surgery. Am J Rhinol Allergy, 2012, 26(5):414–417.

[30] Chan CL, Elmiyeh B, Woods C, et al. A randomized controlled trial of a middle meatal silastic stent for reducing adhesions and middle turbinate lateralization following endoscopic sinus surgery. Int Forum Allergy Rhinol, 2015, 5(6):517–523.

[31] Mirza S, Johnson AP. A simple and effective frontal sinus stent. J Laryngol Otol, 2000, 114(12):955–956.

[32] Hughes JP, Rowe-Jones J. Use of a ureteric pigtail stent as a self-retaining frontal sinus stent. J Laryngol Otol, 2004, 118(4):299301.

[33] Wei CC, Kennedy DW. Mometasone implant for chronic rhinosinusitis. Med Devices (Auckl), 2012, 5:75–80.

[34] Forwith KD, Chandra RK, Yun PT, et al. ADVANCE: a multisite trial of bioabsorbable steroid-eluting sinus implants. Laryngoscope, 2011, 121(11):2473–2480.

[35] Marple BF, Smith TL, Han JK, et al. Advance II: a prospective, randomized study assessing safety and effcacy of bioabsorbable steroidreleasing sinus implants. Otolaryngol Head Neck Surg, 2012, 146 (6):1004–1011.

[36] Smith TL, Singh A, Luong A, et al. Randomized controlled trial of a bioabsorbable steroid-releasing implant in the frontal sinus opening. Laryngoscope, 2016, 126(12):2659–2664.

[37] Giotakis AI, Karow EM, Scheithauer MO, et al. Saline irrigations following sinus surgery: a controlled, single blinded, randomized trial. Rhinology, 2016, 54(4):302–310.

[38] Pinto JM, Elwany S, Baroody FM, et al. Effects of saline sprays on symptoms after endoscopic sinus surgery. Am J Rhinol, 2006, 20 (2):191–196.

[39] Freeman SR, Sivayoham ES, Jepson K, et al. A preliminary randomised controlled trial evaluating the effcacy of saline douching following endoscopic sinus surgery. Clin Otolaryngol, 2008, 33 (5):462–465.

[40] Rudmik L, Soler ZM, Orlandi RR, et al. Early postoperative care following endoscopic sinus surgery: an evidence-based review with recommendations. Int Forum Allergy Rhinol, 2011, 1(6):417–430.

[41] Bugten V, Nordgård S, Steinsvåg S. The effects of debridement after endoscopic sinus surgery. Laryngoscope, 2006, 116(11):2037–2043.

[42] Bugten V, Nordgård S, Steinsvåg S. Long-term effects of postoperative measures after sinus surgery. Eur Arch Otorhinolaryngol, 2008, 265 (5):531–537.

[43] Lee JY, Byun JY. Relationship between the frequency of postoperative debridement and patient discomfort, healing period, surgical outcomes, and compliance after endoscopic sinus surgery. Laryngoscope, 2008, 118(10):1868–1872.

[44] Jorissen M, Bachert C. Effect of corticosteroids on wound healing after endoscopic sinus surgery. Rhinology, 2009, 47(3):280–286.

[45] Hosemann W, Wigand ME, Göde U, et al. Normal wound healing of the paranasal sinuses: clinical and experimental investigations. Eur Arch Otorhinolaryngol, 1991, 248(7):390–394.

[46] Sastre J, Mosges R. Local and systemic safety of intranasal corticosteroids. J Investig Allergol Clin Immunol, 2012, 22(1):1–12.

[47] Mullol J, Obando A, Pujols L, et al. Corticosteroid treatment in chronic rhinosinusitis: the possibilities and the limits. Immunol Allergy Clin North Am, 2009, 29(4):657–668.

[48] Rowe-Jones JM, Medcalf M, Durham SR, et al. Functional endoscopic sinus surgery: 5 year follow up and results of a prospective, randomised, stratified, double-blind, placebo controlled study of postoperative fluticasone propionate aqueous nasal spray. Rhinology, 2005, 43(1):2–10.

[49] Dowley AC, Homer JJ. The effect of inferior turbinate hypertrophy on nasal spray distribution to the middle meatus. Clin Otolaryngol Allied Sci, 2001, 26(6):488–490.

[50] Frank DO, Kimbell JS, Cannon D, et al. Deviated nasal septum hinders intranasal sprays: a computer simulation study. Rhinology, 2012, 50(3):311–318.

[51] Smith KA, French G, Mechor B, et al. Safety of long-term highvolume sinonasal budesonide irrigations for chronic rhinosinusitis. Int Forum Allergy Rhinol, 2016, 6(3):228–232.

[52] Jang DW, Lachanas VA, Segel J, et al. Budesonide nasal irrigations in the postoperative management of chronic rhinosinusitis. Int Forum Allergy Rhinol, 2013, 3(9):708–711.

[53] Snidvongs K, Pratt E, Chin D, et al. Corticosteroid nasal irrigations after endoscopic sinus surgery in the management of chronic rhinosinusitis. Int Forum Allergy Rhinol, 2012, 2 (5): 415–421.

[54] Lee VS, Davis GE. Culture-directed topical antibiotic treatment for chronic rhinosinusitis. Am J Rhinol Allergy, 2016, 30(6):414–417.

[55] Carr TF, Hill JL, Chiu A, et al. Alteration in bacterial culture after treatment with topical mupirocin for recalcitrant chronic rhinosinusitis. JAMA Otolaryngol Head Neck Surg, 2016, 142(2):138–142.

[56] Jervis-Bardy J, Boase S, Psaltis A, et al. A randomized trial of mupirocin sinonasal rinses versus saline in surgically recalcitrant staphylococcal chronic rhinosinusitis. Laryngoscope, 2012, 122(10):2148–2153.

[57] Jervis-Bardy J, Wormald PJ. Microbiological outcomes following mupirocin nasal washes for symptomatic, Staphylococcus aureuspositive chronic rhinosinusitis following endoscopic sinus surgery.Int Forum Allergy Rhinol, 2012, 2(2):111–115.

[58] Head K, Chong LY, Piromchai P, et al. Systemic and topical antibiotics for chronic rhinosinusitis. Cochrane Database Syst Rev, 2016, 4: CD011994.

17 诊室额窦手术流程

Joshua M. Levy, John M. DelGaudio

摘 要

　　诊室鼻窦手术是耳鼻喉科的一个快速发展的领域，在治疗疾病的同时患者不需要承担全身麻醉的相关风险和高医疗成本。由于对患者满意度、医生能动性和资源利用的日益关注，诊室手术也拥有先进的技术并得到患者的支持[1]。许多与诊室鼻窦手术相关的因素吸引了人们的关注。开展诊室手术不需要全身麻醉，减少了患者的请假时间并节约了劳动力，而且没有手术室、麻醉和恢复室的费用，减少了医疗保健费用支出，同时节约了患者的治疗时间。一项鼻窦手术回顾性成本分析显示，诊室手术的成本较手术室手术显著降低，平均总费用为 2 737.17 美元，而不是手术室手术的 7 329.69 美元（*P* < 0.001）。医生回报率无显著差异[2]。但是只有一部分额窦疾病患者可以行诊室手术并得到有效治疗。本章阐述了最适合接受诊室手术治疗的患者和相关疾病，评估了新近发明的相关技术，它们扩大了诊室手术适应证并改善了患者的预后。

关键词　诊室手术；额窦炎；鼻窦内镜手术；黏液囊肿

17.1 适应证

17.1.1 解剖学注意事项

　　额隐窝多变和复杂的解剖结构导致额窦手术富有挑战性。额隐窝紧邻额窦引流通道的下方，额骨额嘴后侧。额隐窝的边界包括外侧的纸样板、内侧的中鼻甲基板及后部的筛窦气房

前壁。额隐窝的通畅与否在解剖学上可能受到多个气房的影响，包括鼻丘气房（agger nasi cell, ANC）、鼻丘上气房、鼻丘上额气房、筛泡上气房（supra bulla cell, SBC）、筛泡上额气房、眶上筛房及额窦中隔气房[3]。成功开展额窦手术需要熟悉每个患者独特的额隐窝解剖结构，了解他们所患疾病的特殊病程。在评估急性或慢性鼻窦炎时，鼻窦 CT 是必不可少的，可用于了解患者的局部解剖结构。应获得轴位图像（0.5~1mm 厚度的扫描）。重构矢状位和冠状位图像可以提供更多的额窦解剖信息。

　　在开展任何治疗之前，外科医生应该审阅影像学资料，了解额隐窝的解剖结构。结构简单的患者更适合进行诊室手术。矢状位影像上显示较大的额隐窝前后径使诊室手术时更容易暴露和开放额窦口。有些解剖因素可能增加诊室手术开放窦口的难度，包括鼻中隔高位偏曲、泡状鼻甲和中鼻甲外移。

　　中鼻甲外移和骨性梗阻，特别是新骨生成性狭窄，可导致诊室额窦手术难以进行（▶图 17.1a、b）。

17.1.2 患者选择

　　选择合适的患者是诊室鼻外科手术中最重要的考虑因素[4]。

　　虽然疾病本身或解剖结构可能适合诊室手术治疗，但是患者的耐受性和依从性才是最重要的。在进行任何治疗干预之前，应该向患者充分讲解手术步骤、目标、期望和术后护理等。知情同意书内容应包括与手术相关的所有风险，

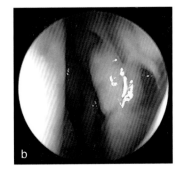

图 17.1 （a）冠状位 CT 显示右侧额筛黏液囊肿，侵袭眼眶和颅底，可进行诊室手术引流。左侧显示中鼻甲外移与纸样板瘢痕粘连，诊室手术难以安全地开放额窦。（b）中鼻甲的外移瘢痕粘连内镜图像

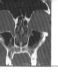

并应给予患者足够的时间来提问和考虑。在与患者进行坦诚的对话后，医生应该评估患者对手术的接受程度以及相关的焦虑程度。

高度紧张的患者不适合接受诊室手术。然而仔细讲解诊室手术相关程序可以缓解患者的焦虑。

与选择进入手术室、接受全身麻醉和更长的术后恢复时间相比，患者更容易接受诊室手术。医生不能拒绝有基础疾病或并发症而不能接受全身麻醉的患者，选择诊室手术，事实上，这些患者更适合接受微创的诊室手术。然而，即使是精心筛选的患者也会发生血管迷走神经反射，导致自限性的全身性低血压发作，通常伴有心动过缓、周围血管舒张和可能的意识丧失。在接受诊室鼻外科手术的患者中，血管迷走神经反射的发生很罕见，报道的发生率为0.16%[5]。即使发生的概率小，医疗团队在诊室手术之前也应做好相关准备。

17.1.3 额窦炎

额窦炎是急性或慢性炎症和额窦引流通道阻塞的结果。最能从诊室手术中获益的是那些伴有显著症状的单发急性额窦炎患者和那些单发慢性额窦炎患者。对于在诊室进行的初次额窦手术，患者的额隐窝解剖结构应相对简单。鼻中隔明显偏向患侧是相对禁忌证。在诊室手术中使用冷器械进行初次额窦开放术比较困难，而且很少开展，在这种情况下，可以使用球囊技术开放额隐窝。

17.1.4 额窦黏液囊肿

额窦黏液囊肿是由于鼻窦流出道阻塞引起窦腔充满黏液，通常继发于慢性炎症、鼻息肉、创伤或既往手术，如中鼻甲的外移瘢痕粘连。

CT可显示由于黏液囊肿扩张，鼻窦骨壁变薄和重塑，通常伴有局部缺损（►图17.2a、b）。最近发表的一项回顾性研究评估了鼻窦黏液囊肿经诊室手术引流的结局，发现在纳入的患者中，97%的患者引流成功[6]。值得注意的是，14%的患者需要再次手术，在分隔性黏液囊肿和额隐窝新骨生成的患者中，失败的风险更高。分隔性黏液囊肿是诊室手术引流的相对禁忌，诊室手术中难以到达相关部位。额隐窝新骨生成在额窦黏液囊肿患者中多见，是相对手术禁忌，因为需要很大力量来切除增生的骨质，清醒的患者常难以耐受。

17.1.5 鼻息肉

内镜鼻窦手术后复发性额隐窝鼻息肉的患者，由于额隐窝区域骨间隔已切除，非常适合行诊室息肉切除术[7]。外科医生只要熟悉解剖学，而且开放过的额窦只存在软组织堵塞，就可以很好地切除复发性额隐窝息肉。手术可以单独进行，也可以同时切除其他鼻窦的息肉。易误诊为鼻息肉的单侧鼻窦占位性病变包括脑膜脑膨出和肿瘤（如内翻性乳头状瘤），通过术前影像学检查和临床鉴别，可以避免出现误诊或产生相关并发症。

由于所有的鼻息肉都不一样，所以在决定是否进行诊室手术时应该考虑息肉的类型。虽然阻塞鼻道的息肉通常不涉及重要结构，但注意那些与中线相关的，即起源于鼻中隔、嗅裂以及中鼻甲的息肉，在诊室手术中难以充分切除，更适合在手术室切除。

彻底的内镜鼻窦手术后鼻息肉复发并且药物治疗效果不佳的患者非常适合行诊室息肉切除术。

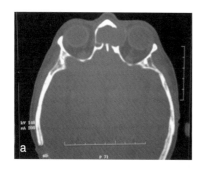
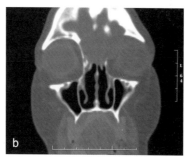

图17.2 （a）轴位CT显示左侧额筛黏液囊肿，眼眶和颅底受累。（b）同一病变的冠状位视图，注意纸样板骨质缺损并伴有眼球移位

17.2 手术步骤和麻醉

选择适当的患者后，良好的麻醉是决定诊室手术能否成功的最重要因素。

单独使用表面麻醉药物可以获得足够的麻醉效果，但局部注射阻滞麻醉药有时是必要的，特别是当手术需要深入鼻窦腔时。与任何鼻内镜手术一样，收缩黏膜血管对于提供良好的视野和通路很重要，也可以减少不必要的组织创伤和疼痛。在诊室手术中使用减充血剂如羟甲唑啉、去氧肾上腺素或 1∶1000 肾上腺素等，可收缩血管和减少出血，前两种药物既可以通过雾化喷雾剂使用，也可以通过棉片给药，而肾上腺素只能通过棉片使用。如果患者有心动过速，在使用局部血管收缩剂时应进行充分的术前评估并做好应急预案。

对行鼻内镜手术的患者通常使用方便获得的局部麻醉药物 [8]，最常用的药物是丁卡因和利多卡因。这些药物提供表面麻醉，因此只在黏膜接触区域有效。每种麻醉药都有相关毒副作用，在使用前应进行评估。通常将局部麻醉药和减充血剂联合使用，在提供麻醉作用的同时收缩血管。对于诊室手术，经常需要多次应用局部药物联合喷雾剂，因为到达黏膜的药量随着黏膜收缩而增加。在临床上，考虑到利多卡因 > 5μg/mL 时的血清毒性水平，我们常规使用羟甲唑啉与 4% 利多卡因混合溶液（1∶1），安全性比较高。

除表面麻醉药外，诊室手术时还经常使用局部注射麻醉药。局部阻滞可以加强鼻窦手术的麻醉效果。我们通常联合使用 1% 利多卡因和 1∶100 000 的肾上腺素。可以使用长效麻醉药，但并非必要，因为鼻窦手术后患者没有明显的疼痛。额窦手术局部麻醉的注射部位包括中鼻甲的附着端和尾端，以及鼻腔上外侧壁。

联合使用表面麻醉药与减充血剂以及局部注射麻醉药通常能为配合度高的患者提供良好的麻醉效果。

对于手术室治疗患者，在手术前或手术过程中我们不会对患者使用镇静剂，但对接受诊室手术的患者可以使用镇静麻醉药，如咪达唑仑或其他苯二氮䓬类药物。应对镇静后的患者

在手术期间和手术后进行监护和复苏，但当仅使用表面和局部麻醉药时，就无需这一步骤了。接受口服药物或静脉给药镇静的患者需要由另一名成年人陪同，手术后不允许患者驾车。

17.3 术后管理和方法

对手术指征明确的鼻窦疾病，娴熟的手术技巧只是治疗的一部分。慢性鼻窦炎术后还需要对患者进行长期的治疗来尽量减少黏膜炎症，需要常规的术后护理和长期随访。必要时可以使用内科和（或）外科干预来防止潜在的炎症进展。

术后常规护理包括在首次手术后 1 周进行诊室内镜检查和清理，然后在 2~4 周后进行第 2 次内镜检查和可能的清理。随访和内镜清理的频率取决于患者的临床症状和内镜检查所见，患者的依从性和疾病本身起着主要作用。初次手术地点（诊室或手术室）对术后护理没有影响。

在任何额窦手术后，术后检查应窥清额窦。术后第一次随诊时，应用角度内镜观察额隐窝，用弯头吸引器仔细清除碎屑。例如，第一次随诊时应抽吸和清除黏液、痂皮、鼻腔填塞材料降解碎片或血凝块。注意骨质裸露的区域，因为这些区域更容易发生结痂、肉芽肿和瘢痕。由于额隐窝的引流通道狭窄，可能形成环形瘢痕。如果在术后早期发现粘连，应及时清理以防止进一步狭窄。在进一步的随访中发现的环行瘢痕或狭窄仍然可以在诊室内处理。通常用额窦钳切除这些瘢痕，避免对额窦引流通道造成进一步的创伤。如果瘢痕或狭窄不是由于新骨生成或骨性阻塞导致，就可以对额窦开口行球囊导管扩张术（balloon catheter dilation, BCD）[9]。

鼻腔灌洗和局部治疗

慢性鼻窦炎患者在手术前和后续治疗过程中，均建议采用鼻腔生理盐水灌洗 [10]。大容量、低压的挤压瓶是最佳的冲洗装置。作者要求患者术后每天至少两次鼻腔生理盐水灌洗，手术当天就可以开始。

可将局部治疗药物加入生理盐水中，以促进愈合和控制术后炎症及水肿。局部药物治疗的优点是可以直接将药物传送到病变组织，提

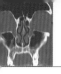

供更高的局部药物浓度，同时最大限度地减少全身吸收；缺点包括超说明书应用，局部不适，鼻出血，以及药物不能到达鼻窦[11]。

鼻腔糖皮质激素冲洗是难治性慢性鼻窦炎患者常用的局部治疗策略。最近 Cochrane 总结了慢性鼻窦炎合并鼻息肉患者使用局部糖皮质激素的效果，显示患者的症状改善，息肉缩小，术后息肉复发减少[12]。一种常用的制剂是布地奈德生理盐水灌洗，每天两次（0.5mg/2mL 或 1mg/2mL 与 240mL 生理盐水混合）。局部糖皮质激素冲洗在任何时候对患者都是有益的，对术后残留黏膜炎症或术后第 1 次或第 2 次随诊时黏膜水肿或息肉复发的患者最有效。

17.4 提示和技巧

17.4.1 病例展示

额窦黏液囊肿

推荐的黏液囊肿手术方法是充分造袋术[13]。如果黏液囊肿的底部进入鼻腔和筛窦（►图 17.3），或者可以通过钩突和前组筛房径路进行切除，手术可以在诊室进行。如果额隐窝已经开放，那么手术非常简单，因为阻塞的气房通常已经被切除。在对患者行妥善的局部麻醉后，在内镜下直接用吸引刮匙穿破黏液囊腔下壁，黏液会排入鼻腔。角度刮钥和切钳可以用来切

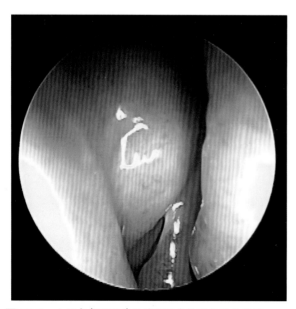

图 17.3 右侧中鼻甲附着处前黏液囊肿隆起的内镜图

除黏液囊肿的整个下壁。应尽可能切除囊肿前壁和后壁，可使用专用切钳，如额窦环形切钳、额窦直咬切钳或额窦 Kerrison 咬骨钳。应切除所有的骨屑和游离的黏膜。尽量减少创伤，防止剥离额窦或额隐窝黏膜。即使是诊室手术，手术目的和手术室的手术一样，是创建一个大的通道来引流黏液囊肿，防止复发、瘢痕形成或额隐窝狭窄。

对于没有做过鼻窦手术的患者，诊室手术引流额窦黏液囊肿不像有手术史的患者那样简单。这些患者的局部解剖结构正常，想要了解他们的病变过程，需要开放路径才能暴露黏液囊肿。CT 检查很重要，可以展示额隐窝的解剖结构，并帮助确定最合适的手术地点（诊室或手术室）和手术引流路径。

额窦黏液囊肿向下延伸至钩突或鼻丘气房，通常可以在不开放筛泡的情况下手术切除（►视频 17.1，►视频 17.2）。然而，当额窦黏液囊肿沿着筛泡上隐窝向后延伸，在筛泡上气房上方时，有必要打开前组筛房。需要对钩突体部的上部和中鼻甲进行充分的麻醉，使患者不觉得疼痛并能配合。用反咬钳断离钩突，用 45° 钳或环形切钳取出钩突上部。从下方可以很容易地暴露鼻丘气房并完整清除。这个经典的手术路径可充分开放额隐窝，暴露膨隆的黏液囊肿。黏液囊肿的底壁一旦显露，就可以开展造袋手术（►视频 17.3）。

额窦黏液囊肿常伴有骨质扩张和破坏，这不是诊室手术治疗的禁忌证。最常见的骨质破坏区域是眶板，其次是额窦后壁和筛顶[14]。需要在术前的 CT 影像上仔细阅读这些区域，并确定手术径路（►图 17.4a、b，►图 17.5a、b）。由于眶周筋膜通常是完整的，黏液囊肿的引流不会导致眶内容物脱垂进入黏液囊肿腔。在这些病例中，在确定眶内容物前应避免在额眶隐窝的外侧分离。此外，术中应避免器械盲目进入额窦，以免无意中损伤眶内容物或大脑额叶。

鼻息肉

切除鼻窦息肉的方法一般与在手术室相同，需要使用角度内镜和额窦手术器械。筛房和额隐窝的孤立鼻息肉可在黏膜附着部位用切钳切

除。范围更广的鼻息肉可以谨慎地使用 40°、60° 或 90° 吸切刨刀，以减少黏膜损伤。如果在诊室中没有吸切刨刀，则可以选择一次性吸引切割器（PolypVac）。应尽量切除所有的鼻窦息肉。额隐窝和额窦区域只切除带蒂息肉，尽量保留额隐窝的黏膜，该区域的瘢痕以及环

形狭窄常导致手术失败（►视频 17.4，►视频 17.5）。随着息肉被切除，可能需要再次应用局部麻醉药来麻醉更深的组织。使用吸切刨刀会导致剪切样组织出血，但通常不严重。使用局部血管收缩剂或止血剂，以及保持患者坐位或反向 Trendelenburg 体位可以减少失血量[15]。

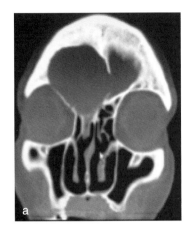
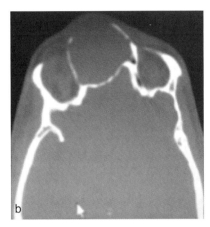

图 17.4 轴位（a）和冠状位（b）CT 显示右侧黏液囊肿阻塞额窦流出道，眶壁和颅底受累。鼻丘气房位于额窦黏液囊肿下方

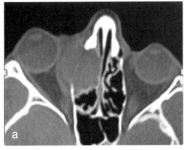
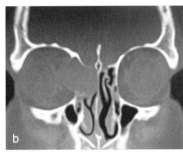

图 17.5 轴位（a）和冠状位（b）CT 显示右侧黏液囊肿侵及眶壁

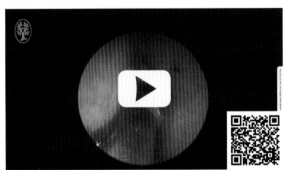

视频 17.1 额窦黏液囊肿——保留筛泡径路：示例 1

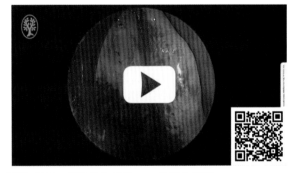

视频 17.3 额窦黏液囊肿——经筛泡径路

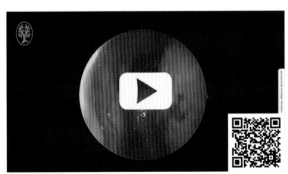

视频 17.2 额窦黏液囊肿——保留筛泡径路：示例 2

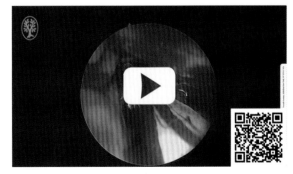

视频 17.4 诊室内镜下额窦息肉切除术——示例 1

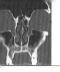

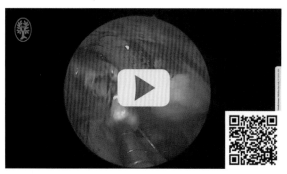

视频 17.5 诊室内镜下额窦息肉切除术——示例 2

由于对患者使用了血管收缩剂麻醉，因此通常只有少量或轻微出血。术后对患者局部使用糖皮质激素治疗对术后的长期随访非常重要。

17.5 存在的争议

球囊导管扩张术

Lanza 在 1993 年首次描述了球囊导管扩张术（BCD），这是一种保留黏膜组织的技术，是用充气扩张鼻窦开口治疗鼻窦疾病[16]。2005 年 4 月，美国 FDA 批准了鼻窦手术中可以应用球囊导管扩张术，随后得到广泛应用，占所有鼻窦内镜手术的 8%[17-18]。最近有文献描述了球囊导管扩张术在诊室手术局部麻醉下的应用[9,19-20]，对其适应证和应用人们产生了很大的争论[21-23]。球囊导管扩张术系统包括柔性导丝和刚性套管，引导气囊推进。球囊导管扩张术的过程包括表面和局部麻醉，伴或不伴镇静，麻醉鼻腔侧壁和中鼻甲，然后使中鼻甲内移，随后套管的位置取决于额隐窝的解剖位置。插管应放置在额隐窝内，在中鼻甲外侧、鼻丘气房后方、筛泡前方。之后再向前推进气囊并充气 10s。可以进一步推进气囊，并根据需要重新充气。最后通过筛窦和鼻丘气房的骨壁骨折扩张额隐窝的通道。

球囊技术可用于额窦，目的是扩张额窦引流通道，同时保留黏膜。

多项商业赞助的研究已经证明了球囊导管扩张术治疗鼻窦疾病的疗效，最近的系统回顾和荟萃分析发现，采用球囊技术的鼻窦手术患者的术后生活质量的长期改善和鼻窦炎症恢复仅限于轻度鼻窦疾病的成年人[24]。一些研究对诊室球囊导管扩张术对慢性鼻窦炎的治疗效果进行了前瞻性评估。关于技术优化和改进的诊室鼻窦扩张（ORIOS）系列研究中，一个多中心非随机试验显示了该方法的安全性，患者良好的耐受性，通过改善的 22 项鼻腔鼻窦结局测试量表（SNOT–22）和 Lund-Mackay 评分证实了其临床有效性[19,25]。在最大的系列研究中，Karanfilov 等报道了额隐窝球囊导管扩张术成功地应用于 93.7% 的患者，整个队列报告中 82.3% 的患者手术中耐受良好[25]。Gould 等对诊室球囊导管扩张术后 12 个月的结果进行了前瞻性评估，与治疗前 1 年相比，患者平均减少了 2.3 次病情恶化，减少了 2.4 次抗生素疗程，减少了 3.0 次医生就诊[26]。值得注意的是，亚组分析显示，不同鼻窦治疗组（如上颌窦和额窦）之间的结果没有差异。

诊室球囊导管扩张术的适应证往往因医生而异。大多数额窦解剖简单和孤立性额窦炎患者是球囊导管扩张术的良好指征。其他指征包括术后非骨性额窦引流通道狭窄。可以对这些患者进行球囊导管扩张术，以减少创伤和环形狭窄。

诊室额窦球囊扩张术的技巧已经在其他文章中描述过[27]，是先使用有角度的内镜和 70° 鼻窦插管进行额窦球囊扩张。将套管放在钩突和筛泡的上表面之间。然后将一根伴有照明的柔性导丝在内镜观察下进入额隐窝，直至额窦口。导丝明亮的光线可以穿透额窦前表面皮肤，来确认导丝进入额窦。之后将气囊扩张导管通过导丝进入额隐窝，将气囊充气 10s，再充气和取出。最后可以根据需要沿着额窦引流通道重复操作。

17.6 新兴技术

糖皮质激素药物缓释支架和诊室影像导航手术系统是两种新兴的技术，在诊室额窦手术中也有应用潜能。糖皮质激素缓释支架（Propel，Intersect ENT，Menlo Park，CA）已经获得美国 FDA 批准，糖皮质激素缓释可溶支架已被证明有效，并可预防鼻窦内镜手术后的额隐窝狭窄[28]。虽然其在诊室手术中的应用指征尚不明确，但目前正在对其在顽固性额窦疾病患者中的应用进行积极的调研。

影像导航系统可以进行实时定位，是鼻窦

外科医生进行手术的重要工具之一。最近发布的 Fusion 公司导航系统和 NuVentEM 球囊鼻窦扩张系统（Medtronic， Dublin， Ireland）都已应用于诊室手术。虽然影像导航系统不能识别每个患者独特的解剖结构，但可以帮助了外科医生开展诊室手术。

17.7 总　结

在对额窦疾病的评估和治疗方面我们已经取得了巨大的进展。减少医疗保健支出和提高患者满意度是耳鼻喉科医生进行诊室手术的原因。患者的选择至关重要，决定患者能否从诊室额窦手术中获益。诊室手术的优势是减少了患者住院时间，为患者和费用支付者降低了成本，避免了全身麻醉，也为医生提供了相似的回报率。只要对患者进行适当的麻醉，以及外科医生掌握相关解剖知识和手术技术，诊室额窦手术就可以使患者获得良好的效果。

（钟　刚　邱　越　译，王彦君　审）

参考文献

[1] Varshney R, Lee JT. New innovations in offce-based rhinology. Curr Opin Otolaryngol Head Neck Surg, 2016, 24(1):3–9.
[2] Prickett KK, Wise SK, DelGaudio JM. Cost analysis of offce-based and operating room procedures in rhinology. Int Forum Allergy Rhinol, 2012, 2(3):207–211.
[3] Wormald PJ, Hoseman W, Callejas C, et al. The International Frontal Sinus Anatomy Classification (IFAC) and Classification of the Extent of Endoscopic Frontal Sinus Surgery (EFSS). Int Forum Allergy Rhinol, 2016, 6(7):677–696.
[4] Patel ZM, Wise SK. Patient selection and informed consent for offcebased rhinology procedures // Patel ZM, Wise SK, DelGaudio JM. Offce-Based Rhinology Principles and Techniques. San Diego: Plural Publishing, 2013.
[5] Radvansky BM, Husain Q, Cherla DV, et al. In-offce vasovagal response after rhinologic manipulation. Int Forum Allergy Rhinol, 2013, 3(6):510–514.
[6] Barrow EM, DelGaudio JM. In-offce drainage of sinus mucoceles: an alternative to operating-room drainage. Laryngoscope, 2015, 125 (5):1043–1047.
[7] Henriquez OA, DelGaudio JM. Offce-based nasal polypectomy // Patel ZM, Wise SK, DelGaudio JM. Offce-Based Rhinology Principles and Techniques. San Diego: Plural Publishing, 2013.
[8] Snidvongs K, Harvey RJ. Nasal and sinus anesthesia for offce procedures // Patel ZM, Wise SK, DelGaudio JM. Offce-Based Rhinology Principles and Techniques. 1st. San Diego: Plural Publishing, 2013.
[9] Luong A, Batra PS, Fakhri S, et al. Balloon catheter dilatation for frontal sinus ostium stenosis in the offce setting. Am J Rhinol, 2008, 22(6):621–624.
[10] Orlandi RR, Kingdom TT, Hwang PH, et al. International consensus statement on allergy and rhinology: rhinosinusitis. Int Forum Allergy Rhinol, 2016, 6(Suppl 1):S22–S209.
[11] Rudmik L, Hoy M, Schlosser RJ, et al. Topical therapies in the management of chronic rhinosinusitis: an evidence-based review with recommendations. Int Forum Allergy Rhinol, 2013, 3(4):281–298.
[12] Kalish L, Snidvongs K, Sivasubramaniam R, et al. Topical steroids for nasal polyps. Cochrane Database Syst Rev, 2012, 12: CD006549.
[13] Laury A, DelGaudio JM. Offce-based management of mucoceles // Patel ZM, Wise SK, DelGaudio JM. Offce-Based Rhinology Principles and Techniques. San Diego: Plural Publishing, 2013.
[14] Scangas GA, Gudis DA, Kennedy DW. The natural history and clinical characteristics of paranasal sinus mucoceles: a clinical review. Int Forum Allergy Rhinol, 2013, 3(9):712–717.
[15] Ko MT, Chuang KC, Su CY. Multiple analyses of factors related to intraoperative blood loss and the role of reverse Trendelenburg position in endoscopic sinus surgery. Laryngoscope, 2008, 118(9):1687–1691.
[16] Lanza DC. Postoperative Care and Avoiding Frontal Recess Stenosis. Philadelphia: International Advanced Sinus Symposium, 1993.
[17] Ference EH, Graber M, Conley D, et al. Operative utilization of balloon versus traditional endoscopic sinus surgery. Laryngoscope, 2015, 125(1):49–56.
[18] BlueCross BlueShield Association. Balloon sinus ostial dilation for treatment of chronic rhinosinusitis. Technol Eval Cent Assess Program Exec Summ, 2013, 27(9):1–3.
[19] Albritton FD, IV, Casiano RR, Sillers MJ. Feasibility of in-offce endoscopic sinus surgery with balloon sinus dilation. Am J Rhinol Allergy, 2012, 26(3):243–248.
[20] Eloy JA, Friedel ME, Eloy JD, et al. In-offce balloon dilation of the failed frontal sinusotomy. Otolaryngol Head Neck Surg, 2012, 146(2):320–322.
[21] Batra PS. Evidence-based practice: balloon catheter dilation in rhinology. Otolaryngol Clin North Am, 2012, 45(5):993–1004.
[22] Kim E, Cutler JL. Balloon dilatation of the paranasal sinuses: a tool in sinus surgery. Otolaryngol Clin North Am, 2009, 42(5):847–856, x.
[23] Batra PS, Ryan MW, Sindwani R, et al. Balloon catheter technology in rhinology: Reviewing the evidence. Laryngoscope, 2011, 121(1):226–232.
[24] Levy JM, Marino MJ, McCoul ED. Paranasal sinus balloon catheter dilation for treatment of chronic rhinosinusitis: a systematic review and meta-analysis. Otolaryngol Head Neck Surg, 2016, 154(1):33–40.
[25] Karanfilov B, Silvers S, Pasha R, et al. Offce-based balloon sinus dilation: a prospective, multicenter study of 203 patients. Int Forum Allergy Rhinol, 2013, 3(5):404–411.
[26] Gould J, Alexander I, Tomkin E, et al. In-offce, multisinus balloon dilation: 1-year outcomes from a prospective, multicenter, open label trial. Am J Rhinol Allergy, 2014, 28(2):156–163.
[27] Sillers MJ, Melroy CT. In-offce functional endoscopic sinus surgery for chronic rhinosinusitis utilizing balloon catheter dilation technology. Curr Opin Otolaryngol Head Neck Surg, 2013, 21(1):17–22.
[28] Smith TL, Singh A, Luong A, et al. Randomized controlled trial of a bioabsorbable steroid-releasing implant in the frontal sinus opening. Laryngoscope, 2016, 126(12):2659–2664.

第3部分
额窦疾病的开放术式

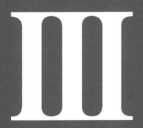

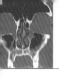

18　微小与扩大钻孔术

David A. Gudis, Charles F. Palmer, Rodney J. Schlosser

摘　要

额窦钻孔术是一种微创的经额窦外侧径路手术。对于延伸到额窦外侧或上方的病变，钻孔术已被鼻窦外科医生证明是有效的手段。术前影像学检查至关重要。本节描述的手术技术简单明了，外科医生可以很容易地掌握。手术过程中应避免损伤关键的感觉神经，术后通常不需要进行窦壁重建。

关键词　钻孔；额窦外侧；黏液囊肿；内翻性乳头状瘤

18.1 适应证

额窦钻孔术长期以来一直是额窦手术的主要术式。1884 年 Ogston 在文献中首次描述了额窦钻孔术[1]。然而，根据在南美洲村庄挖掘的史前头骨提供的证据，表明钻孔手术已在公元前开展，也有争论其只是额窦骨折[2]。在过去的几十年中，内镜额窦手术已经基本取代了钻孔术治疗额窦疾病。内镜下额窦开放术是治疗慢性额窦炎的有效方法，可以扩大术后局部冲洗治疗的通路[3-4]。内镜技术，包括改良的 Lothrop 手术（Draf Ⅲ），提高了我们治疗大多数额窦炎性和肿瘤性疾病的能力[5]。然而，许多额窦外侧的病变可能无法通过内镜技术得到充分的治疗，例如，额窦外侧超过眶中线或瞳孔中线的病变通过单纯内镜手术很难处理，即使采用 Draf Ⅲ 型手术。同样，额窦底（眶顶）的额窦病变使用单纯内镜手术也可能无法切除[6]。对于这类病变，额窦钻孔术为一种重要的手术方式，通常与标准内镜手术相结合，进行"上下联合"径路。额窦钻孔术的常见适应证包括额骨骨髓炎（Pott's puffy tumor，波特膨胀瘤），额窦外侧黏液囊肿，脑膨出或脑脊液漏，骨纤维病变（如骨瘤或骨质纤维异常增生），以及软组织肿瘤（如内翻性乳头状瘤或蒂在额窦外侧的小唾液腺肿瘤）。

18.2 手术步骤

手术计划

患者应同意接受额窦钻孔术联合内镜手术，因为联合径路通常是手术成功的关键。额窦钻孔术最好在全麻下进行。应用立体定向影像导航的价值不大，作者推荐使用其来确认已知的解剖标志，以前使用的影像定位技术如柯氏位 X 线片定位（6-foot-Galdwell），已经被证明不太可靠[7]。

切口和软组织

有几种切口可以选择，包括 Lynch 切口，经眼睑成形术和各种眉弓间切口。大多数患者额眶骨膜上的皮肤和软组织足够松弛，不管眉弓的位置在哪，都可以通过额窦前壁安全地进入窦腔。因此，为了达到最佳的美容效果，作者建议在眉弓下方做一个切口，一般来说，这个切口不应该延伸到眉弓内（在眉弓内做的切口，当垂直于毛囊切开时，可能会留下一条永久的眉弓缺如带）。滑车上神经和眶上神经支配眉弓和额部软组织的感觉功能。滑车上神经是额神经的一个分支，是眼神经（Ⅴ1）最大的分支，它从滑车上切迹出眶，深入靠近额鼻缝的额肌。滑车上神经是钻孔的内侧界限。眶上神经也是额神经的一个分支，由眶上孔出眶，眶上孔可在眶上边缘触到，距内眦距离为眶宽度的 1/3~1/2。眶上切迹作为钻孔切口的外侧边界。

在局部皮肤消毒和用混合肾上腺素的局部麻醉药浸润麻醉后，使用 15 号刀片切开表皮和真皮。为尽量减少对周围毛囊和皮肤的损伤，如有必要，应使用双极电凝止血。可切除皮下脂肪，通过自动或小的手持撑开器暴露骨膜（▶图 18.1）。使用 15 号刀片水平切开骨膜，用 Freer 骨膜剥离子安全地剥离骨膜。在向内侧和外侧剥离时，注意保护感觉神经。

额窦钻孔术

除了罕见病例（见"提示和技巧"部分），

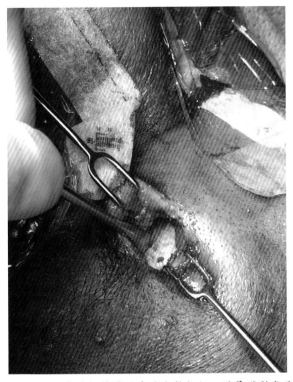

图 18.1 用皮肤拉钩撑开皮肤和软组织，用骨膜剥离子暴露额窦前壁，为钻孔做准备。图片由南卡罗来纳医科大学鼻科提供

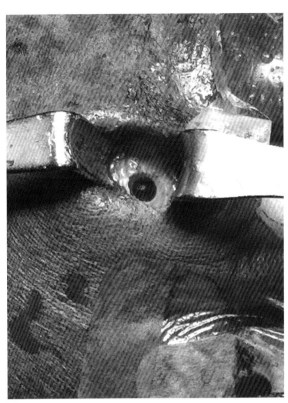

图 18.2 开放 5 mm 钻孔进入左侧额窦腔。图片由南卡罗来纳医科大学鼻科提供

进入额窦的位置应尽可能在窦腔的内侧和下方，以减少颅底或眼眶损伤的风险。应使用影像导航仪器来确定安全的入口，并直接在骨上标记。术前 CT 检查应包括测量额窦前壁骨质的厚度，以评估钻头尺寸大小。对于非常小的"迷你钻"，需要准备带有小钻头和钻头导轨的工具。使用迷你钻开放的 2mm 的钻孔，通常用于冲洗鼻窦或用于冲洗导管进入额窦。"大型钻"可以根据手术目标选择。使用 3mm 或 4mm 的金刚砂磨钻头或切割钻头小心地在额窦前壁开放 5mm 的窗口（▶图 18.2）。此刻，外科医生会注意到颜色变化，覆盖的骨头变得非常薄，呈"蛋壳"样改变。然后可以使用带导航的探针或刮匙进入窦腔。一旦确定额窦，可使用 2mm 的 Kerrison 咬骨钳或根据需要使用内镜和（或）手术器械扩大钻孔。在进一步钻孔或切除肿瘤之前，外科医生直接识别或通过内镜充分识别眶顶和额窦边界，从而保护颅底和眼眶。

闭 合

钻孔术引起的额骨畸形影响面部美容的情况是非常罕见的。因此，除非缺损直径＞（2~3）cm

或穿过眶上嵴，否则不需要进行骨重建、颅骨成形术或使用钢板修复。先用 4-0 号线缝合额骨前软组织，然后进行皮肤美容缝合。术后可使用抗生素软膏涂抹切口。

在治疗严重的感染性病变如额骨骨髓炎时，许多外科医生在窦腔放置冲洗导管，如红色橡胶管。这种用于术后额窦抗生素或生理盐水灌洗的技术在鼻窦内镜手术发展之前就已经使用了[8]。然而，当钻孔术与内镜下扩大的额窦开放术相结合并且开展术后鼻内冲洗时，放置冲洗导管的额外用途不确定。为了获得最佳的鼻窦冲洗效果，通过钻孔放置的导管应在窦腔的外侧或上边界，并缝合固定于皮肤切口的内侧边界。在关闭切口前，应确认鼻内镜下额窦开放后可进行有效的鼻内冲洗。

18.3 提示和技巧

● 为了避免神经血管损伤，外科医生手术开始可在眶上神经和滑车上神经之间的中点仅做 1cm 的切口。如果骨膜暴露欠佳，可以小心地向内侧和外侧延伸切口。

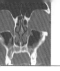

● 虽然患者的额窦解剖结构有很大的差异，但在距离患者正中线 1cm 处进行钻孔已被证明是安全的且不影响美容效果 [9]。

● 与所有鼻窦手术一样，术前 CT 检查是额窦钻孔术成功的关键。术前应测量额窦前壁的厚度，通常在 4mm 左右。然后，外科医生可以使用 4mm 的钻头很容易地到达窦腔。

● 注意额窦前壁比后壁或眶顶壁厚得多。因此，如果在钻孔中使用刮匙，必须施加稳定的压力，力轴不能"倾斜"，否则可能会导致无意中"弹出"钻孔，损伤关键结构。

● 小口径钻孔的一个常见适应证是额窦外侧黏液囊肿。该病变的治疗是造袋引流到内侧额窦腔，而不是广泛切除。因此，有经验的医生在这种情况下会改变钻孔方位，钻孔不是在额窦下侧，而是直接在黏液囊肿的内侧边界，这样就可以用直切钳直接切除囊壁。

18.4 病例展示

一位 55 岁的男性患者，表现为持续的左侧眶上压痛。间歇性口服糖皮质激素可暂时缓解症状，但经常复发。▶图 18.3 显示了 4 型额窦气房的外侧黏液囊肿。由于病变在额窦极外侧，因此采用钻孔术和鼻内镜联合径路治疗病变。钻孔术（▶图 18.1，▶图 18.2）联合内镜下额窦开放术可使囊肿造袋引流入额窦窦腔，内镜下确认引流通畅。

18.5 并发症

1954 年，Maxwell Ellis 在文章中写道："慢性额窦炎的手术治疗是困难的，结果通常不令人满意，有时甚至会出现灾难性的结果" [10]。尽管手术技术有所进步，额窦手术的预后也有所改善，但额窦手术确实会发生严重的并发症。出版的文献已报道了许多并发症案例。一些研究表明，接近 5% 的患者术后并发面部或眶周蜂窝织炎 [11-12]。据报道，脑脊液漏在炎症性疾病患者中发生率低至 0.5%，在额窦外侧内翻性乳头状瘤患者中高达 20% [11,13]。皮肤并发症、麻醉并发症和其他眼眶损伤，包括眼球突出、滑车神经损伤和上斜肌麻痹也有报道 [11,14-16]。

（钟 刚 邱 越 译，王彦君 审）

推荐阅读

Patel AB, Cain RB, Lal D. Contemporary applications of frontal sinus trephination: A systematic review of the literature. Laryngoscope, 2015, 125 (9):2046–2053

参考文献

[1] Ogston A. Trephining the frontal sinus for catarrhal diseases. Men Chron Manchester, 1884, 1:235.

[2] Canalis RF, Cabieses F, Hemenway WG, et al. Prehistoric trephination of the frontal sinus. Ann Otol Rhinol Laryngol, 1981, 90(2, Pt 1):186–189.

[3] DeConde AS, Smith TL. Outcomes after frontal sinus surgery: an evidence-based review. Otolaryngol Clin North Am, 2016, 49(4):1019– 1033.

[4] Thomas WW, III, Harvey RJ, Rudmik L, et al. Distribution of topical agents to the paranasal sinuses: an evidence-based review with recommendations. Int Forum Allergy Rhinol, 2013, 3(9):691–703.

[5] Conger BT, Jr, Illing E, Bush B, et al. Management of lateral frontal sinus pathology in the endoscopic era. Otolaryngol Head Neck Surg, 2014, 151(1):159–163.

[6] Timperley DG, Banks C, Robinson D, et al. Lateral frontal sinus access in endoscopic skull-base surgery. Int Forum Allergy Rhinol, 2011, 1(4):290–295.

[7] Carrau RL, Snyderman CH, Curtin HB, et al. Computerassisted frontal sinusotomy. Otolaryngol Head Neck Surg, 1994, 111(6):727–732.

[8] Rogers L. Pott's puffy tumour. Br J Surg, 1949, 36(143):315–316.

[9] Piltcher OB, Antunes M, Monteiro F, et al. Is there a reason

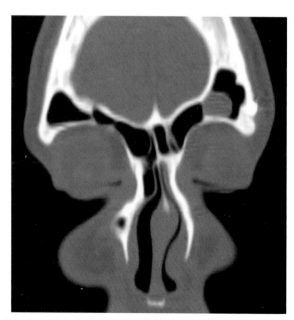

图 18.3 CT 显示在 Ⅳ 型额窦气房左侧的外侧额窦黏液囊肿。图片由南卡罗来纳医科大学鼻科提供

for performing frontal sinus trephination at 1cm from midline? A tomographic study. Rev Bras Otorrinolaringol (Engl Ed), 2006, 72(4):505–507.

[10] Ellis M. The treatment of frontal sinusitis. J Laryngol Otol, 1954, 68 (7):478–490.

[11] Seiberling K, Jardeleza C, Wormald PJ. Minitrephination of the frontal sinus: indications and uses in today's era of sinus surgery. Am J Rhinol Allergy, 2009, 23(2):229–231.

[12] Batra PS, Citardi MJ, Lanza DC. Combined endoscopic trephination and endoscopic frontal sinusotomy for management of complex frontal sinus pathology. Am J Rhinol, 2005, 19(5):435–441.

[13] Walgama E, Ahn C, Batra PS. Surgical management of frontal sinus inverted papilloma: a systematic review. Laryngoscope, 2012, 122 (6):1205–1209.

[14] Gallagher RM, Gross CW. The role of mini-trephination in the management of frontal sinusitis. Am J Rhinol, 1999, 13(4):289–293.

[15] Bartley J, Eagleton N, Rosser P, et al. Superior oblique muscle palsy after frontal sinus mini-trephine. Am J Otolaryngol, 2012, 33(1):181– 183.

[16] Andrews JN, Lopez MA, Weitzel EK. A case report of intraoperative retroorbital fluid dissection after frontal mini-trephine placement. Laryngoscope, 2013, 123(12):2969–2971.

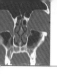

19 额窦闭塞与不闭塞的骨瓣成形径路

Arjun K. Parasher, James N. Palmer

摘 要

虽然内镜技术已成为处理额窦病变的主要方法，但伴额窦闭塞或不闭塞的骨瓣成形术对处理复杂的额窦病变仍然有一定价值。本章阐述了骨瓣成形术的手术适应证、手术步骤、潜在的并发症和病例展示，帮助外科医生在临床实践中优化该手术技能。

关键词 额窦；骨瓣成形术；颅腔化；闭塞；额窦炎；额窦肿瘤

19.1 适应证

骨瓣成形术是在 1895 年由 Schonborn 首次描述，后来 Goodale 和 Montgomery 对其进行了改良，额窦骨瓣成形径路在 1950 年代是主要的额窦外科术式[1-3]。随着近年来科技的发展和手术技能的提高，人们越来越多地利用内镜手术治疗额窦炎、额窦肿瘤和额骨骨折。包括骨瓣成形径路在内的外部径路现在依然在使用，用于治疗通过内镜径路无法充分或安全完成手术的病例。其适应证包括严重的难治性额窦炎，不适合内镜切除的侵犯眼眶或硬脑膜的额窦肿瘤，额窦后壁骨折伴脑脊液漏，以及广泛的纤维骨病变[4]。

临床上对额窦闭塞的适应证仍有较大的争议。成功的修正内镜手术，术后长期并发症风险和额窦闭塞后肿瘤监测困难，进一步限制了额窦闭塞的作用。

在目前的临床实践中，额窦闭塞仅用于一些极端病例，比如没有切实可行的方法来重建一个通畅的额窦引流通道的病例（▶表 19.1）。

19.2 手术步骤

19.2.1 额窦不闭塞的骨瓣成形术

术前准备

● 如果可以使用立体定向导航技术，应在行手术切口前完成注册。外科导航仪可以帮助标记骨瓣成形径路，也可以应用柯氏位 X 线片定位影像技术。

● 睑缘缝合，使用透气胶膜或角膜盾保护眼睛，防止术中损伤。

● 应根据每个病例仔细规划切口，有多种切口选择，包括海鸥翼状（gull wing）切口、眉中切口、眉弓前切口或冠状切口。冠状切口的美容效果最好，也是该手术的主要切口方式。本章将对冠状切口进行详细描述（▶图 19.1）。

● 小心地分开患者的头发，用记号笔标记切口，从一侧耳前折痕到对侧耳前折痕。切口可以直接冠状切开，或有多个 W 形切口。可以

表 19.1 不同额窦手术方式的优点和缺点

手术方式	适应证	优点	缺点
内镜手术	·大多数额窦病变	·避免因外切口引起的并发症 ·额隐窝的良好暴露	·受器械长度和角度的限制
钻孔术	·急性额窦炎 ·瞳孔中线外侧额窦病变 ·内镜手术的辅助方式	·快速、直接进入额窦	·小的外切口
骨瓣成形术	·伴有侵犯眼眶或硬脑膜的肿瘤 ·后壁骨折伴脑脊液漏 ·广泛的纤维骨病变 ·难治性额窦炎，不能重建额窦引流通道	·可以充分暴露鼻窦 ·增加了手术器械的使用范围	·大的外切口 ·破坏额窦黏膜 ·可能导致脑脊液漏或眼眶损伤

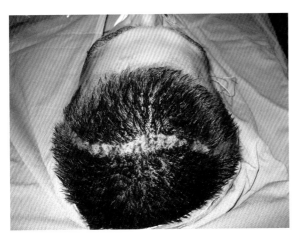

图 19.1 备皮后标记的双额冠状切口

用剃须刀去除切口处的小片头发，或者将头发分开或扎成多个马尾辫，以显露切口线。在切口局部注射 1% 利多卡因和 1:100 000 肾上腺素。

暴 露

● 使用 15 号刀片切开皮肤、皮下组织和帽状腱膜，与毛囊平行做一个切口。如果骨膜下剥离，在中线穿过骨膜。注意不要损伤颞肌，因为这可能导致术后明显的疼痛和牙关紧闭。向下分离到耳屏水平时，必须小心，避免损伤颞浅动脉和面神经。

● 皮瓣的剥离可以在帽状腱膜下或骨膜下完成。在帽状腱膜下平面，可以用 Metzenbaum 剪钝性解剖和离断。可以沿着颞线切开颅骨膜，以提供足够的长度来闭合术腔。在骨膜下平面内，使用骨膜剥离子或用海绵辅助进行钝性剥离能快速游离皮瓣和颅骨膜（▶图 19.2）。

● 在外侧，颞肌损伤多发生在颞肌筋膜深层，帽状腱膜下分离应在颞肌筋膜浅层操作，以保护面神经。在骨膜下平面分离，应在颞肌筋膜深面与颞肌之间进行。

● 采用帽状腱膜下或骨膜下分离技术均应保留眶上和滑车上神经血管束。采用帽状腱膜下分离技术，必须在眶上缘上方 1cm 处使用钝性剥离来识别和保护上述结构。

● 为了改善皮瓣的伸展性和术野暴露，可以通过骨凿或高速电钻将神经血管束从骨孔中游离。

切除前壁

● 暴露完全后，应使用柯氏位 X 线片定位影像技术、内镜照明或外科导航定位额窦。根据我们的经验，外科导航的安全性和准确性更高（▶图 19.3，▶图 19.4）。

● 定位后，利用振荡锯从上斜向下的方向切除额窦前壁。骨凿也可以用来完成部分切开。或者可以使用高速钻开放多个先导孔，先导孔之间用振荡锯离断。

● 切除额窦前壁骨板，或附着在骨膜上翻转在一边，此时完全暴露了额窦窦腔。处理额窦的病变应该个体化（▶图 19.5，▶图 19.6）。

● 一旦处理完病变，必须决定保留还是闭塞额窦。如果由于严重的创伤或新生骨导致无法建立额窦引流通道，可以考虑闭塞。额窦闭塞的步骤将在下文讲解。

● 如果发现脑脊液漏，可以使用颅骨膜瓣，如果硬脑膜完整，可以分离鼻窦和颅脑界限。如果使用骨膜下分离径路，可让助手帮助牵拉，

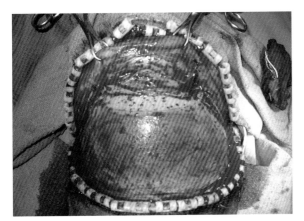

图 19.2 双额冠状切口后用骨膜剥离子游离颅骨膜皮瓣，仅限于额窦开放

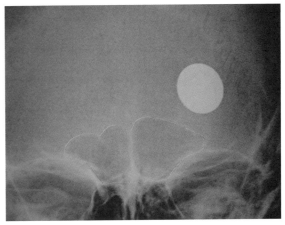

图 19.3 额窦开放术中柯氏位 X 线片定位示例

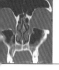

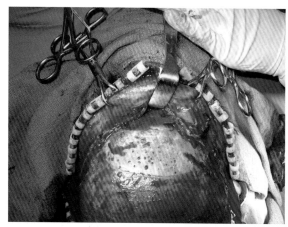

图 19.4　额窦切开前在额窦前壁进行柯氏位 X 线片定位

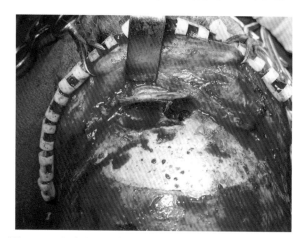

图 19.5　向前翻转额窦前壁骨板，暴露双侧额窦

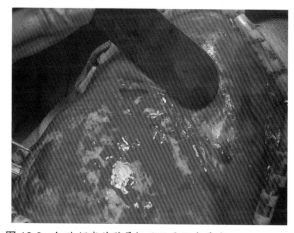

图 19.6　切除额窦前壁骨板后显露额窦骨瘤

术者用 Metzenbaum 剪刀游离出骨膜瓣。在帽状膜下径路中，可以保留颅骨膜瓣。

19.2.2 额窦闭塞的骨瓣成形术

● 在决定行额窦闭塞后，外科医生必须剥离额窦所有的黏膜，包括切除额窦前壁骨板黏膜。用高速电钻轻轻抛光额窦骨壁，去除任何

黏膜巢。之后再次仔细检查额窦腔，以确保完全清除黏膜。

● 接下来用颞肌筋膜、颞肌和（或）骨粉封闭额隐窝。

● 用脂肪填充额窦腔。可以应用羟基磷灰石，但它会增加可能的修正手术的难度。

● 额窦闭塞后，复位额窦前壁骨板，使用钛板和螺钉固定。

● 将双额冠状皮瓣复位，并予以缝合。皮瓣下放置负压引流管。清洁头发和冠状切口，然后用敷料包扎切口。

19.3 提示和技巧

额窦切开术传统上使用柯氏位 X 线片定位。也可以使用内镜下额窦照明，但肿瘤或黏液囊肿可能造成额窦的范围被低估。现在立体定向影像导航可以实现精确的额窦定位，并减少潜在的并发症。

在行额窦闭塞时，必须注意切除所有的额窦黏膜，以减少随后发生黏液囊肿的风险。剥离黏膜后可以使用金刚砂钻轻轻抛光额窦骨质，以清除任何残留的黏膜巢。在额窦后壁骨板已被侵蚀的情况下，额窦黏膜可能黏附于下面的硬脑膜。

在这些情况下，完全切除黏膜应该是不可行的，尝试切除会增加脑脊液漏的风险。

鉴于内镜鼻窦手术在鼻窦炎病例中的成功实施，以及方便对肿瘤病例的监测，现在在临床实践中很少使用额窦闭塞。

剥离可以在帽状腱膜下平面或骨膜下平面完成。骨膜下平面允许快速剥离，避免了损伤眶上或滑车上神经血管束的风险。这项技术也方便在有需要的情况下，从皮瓣中获得较厚的颅骨膜瓣。

19.4 并发症处理

额窦钻孔术的近期并发症包括感染、出血、滑车上或眶上神经血管束损伤、面神经额支损伤和脑脊液漏。远期并发症包括由于黏液囊肿或复发性额窦炎导致骨瓣成形术失败；外观的并发症包括额部隆起和额骨板缺失，可能导致

瘘管形成，放疗会增加瘘管形成的风险。当条件允许时，应小心将下面的骨瓣与骨膜相连，避免骨瓣碎裂，以保留血供。

前面的章节已经讨论了如何降低损伤神经血管束和面神经的风险。在切除肿瘤或切除额骨过程中都可能发生脑脊液漏。在这种情况下，修复的方法将取决于硬脑膜缺损程度。对于较大的缺损，可以用人工硬脑膜局部缝合；如前所述，也可以将颅骨膜瓣通过双冠状瓣径路剥离修复缺损。可将纤维蛋白胶涂抹在修复部位。

远期手术失败包括感染和黏液囊肿形成，平均发生在首次骨瓣成形术后 9.7 年[5]，因此需要对患者进行长期的随访。由于手术失败导致的修正手术率为 4%~9%[6-7]。随访的 MRI 显示 10% 的病例存在黏液囊肿[8]。在 Hwang 等的一项综述中显示，86% 的修正手术采用内镜治疗，成功率为 81%[5]。

19.5 总　结

虽然临床使用较少，但额窦骨瓣成形径路仍然是额窦手术的关键方法。由于额窦闭塞的远期失败率高，影响内镜和影像学肿瘤监测，以及难治性额窦疾病内镜径路的治疗进展，临床上对额窦闭塞的需求显著减少。通过对外科医生进行适当的训练，可以采用骨瓣成形术解决复杂的额窦病变，且并发症也较少。

（钟　刚　邱　越　译，王彦君　审）

参考文献

[1] Schonborn. Ein Beitrag zur Kasuistik der Erkrankungen des Sinus frontalis // Wilkop A, ed. Wuzberg, Germany: F. Frome, 1894.

[2] Goodale RL. Trends in radical frontal sinus surgery. Ann Otol Rhinol Laryngol, 1957, 66(2):369–379.

[3] Goodale RL, Montgomery WW. Experiences with the osteoplastic anterior wall approach to the frontal sinus, case histories and recommendations. AMA Arch Otolaryngol, 1958, 68(3):271–283.

[4] Pittman A, Welch K. Osteoplastic flaps with and without obliteration // Palmer NJ, Chiu A, eds. Atlas of Endoscopic Sinus and Skull Base Surgery. Philadelphia: Elsevier Saunders, 2013:327–336.

[5] Hwang PH, Han JK, Bilstrom EJ, et al. Surgical revision of the failed obliterated frontal sinus. Am J Rhinol, 2005, 19(5):425–429.

[6] Hardy JM, Montgomery WW. Osteoplastic frontal sinusotomy: an analysis of 250 operations. Ann Otol Rhinol Laryngol, 1976, 85(4, Pt 1):523–532.

[7] Silverman JB, Gray ST, Busaba NY. Role of osteoplastic frontal sinus obliteration in the era of endoscopic sinus surgery. Int J Otolaryngol, 2012, 2012:501896.

[8] Weber R, Draf W, Keerl R, et al. Osteoplastic frontal sinus surgery with fat obliteration: technique and long-term results using magnetic resonance imaging in 82 operations. Laryngoscope, 2000, 110(6):1037–1044.

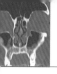

20 Riedel 手术与额窦颅腔化

Kato Speleman, Anshul Sama

摘 要

　　Riedel 手术和额窦颅腔化手术是外部径路额窦手术，包括分别切除额窦前壁骨板和后壁骨板。这两种方法最初都被用于额窦骨折的治疗，在适当情况下实施具有良好的安全性和有效性。虽然这两种术式目前的适应证范围狭窄，但也是额窦外科医生应掌握的重要技能。Riedel 手术的适应证包括：引流和闭塞失败的额窦切除，额窦前壁广泛骨髓炎，以及累及额窦前壁的局部浸润性肿瘤。额窦颅腔化手术的适应证包括额窦引流通道梗阻的额窦骨折，以及文献记录较少的难治性额窦炎的最终治疗选择。

关键词 Riedel 手术；颅腔化；闭塞；骨瓣成形

20.1 Riedel 手术

20.1.1 历史观点

　　Riedel 手术最初是作为额窦骨折的一线治疗方法。正如 Riedel 在 1898 年所描述的，Riedel 手术过程包括对额窦前壁骨板和额窦黏膜的完全切除，也包括眶上边缘和近端鼻骨[1]。术后将前额皮肤直接覆盖额窦后壁骨板。后来 Killian 对这个手术进行了改良，他沿着眶上边缘保留了一个 10mm 的骨桥，试图改善术后的额面部外观[2]。

　　Riedel 手术造成的术后毁容一直受到人们的批评。这一缺点可以通过细致的斜切额窦边缘和保持眶上缘骨质成倒角得到纠正[3]。此外，可以在后期重建额窦前壁，使用的是骨移植或外源性材料，最常见的是钛网。当前基于患者的术前和术后 CT，可以使用 3D 打印技术完美地定制并重建额窦前壁。

　　Riedel 手术的第二个缺点是，当患者存在头部创伤时，切除额窦前壁使大脑额叶失去了保护。

　　今天看来，该术式在处理额窦病变中的作用是有限的，在额窦骨折初始治疗中已被放弃。然而，它在治疗特定的复杂额窦疾病方面仍有明确的作用。在现代鼻窦外科手术中，Riedel 手术的主要适应证为：①引流和闭塞失败的额窦切除术；②额窦前壁骨板广泛的骨髓炎（▶图 20.1）；③侵袭性肿瘤累及额窦前壁。

20.1.2 适应证

- 引流和闭塞失败的额窦切除术。
- 额窦前壁广泛的骨髓炎。
- 侵袭性肿瘤累及额窦前壁。

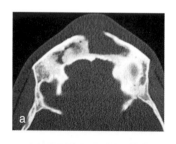
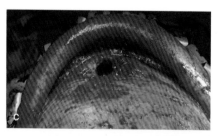
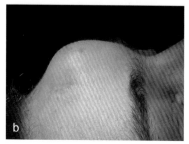
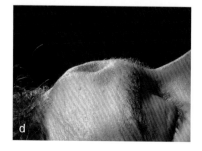

图 20.1 额窦前壁骨板骨髓炎。（a）轴位 CT 显示较大的缺损。（b）额窦脓肿伴骨髓炎。（c）骨质缺损和骨髓炎的手术时图像。（d）脓液排出后的凹陷[3]

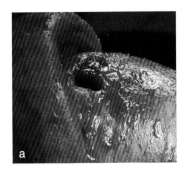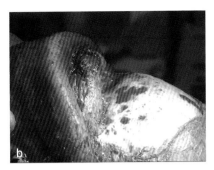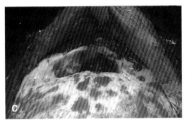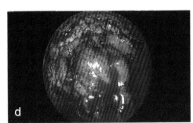

图20.2　Riedel手术步骤。（a）骨髓炎缺损。（b）额窦前壁骨板切除后。（c）骨壁边缘磨成斜边，确保引流。（d）皮瓣覆盖到位后的内镜观察[3]

20.1.3 技　术

Riedel手术要点如下（▶图20.2a~d）：

● 做一个标准的冠状切口，将皮瓣在帽状腱膜下平面剥离至眶上缘水平，以充分暴露额骨。除额窦前壁的骨膜外，还应保留周围额骨骨膜。

● 剥离颅骨膜瓣。

● 在引导下定位额窦边缘。如透视照明（有条件时）或基于术前CT（3D打印）模板，或利用柯氏位X线片定位影像技术制作的模板，可以帮助确定额窦边缘。

– 对于存在骨缺损的额窦前壁骨髓炎，这些缺损有助于确定额窦边缘和切除额窦前壁。

● 使用(弯曲的)骨凿或高速切钻去除前壁。沿着眶上边缘保留了一个10mm的骨桥。为了改善术后的外观，需要注意将额窦边缘和眶上缘骨质斜切成倒角。

● 在切除前壁后，利用高速金刚砂钻头仔细切除所有的额窦黏膜。为了避免黏膜再生，将所有残留的额窦骨壁磨到Breschet小孔水平，确保充分切除所有的沿着Breschet小孔(骨裂隙)延伸的黏膜根部。

● 必须确保足够的鼻内引流通道以及清理干净眶上缘下部。因为该区域可以持续存在局部病变，需要内镜修正手术处理（▶图20.2d）。

● 当颅骨膜瓣和皮瓣向后折叠时，将前额皮肤直接覆盖额窦后壁骨板。

● 分层闭合皮肤切口。

20.2 额窦颅腔化

20.2.1 历史观点

1978年，Donald和Bernstein对两例伴有穿透到颅内的复合额窦外伤患者进行了额窦颅腔化手术治疗[4]。这种修复方法包括切除额窦后壁和所有的额窦黏膜，并同时关闭额窦引流通道。因此，额窦所占据的空间与鼻腔分离，成为颅腔的一部分。先前的额窦腔最初可以作为无效腔留下，或填充游离脂肪移植物。如果作为无效腔，扩张的硬脑膜和颅脑最终会在数周内完全填满空腔[5]（▶图20.3）。颅骨膜瓣可作为在额窦前壁、封闭的额窦引流通道和颅内内容物之间的屏障[6]。

额窦引流通道的闭锁和额窦黏膜的彻底清除是手术成功和避免远期复发的先决条件。

至关重要的是，与Riedel手术相比，该术式中额窦前壁被保留了下来，这既为大脑额叶提供了保护，也避免了外观缺陷。

颅腔化手术是治疗额窦骨折伴额窦引流通道梗阻的一种成熟的技术，其有效性和安全性已经得到了充分的证明，并发症发生率为6%~10%[7-8]。

相比之下，使用颅腔化手术治疗难治性慢性额窦炎的报道很少[9-10]。鉴于其有效性和低并

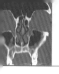

发症发生率，颅腔化手术应该被认为是难治性额窦炎治疗失败后的最终选择，在特定病例中使用或替代更传统的治疗方式，如内镜中线引流手术和伴额窦闭塞的骨瓣成形术。

在开放切除良性额窦病变（如骨瘤、黏液囊肿、骨纤维发育不良和脑膨出）时，颅腔化手术也被证明是预防继发性黏液囊肿形成的有效选择，早前有报道显示在这个适应证下，额窦颅腔化较额窦闭塞有效[11]。目前该手术最常见的适应证是因额窦炎导致的急性化脓性颅内脓毒症，额窦后壁骨板缺失超过50%（▶图20.4）。在这种情况下，虽然治疗的主要目的是清除颅内化脓性病灶，但如果不处理额窦炎性病变，颅内脓毒症复发的风险会很高。

如前所述，额窦颅腔化的并发症发生率相当低[7-8]。可能的并发症包括脑膜炎、脓肿、额部黏液囊肿、大脑额叶挫裂伤、骨瓣感染和硬脑膜外积气[7-9]。

20.2.2 适应证

- 额窦骨折伴额窦引流通道阻塞。
- 替代额窦闭塞治疗难治性慢性鼻窦炎。

- 良性额窦病变开放手术后继发性黏液囊肿的预防。
- 在颅面切除术中切除黏膜或内容物。
- 额窦后壁广泛缺失伴颅内脓毒症。

20.2.3 技 术

额窦颅腔化手术步骤如下：

- 做一个标准的冠状切口，将皮瓣在帽状膜下平面剥离至眶上缘水平，以充分暴露额骨。应将骨膜保存下来。
- 设计了一种基底在前方的颅骨膜瓣。它的外侧界限由颞上线形成，其后界限到头颅顶点。使用骨膜剥离子剥离颅骨膜瓣。
- 在双侧额窦上部充分开放窦腔或行骨瓣成形术，扩大进入整个额窦腔和后壁的通道。
- 用电钻或咬骨钳仔细地游离额窦后壁与硬脑膜。额窦后壁的位置成为颅前窝的一部分。
- 随后用高速金刚砂钻仔细切除所有额窦黏膜。为了避免黏膜再生，重要的是将所有残留的额窦壁打磨到Breschet小孔水平，以确保所有沿这些小孔延伸的黏膜底部被充分清除。
- 翻转额窦引流通道区域黏膜。

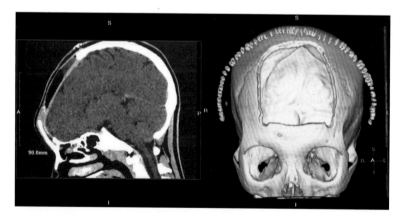

图20.3 颅腔化手术后患者的冠状位CT图像。额颅骨切开术后的三维重建

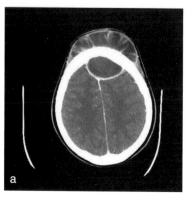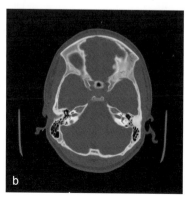

图20.4 继发于额窦炎症的急性颅内脓毒症。（a）颅内和额窦脓毒症。（b）因脓毒症导致大部分额窦后壁骨板缺失

● 接下来堵塞额窦引流通道，可用的堵塞材料包括颞肌筋膜或肌肉、骨膜，或者皮质骨与无菌明胶海绵（Gelfoam）的混合物。

● 如果存在（创伤后）额窦前壁骨板或硬脑膜缺损，应予以修复。

● 在这个阶段，可将颅骨膜瓣覆盖在额窦前壁、封闭的额窦引流通道上，并向上方折叠覆盖在大脑额叶硬脑膜表面，起到又一层保护作用。

● 将前壁骨瓣恢复原位，用钢板和螺钉固定。

● 分层闭合皮肤切口。

（钟　刚　邱　越　译，王彦君　审）

参考文献

[1] Schenke H. Uber die Stirnhohlen und ihre Erkrankungen. Die Radikal-operation nach Riedel. Inaugural dissertation, Friedrich-Schiller-Universität, Jena, Germany, 1898.

[2] Killian G. Die killianischeradikale Operation chronischer Stirnhöhleneiterungen: Weitereskasuistisches Material und Zusammenfassung. Arch Laryngol Rhinol, 1903, 13:59–66.

[3] Raghavan U, Jones NS. The place of Riedel's procedure in contemporary sinus surgery. J Laryngol Otol, 2004, 118(9):700–705.

[4] Donald PJ, Bernstein L. Compound frontal sinus injuries with intracranial penetration. Laryngoscope, 1978, 88(2, Pt 1):225–232.

[5] Spinelli HM, Irizarry D, McCarthy JG, et al. An analysis of extradural dead space after fronto-orbital surgery. Plast Reconstr Surg, 1994, 93(7):1372–1377.

[6] Donath A, Sindwani R. Frontal sinus cranialization using the pericranial flap: an added layer of protection. Laryngoscope, 2006, 116(9):1585–1588.

[7] Pollock RA, Hill JL, Jr, Davenport DL, et al. Cranialization in a cohort of 154 consecutive patients with frontal sinus fractures (1987–2007): review and update of a compelling procedure in the selected patient. Ann Plast Surg, 2013, 71(1):54–59.

[8] Rodriguez ED, Stanwix MG, Nam AJ, et al. Twenty-six-year experience treating frontal sinus fractures: a novel algorithm based on anatomical fracture pattern and failure of conventional techniques. Plast Reconstr Surg, 2008, 122(6):1850–1866.

[9] van Dijk JM, Wagemakers M, Korsten-Meijer AG, et al. Cranialization of the frontal sinus: the final remedy for refractory chronic frontal sinusitis. J Neurosurg, 2012, 116(3):531–535.

[10] Ameline E, Wagner I, Delbove H, et al. Cranialization of the frontal sinus. Ann Otolaryngol Chir Cervicofac, 2001, 118(6):352–358.

[11] Horowitz G, Amit M, Ben-Ari O, et al. Cranialization of the frontal sinus for secondary mucocele prevention following open surgery for benign frontal lesions. PLoS One, 2013, 8(12):e83820.

第4部分
特殊额窦疾病的治疗

IV

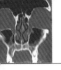

21 气压性额窦炎

Ioannis I. Diamantopoulos

摘 要

　　周围环境中气压的变化会导致额窦产生一种被称为"气压创伤性鼻窦炎（barosinusitis）"的疾病，在航空领域也称"航空性鼻窦炎（aerosinusitis）"，在潜水领域称之为"挤压症（squeeze）"。随着暴露人群的增加，额窦的气压创伤似乎仅仅表现为一种气体进出额窦的功能性障碍。本章讨论这种疾病的病因学、流行病学和发病诱因，同时为这类影响空气进出的、仍有争议的疾病提供手术和临床治疗指导。这类疾病影响着飞机上的乘客，但往往更多地表现为一种职业危害存在于一些经常暴露在气压波动环境中的专业人士之中，例如飞行员（民航和军方）、客舱机组人员、潜水员、空降兵、极限运动爱好者。

关键词 气压创伤性额窦炎；鼻窦炎；航空性鼻窦炎；额窦；气压创伤性鼻窦炎

定义：

气压创伤性额窦炎（barotrauma of the frontal sinus，FSB）可以定义为暴露在气压变化环境中个体的额窦所产生的不良反应，也称为"航空性鼻窦炎"，或者简称"挤压症（squeeze）"。

21.1 流行病学和病因学

　　任何人暴露在气压变化环境中都可能发生鼻窦气压伤（sinus barotrauma，SB）。遭遇的变化越突然，发生的概率越高。出现气压变化的常见情况包括一些可预测/可控或缓慢的气压变化，例如飞行（航空旅行、特技飞行或者军事飞行）、跳伞、潜水等，以及一些无法预测/突发的气压变化，例如战场、恐怖袭击（如爆炸冲击伤）、面罩下机械通气，或者一些特殊情况，如用力擤鼻涕[1]。气压伤在高压氧治疗[2]及高海拔室内训练中也会意外发生。丹麦的一项研究招募了 948 位民航飞行员，12% 的飞行员患有 SB，其中 70%~80% 为单纯的创伤性额窦炎（FSB），多鼻窦受累的病例没有计算在内[3]。

随着航空出行乘客数量的增加，FSB 作为一种独立的疾病从 1988 年开始有了相关病例报道[4-5]。

　　咽鼓管将中耳与外界相通，像单向阀一样工作（自动朝鼻咽部开放）。与咽鼓管不同，额窦没有类似的解剖结构来促进额窦内的空气和外界进行压力平衡，这时就依赖于对应的窦口鼻道复合体正常的功能和开放[6]，也就是依赖窦口周围鼻腔黏膜的状态和解剖的完整性。因此，任何感染，无论是急性或慢性、局部或全身、过敏性、细菌性、病毒性、周围环境因素（毒性、吸入性、辐射性等）或者生活方式（如抽烟、吸入可卡因）都会导致局部黏膜水肿，增加鼻腔空气流通的机械阻力，从而使额窦和外界空气压力进行被动平衡变得困难。同样地，这样一条空气流通路径上的任何机械堵塞（先天性、肿瘤性或者创伤后）都会增加 FSB 的发生率。

　　航空工业通过对大多数民航飞行器的乘客舱进行密封加压，将气压伤降到一个可以接受的程度（▶表 21.1），但是一些操作性的或者其他因素仍然会将乘客暴露在远超设计的压力变化之中。总之，我们可以认为，压力的变化越剧烈，FSB 的发生率和损伤程度越高，这个观点在动物模型实验中得到了证实[7]。

21.2 临床表现和检查

　　在飞机的上升过程中（潜水的下潜过程中），根据波义尔定律（Boyle's law），额窦内的气体会膨胀（恒温下，气体的体积与周围的压力成反比），此时任何膨胀的空气都会被动逸出。同样以乘坐飞机为例，在下降的过程中，因为气压的增加，空气会重新回到额窦。此时如果存在阻塞，额窦内的气体压力会仍然保持其相对于周围气体的低压状态，这时会产生一系列临床表现：额窦压力的感知或不适感，持续的钝痛，偶伴前额肿胀（额窦前壁被破坏）。

　　相反，如果鼻腔内朝向额窦的通气出现阻塞，在潜水员下潜的过程中也会出现同样的症状。

表 21.1　常规活动下舱内最大升压和下降率

活动		客舱最大高度限制（英尺）	常规下降速度（英尺/分钟）		备注
			机舱	航空器	
固定翼飞机	客机/商务机	5 000–8 000	150~500	1 500~2 000[③]	3° 下滑道（5% 下降）："3:1 法则"[b]
	私人/VIP 飞行	0~8 500	1 500~2 000	按照航空公司规定	
	通用航空	非承压	150	150	
	军用运输机[a]	5000~12 000[①]	500	2500[④]	
	截击机[a]	18 000[②]	▶3000	▶10 000	
	特技飞行	非承压	N/A	N/A	飞行高度：< 10000 英尺
旋翼机	商务机	5 000	300	500	10° 下滑道飞行高度< 5000 英尺
	通用/私人飞机	非承压	100	100	
潜水	20m/40m/自由潜水	N/A	根据深度	N/A	潜水条款
跳伞	民用/军用[a]	N/A	10 000~15 000[⑤]	12 500 英尺（下降高度）	下降速度：115 英里/小时

注：如上所述，无论飞机在什么高度，加压舱（自动/半自动/手动模式）不允许乘客的加压程度偏离舒适水平（150~300 英尺/分钟）。这一规则的限制或例外也存在，取决于飞行参数

a 通过面罩供应氧气（O^2；氧气面罩下降舱限为 12 000 英尺）

b 每 1000 英尺（约 305m）应该允许行驶 3 英里（约 4.828 km）[27]

1 英尺 =0.304 8m；1 英里 =1.609 344km；

此时要记住，每下降 33 尺（约 10m），潜水员周围环境压力会增加一个大气压 [1 标准大气压（atm）=760mmHg]。因此，导致潜水员停止下潜最常见的症状是急性鼻窦炎和（或）耳痛，有时这种疼痛感会放射至牙齿或者头部。在上升过程中也可能出现 FSB（称为"反向 FSB"）；鼻窦的异常病理改变可能会阻碍气体通过自然窦口流出，而通过潜在的其他低阻力区域，进入到周围的结构中，从而导致皮下气肿或眶周气肿，颅腔积气，或者相邻的眼部疾病[8-9]。

有时，航空性额窦炎会表现出急性鼻窦炎所有的症状，即黏脓性鼻涕，通常伴血性鼻涕，嗅觉减退伴随味觉异常，头痛和乏力。所表现出的症状很大程度上取决于先前的身体状况：通常给机组成员的建议是不要在急性上呼吸道感染（upper respiratory tract infection，URTI）时飞行，以及飞行前避免抽烟。轻微的体温升高是可以预料的，特别是在疼痛剧烈的时候。患者有时也会出现鼻出血的症状，这通常是在反复尝试瓦氏动作（Valsalva maneuvers）但都失败的情况下发生的，原因在于鼻腔静脉压力过高导致的鼻腔黏膜血管破裂。

除了以上急性症状外，大部分病例往往在航空旅行结束后的一段时间，出现持续的前额痛和鼻塞。

患者的既往史能够揭示既往的一些鼻腔病变，但绝大部分病例既往无特殊鼻腔疾病，全血细胞计数（FBC）和血液检查结果通常正常。鼻内镜可以证实有无阻塞，影像学（X 线或 CT）可能会显示额窦黏膜增厚、积液或者黏膜内血肿形成[10-11]。

Weissman[12] 和 Green Weissman[13] 等提出了鼻窦气压伤（SB）的三个临床分级（▶表 21.2），Garges[14] 等对此进行了补充：

● Ⅰ级，指轻度或短暂性鼻窦不适，X 线检查无明显异常的病例。

● Ⅱ级，指长达 24h 的剧烈疼痛，X 线检查显示黏膜增厚的病例。

译者注：①原著为 5.000~12.000，结合上下文，应为 5000~12 000，②③④⑤同。

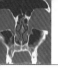

● Ⅲ级，指疼痛持续 24h 以上，X 线检查显示受累鼻窦黏膜显著增厚或混浊，可伴鼻出血或继发性鼻窦炎的病例。

如果不进行治疗，受累的额窦黏膜将无法同鼻腔进行分泌物和空气的引流，从而导致继发性感染，将可使 FSB 从急性鼻窦炎（acute rhinosinusitis，ARS）转变为急性细菌性鼻窦炎（acute bacterial rhinosinusitis，ABRS）。

21.3 处理方法

尽管 FSB 归因于环境压力的变化，但正如欧洲鼻 – 鼻窦炎和鼻息肉诊疗意见书（European Position Paper on Rhinosinusitis，EPOS）[15] 定义的那样，FSB 仍然是 ARS 的一种形式，应予以治疗。Ⅰ 期 FSB 需要局部治疗，包括糖皮质激素和（或）减充血剂，症状可能在 2~3d 内消退。Ⅱ 期 FSB 需要加用止痛药，重度病例需要口服糖皮质激素 [视觉模拟评分（VAS）> 7 分][15]。Ⅲ 期 FSB 伴鼻窦混浊和血性鼻涕的患者需要加用口服抗生素。Ⅰ 期和 Ⅱ 期 FSB 可能会在 1 周或更短的时间内好转，Ⅲ 期 FSB 将在至少 10d 内被禁止重返飞行岗位。Ⅰ 期和 Ⅱ 期 FSB 根据自我评估（例如流畅地完成 Valsalva 动作）结果来决定是否能返岗，但是 Ⅲ 期 FSB 病例将根据再次评估结果来决定能否返岗。▶ 表 21.2 总结了 Ⅰ ~ Ⅲ 期病例的特点并提供了其分别与检查和治疗的相关性。

然而，在现实生活中一些病例可能并不典型。例如，专业的空勤人员往往会吸烟并且在飞行时使用局部减充血剂等非处方药。此类患者的 Ⅲ 期 FSB 实际上可能是慢性鼻窦炎不伴鼻息肉（chronic rhinosinusitis without nasal polyposis，CRSsNP）的表现，应进行相应的治疗。

在临床实践中，压力变化使额窦在周围环境压力下的引流通畅性受到影响，并且是对其功能完整性的影响。因此，偶尔出现的窦口通气功能障碍可能表现为 FSB。然而，反复出现的 FSB 需要进一步检查，以发现导致持续的功能或解剖方面问题的原因。在治疗 FSB 时，应同时治疗之前描述的易导致 FSB 的疾病。

预防对于任何级别的 FSB 都至关重要，对此有两种不同的建议：

● 对于一般人群，应推迟航空旅行，直到鼻塞缓解。如果需要坐飞机，在降落过程中使用局部鼻腔减充血剂会有帮助，这需要在飞机开始下降时给药（这通常与机组人员下达到达通知的时间是一样的），并同时进行重复的 Valsalva 动作（或任何其他压力平衡动作），频率为每分钟一次或每下降 1000 英尺（1 英尺 = 0.3048m）一次。

● 对于专业人士，发生 FSB 病例的降落时间远比推迟飞行的时间要长。大多数空勤人员认

表 21.2　Weissman/Garges 气压性创伤分类（与影像学检查、治疗、机组人员停飞时间和随访时间相关）[24-25]

气压性创伤分类	I	II	III	备注
窦内压差（mmHg）	100~150	150~250	250~300	
症状	不适	轻度头痛，流脓涕	鼻塞，剧痛，血肿，鼻出血	
影像学	阴性	黏膜增厚	鼻窦不透明度（全部 / 部分）	
潜在病变	水肿	黏膜撕裂	开放性出血 / 窦内血肿形成	
治疗	局部减充血剂	补充：局部糖皮质激素，口服镇痛药，口服减充血药 [a]，口服糖皮质激素	补充：口服抗生素	治疗失败或反复 FSB：延长治疗 [a]，考虑手术 [a]
持续时间	2~3d	1 周	10d	考虑 CRSwNP
返岗	不随访	与飞行员沟通（自我评估）	根据医学随访结果	

缩写：CRSwNP，慢性鼻窦炎伴鼻息肉
a 与过敏有关

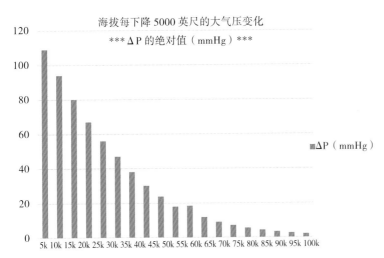

海拔每下降 5000 英尺的大气压变化
ΔP 的绝对值（mmHg）

■ΔP（mmHg）

5k 10k 15k 20k 25k 30k 35k 40k 45k 50k 55k 60k 65k 70k 75k 80k 85k 90k 95k 100k

图 21.1 大气压随海拔变化下降；数值表示连续的每 5000 英尺间的大气压差值（0～10 000 英尺），来自民航组织（国际民用航空组织）[16] 标准大气压官方表格。1 英尺 =0.3048m

为，如果他们"低空飞行"，就不太可能遇到气压伤。这是不准确的，因为在第一个 10 000 英尺高度内气压变化最大，▶图 21.1 中展示了国际民用航空组织（International Civil Aviation Organization，ICAO）标准大气压值，这与工业上用于飞机上的增压设施编程的数值相同。如果能控制飞机下降的速度（例如飞行员指挥），防止 FSB（就像任何气压伤一样）的最佳的方法是上升或将下降速度降低到尽可能低的水平，以实现鼻窦空气压力平衡。

潜水员通常因为剧痛而放弃继续下潜，导致无法继续工作，因为超大气压变化往往比低大气压变化更剧烈。例如，一些粗心的跳伞者在到达海平面时就无法继续执行任务。

临床上通过手术治疗 FSB 的病例比较少见。职业暴露于压力变化中的患者也在工作间隙内接受医学选择、监测和许可。因此，与一般人群相比，严重的病理变化很容易被发现。如果保守治疗无效或者反复出现 FSB，应考虑手术治疗。除非有其他指定的方案，内镜手术是首选的微创治疗方法[17-19]。一些研究发现，功能性鼻内镜手术（FESS）与延长保守治疗时间或传统鼻窦手术相比，效果最佳，让大多数飞行员重返飞行岗位。由于 FESS 在原理上开放了额窦引流通道上的气房，因此效果是毋庸置疑的。对于一些特殊的 FSB 病例，通过 3D CT 检查仔细识别受累的气房后，也可以尝试只去除这些局部病变，从而将 6 周的恢复时间缩短，这种方法在一些早期的研究中曾被推

荐使用[17]。

随着更多内镜工具的出现，如内镜下球囊扩张（单独或联合使用影像导航），我们也应该考虑将其用于 FSB 的手术治疗中，但是效果仍然有争议[20-24]。有关这方面的详细内容已在第 3 章讨论过。

21.4 病例展示（Chritos Georgalas 提供）

一位 35 岁的男性患者，为商业航空公司飞行员，主诉左额部急性头痛反复发作 6 个月，在飞机降落的时候突然发作，已严重影响工作。该患者同时伴有鼻出血症状，但否认任何其他鼻部症状。这些症状最开始是在一次上呼吸道感染伴流脓涕和鼻塞后出现。患者平时身体健康，无过敏和哮喘病史，未长期服用任何药物。在过去 2 个月，他一直在使用鼻用糖皮质激素，但症状无明显改善。内镜检查显示鼻黏膜基本正常，伴少量分泌物。鼻窦 CT 见▶图 21.2。我

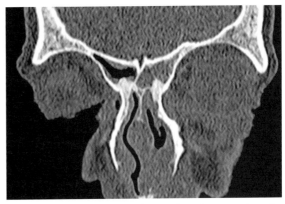

图 21.2 CT 显示左侧额隐窝阻塞并伴有左侧额窦混浊。图片由 Christos Georgalas 提供

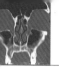
们对患者进行了 Draf IIa 手术（▶图 21.3），术后患者的症状完全缓解。术后鼻内镜显示左侧额隐窝额窦口引流通畅（▶图 21.3，▶图 21.4）。

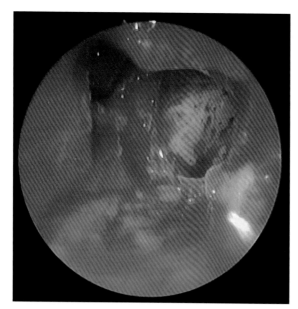

图 21.3　左侧额窦开放手术的术中照片（Draf IIa）

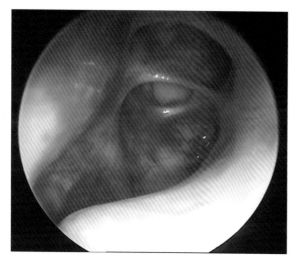

图 21.4　术后左侧额隐窝的鼻内镜图像

（黄齐麟　译，肖红俊　审）

参考文献

[1] Hirsch S, Coelho D, Schuman T. Subcutaneous emphysema after vigorous sneezing in the setting of acute frontal sinusitis. Am J Otolaryngol, 2017, 38(2):244–247.

[2] Ambiru S, Furuyama N, Aono M, et al. Analysis of risk factors associated with complications of hyperbaric oxygen therapy. J Crit Care, 2008, 23(3):295–300.

[3] Rosenkvist L, Klokker M, Katholm M. Upper respiratory infections and barotraumas in commercial pilots: a retrospective survey. Aviat Space Environ Med, 2008,

79(10):960–963.

[4] Rodenberg H. Severe frontal sinus barotrauma in an airline passenger: a case report and review. J Emerg Med, 1988, 6(2):113–115.

[5] Singletary EM, Reilly JF, Jr. Acute frontal sinus barotrauma. Am J Emerg Med, 1990, 8(4):329–331.

[6] Lund VJ, Stammberger H, Fokkens WJ, et al. European position paper on the anatomical terminology of the internal nose and paranasal sinuses. Rhinol Suppl, 2014, 24(Suppl 24):1–34.

[7] Xu X, Wang B, Jin Z, et al. A dynamic rabbit model of sinus barotrauma and its related pathology. Aerosp Med Hum Perform, 2016, 87(6):521–527.

[8] Becker GD, Parell GJ. Barotrauma of the ears and sinuses after scuba diving. Eur Arch Otorhinolaryngol, 2001, 258(4):159–163.

[9] Powell MR, Hurley LD, Richardson TC. An unusual complication of barotrauma at altitude. Aerosp Med Hum Perform, 2015, 86(11):994–998.

[10] Segev Y, Landsberg R, Fliss DM. MR imaging appearance of frontal sinus barotrauma. AJNR Am J Neuroradiol, 2003, 24:346–347.

[11] Vandenbulcke R, van Holsbeeck B, Crevits I, et al. Frontal sinus barotrauma. J Belg Soc Radiol, 2016, 100(1):60.

[12] Weissman B, Green RS, Roberts PT. Frontal sinus barotrauma. Laryngoscope, 1972, 82(12):2160–2168.

[13] Green RS, Weissman B. Frontal sinus hematomas in aerospace medicine. Aerosp Med, 1973, 44(2):205–209.

[14] Garges LM. Maxillary sinus barotrauma: case report and review. Aviat Space Environ Med, 1985, 56(8):796–802.

[15] Fokkens WJ, Lund VJ, Mullol J, et al. EPOS 2012: European position paper on rhinosinusitis and nasal polyps 2012. A summary for otorhinolaryngologists. Rhinology, 2012, 50(1):1–12.

[16] International Civil Aviation Organization (ICAO). Manual of the ICAO Standard Atmosphere. 2nd. Canada: ICAO, 1974.

[17] Bolger WE, Parsons DS, Matson RE. Functional endoscopic sinus surgery in aviators with recurrent sinus barotrauma. Aviat Space Environ Med, 1990, 61(2):148–156.

[18] O'Reilly BJ, Lupa H, Mcrae A. The application of endoscopic sinus surgery to the treatment of recurrent sinus barotrauma. Clin Otolaryngol Allied Sci, 1996, 21(6):528–532.

[19] Parsons DS, Chambers DW, Boyd EM. Long-term follow-up of aviators after functional endoscopic sinus surgery for sinus barotrauma. Aviat Space Environ Med, 1997, 68(11):1029 –1034.

[20] Andrews JN, Weitzel EK, Eller R, et al. Unsuccessful frontal balloon sinuplasty for recurrent sinus barotrauma. Aviat Space Environ Med, 2010, 81(5):514–516.

[21] Bizaki AJ, Taulu R, Numminen J, et al. Quality of life after endoscopic sinus surgery or balloon sinuplasty: a randomized clinical study. Rhinology, 2014, 52(4):300–305.

[22] Tomazic PV, Stammberger H, Braun H, et al. Feasibility of balloon sinuplasty in patients with chronic rhinosinusitis: the Graz experience.Rhinology, 2013, 51(2):120–127.

[23] Hopkins C, Noon E, Roberts D. Balloon sinuplasty in acute

frontal sinusitis. Rhinology, 2009, 47(4):375–378.

[24] Weiss RL, Church CA, Kuhn FA, et al. Long-term outcome analysis of balloon catheter sinusotomy: twoyear follow-up. Otolaryngol Head Neck Surg. 2008, 139(3 Suppl 3):S38 – S46.

[25] Weitzel EK, McMains KC, Rajapaksa S, et al. Aerosinusitis: pathophysiology, prophylaxis, and management in passengers and aircrew. Aviat Space Environ Med, 2008, 79(1):50–53.

[26] Yanagawa Y, Okada Y, Ishida K, et al. Magnetic resonance imaging of the paranasal sinuses in divers. Aviat Space Environ Med, 1998, 69(1):50–52.

[27] Wikipedia. Rule of three (aeronautics). Available at: https://en.wikipedia.org/wiki/Rule_of_three (aeronautics). Accessed November 20, 2016.

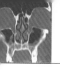

22 额窦囊性纤维化

Kiranya E. Tipirneni, Hari Jeyarajan, Bradford A. Woodworth

摘　要

囊性纤维化（CF）是高加索人群中最常见的致死性遗传性疾病。虽然肺损害是该人群死亡的主要原因，但这类患者几乎所有人都会发展为慢性鼻窦炎（CRS）。此外，CF 患者常表现出鼻窦解剖结构异常，额窦发育不良的发生率较高。有证据表明 CF 的同一气道模型，即上气道和下气道之间存在双向关系。因此，充分的 CRS 管理对于减少 CF 患者的肺部并发症至关重要。然而，由于缺乏与 CF 相关疾病报道的高级别证据，此类患者的 CRS 管理仍然受到限制。CF 是一种普遍累及鼻腔鼻窦黏膜的慢性、全身性疾病。因此，我们需要进行包括额窦在内的综合治疗。

关键词　鼻窦炎；囊性纤维化；额窦；手术治疗；药物治疗；鼻内镜手术；Draf Ⅲ；改良鼻内镜 Lothrop 手术；Draf Ⅱb；Draf Ⅱa；Draf Ⅲ；内镜下额窦开放引流

22.1 流行病学和病因学

囊性纤维化（CF）最早在 1938 年被发现，是白种人群中最常见的遗传性致死性疾病，每年每 2500~3500 名新生儿中就有 1 人患病[1-2]。这种致死性疾病通过常染色体隐性方式遗传，由编码位于 7 号染色体长臂上的囊性纤维化跨膜转运因子（CF transmembrane conductance regulator，CFTR）的单基因突变引起[3]。虽然存在数种突变，但最常见的是 F508del，它引起了约 70% 的 CFTR 突变[4]并导致第 508 号位置上苯丙氨酸的缺失[5]。与所有的 CFTR 突变一样，F508del 会导致顶端细胞表面氯离子（Cl^-）和碳酸氢盐（HCO_3^-）的异常转运，并导致分泌物变得黏稠，难以排出，以及黏膜纤毛清理能力（mucociliary clearance，MCC）受损[5]，进而导致多器官病变。因此，CF 患者会出现胃肠道梗阻、胰腺外分泌功能障碍、胆道梗阻以及上呼吸道

和下呼吸道的各种呼吸道并发症[6]。

在上呼吸道，受损的黏膜纤毛清理能力（MCC）合并慢性浓稠黏液瘀滞会导致感染性鼻窦炎的发生，鼻窦被黏液充填，并有较高的细菌双重感染倾向[7-9]。事实上，几乎所有的 CF 患者会发展为临床或影像学证实的慢性鼻窦炎（CRS）[10]。尽管如此，与胰腺和肺部并发症（后者是最常见的死亡原因）相比，CRS 仍然是 CF 的一个研究很少的领域。CRS 的症状通常表现为头痛、面部疼痛、鼻充血、鼻塞及慢性鼻漏[11-14]。CF 患者常常存在鼻窦解剖结构异常，这会进一步导致鼻窦病变的高发生率。

以往 CF 的治疗主要侧重于改善肺功能，而 CRS 的治疗被认为是次要的，纯粹是为了改善生活质量（quality-of-life，QOL）。然而，上呼吸道和下呼吸道之间有一种特别的关系，通常被称为同一个气道。同一个气道代表一个统一的呼吸单位，包括鼻腔、鼻窦、喉、气管和远端肺[10]。作为一个连续的功能单元，包含了假复层、纤毛、柱状上皮，它们受到相同的感染和炎性损伤，这表明 CF 气道疾病是一个双向的过程，鼻窦疾病影响肺部疾病，反之亦然[2,8,15]。虽然在过去的几年中由于 CF 相关肺部疾病的治疗水平提高，患者的平均预期寿命得到了显著的提高，但相比于非 CF 人群，CF 患者仍然会发生过早的死亡（平均寿命仅为 33.4 岁）以及显著的生活质量降低[16]。最近一项荟萃分析强调这种关系不像哮喘等免疫相关气道疾病那样直接，有证据表明 CRS 显著加重了 CF 肺疾病，原因是上呼吸道的细菌种植是下气道感染发生和随后肺疾病发生的催化剂[17-19]。

22.2 临床表现和检查

CF CRS 患者在临床上不同于一般人群。CFTR 功能障碍导致阴离子转运障碍和气道表面腺体分泌明显减少，导致黏膜表面黏稠度增加到正常人群的 30~60 倍[20-24]。大量中性粒细胞

降解导致气道内的慢性炎症和 DNA 蓄积，这两种情况均使鼻窦开口充血，从而引起显著缺氧和黏膜水肿[25-26]，并进一步损害 MCC。此外，反复的炎症和重塑促进了以中性粒细胞为主的息肉的形成，这在约 67% 的 CF 患者中可以见到[27-28]，与在一般人群中观察到的以嗜酸性粒细胞为主的鼻息肉形成了鲜明的对比[29]。

虽然 CF 相关的 CRS 没有具体的诊断标准，但过敏性鼻炎和鼻窦炎国际共识声明（ICAR:RS）[30] 以及欧洲鼻 - 鼻窦炎和鼻息肉诊疗意见书 2012（EPOS2012）[31] 都定义了 CRS 最常用的标准，将其定义为持续 12 周以上的鼻窦持续性炎症，通常包括以下症状中的至少两种：

- 鼻塞；
- 堵塞；
- 充血；
- 流涕；
- ± 面部疼痛 / 肿胀感；
- ± 嗅觉减退或丧失[30-31]。

尽管上述症状在 CRS 患者中敏感性很高，但特异性较差[30]。因此，CRS 的明确诊断必须伴随炎性和（或）炎性黏膜改变的客观指标[30]。这类变化通常表现为鼻内镜下和（或）CT 上的病理改变，通常表现为以下一种或多种形式：

- 鼻息肉；
- 黏脓性分泌物；
- 水肿 / 黏膜阻塞；
- 黏膜变化[30-31]。

尽管 67% 的 CF 患者会出现嗅觉减退，80% 的患者存在 CRS，但仅有 10%~15% 的患者自诉有症状[32]。出现这种情况的原因尚不清楚，推测归因于患者对慢性疾病不敏感，或其与 CF 的其他表现相比不算严重[25]。因此，使用 QOL 问卷，如成人的鼻窦炎结局评分量表 -31 或 22 项鼻腔鼻窦结局测试（SNOT-22）或儿童的鼻窦结局测试 -5 直接提问，对于充分评估 CF 人群的鼻窦疾病尤为重要[15]。

22.2.1 囊性纤维化与额窦的影像学异常

与一般人群相比，有囊性纤维化的患者有更多的影像学异常表现，尤其是鼻窦发育不良。

考虑到 CF CRS 的病理生理与非 CF CRS 有着潜在的不同[33]，这一结果就不足为奇。事实上，Orlandi 和 Wiggins[34] 发现 65.9% 的 CF 患者表现为额窦发育不全（52.6%）或不发育（13.3%），在 6~26 岁的患者中，Wang 等发现 43% 表现为额窦发育不全或不发育[35]。此外，74.2% 的 CF 患者表现为蝶窦发育不良，其中 4.4% 表现为蝶窦不发育，69.8% 表现为蝶窦发育不全[34]。虽然上颌窦发育不良在 CF 患者中更为常见（70% vs. 8% 非 CF 人群）[7]，但在这一人群中，它比蝶窦和额窦发育不良少见[7,34]。除了鼻窦发育异常之外，Orlandi 和 Wiggins 发现，在 CF 患者中，鼻窦骨硬化症的发生率增加，同时各个窦的发病率不一样[34]。硬化发生率最高的是上颌窦（81.1%），其次是蝶窦（73.3%）、额窦（35.9%）和筛窦（8.9%）[34]。重要的是，骨硬化症的发生与既往的鼻窦手术史没有明显的关系[34]。Nishioka 的另一项研究[36] 报告了 CF 患者和非 CF 患者的 3 个显著差异，即额窦发育不全、鼻腔外侧壁内突和上颌窦筛窦混浊。在几乎所有的 CF 儿童中还存在双侧钩突软化和中鼻道内侧移位等其他 CT 表现[37]。

一些研究认为儿童期的慢性炎症是鼻窦发育不良或不发育的诱发因素[7,38-39]。此外，一些研究关注了血氧饱和度降低以及温度的变化，这些变化本身可能由 CRS 或鼻息肉导致，是额窦发育不良的影响因素[39]。然而，考虑到鼻窦发育和 CF 基因型突变之间的关系，一项研究发现相对于 F508del 杂合突变或其他 CFTR 突变（分别为 50% 和 69%），F508del 纯合突变患者的鼻窦发育不良率显著增加，特别是蝶窦（100%）和额窦（98%）[7]。此外，与非纯合突变的对照组相比，这些患者的额窦发育不全发生率也显著增加（78% vs. 20%）。重要的是，Woodworth 发现两组患者的既往鼻窦手术率之间无明显差异，提示纯合 F508del 基因型有特征性的额窦异常发育的内在机制。因此，F508del 纯合型极有可能是鼻窦发育不良的重要易感部位，尤其是额窦和蝶窦[7]。Seifert 等也得出了类似的结论，在 F508del 纯合突变的 CF 患者中，副鼻窦的含气明显减少[40]。然而，猪的 CF 动物模型

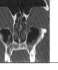

表明，至少在这种动物中，鼻窦发育不良早于鼻窦感染的发生[41]。

CF 患者经常会有很多异常的影像检查结果，非 CF 患者尽管有 12.5% 的 CRS 发病率[42]，但常常表现为正常的鼻窦发育。CT 发现鼻窦混浊并不一定代表 CF 鼻窦炎，但它具有相当高的敏感性，因为没有鼻窦混浊在一定程度上排除了 CF 的诊断[43]。尽管 CF 患者额窦异常的发生率较高，但蝶窦发育不全可能是 CF CRS 最可靠的指标，因为它很少发生在非 CF 患者中[44]。虽然不是很常见，但额窦发育不全的单侧发生率为 7%~15%，双侧发生率为 2%~5%[44]。然而，应考虑到儿童可能由于其额窦固有的发育较晚，而出现年龄相关的因素，导致额窦不发育或发育不全[43]，也就是说，额窦是最后发育的鼻窦，在 2 岁左右开始气化[43]。随着预期寿命的持续提高，人们必须考虑频繁影像学检查的成本效益和累积电离辐射相关的风险，特别是对儿童 CF 人群[45]。事实上，儿童和年轻人由于器官正在发育，因辐射致癌的风险更高[46]。

22.3 处理方法

22.3.1 药物治疗

虽然临床上对于 CF CRS 没有标准化的治疗指南，但通常从保守治疗开始。目前的治疗策略强调对症治疗结合使用抗生素、局部冲洗和手术，但关于 CF 相关的 CRS，特别是 CF 患者的疗效和治疗剂量的数据相对缺乏[5]。最常推荐的治疗方案包括鼻腔盐水灌洗，局部和口服抗生素，局部使用糖皮质激素、腺苷酶、依伐卡托（ivacaftor）和布洛芬[10,15]。遗憾的是，目前还没有针对 CF 患者额窦疾病的治疗方法。

22.3.2 鼻腔盐水灌洗

鼻腔盐水灌洗有助于清除鼻痂和上呼吸道的浓稠黏液[15,47]。虽然很少有针对 CF 患者的结论性证据，但最近 Cochrane 的一篇综述发现，在非 CF 合并 CRS 的患者中，与对照组相比，使用等渗（0.9%）生理盐水鼻腔灌洗可适度改善疾病特异性生活质量和鼻窦症状[48-49]。虽然有几种灌洗方式可供选择，但挤压瓶/洗鼻壶装置在手术后

和非手术后鼻窦中都能达到最有效的鼻窦冲洗效果[15]。然而，需要注意的是，如果不通过手术，额窦灌洗几乎不能成功[50]。一些研究还主张使用高渗盐水，因为其在 CF 肺疾病和非 CF 人群 CRS 的治疗中发挥了积极的作用。在这些患者中，高渗盐水可改善 MCC，降低黏液黏度，并使黏稠分泌物重新稀释[51-52]。虽然有证据支持在非 CF 患者中使用高渗（2%）生理盐水，但最近一项针对 CF 患者的研究表明，在治疗 CRS 时，超高渗（6%）生理盐水的效果实际上并不优于等渗（0.9%）生理盐水[51]。此外，由于超高渗（6%~7%）生理盐水经常引起鼻黏膜刺激，且患者依从性较差，因此限制了其使用[49,53]。

22.3.3 糖皮质激素

对于非 CF 患者，局部使用糖皮质激素是降低黏膜炎症的规范护理措施，尤其是对以嗜酸性粒细胞为主的鼻息肉和变应性鼻炎患者[54]。然而，CF 患者的鼻息肉和 CRS 都以中性粒细胞为主，而中性粒细胞对鼻内糖皮质激素的反应通常较差[47]。有证据支持局部使用糖皮质激素治疗 CF 患者的鼻息肉。一项研究表明，与安慰剂组相比，倍他米松滴鼻液能显著减少鼻息肉体积[55]。目前没有确凿的证据表明糖皮质激素对 CF 相关的症状改善有效[31,56]。尽管如此，低生物利用度的局部糖皮质激素冲洗（莫米松，布地奈德）由于其众所周知的抗炎特性和相对可接受的副作用，在治疗 CF CRS 时经常被使用[15]。

使用 2~4 周的短疗程口服糖皮质激素可显著改善非 CF 患者的 CRS 症状，然而它们对 CF CRS 的治疗目前还没有确凿的证据，因为糖皮质激素经常会导致肺部疾病恶化[57]。值得注意的是，目前不建议常规频繁使用全身糖皮质激素，因为它们会引起一些代谢性副作用，特别是对于基础胰腺功能不全的 CF 患者。

22.3.4 局部抗生素

研究证实，CF CRS 患者中的细菌病原体类型与非 CF CRS 有显著差异。因此，抗生素应针对常见的 CF 病原菌，如铜绿假单胞菌和金黄色葡萄球菌[47]。研究表明，在术后鼻腔灌洗中添加抗生素可以降低 CF 患者移植肺中的细菌播散

率[58]。此外，一些学者还研究了妥布霉素的鼻腔吸入效果[58-60]，特别是在术后，吸入性妥布霉素已被证明可以降低铜绿假单胞菌感染和 CF 患者 CRS 加重的概率，同时其改善症状时间长达 2 年[58]。其他研究也支持对 CF[61] 和非 CF[62] 的顽固性 CRS 患者使用大颗粒喷雾器进行局部抗生素治疗。虽然两项研究都报告了疾病相关症状的主观改善，但局部添加抗生素本身的好处似乎微乎其微[61-62]。目前关于局部抗生素使用的循证研究证据差异比较大，因此它们治疗额窦炎的确切作用尚不清楚，特别是在 CF 人群中，还需要提供进一步的高级别证据。

22.3.5 口服抗生素

除了众所周知的抗菌性能外，14 元环和 15 元环大环内酯类抗生素（如克拉霉素、红霉素、阿奇霉素等）有改善气道内黏液清除的额外作用，从而整体减少炎症反应的发生[47]。在下呼吸道，使用阿奇霉素已被证实可以降低气道炎症和肺疾病恶化[47,63]。虽然很少有数据支持对 CF 患者的上呼吸道使用它们，但其对非 CF 患者在减少鼻腔分泌物、改善鼻塞和鼻后滴漏等方面表现出良好的预后[64]，仍需要进一步的研究来准确评估其在 CF 人群中的疗效。

22.3.6 α 链道酶（Dornase Alfa）

α 链道酶由重组人脱氧核糖核酸酶组成，是一种黏液溶解剂，对 CF 患者有明显的效果，包括 CRS 症状和鼻镜检查结果的改善，以及整体肺功能的改善[26]。在年龄 > 5 岁的儿童中，它已被证明能显著提高第 1 秒用力呼气量（FEV$_1$）并减少肺疾病加重的概率[65-66]。此外，有几项研究表明，α 链道酶可降低肺部恶化率[66-71]。在伴有 CRS 的 CF 患者中，与等渗盐水相比，α 链道酶鼻腔吸入可减轻症状并改善患者的生活质量[72]。然而，目前由于成本较高，应用 α 链道酶治疗 CRS 受到一定限制。

22.3.7 囊性纤维化跨膜转运因子（CFTR）调节剂

CFTR（Cystic Fibrosis Transmembrane Conductance Regulator）调节剂代表了一种新的治疗策略，它以 CFTR 蛋白本身为靶点，而不是试图治疗通道功能障碍所致的继发性改变[73]。美国 FDA 批准的治疗药物依伐卡托 [Kaly-deco（VX-770），Vertex 制药公司] 是目前最新的一种治疗方案，它是一种 CFTR 增强剂，可增加拥有至少一个 G551D-CFTR 缺陷等位基因的患者重启氯离子通道的概率[73-74]。尽管只有 4%~5% 的 CF 人群会出现这种突变[75-76]，但研究表明，常规治疗联合使用依伐卡托可使肺功能改善提高 10%，并显著降低逐年的肺恶化率[77-79]。尽管费用很高（据报道费用为每年 30 万美元），但由于能降低肺疾病的严重程度[80]，服用依伐卡托的患者可能比接受常规护理的患者有更低的肺移植率。此外，1 例病例报告显示依伐卡托可使 CF 患者的鼻窦炎完全逆转，且主观和客观症状均可完全改善[81]。

第 2 代被批准用于 CF 患者的 CFTR 调节剂的作用是"纠正"最常见的 F508del 突变，同时通过依伐卡托改善校正后的蛋白功能。联合药物 lumacaftor/ivacaftor [Orkambi（VX809），Vertex 制药公司] 在 2016 年已获美国 FDA 批准[82]。研究表明，该药物可显著改善肺功能，使这些患者的预期 FEV$_1$（ppFEV$_1$）百分比增加 3%，并降低肺疾病加重的概率，这可使每年肺功能下降率降低 40%[74,83]。其次是联合药物 tezacaftor/ivacaftor（Symdeko®，Vertex 制药公司），其显示出类似的疗效，但副作用更少[111]。将调节剂 elexacaftor 加入 tezacaftor/ivacaftor（Trikafta®，Vertex 制药公司）中于 2019 年被批准，应用于具有至少一个 F508del 突变的 CF 患者。这种重磅药物提高了 13.8% 的改善率——预期的 FEV$_1$ 百分比在 4 周时提高了 13.8%，在 24 周时提高了 14.3%，肺恶化率降低了 63%[112]。虽然新的调节剂对 CF 患者的鼻窦炎的影响还没有被全面评估，但对依伐卡托试验中 G551D 突变患者数据的重新分析表明，与鼻窦相关的生活质量有所改善[113]。

22.3.8 外科手术治疗

尽管 CRS 的外科手术治疗缺乏通用的治疗指南，以及在 CRS 治疗中不确定的效果，目前手术干预通常只适用于保守治疗无效的患

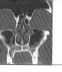

者。然而，主观症状的低发生率使此类患者群体难以确定手术指征。虽然目前的文献发现，20%~60% 的 CF 患者通过鼻内镜手术治疗 CRS 的效果很好，但相对于循证治疗，这更多反映的是机构经验[14-15,84-91]。

特别是对于慢性额窦炎，通过切除病变的额筛气房来恢复正常的通气和 MCC 通常可以治疗疾病[92]。Wormald 的研究显示，持续性额窦疾病，即使其他所有鼻窦的情况控制良好，是导致非 CF 患者症状持续的独立危险因素[93]。然而，CF 患者的额窦手术相关的文献很少，目前主要的是通过改良的上颌骨内侧切开术建立上颌窦和筛窦引流[94]。然而，CF 是一种慢性全身性疾病，对所有鼻窦均有同等影响。对于非 CF 患者，通过手术技术和设备的改进，包括 70° 内镜，贯穿切割器械和优先保护黏膜的理念，已经改善了额窦手术的术后效果[95-96]。然而，越来越多的人认识到，对于非 CF 患者，疾病相关（如慢性炎症、活动性感染、息肉、吸烟）和解剖学（如额隐窝狭窄和新开口小）的危险因素累积导致原发性和挽救性手术失败率高[93,97-98]。此外，新骨生成是术后窦口狭窄的一个重要因素，可能与铜绿假单胞菌感染密切相关[99]。因此，治疗 CF 患者额窦疾病的手术方法应效仿高失败风险的非 CF 患者的方法，并进一步重视 CF 患者所特有的慢性黏膜炎症、假单胞菌定植和感染、较差的黏膜纤毛功能以及不规则的鼻窦解剖特点。

22.3.9 内镜径路

内镜下额窦手术的最终目标是保留额隐窝内正常的黏膜，以最大限度地减少术后瘢痕、新骨生成和狭窄的风险，同时仍然允许体位引流和通过完全切除额窦底便于局部药物治疗[96]。对于非 CF 患者，选择合适的 Draf 鼻窦切开术时复发率较低，而 CF 患者的再狭窄发生率较高。因此，必须考虑使用 Draf Ⅱb 和 Ⅲ 术式形成更大的开口，但也要考虑到额窦的大小以及随后的骨质暴露所致新骨生成和进一步的难题来进行权衡[94,100]。在如此狭窄和发育不良的鼻窦中，充分暴露是安全有效解剖额隐窝的关键。

精细地解剖筛窦气房来暴露前颅底和鼻窦轮廓化可以确保最大限度地暴露额隐窝。炎性、息肉样黏膜会极大地影响术野暴露，阻碍额窦径路。吸切器的使用可防止黏膜剥离，而适当使用局部血管收缩剂和选择性烧灼可显著改善手术视野。与麻醉师合作以确保足够的头高位、控制性降低血压和心率也是重要的影响因素。用 70° 镜和角度器械舒适和熟练的操作也是至关重要的。在 Draf Ⅱb 或 Ⅲ 手术中切除中鼻甲前端时，应仔细辨认第一嗅丝的前部位置可防止意外导致脑脊液漏（CSF）。

由于需要去除的骨质较多，熟练的术者更多喜欢使用手动器械来实施 CF 患者额窦的 Draf Ⅱb 手术（▶ 图 22.1；▶ 视频 22.1）。小额窦的 CF 患者手术的疾病负担反而并不高，主要因为术中使用 Hosemann 吸切钳（蘑菇头手动吸切钳）等手动器械来完成 Draf Ⅱb 手术，伤口可以快速愈合，并为术后随诊时使用 Van Alyea 吸引管（一种弧形额窦吸引管）进行额窦清理提供良好的视野暴露（▶ 图 22.2）。如果由于更大的气房导致无法进入额窦，或者 Draf Ⅱb 术后清理困难，这往往意味着常规的 Draf Ⅲ 手术可能更适合这类患者的初始治疗（▶ 图 22.3，▶ 图 22.4）[101-107]。因为此类患者的额隐窝手术径路受到限制，可采用由外向内的径路，以便更安全地使用较大的磨削钻头，减少手术时间，提高整体骨质磨削效率和术腔的充分暴露[108]。然而，如此大面积的骨质暴露容易导致术后骨炎、严重的新骨生成和新口狭窄[103]。蒂在下方的鼻外侧黏膜瓣的游离有助于术后黏膜重建。使用黏膜瓣是防止额隐窝手术失败的一种附加方式，并已证明可在 3 年内保持新口的开

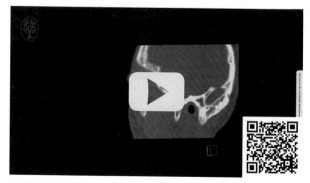

视频 22.1 囊性纤维化（CF）患者的额窦手术

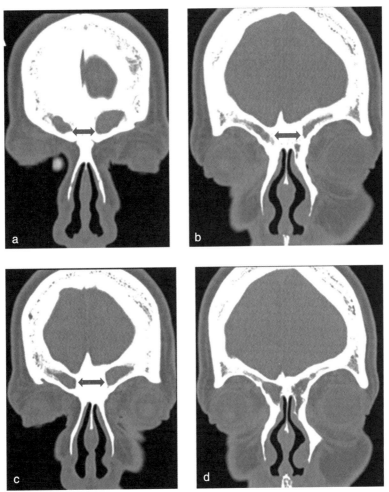

图22.1 额窦囊性纤维化（CF）典型气腔形成的冠状位CT。鼻窦很小，鼻窦之间有大量的骨质（红色箭头）。在这种情况下，首选手动器械下的 Draf Ⅱb 手术，因为 Draf Ⅲ 手术会形成一个较大的窦腔，使窦内黏液引流负担增加 1 倍以上。此外，该类患者的额窦所有隐窝都可以通过 Draf Ⅱb 手术进行清理

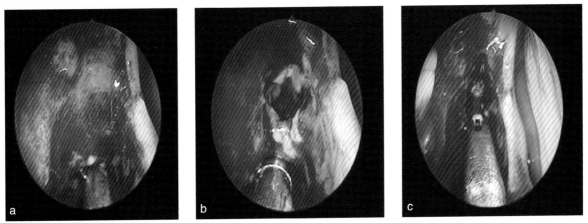

图22.2 图 22.1 的患者在 70° 镜下用手动器械行 Draf Ⅱb 手术的技术要点的鼻内镜图像。额隐窝骨间隔在上次手术中未被切除，额隐窝被水肿的息肉包围；用弯曲吸头进行水肿减压（a），暴露骨间隔（b）；使用角度额窦咬切器去除骨间隔，避免过多剥离额隐窝黏膜（c）；通过切除中鼻甲的前部可以显露额窦底的内侧（d），利用 Housemann 咬切钳移除鼻中隔（e），不使用钻头，同时尽可能少地暴露骨质。术后患者愈合良好，并在常规临床随访中可以使用 Van Alyea 吸引管进入整个额窦进行清理（f）

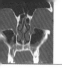

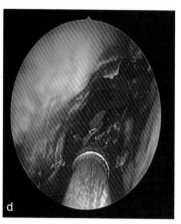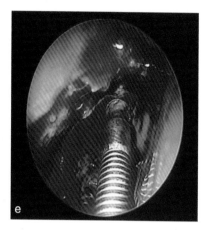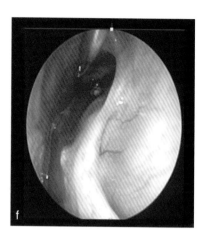

图 22.2（续）

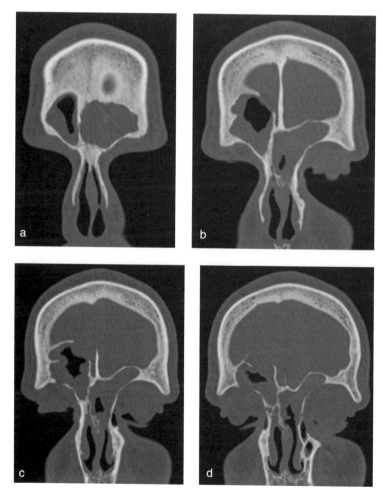

图 22.3　有 40 次手术史的过度气化的额窦患者的冠状位 CT。在这种情况下，首选 Draf Ⅲ 手术，因为额窦内的黏液引流负荷较大，在后期临床随访中需要一个改良的开口以利于冲洗和清理整个窦腔

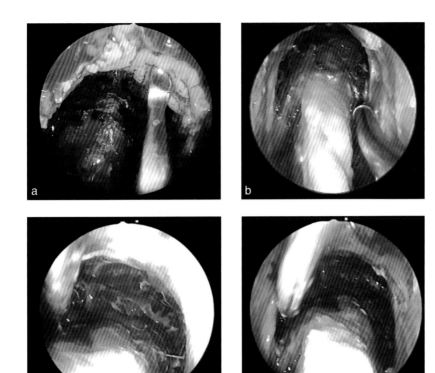

图 22.4 完成 Draf Ⅲ 手术后的 70°
鼻内镜视图，显示了前部放置的黏膜
移植物，用来减少术后新骨生成（a）。
患者有一个极大的、改善了的引流通
道，这不仅减少了常规临床随访中看
到的黏脓分泌物量（b），还可以用
弯曲吸头和 70° 镜可视化清理整个
窦腔（c、d）

放引流，并改善相应主观症状[109-110]。黏膜瓣可以在术中从鼻中隔前上切除，也可以从鼻底或下鼻甲后部制取。然后在额窦引流通道（frontal sinus drainage pathway，FSDP）放置一个 0.5mm 的硅胶支架，以保持窦口引流通畅，并防止鼻腔填塞物的过早清除。然后将止血海绵（Merocel，Medtronic，Jacksonvile，FL）置于蝶骨正面，横跨筛窦腔至额隐窝前。随后注入生理盐水，并使用 2-0 Prolene 线缝合固定到鼻中隔。根据细菌培养结果，所有 CF 患者术后至少需要 3 周的敏感抗生素治疗。

22.4 并发症处理

即使拥有精湛的技术和进行了精心的准备，我们也可能会对腹侧颅底和椎板造成意外损伤。虽然术中导航的使用可以帮助确定入路和位置，但它不能取代细致的手术操作。应注意额隐窝的后内侧，此处不慎显露第一嗅丝可导致脑脊液漏。在这样狭窄的额隐窝中，改良由外向内的径路可以帮助安全打开额隐窝，从而降低颅底损伤的风险。

（黄齐麟 译，肖红俊 审）

参考文献

[1] Grosse SD, Boyle CA, Botkin JR, et al. CDC. Newborn screening for cystic fibrosis: evaluation of benefits and risks and recommendations for state newborn screening programs. MMWR Recomm Rep, 2004, 53 RR–13:1–36.

[2] Chang EH. New insights into the pathogenesis of cystic fibrosis sinusitis. Int Forum Allergy Rhinol, 2014, 4(2):132–137.

[3] Sloane AJ, Lindner RA, Prasad SS, et al. Proteomic analysis of sputum from adults and children with cystic fibrosis and from control subjects. Am J Respir Crit Care Med, 2005, 172(11):1416–1426.

[4] Welsh MJ, Smith AE. Molecular mechanisms of CFTR chloride chan-nel dysfunction in cystic fibrosis. Cell, 1993, 73(7):1251–1254.

[5] Gysin C, Alothman GA, Papsin BC. Sinonasal disease in cystic fibro-sis: clinical characteristics, diagnosis, and management. Pediatr Pulmonol, 2000, 30(6):481–489.

[6] Derichs N. Targeting a genetic defect: cystic fibrosis transmembrane conductance regulator modulators in cystic fibrosis. Eur Respir Rev, 2013, 22(127):58–65.

[7] Woodworth BA, Ahn C, Flume PA, et al. The delta F508 mutation in cystic fibrosis and impact on sinus development. Am J Rhinol, 2007, 21(1):122–127.

[8] Tos M. Distribution of mucus producing elements in the respiratory tract. Differences between upper and lower airway. Eur J Respir Dis Suppl, 1983, 128(Pt 1):269–279.

[9] Wine JJ, King VV, Lewiston NJ. Method for rapid evaluation of topically applied agents to cystic fibrosis airways. Am J Physiol, 1991, 261(2, Pt 1):L218–L221.

[10] Liang J, Higgins T, Ishman SL, et al. Medical management of chronic rhinosinusitis in cystic fibrosis: a systematic

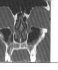

review. Laryngoscope, 2014, 124(6):1308–1313.

[11] Cepero R, Smith RJ, Catlin FI, et al. Cystic fibrosis: an otolaryngologic perspective. Otolaryngol Head Neck Surg, 1987, 97(4):356-360.

[12] Cuyler JP, Monaghan AJ. Cystic fibrosis and sinusitis. J Otolaryngol, 1989, 18(4):173–175.

[13] Duplechain JK, White JA, Miller RH. Pediatric sinusitis. The role of endoscopic sinus surgery in cystic fibrosis and other forms of sinonasal disease. Arch Otolaryngol Head Neck Surg, 1991, 117(4):422–426.

[14] Ramsey B, Richardson MA. Impact of sinusitis in cystic fibrosis. J Allergy Clin Immunol, 1992, 90(3, Pt 2):547–552.

[15] Illing EA, Woodworth BA. Management of the upper airway in cystic fibrosis. Curr Opin Pulm Med, 2014, 20(6):623–631.

[16] Mitchell GW, Woodworth BK, Taylor PD, et al. Automated telemetry reveals age specific differences in flight duration and speed are driven by wind conditions in a migratory songbird. Mov Ecol, 2015, 3(1):19.

[17] Holzmann D, Speich R, Kaufmann T, et al. Effects of sinus surgery in patients with cystic fibrosis after lung transplantation: a 10-year experience. Transplantation, 2004, 77(1):134–136.

[18] Macdonald KI, Gipsman A, Magit A, et al. Endoscopic sinus surgery in patients with cystic fibrosis: a systematic review and meta-analysis of pulmonary function. Rhinology, 2012, 50(4):360–369.

[19] Alanin MC, Aanaes K, Høiby N, et al. Sinus surgery postpones chronic gram-negative lung infection: cohort study of 106 patients with cystic fibrosis. Rhinology, 2016, 54(3):206–213.

[20] Regnis JA, Robinson M, Bailey DL, et al. Mucociliary clearance in patients with cystic fibrosis and in normal subjects. Am J Respir Crit Care Med, 1994, 150(1):66–71.

[21] Zhang S, Blount AC, McNicholas CM, et al. Resveratrol enhances airway surface liquid depth in sinonasal epithelium by increasing cystic fibrosis transmembrane conductance regulator open probability. PLoS One, 2013, 8(11):e81589.

[22] Lazrak A, Jurkuvenaite A, Ness EC, et al. Inter-α-inhibitor blocks epithelial sodium channel activation and decreases nasal potential differences in ΔF508 mice. Am J Respir Cell Mol Biol, 2014, 50(5):953–962.

[23] Conger BT, Zhang S, Skinner D, et al. Comparison of cystic fibrosis transmembrane conductance regulator (CFTR) and ciliary beat frequency activation by the CFTR Modulators Genistein, VRT-532, and UCCF-152 in primary sinonasal epithelial cultures. JAMA Otolaryngol Head Neck Surg, 2013, 139(8):822–827.

[24] Blount A, Zhang S, Chestnut M, et al. Transepithelial ion transport is suppressed in hypoxic sinonasal epithelium. Laryngoscope, 2011, 121(9):1929–1934.

[25] Mainz JG, Koitschev A. Pathogenesis and management of nasal polyposis in cystic fibrosis. Curr Allergy Asthma Rep, 2012, 12(2):163–174.

[26] Cimmino M, Nardone M, Cavaliere M, et al. Dornase alfa as postoperative therapy in cystic fibrosis sinonasal disease. Arch Otolaryngol Head Neck Surg, 2005, 131(12):1097–1101.

[27] Feuillet-Fieux MN, Lenoir G, Sermet I, et al. Nasal polyposis and cystic fibrosis (CF): review of the literature. Rhinology, 2011, 49(3):347–355.

[28] Ryan MW. Diseases associated with chronic rhinosinusitis: what is the significance? Curr Opin Otolaryngol Head Neck Surg, 2008, 16(3):231–236.

[29] Schraven SP, Wehrmann M, Wagner W, et al. Prevalence and histopathology of chronic polypoid sinusitis in pediatric patients with cystic fibrosis. J Cyst Fibros, 2011, 10(3):181–186.

[30] Orlandi RR, Kingdom TT, Hwang PH, et al. International consensus statement on allergy and rhinology: rhinosinusitis. Int Forum Allergy Rhinol, 2016, 6(Suppl 1):S22–S209.

[31] Fokkens WJ, Lund VJ, Mullol J, et al. EPOS 2012: European position paper on rhinosinusitis and nasal polyps 2012. A summary for otorhinolaryngologists. Rhinology, 2012, 50(1):1–12.

[32] Aanaes K, Johansen HK, Skov M, et al. Clinical effects of sinus surgery and adjuvant therapy in cystic fibrosis patients: can chronic lung infections be postponed? Rhinology, 2013, 51(3):222–230.

[33] Hamilos DL. Chronic rhinosinusitis in patients with cystic fibrosis. J Allergy Clin Immunol Pract, 2016, 4(4):605–612.

[34] Orlandi RR, Wiggins RH, III. Radiological sinonasal findings in adults with cystic fibrosis. Am J Rhinol Allergy, 2009, 23(3):307–311.

[35] Wang X, Kim J, McWilliams R, et al. Increased prevalence of chronic rhinosinusitis in carriers of a cystic fibrosis mutation. Arch Otolaryngol Head Neck Surg, 2005, 131(3):237–240.

[36] Nishioka GJ, Cook PR, McKinsey JP, et al. Paranasal sinus computed tomography scan findings in patients with cystic fibrosis. Otolaryngol Head Neck Surg, 1996, 114(3):394–399.

[37] Nishioka GJ, Cook PR. Paranasal sinus disease in patients with cystic fibrosis. Otolaryngol Clin North Am, 1996, 29(1):193–205.

[38] Eggesbø HB, Eken T, Eiklid K, et al. Hypoplasia of the sphenoid sinuses as a diagnostic tool in cystic fibrosis. Acta Radiol, 1999, 40(5):479–485.

[39] Eggesbø HB, Søvik S, Dølvik S, et al. CT characterization of developmental variations of the paranasal sinuses in cystic fibrosis. Acta Radiol, 2001, 42(5):482–493.

[40] Seifert CM, Harvey RJ, Mathews JW, et al. Temporal bone pneumatization and its relationship to paranasal sinus development in cystic fibrosis. Rhinology, 2010, 48(2):233–238.

[41] Chang EH, Pezzulo AA, Meyerholz DK, et al. Sinus hypoplasia precedes sinus infection in a porcine model of cystic fibrosis. Laryngoscope, 2012, 122(9):1898–1905.

[42] Hamilos DL. Chronic rhinosinusitis: epidemiology and medical management. J Allergy Clin Immunol, 2011, 128(4):693–707, quiz 708–709.

[43] Kang SH, Piltcher OB, Dalcin PdeT. Sinonasal alterations in computed tomography scans in cystic fibrosis: a literature review of observa-tional studies. Int Forum Allergy Rhinol, 2014, 4(3):223–231.

[44] Kim HJ, Friedman EM, Sulek M, et al. Paranasal sinus development in chronic sinusitis, cystic fibrosis, and

normal comparison population: a computerized tomography correlation study. Am J Rhinol, 1997, 11(4):275–281.

[45] O'Connell OJ, McWilliams S, McGarrigle A, et al. Radiologic imaging in cystic fibrosis: cumulative effective dose and changing trends over 2 decades. Chest, 2012, 141(6):1575–1583.

[46] Frush DP, Donnelly LF, Rosen NS. Computed tomography and radiation risks: what pediatric health care providers should know. Pediatrics, 2003, 112(4):951–957.

[47] Mainz JG, Koitschev A. Management of chronic rhinosinusitis in CF. J Cyst Fibros, 2009, 8(Suppl 1):S10–S14.

[48] Harvey R, Hannan SA, Badia L, et al. Nasal saline irrigations for the symptoms of chronic rhinosinusitis. Cochrane Database Syst Rev, 2007, 3:CD006394.

[49] Elkins MR, Robinson M, Rose BR, et al. National Hypertonic Saline in Cystic Fibrosis (NHSCF) Study Group. A controlled trial of long-term inhaled hypertonic saline in patients with cystic fibrosis. N Engl J Med, 2006, 354(3):229–240.

[50] Harvey RJ, Goddard JC, Wise SK, et al. Effects of endoscopic sinus surgery and delivery device on cadaver sinus irrigation. Otolaryngol Head Neck Surg, 2008, 139(1):137–142.

[51] Mainz JG, Schumacher U, Schädlich K, et al. Cooperators. Sino nasal inhalation of isotonic versus hypertonic saline (6.0%) in CF patients with chronic rhinosinusitis: results of a multicenter, prospective, randomized, double-blind, controlled trial. J Cyst Fibros, 2016, 15 (6):e57–e66.

[52] Wark P, McDonald VM. Nebulised hypertonic saline for cystic fibrosis. Cochrane Database Syst Rev, 2009, 2:CD001506.

[53] Donaldson SH, Bennett WD, Zeman KL, et al. Mucus clearance and lung function in cystic fibrosis with hypertonic saline. N Engl J Med, 2006, 354(3):241–250.

[54] Fokkens W, Lund V, Mullol J, et al. European position paper on rhinosinusitis and nasal polyps 2007. Rhinol Suppl, 2007, 20(20):1–136.

[55] Hadfield PJ, Rowe-Jones JM, Mackay IS. The prevalence of nasal polyps in adults with cystic fibrosis. Clin Otolaryngol Allied Sci, 2000, 25(1):19–22.

[56] Mainz JG, Schiller I, Ritschel C, et al. Sinonasal inhalation of dornase alfa in CF: a double-blind placebo-controlled cross-over pilot trial. Auris Nasus Larynx, 2011, 38(2):220–227.

[57] Martinez-Devesa P, Patiar S. Oral steroids for nasal polyps. Cochrane Database Syst Rev, 2011, 7:CD005232.

[58] Davidson TM, Murphy C, Mitchell M, et al. Management of chronic sinusitis in cystic fibrosis. Laryngoscope, 1995, 105(4, Pt 1):354–358.

[59] Mainz JG, Schädlich K, Schien C, et al. Sinonasal inhalation of tobramycin vibrating aerosol in cystic fibrosis patients with upper airway Pseudomonas aeruginosa colonization: results of a randomized, double-blind, placebo-controlled pilot study. Drug Des Devel Ther, 2014, 8:209–217.

[60] Graham SM, Launspach JL, Welsh MJ, et al. Sequential magnetic resonance imaging analysis of the maxillary sinuses: implications for a model of gene therapy in cystic fibrosis. J Laryngol Otol, 1999, 113(4):329–335.

[61] Desrosiers MY, Salas-Prato M. Treatment of chronic rhinosinusitis refractory to other treatments with topical antibiotic therapy delivered by means of a large-particle nebulizer: results of a controlled trial. Otolaryngol Head Neck Surg, 2001, 125(3):265–269.

[62] Videler WJ, van Drunen CM, Reitsma JB, et al. Nebulized bacitracin/colimycin: a treatment option in recalcitrant chronic rhinosinusitis with Staphylococcus aureus? A double-blind, randomized, placebo-controlled, cross-over pilot study. Rhinology, 2008, 46(2):92–98.

[63] Jaffé A, Francis J, Rosenthal M, et al. Long-term azithromycin may improve lung function in children with cystic fibrosis. Lancet, 1998, 351(9100):420.

[64] Majima Y. Clinical implications of the immunomodulatory effects of macrolides on sinusitis. Am J Med, 2004, 117(Suppl 9A):20S–25S.

[65] Lindig J, Steger C, Beiersdorf N, et al. Smell in cystic fibrosis. Eur Arch Otorhinolaryngol, 2013, 270(3):915–921.

[66] Fuchs HJ, Borowitz DS, Christiansen DH, et al. The Pulmozyme Study Group. Effect of aerosolized recombinant human DNase on exacerbations of respiratory symptoms and on pulmonary function in patients with cystic fibrosis. N Engl J Med, 1994, 331(10):637–642.

[67] Shah PL, Conway S, Scott SF, et al. A case-controlled study with dornase alfa to evaluate impact on disease progression over a 4-year period. Respiration, 2001, 68(2):160–164.

[68] Konstan MW. Dornase alfa and progression of lung disease in cystic fibrosis. Pediatr Pulmonol, 2008, 43:S24–S28.

[69] Jones AP, Wallis C. Dornase alfa for cystic fibrosis. Cochrane Database Syst Rev, 2010, 3(3):CD001127.

[70] Quan JM, Tiddens HA, Sy JP, et al. Pulmozyme Early Intervention Trial Study Group. A two-year randomized, placebo-controlled trial of dornase alfa in young patients with cystic fibrosis with mild lung function abnormalities. J Pediatr, 2001, 139(6):813–820.

[71] Harms HK, Matouk E, Tournier G, et al. Multicenter, open-label study of recombinant human DNase in cystic fibrosis patients with moderate lung disease. DNase International Study Group. Pediatr Pulmonol, 1998, 26(3):155–161.

[72] Mainz JG, Schien C, Schiller I, et al. Sinonasal inhalation of dornase alfa administered by vibrating aerosol to cystic fibrosis patients: a double-blind placebo-controlled cross-over trial. J Cyst Fibros, 2014, 13(4):461–470.

[73] Accurso FJ, Rowe SM, Clancy JP, et al. Effect of VX-770 in persons with cystic fibrosis and the G551D-CFTR mutation. N Engl J Med, 2010, 363(21):1991–2003.

[74] Deeks ED. Lumacaftor/ivacaftor: a review in cystic fibrosis. Drugs, 2016, 76(12):1191–1201.

[75] Woodworth BA, Chandra RK, Hoy MJ, et al. Randomized controlled trial of hyaluronic acid/carboxymethyl-cellulose dressing after endoscopic sinus surgery. ORL J Otorhinolaryngol Relat Spec, 2010, 72(2):101–105.

[76] Kaiser J. Personalized medicine. New cystic fibrosis drug offers hope, at a price. Science, 2012, 335(6069):645.

[77] Bosch B, De Boeck K. Searching for a cure for cystic fibrosis. A 25-year quest in a nutshell. Eur J Pediatr, 2016, 175(1):1–8.

[78] Deeks ED. Ivacaftor: a review of its use in patients with cystic fibrosis. Drugs, 2013, 73(14):1595–1604.

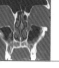

[79] Sawicki GS, McKone EF, Pasta DJ, et al. Sustained benefit from ivacaftor demonstrated by combining clinical trial and cystic fibrosis patient registry data. Am J Respir Crit Care Med, 2015, 192(7):836–842.

[80] Dilokthornsakul P, Hansen RN, Campbell JD. Forecasting US ivacaftor outcomes and cost in cystic fibrosis patients with the G551D muta-tion. Eur Respir J, 2016, 47(6):1697–1705.

[81] Chang EH, Tang XX, Shah VS, et al. Medical reversal of chronic sinusitis in a cystic fibrosis patient with ivacaftor. Int Forum Allergy Rhinol, 2015, 5(2):178–181.

[82] Castellani C, Cuppens H, Macek M, Jr, et al. Consensus on the use and interpretation of cystic fibrosis mutation analysis in clinical practice. J Cyst Fibros, 2008, 7(3):179–196.

[83] Woodworth BA, Joseph K, Kaplan AP, et al. Alterations in eotaxin, monocyte chemoattractant protein-4, interleukin-5, and interleukin-13 after systemic steroid treatment for nasal polyps. Otolaryngol Head Neck Surg, 2004, 131(5):585–589.

[84] Aanaes K, Rasmussen N, Pressler T, et al. Extensive endoscopic image-guided sinus surgery decreases BPI-ANCA in patients with cystic fibrosis. Scand J Immunol, 2012, 76(6):573–579.

[85] Mainz JG, Naehrlich MSL, Kading M, et al. Prevalence of CF-related chronic rhinosinusitis-results from a multicentre interdisciplinary study. J Cyst Fibros, 2010, 9(1):118.

[86] Khalid AN, Mace J, Smith TL. Outcomes of sinus surgery in adults with cystic fibrosis. Otolaryngol Head Neck Surg, 2009, 141(3):358–363.

[87] Soler ZM, Smith TL. Quality of life outcomes after functional endoscopic sinus surgery. Otolaryngol Clin North Am, 2010, 43(3):605–612, x.

[88] Smith TL, Mendolia-Loffredo S, Loehrl TA, et al. Predictive factors and outcomes in endoscopic sinus surgery for chronic rhinosinusitis. Laryngoscope, 2005, 115(12):2199–2205.

[89] Bhattacharyya N. Symptom outcomes after endoscopic sinus surgery for chronic rhinosinusitis. Arch Otolaryngol Head Neck Surg. 2004, 130(3):329–333.

[90] Mace JC, Michael YL, Carlson NE, et al. Correlations between endoscopy score and quality of life changes after sinus surgery. Arch Otolaryngol Head Neck Surg, 2010, 136(4):340–346.

[91] Poetker DM, Mendolia-Loffredo S, Smith TL. Outcomes of endoscopic sinus surgery for chronic rhinosinusitis associated with sinonasal polyposis. Am J Rhinol, 2007, 21(1):84–88.

[92] Gross WE, Gross CW, Becker D, et al. Modified transnasal endoscopic Lothrop procedure as an alternative to frontal sinus obliteration. Otolaryngol Head Neck Surg, 1995, 113(4):427–434.

[93] Naidoo Y, Wen D, Bassiouni A, Keen M, et al. Long-term results after primary frontal sinus surgery. Int Forum Allergy Rhinol, 2012, 2(3):185–190.

[94] Virgin FW, Rowe SM, Wade MB, et al. Extensive surgical and comprehensive postoperative medical management for cystic fibrosis chronic rhinosinusitis. Am J Rhinol Allergy, 2012, 26(1):70–75.

[95] Chan Y, Melroy CT, Kuhn CA, et al. Longterm frontal sinus patency after endoscopic frontal sinusotomy. Laryngoscope, 2009, 119(6):1229–1232.

[96] Ramakrishnan Y, Carrie HVS. Frontal sinus surgery approaches: an evolution. Otorhinolaryngol, 2015, 8(3):147–153.

[97] Tran KN, Beule AG, Singal D, et al. Frontal ostium restenosis after the endoscopic modified Lothrop procedure. Laryngoscope, 2007, 117(8):1457–1462.

[98] Naidoo Y, Bassiouni A, Keen M, et al. Risk factors and outcomes for primary, revision, and modified Lothrop (Draf III) frontal sinus surgery. Int Forum Allergy Rhinol, 2013, 3(5):412–417.

[99] Huang Z, Hajjij A, Li G, et al. Clinical predictors of neo-osteogenesis in patients with chronic rhinosinusitis. IntForum Allergy Rhinol, 2015, 5(4):303–309.

[100] Draf W, Weber R, Keerl R, et al. Current aspects of frontal sinus surgery. I: endonasal frontal sinus drainage in inflammatory diseases of the paranasal sinuses. HNO, 1995, 43(6):352–357.

[101] Draf W. Endonasal micro-endoscopic frontal sinus surgery: the Fulda concept. Oper Tech Otolaryngol Head Neck Surg, 1991, 2:234–240.

[102] Wormald PJ. Salvage frontal sinus surgery: the endoscopic modified Lothrop procedure. Laryngoscope, 2003, 113(2):276–283.

[103] Naidoo Y, Bassiouni A, Keen M, et al. Long-term outcomes for the endoscopic modified Lothrop/Draf III procedure: a 10-year review. Laryngoscope, 2014, 124(1):43–49.

[104] Wormald PJ, McDonogh M. "Bath-plug" technique for the endoscopic management of cerebrospinal fluid leaks. J Laryngol Otol, 1997, 111(11):1042–1046.

[105] Harvey RJ, Debnath N, Srubiski A, et al. Fluid residuals and drug exposure in nasal irrigation. Otolaryngol Head Neck Surg, 2009, 141(6):757–761.

[106] Snidvongs K, Kalish L, Sacks R, et al. Topical steroid for chronic rhinosinusitis without polyps. Cochrane Database Syst Rev, 2011, 8:CD009274.

[107] Kalish L, Snidvongs K, Sivasubramaniam R, et al. Topical steroids for nasal polyps. Cochrane Database Syst Rev, 2012, 12:CD006549.

[108] Chin D, Snidvongs K, Kalish L, et al. The outside-in approach to the modified endoscopic Lothrop procedure. Laryngoscope, 2012, 122(8):1661–1669.

[109] Illing EA, Cho Y, Riley KO, et al. Draf III mucosal graft technique: long-term results. Int Forum Allergy Rhinol, 2016, 6(5):514–517.

[110] Conger BT, Jr, Riley K, Woodworth BA. The Draf III mucosal grafting technique: a prospective study. Otolaryngol Head Neck Surg, 2012, 146(4):664–668.

[111] Taylor-Cousar JL, Munck A, McKone EF, et al. Tezacaftor-Ivacaftor in Patients with Cystic Fibrosis Homozygous for Phe508del. N Engl J Med, 2017, 377(21):2013–2023.

[112] Middleton PG, Mall MA, Dřevínek P, et al. Elexacaftor-Tezacaftor-Ivacaftor for Cystic Fibrosis with a Single Phe508del Allele. NEngl J Med, 2019, 381(19):1809–1819.

[113] McCormick J, Cho DY, Lampkin B, et al. Ivacaftor improves rhinologic, psychologic, and sleep-related quality of life in G551D cystic fibrosis patients. Int Forum Allergy Rhinol, 2019, 9(3):292–297.

23 气化扩张症

Ing Ping Tang, Yves Brand, Prepageran Narayanan

摘 要

气化扩张症（pneumosinus dilatans, PD）是一种非常罕见的颅面畸形。自 1955 年以来，文献报道的病例不到 150 例。Meyes 于 1898 年第一次描述了这种疾病，后来 Benjamin 在 1918 年将其改名为 PD。1987 年，Urken 等将这种罕见的疾病分为三个不同的类别（过度气化、气化扩张和气囊肿）。人们对这种罕见疾病的命名和病理生理机制一直存在争议，因为其确切病因和发病机制仍然是未知的。患者可能无症状，或者表现为外观畸形或者鼻、眼或神经系统症状。相当一部分患者可能有相关的病变，特别是颅内病变。影像学检查如 CT 和 MRI 是确诊以及评估疾病范围和相关病变的关键。根据疾病的临床表现，对 PD 可以采取保守治疗或手术治疗。需要对患者进行全面的临床评估以便于制定治疗计划。

关键词 气化扩张症；气囊肿；过度气化

23.1 引 言

额窦气化扩张症（PD）是一种非常罕见的疾病，自 1955 年以来，文献报道的病例少于 150 例[1]。这种疾病的真实发病率至今仍然未知。它是一种颅面畸形，由 Meyes 在 1898 年首次描述，PD 一词于 1918 年由 Benjamin 首次提出[2]。此后，关于 PD 的临床表现有很多报道。然而，人们对这种罕见疾病的命名和病理生理一直存在争议[3]。直到 1987 年，Urken 等将这种罕见的疾病分为三种类型：过度气化、气化扩张和气囊肿[4-5]。额窦过度气化被定义为额窦扩张、充气，窦壁正常，没有超出额骨的正常边界。气化扩张的定义是扩大、充气的额窦，其窦壁完整，但延伸超过额骨的正常边界。气囊肿的定义是局部或全部的窦壁变薄和部分窦壁的完整性丧失。额窦是最常累及的鼻窦，其次是蝶窦、上颌窦和筛窦[6]。

23.2 流行病学和病因学

PD 的确切病因和发病机制仍不清楚，然而，关于 PD 的可能机制和（或）发病机制存在几种假说。可能的发病机制包括：①额隐窝存在单向黏膜瓣；②黏液囊肿自发引流；③激素失调；④局部发育障碍；⑤创伤；⑥破骨细胞和成骨细胞活动[1,7]。在正压条件下，受累额窦的单向黏膜瓣使空气滞留和引流通道阻塞，导致空气逸出受限。

23.3 临床表现和检查

PD 的常见发病年龄为 20~40 岁，以男性为主。大多数患者无症状，或可表现为外观畸形如额部肿块、面部疼痛、头痛、鼻眼症状等[1,8]，其中外观畸形是最常见的症状。这种情况也可能与颅内肿瘤有关，例如脑膜瘤和蛛网膜囊肿、眼眶肿瘤、骨纤维异常增殖和颅面骨骨质增生[2,6,9-11]。Desai 等报道 50% 的 PD 患者有相应的症状[6]。

23.4 诊 断

PD 可能是在因其他疾病或患者的主诉进行影像学检查时偶然发现。由于对这种疾病的认识有限，这类患者往往会出现临床评估不完整和不一致的转诊模式。然而，根据 Desai 等的荟萃分析，近年来，由于影像学检查的增加以及人们对医学美容意识的不断提高[6]，报道的 PD 病例数正在逐年增加。

一旦怀疑 PD，就需要对患者进行系统而全面的检查。包括耳鼻喉（耳部、鼻部和咽喉）、眼部、神经系统以及内分泌系统的检查。需要采用 CT 和 MRI 来确认诊断并评估疾病的范围和任何相关情况（▶ 图 23.1）。综述性文献表明，首先应该行 X 线检查。如果最开始的 X 线检查发现异常，可以考虑进一步行 CT 和 MRI 检查以明确诊断[6,12-13]。

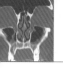

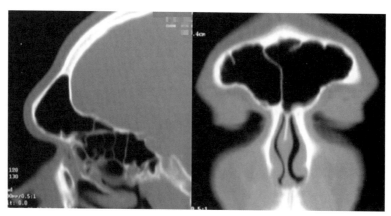

图 23.1　冠状位和矢状位 CT 显示额窦扩张 [18]

23.5 处理方法

　　额窦 PD 的治疗方法可分为保守治疗和手术治疗 [1]。如果额窦异常扩张，而没有局灶性骨壁变薄，没有额隐窝阻塞，也没有明显的面部畸形，可以采取保守治疗；如果有额隐窝阻塞伴或不伴面部畸形，则需要手术治疗。额隐窝阻塞可通过内镜手术解决（▶ 图 23.2）。然而，开放性手术是矫正面部骨性畸形的唯一选择。

　　很多文献描述了用于改善外观的不同外科技术。Wolfe 描述了他切除额部肿块和进行前额拉皮上提的方法 [14]。Komuro 等切除额窦外板，于眶上缘外侧部分磨削，并切除前壁黏膜 [15]。Nahabedian 等将额骨切除部分进行分割，勾勒出额骨轮廓，并用微板固定 [16]。Rehman 等切除额窦前壁，然后用纱布包裹骨粉，用棒压平，覆盖，并用可吸收缝合线缝合固定 [17]。这些使用或不使用自体骨的颅面部手术方法可恢复前额的正常外观，特别是眶上缘和眉间区 [18]。

23.6 并发症

　　这种罕见疾病的并发症取决于疾病的临床表现。大部分并发症是由于扩张的额窦压迫周围结构所导致的。鼻泪管阻塞和头痛是额窦扩张的常见并发症。由于这种情况可能与颅内病变、眼眶肿瘤、骨纤维结构发育不良和颅骨骨质增生有关 [2,6,9-11]，因此根据被压迫的部位不同，其他相关病变引起的并发症可能会更高。

23.7 总　结

　　额窦 PD 是一种非常罕见的疾病，可以是无症状的，也可能伴有外观畸形、鼻、眼或神经系统症状。相当一部分患者可能有其他相关的病变，特别是颅内病变。当怀疑这种疾病时，应对患者进行适当的临床评估。治疗取决于额隐窝的阻塞情况或者额骨的外观畸形。

（黄齐麟　译，肖红俊　审）

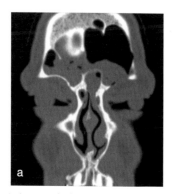
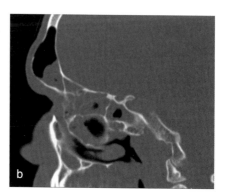

图 23.2　冠状位（a）和矢状位（b）CT 显示另一例额窦扩张合并额隐窝阻塞的患者。本病例经过 Draf Ⅱa 手术后额窦停止了进一步扩大。图片由 C.Georgalas 提供

参考文献

[1] Patel AC, Hammoudeh JA, Urata MM. Pneumosinus dilatans: a rare cause of frontal sinus expansion: case report and review of literature.J Oral Maxillofac Surg, 2008, 66(11):2380–2386.

[2] Appelt EA, Wilhelmi BJ, Warder DE, et al. A rare case of pneumosinus dilatans of the frontal sinus and review of the literature.Ann Plast Surg, 1999, 43(6):653–656.

[3] Tabaee A, Kamat A, Shrivastava R, et al. Surgical management of pneumosinus dilatans frontalis in the setting of chronic rhinosinusitis and type III frontal Cell. J Craniofac Surg, 2012, 23 (1):158–160.

[4] Walker JL, Jones NS. Pneumosinus dilatans of the frontal sinuses: two cases and a discussion of its aetiology. J Laryngol Otol, 2002, 116 (5):382–385.

[5] Urken ML, Som PM, Lawson W, et al. Abnormally large frontal sinus. II. Nomenclature, pathology, and symptoms. Laryngoscope, 1987, 97(5):606–611.

[6] Desai NS, Saboo SS, Khandelwal A, et al. Pneumosinus dilatans: is it more than an aesthetic concern? J Craniofac Surg, 2014, 25 (2):418–421.

[7] Breidahl AF, Szwajkun P, Chen YR. Pneumosinus dilatans of the maxillary sinus: a report of two cases. Br J Plast Surg, 1997, 50(1):33–39.

[8] Stretch JR, Poole MD. Pneumosinus dilatans as the aetiology of progressive bilateral blindness. Br J Plast Surg, 1992, 45(6):469–473.

[9] Dhillon RS, Williams DC. Pneumosinus dilatans. J Laryngol Otol, 1987, 101(8):828–832.

[10] Tellado MG, Méndez R, López-Cedrún JL, et al. Pneumosinus dilatans of the frontal and ethmoidal sinuses: case report. J Craniomaxillofac Surg, 2002, 30(1):62–64.

[11] Miller NR, Golnik KC, Zeidman SM, et al. Pneumosinus dilatans: a sign of intracranial meningioma. Surg Neurol, 1996, 46(5):471–474.

[12] Pospisil OA, Balmer MC. Pneumosinus dilatans. Br J Oral Maxillofac Surg, 1988, 26(5):375–380.

[13] Suryanarayanan R, Abbott G. Pneumosinus dilatans: demonstrated by sinus expansion on serial sinus X-rays with discussion of possible aetiology. J Laryngol Otol, 2007, 121(1):96–99.

[14] Wolfe SA. Correction of the "Simian" forehead deformity. Aesthetic Plast Surg, 1978, 2(1):373–374.

[15] Komuro Y, Nishida M, Imazawa T, et al. Combined frontal bone reshaping and forehead lift for frontal sinus hypertrophy. Aesthetic Plast Surg, 1999, 23(5):361–363.

[16] Nahabedian MY, Al-Shunnar B, Manson PN. Correction of frontal bone hypertrophy with setback osteotomy and hydroxyapatite cement. Ann Plast Surg, 2000, 44(5):567–572

[17] Rehman KU, Johnston C, Monaghan A, et al. Management of the giant frontal sinus: a simple method to improve cosmesis. Br J Oral Maxillofac Surg, 2009, 47(1):54–55.

[18] Galiè M, Consorti G, Clauser LC, et al. Craniofacial surgical strategies for the correction of pneumosinus dilatans frontalis. J Craniomaxillofac Surg, 2013, 41(1):28–33.

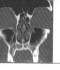

24 慢性鼻窦炎不伴鼻息肉中的额窦炎

Kristine A. Smith, Jeremiah A. Alt, Richard R. Orlandi

摘 要

慢性鼻窦炎不伴鼻息肉（CRSsNP）的治疗中，额窦是最难处理的鼻窦之一。由于其毗邻许多重要的解剖结构并存在诸多解剖变异，很多治疗手段难以奏效，同时也为安全、有效地开展内镜鼻窦手术（ESS）带来挑战。本章重点讲述在CRSsNP中，有关额窦炎的流行病学、病理生理和处理方式。了解CRSsNP中额窦炎的病因对临床医生选择最恰当的治疗方案非常重要。初始和维持治疗对CRSsNP中额窦炎的长期控制必不可少。未行鼻窦手术时，药物难以到达额隐窝，而ESS可使上述情况大为改善。辨清额隐窝阻塞的原因有助于确定合适的手术范围。由于额隐窝狭窄的发生率很高，在此区域开展ESS存在一定程度的技术上的挑战，但ESS可使额隐窝保持长期开放，提高大多数患者的生活质量。

关键词 慢性鼻窦炎；额窦炎；药物治疗；内镜鼻窦手术；不伴鼻息肉的慢性鼻窦炎

24.1 引 言

额窦是CRS治疗中最为复杂的一组鼻窦。额隐窝位于鼻腔前上方，错综复杂的额窦气房可部分或完全阻塞额隐窝，因此药物常难以到达额窦。另外，由于额隐窝解剖变异发生率较高、空间狭窄且与包括眼眶和颅底在内的多个重要结构相毗邻，额隐窝区域的ESS通常难度较大。与其他鼻窦相比，额窦出现术后狭窄的发生率相对较高。满意的疗效需要精湛的技术、充分的耐心和丰富的经验。在CRSsNP患者中，额窦炎的发生主要与其引流通道——额隐窝的阻塞有关。非手术方式在额窦炎初始治疗和为防止复发而进行的维持治疗中必不可少。ESS可解除额隐窝阻塞，并有利于药物分布至额窦。

深入了解额隐窝解剖结构和慢性鼻窦炎（CRS）的发病机制对帮助临床医生处理CRSsNP患者的额窦炎至关重要。本章重点讲述了CRSsNP治疗中，有关额窦炎的流行病学、病理生理和治疗方法。

24.2 流行病学

CRS的发病率为5%~15%，其中大部分为CRSsNP[1-2]。CRSsNP中的额窦炎可分为原发性（如无鼻窦手术史）和持续性（如复发性或ESS术后医源性额窦炎）两种，但额窦炎在CRSsNP患者中的发生率尚不明确。目前对特定鼻窦炎症在CRSsNP或伴鼻息肉的慢性鼻窦炎（CRSwNP）中的发生率差异情况亦未见报道。获得CRSsNP中额窦炎流行病学数据的另一个障碍是影像学检查提示的额窦炎征象与临床症状间常存在明显的不一致，即影像学表现与CRSsNP的临床症状之间可能并无相关性，这对客观评断额窦炎的患病率带来不小的挑战。

一些研究报道了CRS患者中具有额窦炎影像学表现的比例。一项针对CRS患者的CT影像解剖研究发现，大约40%的CRS患者具有原发性额窦炎的CT征象，即额窦部分或全部区域呈现软组织密度影[3]。另有研究报道了ESS术后CRS患者额窦炎的发病率，如一项研究发现70%的ESS术后患者具有额窦受累的影像学表现。另一项研究也发现，近90%需要手术的CRS患者最终经历了额窦开放引流术[4-5]。然而这些研究仅纳入了经ESS治疗的CRS患者，可能无法代表全部CRS患者的额窦炎患病率数据。这些研究并未涉及影像学表现与临床症状及其严重程度之间的相关性。未来仍需行进一步研究，以确定CRSsNP相关原发性额窦炎的患病率。

ESS术后持续性额窦炎较少见（▶图24.1）。复发性额窦炎的发生率在不同报道之间差异较大，这可能与不同研究对持续性额窦炎的定义不同有关。许多研究将额隐窝开放率作为判断手术成功与否的主要结局指标，其比例为27%~92%。这些额隐窝开放率数据通常来自内镜下对额隐窝的观察，与额窦炎的复发性症状和影像学表现并不相关[6]。额隐窝狭窄的患者更

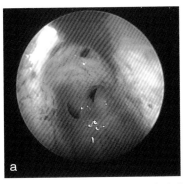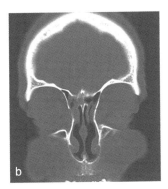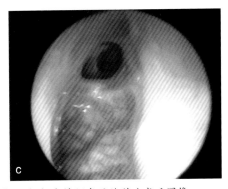

图 24.1　筛窦切除术后持续性额窦炎患者的术前内镜（a）和 CT（b）图像。（c）内镜额窦开放引流术后图像

易出现持续性症状[7]。然而，大约 20% 存在额隐窝狭窄的患者并无明显症状[7]。

持续性额窦炎是指反复出现的、需要手术治疗的复发性额窦炎。随着随访时间的延长，持续性额窦炎的发生率也同步增加，约 30% 的患者会在 ESS 术后 5~10 年出现持续性额窦炎[8-9]。值得注意的是，ESS 术后持续性额窦炎的发生率在过去 10 年中有所下降，大多数研究报告的手术成功率在 80% 左右[6]。这可能与手术技术的改进和具有保留黏膜功能的切割器械的应用有关。这些研究的局限性主要在于，它们在统计持续性额窦炎的发生率时并未区分 CRSsNP 和 CRSwNP[6]。此外，手术成功率通常仅反映内镜下额隐窝开口的通畅程度而非症状的改善程度[6]。未来更长随访时间（5~10 年）以及与症状相关性的研究将有助于确定 CRSsNP 中持续性额窦炎的发生率[10-11]。

24.3 病理生理学

CRS 已被明确定义为鼻窦黏膜的炎症状态。其许多病理生理学特征，如黏膜纤毛清除功能和鼻窦引流功能受损，均与此炎症状态密切相关[12]。造成这种炎症的原因多种多样，因此 CRSsNP 有着多种潜在病因[12]，此处仅讨论与额窦相关的因素。这些因素可能会诱发额窦炎并导致保守治疗或手术治疗的失败，最终造成额窦的持续性炎症和引流障碍。

24.3.1 解剖因素

额筛气房

诱发额窦炎最常见的危险因素之一是经额

隐窝的额窦引流通道受阻。多个额筛气房（如鼻丘气房、额气房、额窦间隔气房和眶上气房等[12]）均可阻塞额隐窝。值得注意的是，这些气房可能存在于没有 CRS 征象的患者中[13]。现有的证据相互矛盾，一些研究表明额筛气房可能与鼻窦炎的存在或严重程度无关，而另一些研究则报告了二者之间存在相关性[4,14-16]。这表明虽然解剖因素可能在额窦炎的产生过程中具有一定作用，但其他因素（如 CRS 患者鼻窦黏膜的炎症）也是造成额隐窝阻塞的重要原因。值得注意的是，Wormald 等最近提出了一种新的额筛气房分类系统（国际额窦解剖分类）[17]。该系统根据解剖位置和对额隐窝引流功能的影响对气房进行分类[17]。将对额隐窝引流功能的影响纳入分类可以进一步了解某些气房是否与额窦炎相关。但目前尚不能确定该方案中的分类与额窦炎发生之间是否存在相关性。

窦口鼻道复合体

额隐窝引流通道远端也可能发生阻塞。多种原因引起的窦口鼻道复合体引流受阻均可诱发前组筛窦炎，并导致额隐窝近端引流受阻，最终造成额窦炎[12]。钩突的附着位置也是影响额窦引流的因素之一。多数情况下，钩突附着于筛骨眶纸板。这种情况下，额窦分泌物可经额隐窝被直接引流至中鼻道。若钩突附着于颅底或中鼻甲，额窦分泌物则会经额隐窝被引流至筛漏斗。确定阻塞部位和可能导致阻塞的解剖因素对提供最有效、微创的治疗方式以及防止额窦炎复发至关重要。

额隐窝大小

额隐窝狭窄历来被认为是导致额窦引流不

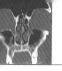

畅的潜在原因。然而目前研究表明，额隐窝大小与原发性额窦炎之间并无明显相关性[15,18]。持续性额窦炎可能与额窦新开口的大小有关，较大的开口术后可获得更高的额窦开放率[6]。不同研究推荐的额窦新开口的大小也有所不同，但多数研究者认为小于 4.5mm 的开口发生术后狭窄的风险较高[6]。

24.3.2 生理因素

多种生理因素也可能在 CRSsNP 的病理生理过程中发挥一定作用。CRSsNP 并发哮喘和过敏较为常见，后续针对哮喘和过敏的治疗也有助于控制 CRSsNP 症状[19]。真菌感染、菌群失调、骨炎、免疫缺陷、超抗原和细菌生物膜等因素的作用尚不清楚，这些都是目前正在进行研究的领域[12]。关于上述因素对 CRSsNP 中额窦炎影响的文献目前仍较少。现有的证据并未将这些因素与额窦炎的病理生理过程联系起来，因此未来有必要通过进一步的研究探明上述因素在 CRSsNP 中额窦炎发生发展中的作用[12]。

24.4 处理方法

保守治疗是 CRSsNP 初始和长期治疗不可或缺的一部分，目的是减轻炎症反应。经保守治疗后仍有持续性症状的患者可考虑 ESS。本节将讨论 CRSsNP 治疗中对具体方式的选择，特别是这些方式在治疗额窦炎中的作用。

24.4.1 保守治疗

药物局部递送

由于额隐窝解剖位置深在、隐蔽，额筛气房存在大量解剖变异，如何将药物递送至额隐窝是 CRSsNP 中额窦炎保守治疗面临的主要挑战。目前临床上有助于将药物递送至额隐窝的治疗手段（如不同的头位及药物递送方法）仍较少。大剂量鼻腔冲洗（> 200mL）是最为行之有效的方法，采用低头前倾位时疗效更佳（▶图 24.2）[20]。当采取仰鼻垂头位时，滴鼻等低体积鼻腔给药方法也可能使药物穿透额隐窝到达额窦（▶图 24.3）[20]。值得注意的是，对于 ESS 术后患者，上述方法可促进药物分布至所有鼻窦[12,21]。

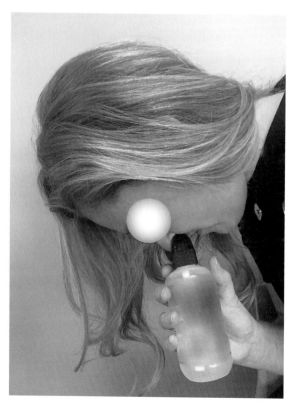

图 24.2　低头前倾位可使更大剂量的鼻腔灌洗液有效到达额窦

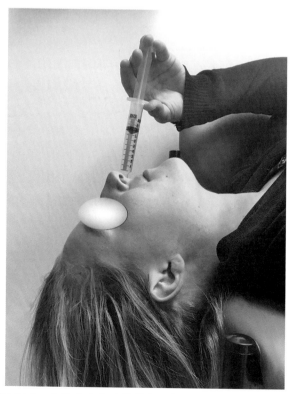

图 24.3　仰鼻垂头位（鼻翼朝上）示意图，该体位有助于提高滴鼻给药时额窦的药物滞留量

适当的药物治疗（AMT）

历史上，CRS 的治疗曾包括"最大化的药物治疗（maximal medical therapy）"，即在术前尽可能穷尽所有治疗方案。最近出现了 AMT（appropriate medical therapy，适当的药物医疗）的概念，指努力在不同的试验性治疗之间达成一种平衡，同时不延误患者获得内镜鼻窦手术（ESS）的机会[12]。最近的一项研究对原发性和复发性 CRSsNP 都定义了 AMT[22-23]。这项研究的结果表明，AMT 应包括大剂量鼻腔冲洗和鼻内应用糖皮质激素，且至少持续 8 周。此外，患者还应接受短疗程广谱抗生素或依据细菌培养结果选择全身应用抗生素（2~3 周），或长疗程全身应用低剂量抗生素以减轻炎症反应（> 12 周）[22-23]。这些建议与"过敏与鼻窦炎国际共识声明"一致[12]。值得注意的是，与 AMT 相关的建议并不是针对特定类型的鼻窦炎（如额窦炎）而给出的，目前并没有证据表明应用 AMT 治疗额窦炎时可以偏离上述建议[24]。

特殊药物治疗

目前针对 CRSsNP 中额窦炎的药物治疗并无其他特殊建议[12,22-24]。一些证据表明可对 CRSsNP 患者短期（< 3 周）全身应用糖皮质激素，但这应该在充分考虑相关风险的基础上进行个体化考量[25]。上述治疗或将有助于减轻慢性额窦炎患者额隐窝黏膜的炎症水肿及其导致的额窦引流受限。目前并没有证据支持应用白三烯受体拮抗剂、系统性应用抗组胺药、抗 IgE 或抗白介素 5 治疗可使 CRSsNP 患者获益[25]。其他药物治疗方法，如鼻内应用木糖醇、表面活性剂和活性麦卢卡蜂蜜等，缺乏有效性的高级别证据，未来需要进一步研究以获得上述治疗的推荐依据[12]。治疗 CRSsNP 中额窦炎的核心仍然是前述的 AMT[22-23]。

24.4.2 手术治疗

ESS 适用于临床难治性 CRS。额窦 ESS 的目标是减轻额窦炎相关症状，解除窦口引流阻塞，实现自然引流，提高药物递送和治疗效率。对未经手术的额窦，无论采用何种给药方式或以何种头位，药物到达额隐窝的剂量总是有限且不可控的[21]。ESS 术后到达额隐窝的药量显著增加[21]。手术范围越大，药物递送效率就越高，例如与 Draf Ⅱa 手术相比，Draf Ⅲ 手术更利于药物到达额隐窝（▶图 24.4）[20,26]。

确定阻塞部位非常重要，外科医生可依据阻塞部位选择最合适的手术方式。单纯前组筛窦开放即可使一些轻度炎症的患者受益。一项回顾性队列研究和最近的一项前瞻性队列研究结果表明，对于程度较轻的鼻窦炎患者，单纯前组筛窦开放足以获得较好的疗效[19,27]。然而，上述研究存在一定的局限性，即与额隐窝开放组相比，接受前组筛窦开放的患者数量较少，且随访时间较短[19,27]。另外，在额窦修正手术中常会发现未开放的额隐窝[15]，单纯前组筛窦开放可能并不足以提高药物向额隐窝局部的递送效率[6]。另有学者认为，对大多数难治性 CRSsNP 患者来说，选择 Draf Ⅱa 手术是比较合适的，其不仅可以减轻额窦口阻塞，还可以促进药物向额窦的递送[6,15,26]。Draf Ⅲ 手术常用于修正手术和抢救性手术患者，详细内容见本书相关章节[6]。决定合适的手术范围可能具有一定的挑战性，除个体解剖变异外，内在的病理生理改变和疾病严重程度也是需要充分考虑的因素。此外，临床指南并没有明确界定手术的最佳范围[6]，这就需要在临床实践中依据具体情况调整额窦手术的术式和范围。医生应该与患者一起进行关于风险、获益和替代治疗的讨论，以利实现共同决策。

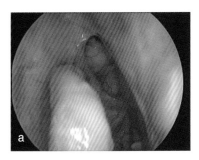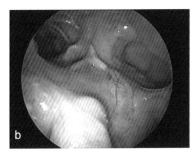

图 24.4 （a）右侧 Draf Ⅱb 手术（单侧额窦底壁切除术，已愈合）后内镜下图像和（b）Draf Ⅲ 手术（双侧额底切除术后，已愈合）后内镜下图像。注意切除鼻中隔上部和额窦间隔可以扩大局部切除范围，以利通畅引流

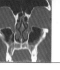

额隐窝是鼻窦手术中最具挑战性的部位，其解剖变异形式多样、操作空间非常狭窄且与重要结构紧密毗邻，因此额隐窝手术必须做到精细解剖，否则很有可能发生术后狭窄或需行修正手术[6]。当保留额隐窝引流通道（即 Draf Ⅰ 和 Draf Ⅱa 手术）时，黏膜保护技术对防止骨质暴露至关重要。骨质暴露与环状瘢痕的形成和术后狭窄的发生密切相关[5,28]。应用多种角度的内镜（0°、30°、45°、70°）可获得最佳视野，以利实现微创且充分解剖。成功的手术需要丰富的手术经验、技巧和耐心，术者对自身手术操作局限性的充分认识对预防医源性狭窄非常重要。应用药物洗脱支架有利于额隐窝的局部治疗，相关内容见本书其他章节。

尽管存在诸如解剖结构复杂多变、恰当手术范围不易确定、复发率高和修正手术概率较高等方面的挑战，但是文献表明，ESS 仍是使额窦口保持长期开放并有效提高多数额窦炎患者生活质量的有效方法[6]。严格把握手术指征，谨慎并恰当地选择 CRSsNP 病例对 ESS 取得最佳疗效非常重要。

24.5 总　结

CRSsNP 中额窦炎的治疗目前仍是一个独特的挑战。药物治疗是初始和维持治疗中的重要内容。然而，术前狭窄的额隐窝限制了药物的局部递送。ESS 对难治性额窦炎的治疗十分重要，但其与术后发生的窦口狭窄和修正手术密切相关。权衡这些治疗方式的风险与获益可能比较困难，但合适的药物和手术治疗可使大多数患者的症状得到改善。

（宗世民　陈建军　译，肖红俊　审）

参考文献

[1] Huvenne W, van Bruaene N, Zhang N, et al. Chronic rhinosinusitis with and without nasal polyps: what is the difference? Curr Allergy Asthma Rep, 2009, 9(3):213–220.

[2] Beule A. Epidemiology of chronic rhinosinusitis, selected risk factors, comorbidities, and economic burden. GMS Curr Top Otorhinolaryngol Head Neck Surg, 2015, 14:Doc11.

[3] Lai WS, Yang PL, Lee CH, et al. The association of frontal recess anatomy and mucosal disease on the presence of chronic frontal sinusitis: a computed tomographic analysis. Rhinology, 2014, 52(3):208–214.

[4] Eweiss AZ, Khalil HS. The prevalence of frontal cells and their relation to frontal sinusitis: a radiological study of the frontal recess area. ISRN Otolaryngol, 2013, 2013:687582.

[5] Valdes CJ, Bogado M, Samaha M. Causes of failure in endoscopic frontal sinus surgery in chronic rhinosinusitis patients. Int Forum Allergy Rhinol, 2014, 4(6):502–506.

[6] DeConde AS, Smith TL. Outcomes After Frontal Sinus Surgery: An EvidenceBased Review. Otolaryngol Clin North Am, 2016, 49(4):1019–1033.

[7] Naidoo Y, Wen D, Bassiouni A, et al. Long-term results after primary frontal sinus surgery. Int Forum Allergy Rhinol, 2012, 2(3):185–190.

[8] Friedman M, Bliznikas D, Vidyasagar R, et al. Longterm results after endoscopic sinus surgery involving frontal recess dissection. Laryngoscope, 2006, 116(4):573–579.

[9] Ting JY, Wu A, Metson R. Frontal sinus drillout (modified Lothrop procedure): long-term results in 204 patients. Laryngoscope, 2014, 124(5):1066–1070.

[10] Jacobs JB. 100 years of frontal sinus surgery. Laryngoscope, 1997, 107 (11 Pt 2):1–36.

[11] Neel HB, III, McDonald TJ, Facer GW. Modified Lynch procedure for chronic frontal sinus diseases: rationale, technique, and long-term results. Laryngoscope, 1987, 97(11):1274–1279.

[12] Orlandi RR, Kingdom TT, Hwang PH, et al. International Consensus Statement on Allergy and Rhinology: Rhinosinusitis. Int Forum Allergy Rhinol, 2016, 6(Suppl 1): S22–S209.

[13] Lee WT, Kuhn FA, Citardi MJ. 3D computed tomographic analysis of frontal recess anatomy in patients without frontal sinusitis. Otolaryngol Head Neck Surg, 2004, 131(3):164–173.

[14] Lien CF, Weng HH, Chang YC, et al. Computed tomographic analysis of frontal recess anatomy and its effect on the development of frontal sinusitis. Laryngoscope, 2010, 120(12):2521–2527.

[15] DelGaudio JM, Hudgins PA, Venkatraman G, et al. Multiplanar computed tomographic analysis of frontal recess cells: effect on frontal isthmus size and frontal sinusitis. Arch Otolaryngol Head Neck Surg, 2005, 131(3):230–235.

[16] Langille M, Walters E, Dziegielewski PT, et al. Frontal sinus cells: identification, prevalence, and association with frontal sinus mucosal thickening. Am J Rhinol Allergy, 2012, 26(3):e107–e110.

[17] Wormald PJ, Hoseman W, Callejas C, et al. The International Frontal Sinus Anatomy Classification (IFAC) and Classification of the Extent of Endoscopic Frontal Sinus Surgery (EFSS). Int Forum Allergy Rhinol, 2016, 6(7):677–696.

[18] DeConde AS, Barton MD, Mace JC, et al. Can sinus anatomy predict quality of life outcomes and operative times of endoscopic frontal sinus surgery? Am J Otolaryngol, 2015, 36(1):13–19.

[19] Abuzeid WM, Mace JC, Costa ML, et al. Outcomes of chronic frontal sinusitis treated with ethmoidectomy: a prospective study. Int Forum Allergy Rhinol, 2016, 6(6):597–604.

[20] Smith KA, Rudmik L. Delivery of topical therapies //

Woodworth BA, Poetker DM, Reh DD. Advances in Oto-Rhino-Laryngology: Rhinosinusitis with Nasal Polyposis. Basel: Karger, 2016.

[21] ThomasWW, III, Harvey RJ, Rudmik L, et al. Distribution of topical agents to the paranasal sinuses: an evidence-based review with recommendations. Int Forum Allergy Rhinol, 2013, 3 (9):691–703.

[22] Rudmik L, Soler ZM, Hopkins C, et al. Defining appropriateness criteria for endoscopic sinus surgery during management of uncomplicated adult chronic rhinosinusitis: a RAND/UCLA appropriateness study. Int Forum Allergy Rhinol, 2016, 6(6):557–567.

[23] Rudmik L, Soler ZM, Hopkins C, et al. Defining appropriateness criteria for endoscopic sinus surgery during management of uncomplicated adult chronic rhinosinusitis: a RAND/UCLA appropriateness study. Rhinology, 2016, 54(2):117–128.

[24] Sohal M, Tessema B, Brown SM. Medical management of frontal sinusitis. Otolaryngol Clin North Am, 2016, 49(4):927–934.

[25] Rudmik L, Soler ZM. Medical therapies for adult chronic sinusitis: a systematic review. JAMA, 2015, 314(9):926–939.

[26] Barham HP, Ramakrishnan VR, Knisely A, et al. Frontal sinus surgery and sinus distribution of nasal irrigation. Int Forum Allergy Rhinol, 2016, 6(3):238–242.

[27] Becker SS, Han JK, Nguyen TA, et al. Initial surgical treatment for chronic frontal sinusitis: a pilot study. Ann Otol Rhinol Laryngol, 2007, 116(4):286–289.

[28] Bradoo RA, Shah KD, Joshi AA. Factors affecting the outcome of frontal sinus surgery: a prospective study. Indian J Otolaryngol Head Neck Surg, 2013, 65(Suppl 2):260–266.

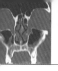

25 慢性鼻窦炎伴鼻息肉、变应性真菌性鼻窦炎和阿司匹林耐受不良患者的额窦手术

Nsangou Ghogomu, Robert C. Kern

摘 要

伴有鼻息肉、哮喘、阿司匹林耐受不良（aspirin-exacerbated respiratory disease, AERD）和（或）变应性真菌性鼻窦炎（allergic-fungal rhinosinusitis, AFRS）的患者常需接受额窦修正手术。手术可减轻鼻窦的炎症负荷并扩大其引流通道，但手术最主要的意义或目标是为术后鼻窦局部用药提供更为宽敞的途径。与 Draf Ⅱa 手术相比，内镜下改良 Lothrop（EMLP, Draf Ⅲ）术可为额窦局部药物治疗提供更为宽敞的途径和更为便利的条件，使药物能更加高效地到达额窦。事实上，在伴鼻息肉、哮喘和 AERD 的患者中，与 Draf Ⅱa 手术相比，Draf Ⅲ 术后需要再次行额窦修正手术的患者明显减少。最近的研究表明，对于同时具有多种疾病复发危险因素的患者，应考虑将 Draf Ⅲ 作为手术治疗的首选术式。Draf Ⅲ 手术的出现源自手术钻头的改进和操作技术的提高，熟练的操作使息肉切除可在门诊进行，并可实现局部放置糖皮质激素洗脱支架以减少额窦口及其以上水平的炎症在短期内复发。无论选择何种术式，对此类患者的长期随访在复发性额窦炎和其伴发疾病的早期发现以及干预过程中均具有至关重要的作用。

关键词 额窦手术；Lothrop；内镜下改良 Lothrop术；Draf；鼻息肉；哮喘；阿司匹林耐受不良；变应性真菌性鼻窦炎

25.1 流行病学和病因学

25.1.1 慢性鼻窦炎伴鼻息肉

目前，慢性鼻窦炎依据是否存在鼻息肉分为 CRSwNP 和 CRSsNP 两种[1]。CRSwNP 的发病率约为 0.06%[2]，年发病率约为 8.3‰[3]。虽然大多数 CRSwNP 病例是特发性的，但有些 CRSwNP 被认为是已知的疾病过程的一部分，

如囊性纤维化（CF），阿司匹林耐受不良及变应性真菌性鼻窦炎。西方国家大多数 CRSwNP 患者均表现为嗜酸性 2 型细胞因子型 [如白细胞介素（IL）-4，IL-5 和 IL-13] 炎症[4]。在亚洲患者中,Th1、Th2 和 Th17 相关中性粒细胞性炎症常与 CRSwNP 有关[5]。

25.1.2 阿司匹林耐受不良

阿司匹林耐受不良患者若同时合并鼻息肉和哮喘则被称为阿司匹林耐受不良三联征或 Samter 三联征，是一种较为严重的呼吸道综合征[6]。阿司匹林耐受不良在严重哮喘患者中的发病率为 15%，在鼻息肉患者中的发病率为 10%[7]。此综合征通常始发于 30~40 岁的持续性鼻炎患者，而后出现哮喘，最终发展为阿司匹林耐受不良三联征[8]。阿司匹林耐受不良由花生四烯酸代谢通路异常引起，当患者暴露于环氧合酶 -1（COX-1）抑制剂时，体内会产生过量的半胱氨酸白三烯和前列腺素等促炎因子，同时出现前列腺素 E2（PGE2）等抗炎因子产生不足，最终导致肥大细胞、嗜酸性粒细胞和血小板介导的呼吸道炎症反应[9]。

25.1.3 变应性真菌性鼻窦炎

变应性真菌性鼻窦炎（AFRS）是一种严重的慢性非侵袭性真菌性鼻窦炎，由鼻窦内真菌成分诱发的超敏反应所致。5%~10% 的 CRS 患者存在变应性真菌性鼻窦炎。该病常于青春期晚期或成年早期发病[10]。

25.2 临床表现和检查

25.2.1 慢性鼻窦炎伴鼻息肉

CRSwNP 主要表现为持续 12 周以上的鼻塞和嗅觉障碍，可伴黏脓性分泌物和（或）颜面部胀痛。可通过鼻内镜检查和鼻腔 - 鼻窦 CT 扫描确诊鼻腔和（或）鼻窦息肉[1]。

25.2.2 阿司匹林耐受不良三联征

CRSwNP 通常是阿司匹林三联征最先出现的征象，此时哮喘或阿司匹林耐受不良可能尚未发生。患者通常在几年后出现阿司匹林耐受不良的其他症状。因此，在对 CRSwNP 患者的随访中需常规询问是否存在非甾体抗炎药（NSAID）过敏和哮喘症状。对于具有阿司匹林或其他非甾体抗炎药相关有呼吸道不良反应史者，可通过阿司匹林激发试验（口服阿司匹林或吸入赖氨酸 – 阿司匹林）排除是否存在阿司匹林耐受不良[11]。对于新发咳嗽、喘息或呼吸急促的患者，若肺功能检查证实存在可诱发的阻塞性肺疾病，则可考虑诊断为哮喘。

25.2.3 变应性真菌性鼻窦炎

AFRS 的临床表现与 CRSwNP 非常相似，但 AFRS 患者的鼻腔内可有浓稠分泌物及干痂[10]。值得注意的是，20%~77% 的 AFRS 患者存在隐匿性骨质侵蚀和窦壁膨胀性扩张，这些患者可能一直没有症状，直到出现颅内或眶内并发症时才会就诊[12]。眶纸板是最易受累的结构。当额窦受累时，后壁受累最为常见，底壁（眶顶）次之[13]。年轻、男性及非裔美国人更易发生骨质侵蚀[14]。

Bent 和 Kuhn 提出的 AFRS 诊断标准包括以下征象：鼻息肉，真菌感染，非侵袭性嗜酸性黏蛋白，真菌感染所致 I 型（IgE 介导的）超敏反应，以及 CT 所见的鼻窦扩张或不均匀混杂密度影[15]。累及额窦后壁时，MRI 比 CT 更有助于确定颅骨受累的程度或范围。

25.3 处理方法

25.3.1 慢性鼻窦炎伴鼻息肉

局部和全身应用糖皮质激素是治疗 CRSwNP 的主要方法[16-17]。对于 CRSwNP 患者，糖皮质激素的疗效因炎症类型而异。非 Th2 介导的鼻息肉对糖皮质激素治疗的反应较差[18-19]。手术适用于那些保守治疗无效并可能出现后期鼻窦和肺部不良事件的患者[1,20-21]。

25.3.2 阿司匹林耐受不良

与阿司匹林耐受患者相比，阿司匹林耐受不良患者常患有更广泛的鼻部疾病。此类患者通常对保守治疗和手术治疗均不敏感，功能性鼻内镜手术（FESS）后 5 年内鼻息肉复发率高达 90%，术后 10 年内需进行修正手术者同样高达 90%[22]。鼻窦手术结合药物治疗可改善患者的总体生存质量，减少哮喘发作，减轻鼻窦相关症状[23]。

阿司匹林耐受不良的初始治疗可依据 CRSwNP 诊疗指南进行，即应用白三烯受体拮抗剂，避免使用 NSAIDs，在阿司匹林脱敏治疗后给予大剂量阿司匹林治疗。阿司匹林脱敏后大剂量阿司匹林治疗的适应证为，包括吸入糖皮质激素和口服白三烯受体拮抗剂在内的标准药物治疗无效，且频繁出现需口服糖皮质激素才能控制的症状以及复发性鼻息肉[24]。禁忌证为妊娠和消化性溃疡史。几项研究已证实，阿司匹林脱敏治疗不仅可使阿司匹林耐受不良患者长期获益，对鼻窦疾病本身也有治疗作用，例如，可减轻鼻塞，缩小鼻息肉体积，减少鼻窦炎急性发作频率，降低对糖皮质激素的依赖并减轻哮喘[25]。有证据表明，白三烯受体拮抗剂可能对下呼吸道过敏性疾病具有更加显著的疗效[26]。

25.3.3 变应性真菌性鼻窦炎

与多数类型的 CRS 不同，手术是 AFRS 的首选治疗方式。手术的目标包括切除息肉、清除包含真菌抗原和炎症介质的嗜酸性黏蛋白、打通鼻内的给药通道[27]。

术后药物治疗的目的是减轻炎症，防止过敏性黏蛋白再积累，维持鼻窦引流。目前的研究结果认为，全身应用糖皮质激素可使 AFRS 术后患者获益。目前支持局部应用糖皮质激素治疗 AFRS 的直接证据较少，但其对 CRSwNP 的疗效已得到证实，因此认为局部应用糖皮质激素亦适用于 AFRS 患者[28]。2/3 的 AFRS 患者有变应性鼻炎史，90% 的患者体内存在真菌特异性 IgE 升高，因此建议对 AFRS 患者进行抗过敏治疗。术后免疫治疗可减轻患者对全身应用糖皮质激素的依赖并降低需修正手术患者的比例[29]。

虽然长期全身抗真菌治疗对过敏性支气管肺曲霉病（allergic bronchopulmonary，ABPA）

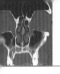

有效，但目前仍缺乏支持局部或全身抗真菌治疗用于 AFRS 的证据。同样，除一份病例报告外，目前仍缺少支持白三烯受体拮抗剂有助于减轻 AFRS 的证据[30]。

25.4 手术范围和效果

25.4.1 手术目标

功能性内镜鼻窦手术（FESS）曾强调通过打开阻塞的窦口来恢复鼻窦通气和黏膜纤毛功能，但这并不适用于所有患者，因为 35% 的 CRS 患者并不存在窦口鼻道复合体（osteomeatal complexes，OMCs）阻塞。当前手术的目标是通过清除息肉、嗜酸性和过敏性黏蛋白来减轻炎症负荷，并维持足够宽敞的窦口引流。这不仅有利于鼻腔通气，还有助于鼻窦冲洗和局部应用抗炎药物[31]。

25.4.2 手术范围对上颌窦和筛窦结局的影响

与不伴鼻息肉的患者相比，CRSwNP 患者需修正手术的比例显著增加。英国一项纳入 1 000 多例患者的研究发现，CRSsNP 和 CRSwNP 患者经历鼻窦修正手术的比例分别为 29% 和 55%[32-33]。哮喘、阿司匹林耐受不良和变应性真菌性鼻窦炎中出现的嗜酸性炎症增加了鼻息肉的严重程度和复发风险[34-35]。一项针对鼻息肉、哮喘和阿司匹林耐受不良患者的研究结果显示，Draf Ⅱa 术后 5 年，阿司匹林耐受不良患者需接受修正手术的比例为 40%，哮喘患者为 20%，CRSwNP 患者为 10%[22]。

由于疾病亚型和伴发疾病与复发率密切相关，不同的手术范围可显著影响治疗结局。研究表明，与单纯前组筛窦切除术或类似的有针对性的小范围局限性手术相比，全组筛窦切除术可降低 CRSwNP 患者的术后复发率，即根治性手术的术后复发率明显更低。多项研究显示，在 CRSwNP 患者中，部分筛窦切除术后 5 年鼻息肉的复发率（60%）是全组筛窦切除术后复发率（20%）的 3 倍[36-37]。

根治性手术获得上述更好疗效的原因在于，手术能更彻底地减轻炎症负荷并使鼻腔冲洗液和治疗药物能够更高效地到达鼻窦病灶局部[38-39]。此外，术后较大的筛窦腔可长期放置可吸收糖皮质激素缓释支架，同时可更有效地

使用真空泵驱动的显微电动吸切器。这两种方法都是针对复发性息肉进行早期干预的有效手段，从而可以避免修正手术[40-41]。

25.4.3 手术范围对额窦结局的影响

CRSwNP、哮喘和阿司匹林耐受不良患者的 Draf Ⅱa 和 Draf Ⅲ 手术效果比较

与筛窦相似，额窦窦口的大小与盐水冲洗液和药物向额窦的递送效率密切相关。与 Draft Ⅱa 手术相比，Draft Ⅲ 手术可明显提升鼻腔冲洗液和药物经额隐窝到达额窦的效率（80% *vs.* 20%）。仰鼻垂头位可明显促进上述两种术式术后鼻腔冲洗液和药物到达额窦的比例：Draf Ⅲ 术后有 87.5% 的患者可实现有效的额窦冲洗，而 Draf Ⅱa 术后实现有效额窦冲洗的患者比例只有 25%[42]。另外，Draf Ⅲ 手术建立的巨大窦腔为额窦口放置糖皮质激素洗脱支架提供了便利条件，并可实现对息肉更为彻底的清理。因此，在 CRSwNP、阿司匹林耐受不良和变应性真菌性鼻窦炎患者中，Draf Ⅱa 和 Draf Ⅲ 手术对额窦炎的疗效差异与二者对筛窦炎的疗效差异非常相似。

额窦疾病的治疗结局依疾病亚型和手术范围的不同而异。CRSwNP 患者 Draf Ⅱa 术后需额窦修正手术者比例约 17%，伴哮喘和鼻息肉者上述比例为 28%，若在此基础上伴有弥漫性鼻息肉或额窦口直径小于 4mm，需额窦修正手术的比例则为 62%[43]。上述结果说明，伴有鼻息肉，尤其是伴有哮喘和阿司匹林耐受不良的患者，需要接受更大范围的额窦开放引流。

Bassiouni 和 Wormald 比较了 Draf Ⅱa 和 Draf Ⅲ 手术治疗结局的差异。他们发现鼻息肉最常见的复发部位是额窦（55%），其次是筛窦（38%）。阿司匹林耐受不良患者的息肉复发率是非阿司匹林耐受不良患者的 3 倍，哮喘患者的复发率是非哮喘患者的 2 倍（▶ 表 25.1）。Draf Ⅱa 术后 1 年需修正手术的比例为 37%，Draf Ⅲ 术后该比例为 7%[44]。另有研究指出，息肉的生长阻碍额窦口引流是 CRSwNP 患者 Draf Ⅲ 术后疗效不佳最为常见的原因[45-46]。在这些 Draf Ⅲ 术后患者中，额窦的骨性下壁已被广泛切除，宽敞的通道为门诊清理息肉和放置糖皮质激素洗脱

表 25.1　额窦手术范围和伴随疾病对鼻息肉复发率的影响[44]

不同类型手术后的息肉复发率		
	Draf IIa 型 FESS（199 例）	Draf III 型 FESS（139 例）
全部 CRSwNP	26%	16%
CRSwNP 伴哮喘	40%	16%
CRSwNP 伴阿司匹林耐受不良（AERD）	55%	11%

缩写：CRSwNP，慢性鼻窦炎伴鼻息肉；FESS：功能性鼻内镜手术

支架至额窦腔提供了便利，否则狭窄的额隐窝将严重限制上述治疗方式的实施[40-41]。

应用 Draf III 手术治疗变应性真菌性鼻窦炎

许多文献讨论了 AFRS 对额窦修正手术的影响，强调了复发性阻塞性息肉是该疾病疗效不佳的原因，此即需要通过额窦修正手术对窦口进行扩大的原因。然而，考虑到额窦开口不大的情况下清除额窦中过敏或嗜酸性黏蛋白非常困难，因此在实际工作中，应对变应性真菌性鼻窦炎患者早期行根治性额窦手术。若未能通过 Draf III 手术实现对额窦窦口的有效扩大，术后用鼻腔冲洗或其他方法清除这些黏稠的分泌物将更加困难。此外，由于 AFRS 患者的额窦后壁骨质侵蚀的发生率较高，Draf III 手术可为发现并修补脑脊液漏提供便利条件。

25.5 病例展示

25.5.1 Draf IIa 手术成功治疗阿司匹林耐受不良患者

一位 30 多岁的女性患者，既往长期哮喘控制不佳，无 NSAIDs 过敏史，耳鼻喉科初诊以评估其鼻窦情况。初步检查发现患者有明显的鼻息肉，影像学检查见所有鼻窦均呈浑浊密度影。患者选择保守治疗。10 年后复诊，确诊阿司匹林耐受不良且保守治疗效果不佳，遂给予 Draf IIa 手术治疗。术后给予布地奈德局部冲洗，两年后额窦无任何病理征象（▶图 25.1）。

25.5.2 阿司匹林耐受不良患者仅在 Draf III 手术后症状得到控制

一位 20 多岁的男性患者，既往哮喘控制不佳，并有 5 次鼻窦手术史，因 CRSwNP 保守治疗无效再次就诊于耳鼻喉科。患者接受了第 6 次鼻窦手术，术式为 Draf IIa。术后几个月内患者再次出现鼻息肉并接受了保守治疗。几年后，因保守治疗无效（▶图 25.2），遂再次行 Draf III 手术。术后用布地奈德鼻腔冲洗 4 个月，额窦无任何病理征象（▶图 25.3）。

25.5.3 诊室处理额窦口复发性息肉

一位 50 多岁的男性患者，确诊阿司匹林耐受不良，既往有 Draf IIa 手术史，主要表现为保守治疗无效的鼻窦炎。对患者行 Draf III 手术，术后持续局部糖皮质激素冲洗。术后复查时，内镜下见新额窦开口处出现高位阻塞性复发性息肉（▶图 25.3a）。使用额窦器械和微刨削器较容易地切除了上述息肉，恢复额窦开放（▶图 25.3b）。

25.5.4 伴突眼的变应性真菌性鼻窦炎

一位 20 多岁的男性患者，因变应性鼻炎和哮喘就诊，诉视野改变。查体见突眼。CT 显示额窦腔充满不均匀高密度影，伴窦腔膨胀性扩张和额窦后壁及底壁骨质侵蚀（▶图 25.4）。颅脑 MRI 显示多发黏液囊肿侵及眼眶和颅底骨质，CT 无法区分和辨别上述征象。该患者接受

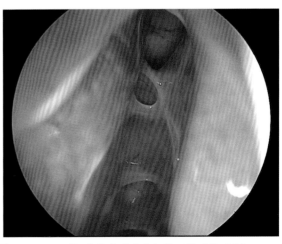

图 25.1　Draf IIa 手术成功治疗阿司匹林耐受不良（AERD）患者

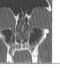

额窦 手术径路与探讨 *The Frontal Sinus Surgical Approaches and Controversies*

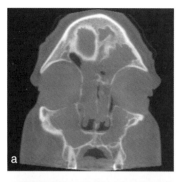

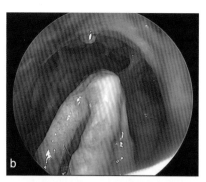

图 25.2　一位慢性鼻窦炎伴鼻息肉（CRSwNP）和哮喘的患者，经多次鼻窦手术效果不佳，图为该患者术前的鼻窦CT（a）和鼻内镜图像（b）

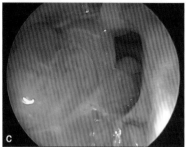

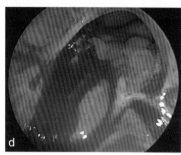

图 25.3　慢性鼻窦炎伴鼻息肉（CRSwNP）患者行 Draf Ⅲ 手术后的鼻内镜下额窦图像

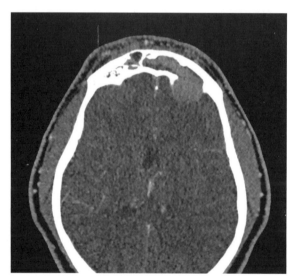

图 25.4　阿司匹林耐受不良患者行 Draf Ⅲ 手术后额窦口复发性阻塞性息肉

了 Draf Ⅲ 手术，术中未发生脑脊液漏。

25.6 并发症

　　额窦后壁和底壁受侵并累及颅内或眶内是上述疾病最常见的并发症，此时切除额窦病灶可致脑脊液漏、颅内出血或眼眶血肿。针对上述并发症的详细治疗方法在本书其他章节中有深入讨论。

　　　　　　（宗世民　陈建军　译，肖红俊　审）

参考文献

[1] Orlandi RR, Kingdom TT, Hwang PH, et al. International Consensus Statement on Allergy and Rhinology: Rhinosinusitis. Int Forum Allergy Rhinol, 2016, 6(Suppl 1): S22–S209.

[2] Larsen K, Tos M. The estimated incidence of symptomatic nasal polyps. Acta Otolaryngol, 2002, 122(2):179–182.

[3] Tan BK, Chandra RK, Pollak J, et al. Incidence and associated premorbid diagnoses of patients with chronic rhinosinusitis. J Allergy Clin Immunol, 2013, 131(5):1350–1360.

[4] Lam K, Schleimer R, Kern RC. The etiology and pathogenesis of chronic rhinosinusitis: a review of current hypotheses. Curr Allergy Asthma Rep, 2015, 15(7):41.

[5] Cao PP, Li HB, Wang BF, et al. Distinct immunopathologic characteristics of various types of chronic rhinosinusitis in adult Chinese. J Allergy Clin Immunol, 2009, 124(3):478–484.

[6] Fahrenholz JM. Natural history and clinical features of aspirin-exacerbated respiratory disease. Clin Rev Allergy Immunol, 2003, 24(2):113–124.

[7] Rajan JP, Wineinger NE, Stevenson DD, et al. Prevalence of aspirin-exacerbated respiratory disease among asthmatic patients: a meta-analysis of the literature. J Allergy Clin Immunol, 2015, 135 (3):676–681.

[8] Szczeklik A, Nizankowska E, Duplaga M, et al. European Network on Aspirin-Induced Asthma. Natural history of aspirininduced asthma. Eur Respir J, 2000, 16(3):432–436.

[9] Morrissey DK, Bassiouni A, Psaltis AJ, et al. Outcomes of modified endoscopic Lothrop in aspirin-exacerbated respiratory disease with nasal polyposis. Int Forum Allergy Rhinol, 2016, 6(8):820–825.

[10] Luong A, Marple BF. Allergic fungal rhinosinusitis. Curr Allergy Asthma Rep, 2004, 4(6):465–470.

[11] Mullol J, Picado C. Rhinosinusitis and nasal polyps in aspirin-exacerbated respiratory disease. Immunol Allergy Clin North Am, 2013, 33(2):163–176.

[12] White LC, Jang DW, Yelvertan JC, et al. Bony erosion patterns in patients with allergic fungal sinusitis. Am J Rhinol Allergy, 2015, 29(4):243–245.

[13] Nussenbaum B, Marple BF, Schwade ND. Characteristics of bony erosion in allergic fungal rhinosinusitis. Otolaryngol Head Neck Surg, 2001, 124(2):150–154.

[14] Ghegan MD, Lee FS, Schlosser RJ. Incidence of skull base and orbital erosion in allergic fungal rhinosinusitis (AFRS) and non-AFRS. Otolaryngol Head Neck Surg, 2006, 134(4):592–595.

[15] Bent JP, III, Kuhn FA. Diagnosis of allergic fungal sinusitis. Otolaryngol Head Neck Surg, 1994, 111(5):580–588.

[16] Chong LY, Head K, Hopkins C, et al. Intranasal steroids versus placebo or no intervention for chronic rhinosinusitis. Cochrane Database Syst Rev, 2016, 4:CD011996.

[17] Kalish L, Snidvongs K, Sivasubramaniam R, et al. Topical steroids for nasal polyps. Cochrane Database Syst Rev, 2012, 12: CD006549.

[18] Wen W, Liu W, Zhang L, et al; Nasal Health Group, China (NHGC). Increased neutrophilia in nasal polyps reduces the response to oral corticosteroid therapy. J Allergy Clin Immunol, 2012, 129(6):1522–1528.

[19] Zhou B, He G, Liang J, et al. Mometasone furoate nasal spray in the treatment of nasal polyposis in Chinese patients: a double-blind, randomized, placebo-controlled trial. Int Forum Allergy Rhinol, 2016, 6(1):88–94.

[20] Hopkins C, Rimmer J, Lund VJ. Does time to endoscopic sinus surgery impact outcomes in Chronic Rhinosinusitis? Prospective findings from the National Comparative Audit of Surgery for Nasal Polyposis and Chronic Rhinosinusitis. Rhinology, 2015, 53(1):10–17.

[21] Benninger MS, Sindwani R, Holy CE, et al. Impact of medically recalcitrant chronic rhinosinusitis on incidence of asthma. Int Forum Allergy Rhinol, 2016, 6(2):124–129.

[22] Mendelsohn D, Jeremic G, Wright ED, et al. Revision rates after endoscopic sinus surgery: a recurrence analysis. Ann Otol Rhinol Laryngol, 2011, 120(3):162–166.

[23] Adelman J, McLean C, Shaigany K, et al. The role of surgery in management of Samter's triad: a systematic review. Otolaryngol Head Neck Surg, 2016, 155(2):220–237.

[24] Macy E, Bernstein JA, Castells MC, et al. Aspirin Desensitization Joint Task Force. Aspirin challenge and desensitization for aspirin-exacerbated respiratory disease: a practice paper. Ann Allergy Asthma Immunol, 2007, 98(2):172–174.

[25] Simon RA, Dazy KM, Waldram JD. Update on aspirin desensitization for chronic rhinosinusitis with polyps in aspirin-exacerbated respiratory disease (AERD). Curr Allergy Asthma Rep, 2015, 15(3):508.

[26] Buchheit KM, Laidlaw TM. Update on the management of aspirinexacerbated respiratory disease. Allergy Asthma Immunol Res, 2016, 8(4):298–304.

[27] Marple BF. Allergic fungal rhinosinusitis: current theories and management strategies. Laryngoscope, 2001, 111(6):1006–1019.

[28] Gan EC, Thamboo A, Rudmik L, et al. Medical management of allergic fungal rhinosinusitis following endoscopic sinus surgery: an evidence-based review and recommendations. Int Forum Allergy Rhinol, 2014, 4(9):702–715.

[29] Patadia MO, Welch KC. Role of immunotherapy in allergic fungal rhinosinusitis. Curr Opin Otolaryngol Head Neck Surg, 2015, 23(1):21–28.

[30] Schubert MS. Antileukotriene therapy for allergic fungal sinusitis. J Allergy Clin Immunol, 2001, 108(3):466–467.

[31] Bassiouni A, Naidoo Y, Wormald PJ. When FESS fails: the inflammatory load hypothesis in refractory chronic rhinosinusitis. Laryngoscope, 2012, 122(2):460–466.

[32] Hopkins C, Browne JP, Slack R, et al. The national comparative audit of surgery for nasal polyposis and chronic rhinosinusitis. Clin Otolaryngol, 2006, 31(5):390–398.

[33] Philpott C, Hopkins C, Erskine S, et al. The burden of revision sinonasal surgery in the UK-data from the Chronic Rhinosinusitis Epidemiology Study (CRES): a cross-sectional study. BMJ Open, 2015, 5 (4):e006680.

[34] Van Zele T, Holtappels G, Gevaert P, et al. Differences in initial immunoprofiles between recurrent and nonrecurrent chronic rhinosinusitis with nasal polyps. Am J Rhinol Allergy, 2014, 28(3):192–198.

[35] Georgalas C, Cornet M, Adriaensen G, et al. Evidence-based surgery for chronic rhinosinusitis with and without nasal polyps. Curr Allergy Asthma Rep, 2014, 14(4):427.

[36] Jankowski R, Pigret D, Decroocq F, et al. Comparison of radical (nasalisation) and functional ethmoidectomy in patients with severe sinonasal polyposis. A retrospective study. Rev Laryngol Otol Rhinol (Bord), 2006, 127(3):131–140.

[37] Masterson L, Tanweer F, Bueser T, et al. Extensive endoscopic sinus surgery: does this reduce the revision rate for nasal polyposis? Eur Arch Otorhinolaryngol, 2010, 267(10):1557–1561.

[38] Doellman M, Chen PG, McMains KC, et al. Sinus penetration of saline solution irrigation and atomizer in a cadaveric polyp and allergic fungal sinusitis model. Allergy Rhinol (Providence), 2015, 6(1):8–11.

[39] Snidvongs K, Kalish L, Sacks R, et al. Sinus surgery and delivery method influence the effectiveness of topical corticosteroids for chronic rhinosinusitis: systematic review and meta-analysis. Am J Rhinol Allergy, 2013, 27(3):221–233.

[40] Forwith KD, Han JK, Stolovitzky JP, et al. RESOLVE: bioabsorbable steroid-eluting sinus implants for in-office treatment of recurrent sinonasal polyposis after sinus surgery: 6-month outcomes from a randomized, controlled, blinded study. Int Forum Allergy Rhinol, 2016, 6(6):573–581.

[41] Gan EC, Habib AR, Hathorn I, et al. The efficacy and safety of an office-based polypectomy with a vacuum-powered microdebrider. Int Forum Allergy Rhinol, 2013, 3(11):890–895.

[42] Barham HP, Ramakrishnan VR, Knisely A, et al. Frontal sinus surgery and sinus distribution of nasal irrigation. Int Forum Allergy Rhinol, 2016, 6(3):238–242.

[43] Naidoo Y, Bassiouni A, Keen M, et al. Risk factors and outcomes for primary, revision, and modified Lothrop (Draf III) frontal sinus surgery. Int Forum Allergy Rhinol, 2013, 3(5):412–417.

[44] Bassiouni A, Wormald PJ. Role of frontal sinus surgery in nasal polyp recurrence. Laryngoscope, 2013, 123(1):36–41.

[45] Naidoo Y, Bassiouni A, Keen M, et al. Long-term outcomes for the endoscopic modified Lothrop/Draf III procedure: a 10-year review. Laryngoscope, 2014, 124(1):43–49.

[46] Morrissey DK, Bassiouni A, Psaltis AJ, et al. Outcomes of revision endoscopic modified Lothrop procedure. Int Forum Allergy Rhinol, 2016, 6(5):518–522.

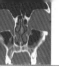

26　额窦黏液囊肿

James Constable, Anshul Sama

摘　要

额窦黏液囊肿是一种良性、具有内衬上皮、内充囊液的囊性病变，常见于额窦。炎性病变和外伤诱发的黏液纤毛清除障碍导致阻塞是大多数额窦黏液囊肿的病因。额窦囊肿的常见症状为眶周症状和（或）眼眶及面部不适。额窦囊肿通常经由影像学诊断，而 CT 可提供充分的信息。当额窦囊肿向眼眶、颅内、向外生长或引起骨裂时，需完善 MRI 检查。根据影像学检查结果，可将额窦囊肿分为内侧型、中间型或外侧型，需要通过手术治疗。术前需重点评估额窦开口及额窦开放的范围，其次为囊肿大小及额窦气化程度。内镜下手术足以处理大部分额窦囊肿，并已广泛开展。额窦窦壁骨裂通常不需要修复，但如果为外侧型和（或）具有明显新骨生成的额窦囊肿，则可能需要骨瓣修复。特殊病例，如恶性肿瘤和再次手术病例，应在计划手术时考虑到术中修复。

关键词　额窦；黏液囊肿；症状；调查；分类；处理；评估方法

26.1 定　义

"黏液囊肿"是拉丁语中"mucus"与"coele"共同组成的派生词汇。黏液的定义不言自明，而"coele"则译为"空腔/孔洞"。黏液囊肿是一种良性、具内衬上皮、内充囊液的囊性病变，通常发生于鼻窦[1]。1896 年，Rollet 率先使用"黏液囊肿"这个词汇，并在 1901 年，Onodi 首次描述其组织学特征。

26.2 流行病学

黏液囊肿是最常见的鼻窦良性病变，无性别差异，好发于中年人（40~60 岁）[2]。尽管任何年龄均可见病例报告，但儿童病例极为罕见，部分是因为黏液囊肿形成至症状出现之间时间较长[3]。尽管缺乏准确的发病率/流行率报告，但是我们可以确认额窦黏液囊肿相对少见[1]。鼻窦黏液囊肿最常见于额窦（65%~89%），其次是筛窦（8%~30%），然后是上颌窦（< 5%）[3-4]，最罕见的位置是蝶窦。本章将仅关注额窦黏液囊肿。

26.3 病理学

正常额窦（以及所有其他鼻窦）内衬由纤毛及无纤毛柱状上皮细胞与杯状细胞组成的黏膜。这些细胞可协同产生并移动黏液，被称为"黏液纤毛清除"。黏液含有保护酶、抗体和免疫细胞，并捕获环境病原体和有害物质[5-6]。黏液纤毛清除这一过程可将黏液自额窦内引流至其唯一引流点，即窦口。因此，额窦口阻塞可引起黏液纤毛清除障碍，导致黏液淤积，黏液囊肿也由此产生。导致额窦口阻塞的原因很多，包括特发性（1/3 的患者既往有手术史）、慢性鼻窦炎、放射治疗、颌面部创伤和阻塞性肿物（如鼻息肉/肿瘤）[7-8]，最常见的原因为炎症（各种类型）和创伤（包括手术）。无论是鼻外或内镜下手术，均可引发窦口阻塞[9-10]。黏液囊肿一旦形成，其内衬上皮可持续分泌黏液，导致囊肿增大。黏液脓囊肿是指黏液囊肿继发感染。黏液中通常可检出的细菌包括金黄色葡萄球菌、流感嗜血杆菌、α 溶血性链球菌和革兰氏阴性杆菌[11]。最常见的厌氧菌是痤疮丙酸杆菌[11]。

感染会显著增加局部并发症的风险，并且通常会加速黏液囊肿增大[12]。囊肿增大会对额窦内壁造成挤压损伤，导致黏膜失活、骨吸收、骨质溶解和骨重塑。引发囊肿增大的炎性细胞因子包括肿瘤坏死因子 -α（TNF-α）、白细胞介素 -1（IL-1）、IL-6 和前列腺素 E2（PGE2），其中由黏液囊肿成纤维细胞释放的 PGE2 生成水平显著升高[13-14]。黏液囊肿进而会超出额窦的正常解剖界限，并压迫/侵入邻近的鼻腔和（或）组织结构。

26.4 临床表现

黏液囊肿从开始形成到出现症状或有临床

表现往往经过较长时间。黏液囊肿扩展至邻近的腔隙和（或）黏液囊肿增大继发周围组织功能障碍后可诱发症状及出现临床表现，最常见的临床表现总结见 ▶ 表 26.1。

黏液囊肿最常见的临床表现是眶周表现和症状，尤其是眼球突出[15]。其他常见的症状有面部疼痛/满胀感、头痛和鼻塞。

26.5 检 查

尽管病史采集和体格检查非常重要，但是额窦黏液囊肿的诊断主要依靠影像学检查。然而临床检查中可能会发现其他影响额窦口的相关疾病，因此需要把对相关疾病的处理作为治疗的一部分（如鼻中隔偏曲/鼻息肉）。X线片能够发现部分额窦黏液囊肿，但敏感性和特异性较低，对术前作用不大，因此CT是最佳选择。额窦黏液囊肿的CT表现为鼻窦内均匀的、界限清楚的扩张性肿块病变，其内容物的CT值为10~40HU（▶ 图 26.1）[4]。增强CT显示边缘强化，例如，一些颅内或眼眶并发症或诊断不确定，需行增强CT，同时也易于发现骨裂和额窦缺损。

如果存在眼眶、颅内、向外扩张或骨裂，则需要行MRI检查（▶ 图 26.1b）。在增强MRI中，黏液囊肿不强化，且可表现为T2高信号和T1低信号[4]。尽管存在这种可变性，但MRI可应用于额窦黏液囊肿检查，特别是当需要排除其他肿瘤原因导致的扩张或骨裂以及确定窦外扩张的范围和膨出物性质时。此外，MRI在明确硬脑膜/脑组织和紧邻黏液囊肿的眶内软组织方面优于CT[4]。

26.6 分 类

▶ 表 26.2 中介绍了经常引用的额窦黏液囊肿的影像学分类。这种分类是基于黏液囊肿的累及范围和相应骨侵蚀模式建立的。我们发表了另一种基于矢状面中黏液囊肿与额窦位置关联性的分类（基于CT），见 ▶ 图 26.2[15]。

简单来看，黏液囊肿的位置是根据黏液囊肿在矢状面最内侧的位置分类的。位于纸样板内侧的黏液囊肿被称为"内侧"，位于眶缘内侧1/3的黏液囊肿被称为"中间"，而其外侧的所有其他黏液囊肿被称为"外侧"。推荐该分类以便于报告额窦黏液囊肿位置的一致性，而且这与额窦黏液囊肿的处理方式相关。

表 26.1　黏液囊肿额窦外累及及其相关表现

额窦外累及部位	相关表现
眼眶	复视，视力障碍，眼眶/眼痛，溢泪，眼球突出，眼肌麻痹，眶周肿胀/蜂窝织炎
颅内	头痛，脑膜炎，局灶性神经症状，颅内压升高，颅内脓毒症
周围鼻窦及鼻腔	面部疼痛/闷胀感，流涕，嗅觉减退，鼻塞，鼻后滴漏
前额皮下组织	额面部肿胀/疼痛，蜂窝织炎/鼻窦皮下瘘

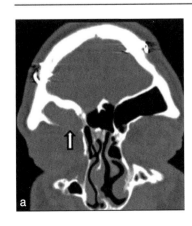
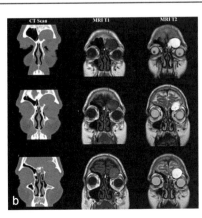

图 26.1　（a）冠状位CT扫描显示伴黏液囊肿的典型扩张性病变。（b）伴有颅内和眼眶受累的黏液囊肿CT和MRI

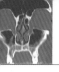

表 26.2　额窦黏液囊肿的影像学分类 [16]

分类	影像学表现
Ⅰ	仅限于额窦 ± 眼眶累及
Ⅱ	额筛区黏液囊肿 ± 眼眶累及
Ⅲa	额窦后壁骨质破坏，无或极轻度颅内受累
Ⅲb	额窦后壁骨质破坏，颅内受累
Ⅳ	额窦前壁骨质破坏
Ⅴa	额窦前、后壁骨质破坏，无或极轻度颅内受累
Ⅴb	额窦前、后壁骨质破坏，颅内受累

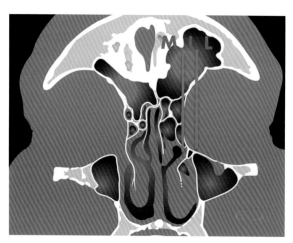

图 26.2　额窦黏液囊肿分类，大多数位于矢状面内侧（M，内侧；I，中间；L，外侧）

26.7　处理方法

额窦黏液囊肿以手术治疗为主。因额窦外侵犯可能危及生命，故手术目标为减压，并在鼻腔或鼻窦内对囊肿进行开窗。手术的另一个重要目的是建立足够的引流和防止复发，同时尽量减少并发疾病的发生。额窦黏液囊肿手术的公认原则是尽可能使用破坏性最小的方法和技术，以期最大限度地恢复正常的鼻窦功能，如此才为手术成功。对于额窦黏液囊肿手术，需要考虑两个因素：手术径路及额窦切开的范围，以达到长期通畅引流的目的。手术径路选择需尽量减少并发症以及暴露患者窦腔病变，可分为鼻外（经前额径路额窦切除术）或内镜（经筛窦、鼻腔或鼻中隔；▶ 表 26.3）。在确定了病变的手术径路后，手术中还需要考虑并确定最合适的引流通道大小，以保持长时间的通畅引流。

因为额窦引流口再狭窄率较高（瘢痕增生），且复发后再次手术创伤大（特别是初次手术为鼻外径路及额窦封闭手术的），所以需重点考虑引流口大小 [7,16,17]。此外，经鼻内镜手术避免了开放手术中不可避免的面部瘢痕、可能的面部畸形及损伤滑车上神经和眶上神经的风险 [18,19]。

表 26.3　额窦切开术的手术径路和范围

鼻外径路	描述
Lynch-Howarth 手术	鼻外额筛窦切开术
冠状位骨瓣成形手术	骨瓣成形额窦切开术
额窦颅腔化手术	去除额窦后壁并清除黏膜
Riedel 手术	去除额窦的前壁和底壁，并清除黏膜
其他	眉弓横切口，额部切口，改良鼻侧切开术

内镜下径路	描述
Draf 手术	
Draf Ⅰ	筛窦切除术，包括额隐窝区域的气房切除，扩大自然开口
Draf Ⅱa	切除纸样板与中鼻甲之间的额窦底壁
Draf Ⅱb	切除中甲基板与鼻中隔之间额窦底壁
Draf Ⅲ或改良 Lothrop	切除纸样板之间的双侧额窦底，包括切除鼻中隔上部和额窦间隔

在内镜手术出现之前的很长时间内（大约20世纪之交），Riedel 和其他外科医生提出了多种基于封闭额窦的鼻外手术术式。然而，这些损毁手术通常伴有不可接受的面容畸形、并发症和复发率。尽管如此，当所有其他更保守的方法（鼻外和内镜手术）均失败时，Riedel 术式仍被认为是难治性病例的最终选择[15]。同样，虽然额窦颅腔化是另一种损毁性手术，但是它仍然用于继发于额窦黏液囊肿窦外累及（通常是黏液脓囊肿）所致的急重症颅内脓毒症[22]。非损毁性鼻外径路包括 Lynch-Howarth 手术及经前额进路额窦切除术。Lynch-Howarth 手术是一种额筛窦切除术，其保留鼻窦黏膜，并以支架支撑窦口（▶图 26.3b，支架与新骨生成）。然而这种术式存在一些根本性缺陷，该术式需要在额窦引流通道的前壁钻孔，破坏了引流通道的完整性[23]。虽然经前额径路额窦开放术也是鼻外手术，但它可以更好地进入额窦，同时最大限度地减少外观畸形并保持额窦引流通路的完整性。尽管这种术式不是微创手术，但它仍是文献中首选的鼻外径路术式[15,24-25]。

通常额窦黏液囊肿术式的选择很大程度上取决于黏液囊肿的大小、在额窦内的位置以及额窦外累及范围。存在窦外累及的大黏液囊肿选择鼻外径路似乎是合理的。比如之前强烈建

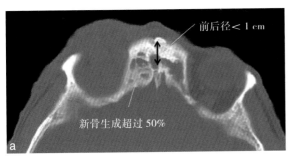

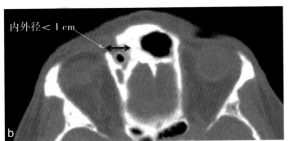

图 26.3　（a）额窦引流口前后径狭窄，伴显著新骨生成；（b）失败的内外径狭窄的带支架额筛窦鼻外切除术后 CT

议对累及颅内的病例进行额窦颅腔化[26-27]，然而，各种报道证明这些患者实际上可以通过单纯内镜手术进行治疗而无须进行前壁或后壁重建[7,15,27-28]。同样，内镜手术被证明是可以处理额窦前壁骨裂的[15,29]。因此在选择术式时，囊肿大小和窦外累及范围已经相对不重要。然而，黏液囊肿在鼻窦内的位置很重要，尤其是它最内侧所及位置[15]，因为这在很大程度上决定了所需的内镜技术，以实现充分暴露黏液囊肿。术前评估额窦流出道特征对于术中径路及术后引流非常重要，包括额窦口的前后径（anteroposterior，AP）和内外径（lateromedial，LM）（▶图 26.3），是否存在 Ⅲ/Ⅳ 型额筛气房，是否存在骨炎或新骨生成的程度（▶图 26.4），对侧额窦是否受累以及伴发鼻窦病变[15]。如 ▶ 表 26.4 所示，这些评估要素结合前已述及的位置分类（▶图 26.2），是推荐的术前评估方法的组成部分[15]。

从广义上讲，这种术前评估方法表明，黏液囊肿越靠内，越需要更广泛的 Draf 手术（即更广泛的内镜切除术）。对于额窦开口情况复杂（前后径/内外径等）的黏液囊肿也是如此。如需联合 Draf Ⅲ 和骨瓣成形术，则需要术者具有更娴熟的手术技术。

多种因素影响额窦黏液囊肿术式的选择。因此，对于术者而言制定手术计划并非易事，特别是要考虑到所有的术前特征。然而在广泛应用并结合文献报道的经验后，▶ 表 26.4 中作者提出的术前评估方法对术前评估可提供有效的帮助[15]。

26.8 预　后

关于黏液囊肿的复发率文献中尚未进行充分报道。尽管曾有文献报道过复发率，但结果通常为额窦手术或所有鼻窦囊肿的复发率，而不是单独报道额窦囊肿，因此认为结果缺乏特异性。比如 Draf 报道了包含 51 例额窦囊肿的总病例数为 255 例额窦黏液囊肿患者的队列研究，其复发率为 1.6%。Georgalas 等报告了因各种病变接受了 Draf Ⅲ 手术的 122 例患者的队列研究结果，其中额窦黏液囊肿的总体复发为 5.6%[21]。

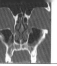

表 26.4　基于位置分类的额窦黏液囊肿评估方法 [15]

额窦口变异	黏液囊肿内壁位置		
	内侧	中间	外侧
无复杂因素	Draf Ⅰ / Ⅱa	Draf Ⅱa / Ⅱb	Draf Ⅱb/ Ⅲ
前后径 / 内外径（AP/LM）< 1 cm Ⅲ / Ⅳ型额筛（FE）气房	Draf Ⅱb	Draf Ⅲ	联合 Draf Ⅲ 和 OPF
新骨生成占额窦的 > 50%	Draf Ⅲ	联合 Draf Ⅲ 和 OPF	OPF

特殊情况（需要与上述评估方法联合考虑）

1. 眶上黏液囊肿
2. 继发于其他病变的黏液囊肿（骨瘤 / 内翻性乳头状瘤 / 波特膨胀瘤 /Samter 三联征）
3. 明显颅内延伸 / 受累
4. 双侧黏液囊肿 / 病变
5. 修正手术

OPF 的适应证，即当内镜下径路可能无法使用时

1. 开口新骨生成 > 50% 的外侧黏液囊肿
2. 恶性肿瘤
3. 难以进入眶上气房
4. 多个（> 3）并存的复杂变异，即前后径 / 内外径（AP/LM）狭窄等
5. 存在伴随病变，例如Ⅲ级额窦骨瘤

缩写：AP/LM，前后径 / 内外径；FE，额筛区；OPF，骨瓣成形术

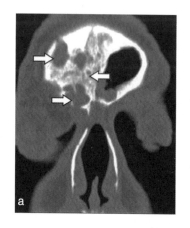
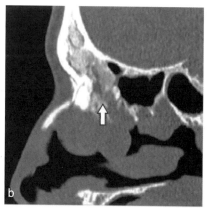
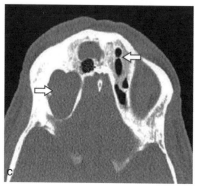
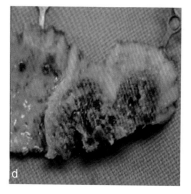

图 26.4　（a~c）存在显著新骨生成和骨炎患者的冠状位和矢状位 CT。红色箭头示新骨生成和骨炎；黑色箭头示多个黏液囊肿；红色星号示后筛泡上气房。（d）骨瓣成形术中图像显示额窦额板新骨生成和骨炎

具体到额窦，Dhepnorrarat 等报告了 44 例经内镜治疗的额筛窦黏液囊肿患者的结果，复发率为 5%，另有 7% 的患者在没有再次手术的情况下出现狭窄[30]。此外还有一些复发率非常相似的报告，包括作者自身的经验。因此虽然很难估计额窦黏液囊肿的真实复发率，但很可能在 0 到 10% 之间。

常规术后随访复查或少见的因症状和黏液囊肿复发而发现的术后额窦口狭窄，通常需要修正手术。术后窦口狭窄会增加黏液囊肿复发的风险，因此一旦发现，大多数情况下需要进行修正手术。根据作者的经验，术后窦口狭窄的风险因素包括评估方法中强调的所有复杂因素，因此应将其纳入术前评估中[15]。该评估方法建议，当确认复发性黏液囊肿需要进行修正手术时应采用更积极的方法。

26.9 总　结

黏液囊肿是一种良性、内衬上皮、充满黏液的囊性病变。额窦黏液囊肿相对少见；而额窦黏液囊肿最常见，多见于伴有眼眶症状的中年人。额窦黏液囊肿能够向外生长，由此引发骨裂和额窦外累及。囊肿可以向皮下、眶内或颅内生长，尽管向颅内生长很少见，但具有潜在的风险。临床评估包括重点病史和鼻内镜检查。额窦黏液囊肿的诊断依赖影像学检查，其中 CT 是首选，可提供术前评估需要的非常重要的骨质情况。MRI 则在诊断不明确、后壁或前壁骨质裂开以及眶内 / 颅内受累的情况下具有优势。手术目的是黏膜窦壁化并建立足够的引流通路进入鼻腔 / 鼻旁以避免复发。内镜技术作为一线技术足以处理简单的黏液囊肿。尽管少见，但在非常特殊的情况下根治性内镜手术和鼻外径路手术仍然占有一席之地。在某些情况下需要手术升级，例如外侧黏液囊肿、开口狭窄、严重的骨炎 / 新骨生成以及修正手术。一般不需要修复额窦骨壁裂开。手术复发率大约低于 20%，但这并不代表真正的黏液囊肿复发率和额窦流出道狭窄率[20,21,30]。

（陈　删　译）

参考文献

[1] Lund VJ, Milroy CM. Fronto-ethmoidal mucocoeles: a histopathological analysis. J Laryngol Otol, 1991, 105(11):921–923.

[2] Arrué P, Kany MT, Serrano E, et al. Mucoceles of the paranasal sinuses: uncommon location. J Laryngol Otol, 1998, 112(9):840–844.

[3] Lund V. Mucocoeles // Gleeson, ed. Scott-Brown's Otorhinolaryngology, Head and Neck Surgery. Vol.2. London: Hodder Arnold, 2008:1531–1538.

[4] Lloyd G, Lund VJ, Savy L, et al. Optimum imaging for mucoceles. J Laryngol Otol, 2000, 114(3):233–236.

[5] Navarro JAC, Navarro JdL, Navarro PdL. Frontal sinus // The Nasal Cavity and Paranasal Sinuses. Berlin: Springer, 2001:83–91.

[6] Watelet JB, Van Cauwenberge P. Applied anatomy and physiology of the nose and paranasal sinuses. Allergy, 1999, 54(Suppl 57):14–25.

[7] Har-El G. Endoscopic management of 108 sinus mucoceles. Laryngoscope, 2001, 111(12):2131–2134.

[8] Diaz F, Latchow R, Duvall AJ, III, et al. Mucoceles with intracranial and extracranial extensions. Report of two cases. J Neurosurg, 1978, 48(2):284–288.

[9] Har-El G, Balwally AN, Lucente FE. Sinus mucoceles: is marsupialization enough? Otolaryngol Head Neck Surg, 1997, 117(6):633–640.

[10] Busaba NY, Salman SD. Ethmoid mucocele as a late complication of endoscopic ethmoidectomy. Otolaryngol Head Neck Surg, 2003, 128 (4):517–522.

[11] Brook I, Frazier EH. The microbiology of mucopyocele. Laryngoscope, 2001, 111(10):1771–1773.

[12] Stiernberg CM, Bailey BJ, Calhoun KH, et al. Management of invasive frontoethmoidal sinus mucoceles. Arch Otolaryngol Head Neck Surg, 1986, 112(10):1060–1063.

[13] Lund VJ, Henderson B, Song Y. Involvement of cytokines and vascular adhesion receptors in the pathology of fronto-ethmoidal mucocoeles. Acta Otolaryngol, 1993, 113(4):540–546.

[14] Lund VJ, Harvey W, Meghji S, et al. Prostaglandin synthesis in the pathogenesis of fronto-ethmoidal mucocoeles. Acta Otolaryngol, 1988, 106(1–2):145–151.

[15] Sama A, McClelland L, Constable J. Frontal sinus mucocoeles: new algorithm for surgical management. Rhinology, 2014, 52(3):267–275.

[16] Har-El G. Transnasal endoscopic management of frontal mucoceles. Otolaryngol Clin North Am, 2001, 34(1):243–251.

[17] Iro H, Hosemann W. Minimally invasive surgery in otorhinolaryngology. Eur Arch Otorhinolaryngol, 1993, 250(1):1–10.

[18] Kennedy DW, Josephson JS, Zinreich SJ, et al. Endoscopic sinus surgery for mucoceles: a viable alternative. Laryngoscope, 1989, 99(9):885–895.

[19] Wigand ME, Hosemann WG. Endoscopic surgery for frontal sinusitis and its complications. Am J Rhinol Allergy, 1991, 5:85–89.

[20] Bockmühl U, Kratzsch B, Benda K, et al. Surgery for paranasal

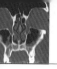

sinus mucocoeles: efficacy of endonasal micro-endoscopic management and long-term results of 185 patients. Rhinology, 2006, 44(1):62–67.

[21] Georgalas C, Hansen F, Videler WJM, et al. Long terms results of Draf type III (modified endoscopic Lothrop) frontal sinus drainageprocedure in 122 patients: a single centre experience. Rhinology, 2011, 49(2):195–201.

[22] Kamani T, Sama A. Frontal sinus mucoceles. Otorhinolarngol, 2016, 9:65–68.

[23] Rubin JS, Lund VJ, Salmon B. Frontoethmoidectomy in the treatment of mucoceles. A neglected operation. Arch Otolaryngol Head Neck Surg, 1986, 112(4):434–436.

[24] Gavioli C, Grasso DL, Carinci F, et al. Mucoceles of the frontal sinus. Clinical and therapeutical considerations. Minerva Stomatol, 2002, 51(9):385–390.

[25] Schmerber S, Cuisnier O, Delalande C, et al. Surgical strategy in paranasal sinus mucoceles. Rev Laryngol Otol Rhinol (Bord), 2002, 123(2):93–97.

[26] Delfini R, Missori P, Iannetti G, et al. Mucoceles of the paranasal sinuses with intracranial and intraorbital extension: report of 28 cases. Neurosurgery, 1993, 32(6):901–906, discussion 906.

[27] Maliszewski M, Ladziński P, Kaspera W, et al. Mucocoele and mucopyocoele of the frontal sinus penetrating to the cranial cavity and the orbit. Neurol Neurochir Pol, 2011, 45(4):342–350.

[28] Hurley DB, Javer AR, Kuhn FA, et al. The endoscopic management of chronic frontal sinusitis associated with frontal sinus posterior table erosion. Am J Rhinol, 2000, 14(2):113–120.

[29] Woodworth BA, Harvey RJ, Neal JG, et al. Endoscopic management of frontal sinus mucoeceles with anterior table erosion. Rhinology, 2008, 46(3):231–237.

[30] Dhepnorrarat RC, Subramaniam S, Sethi DS. Endoscopic surgery for fronto-ethmoidal mucoceles: a 15-year experience. Otolaryngol Head Neck Surg, 2012, 147(2):345–350.

27 额窦与筛窦骨瘤

Christos Georgalas, Edward Hadjihannas

摘 要

　　额窦和筛窦的骨瘤往往通过传统的鼻外径路手术切除。然而在过去的 25 年中，越来越多的适宜患者接受了内镜手术治疗。可视仪器和器械的进步以及 Draf Ⅲ 型（中位引流 / 内镜改良 Lothrop）手术提供的良好径路扩大了内镜手术的范围。目前除了那些明显向前或极度下向外延伸的骨瘤，绝大多数额窦骨瘤都可以通过内镜进行治疗。

关键词 额窦；筛窦；骨瘤；纤维骨肿瘤；骨瓣成形；额窦切开术

27.1 流行病学和病因学

　　骨瘤是良性、生长缓慢的骨肿瘤，具有分化良好的成熟骨、致密骨或松质骨病理类型。两项分别纳入 1 500 例及 1 889 例患者的 CT 影像学研究表明，骨瘤是鼻窦最常见的良性肿瘤，发病率为 3%[1–3]。

　　男女发病比例为 1.3:1 至 1.5:1 不等，发病高峰期为 4~60 岁，平均发病年龄为 50 岁[1–3]。大多数骨瘤（58%~68%）位于额窦（37% 发生在鼻额管附近，21% 发生在额窦顶壁和外侧壁）[1,3]。第二个最常见的发病区域是筛窦。上颌窦受累的病例不到 20%，蝶窦很少受累[1]。Gardner 综合征或家族性腺瘤性息肉病是一种常染色体显性遗传疾病，表现为多发骨瘤和软组织肿瘤（包括皮肤囊肿和硬纤维瘤）以及具有恶变倾向的大肠息肉[4]。患者被强烈推荐转诊至胃肠科，平均在肠息肉出现前 17 年可发现骨瘤[5]（▶ 表 27.1）。

　　关于骨瘤的发病机制主要有三种学说，分别为是发育学说、创伤学说和感染学说（▶ 图 27.1）[6–7]。Hallberg 提出的发育学说指出，骨瘤起源于额骨和筛骨之间连接区域的干细胞[7]。骨瘤经常发生在额窦（膜状骨）与筛迷路（软骨内成骨）连接的额筛缝处，这也进一步证实了这一理论，但是这个理论不能解释在其他解剖位置出现的骨瘤。Gerber 提出的创伤学说主张骨瘤的发生是创伤后反应性异常增殖的结果[51]。支持该学说的证据是男性的骨瘤发病率较高，并且在骨骼发育速度达到顶峰的青春期生长更迅速[8]。而相反的证据是大多数骨瘤在生命后期被发现，并且绝大多数患者没有报告任何外伤史。此外，没有证据表明接受多次内镜鼻窦手术患者的骨瘤发生率增加。感染学说认为骨瘤可能是由于刺激了鼻窦黏膜骨膜内的成骨细胞而产生的，进而可能继发钙化。尽管已有报道骨瘤和鼻窦炎之间存在联系，但大多数骨瘤（63%）似乎出现在健康的未感染鼻窦中[2]。还有一些其他学说认为骨瘤可能是骨发育异常病变、成骨错构瘤、胚胎骨残留或鼻窦息肉骨化的结果，但这些学说都没有得到证实。

表 27.1　鼻窦骨瘤的流行病学

发病率	性别	年龄	部位
3%	男性＞女性	40~60 岁	·额窦 ·筛窦 ·上颌窦 ·蝶窦

图 27.1 骨瘤的致病理论

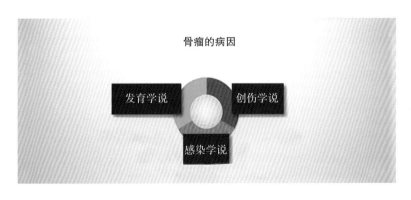

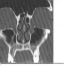

27.2 组织学

大体上看，骨瘤是呈坚硬的圆形或椭圆形、象牙白色、浮雕状、界限清楚的病变，通过一个较宽的基底部或偶尔带蒂附着在下方骨质上，并被一层薄薄的纤维骨膜覆盖[6]。在组织学上，骨瘤可分为三种类型：致密或象牙骨型，成骨、松质或海绵型，混合型[7]。象牙骨型骨瘤通常基底宽广，特点是骨质坚硬，基质较厚，仅含少量纤维组织和少量骨髓；松质骨瘤通常有带蒂基部，由松质骨和小梁间造血骨髓或脂肪组织组成；混合骨瘤具有以上两种类型的共同特征（▶ 图 27.2）[6-7]。

在一项对 13 例骨瘤患者进行连续 X 线片观察的研究中，骨瘤增长速度从每年 0.44mm 到 6.00mm，平均为每年 1.61mm[8]。一些研究表明，即使不完全切除，大多数骨瘤似乎也很少复发[9]。然而其他研究表明观察到足够时长时，可发现骨瘤复发，甚至在不完全切除后出现加速生长[10-12]。由于尚未观察到骨瘤恶变，因此不应将骨瘤视为肿瘤性病变[7]。

27.3 临床表现和检查

因为骨瘤生长缓慢，所以大多数患者无

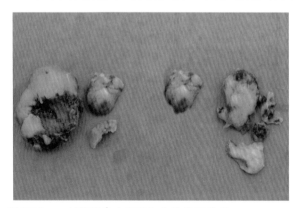

图 27.2 一例通过鼻内径路切除的典型骨瘤

症状，并且通常是偶然发现的。只有一小部分（4%~10%）。骨瘤会出现临床症状，如压痛感或头痛[1,13-15]。此类症状可能直接由病变本身引起，也可能由额窦引流受阻引发慢性鼻窦炎而间接引起。额筛区域的骨瘤往往早期出现症状。骨瘤伴随头痛的发生率为 52%~100%（▶ 表 27.1）[14,16]。

超出鼻窦边界的骨瘤会造成面部畸形（▶ 图 27.3a、b），偶尔会出现眼睑下垂。如果压迫眼眶肌肉，可能会导致眼眶疼痛、眼球突出、复视和水肿[17,19-21]。此外，鼻泪管受压或阻塞可导致溢泪（▶ 图 27.4）[22-23]。在极少数情况下，骨瘤压迫视神经会导致视力受损[24-25]。骨瘤完全阻塞窦口可能导致继发性黏液囊肿[26-27]。最后，骨瘤累及颅内可导致颅内黏液囊肿、脑膜炎、脑脓肿或张力性脑气肿（▶ 图 27.5a、b）[26,28-29]。

骨瘤的首选检查是薄层 CT，它可以确定病变的大小、位置以及相关的鼻窦病变。在 CT 层面上骨瘤表现为界限清楚的异质性肿块，在骨质增生时具有高密度成分，为松质骨时具有低密度成分（▶ 图 27.6）。低密度影可能与黏液囊肿相混淆。MRI 可用于明确颅内或眶内并发症的情况。

27.4 处理方法

与有症状的骨瘤相比，无症状骨瘤的治疗存在争议，除非有严重的禁忌证，手术切除被普遍认为是首选治疗方法。无症状的小骨瘤通常观察并定期行影像学检查。如果额窦骨瘤生长或占据超过鼻窦的 50% 则需要手术切除[30]。对于超出鼻窦和阻塞额隐窝的骨瘤，建议手术切除。同时，骨瘤伴随慢性额窦炎、筛窦受

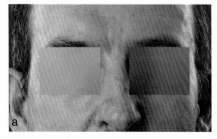
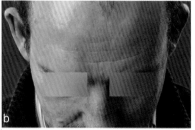
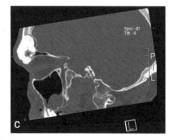

图 27.3 额骨骨瘤延伸穿过前额板并向前下方眼眶移位，通过鼻外骨瓣成形术去除病变

累相关并发症（黏液囊肿、眼眶症状、神经系统症状、额面畸形）和其他病因无法解释的头痛也是手术切除的指征（▶ 图 27.7）[31]。

27.5 额筛骨瘤手术径路

27.5.1 鼻外径路

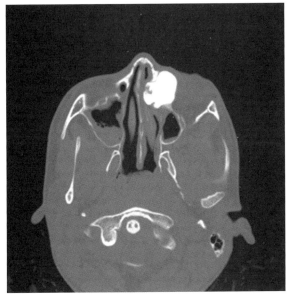

图 27.4 伴有溢泪的骨瘤——骨瘤完全阻塞了鼻泪管。这是通过经结膜－内镜联合手术去除的

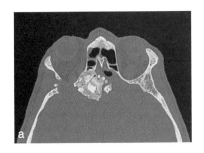
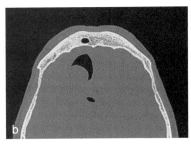

- Lynch 径路：该径路也被称为鼻外额筛窦切除术（Lynch 手术），虽然相对简单，但不能提供足够的空间，通常会遗留可见的瘢痕，因此我们未采用该术式[32]。该术式已用于小的、位于额窦中下部的额窦骨瘤。尽管手术操作简单、快速，但因为可能遗留难看的瘢痕、较高的额隐窝狭窄率以及不能处理侧面病变而应用受限[33]。

- 骨瓣成形径路：这种径路由 Goodale 和 Montgomery 推广，已经使用了 40 多年，是治疗额窦骨瘤最广泛使用的技术（病例 2）[34]。它的主要优点是可以广泛地暴露额窦的所有解剖区域（除非骨瘤从其内下侧部分系及额隐窝和筛窦）。这种方法的缺点是其破坏性，可能会导致一定的并发症，如出血、术后额部疼痛、感觉异常、眶上神经损伤引起的麻木、容貌受损，以及较少见的脑脊液漏和脑膜炎。如果联合额窦封闭手术，则需要行腹部切口取脂肪填塞，并且存在后期黏液囊肿形成的风险，2 年后发生率可能高达 9%[35]。然而在我们的大多数病例中它已被证明是一种可靠的方法，并发症最少，瘢痕难以察觉。

- 内镜径路：鼻和鼻窦的内镜径路是在

图 27.5 向颅内延伸的骨瘤，表现为脑脊液漏和脑积气

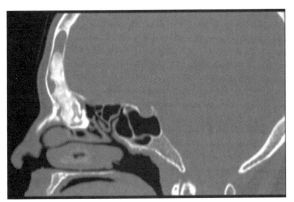

图 27.6 注意骨瘤中包含不同类型的骨质——可导致 CT 表现不同

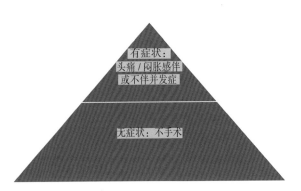

图 27.7 骨瘤的手术指征

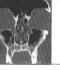

1980 年代引入的，到 1990 年代初期，第一例筛窦骨瘤的内镜治疗病例已发表[36-37]。内镜手术经验的积累带动了光学和图像质量以及内镜器械和高速钻头设计的发展，影像导航的引入则扩大了内镜手术的适应证。Draf 彻底改变了包括骨瘤在内的额窦病变的治疗原则，并为现代内镜额窦手术奠定了基础[38]。特别是 Draf III 手术（改良内镜 Lothrope 手术，双侧额窦磨削与中线引流）提供最大化的经鼻进入额窦的通道（病例 1）[39-42]。

27.5.2 鼻内镜径路

与大多数手术技术一样，尚缺少 1、2 级这种高级别证据指明鼻内镜径路的适应证，但是可以使用案例系列和回顾性队列收集 3 级证据。这些适应证的演变证明了过去几十年内镜手术所取得的进展。

Draf 于 1991 年在德国的 Fulda 提出内镜概念的开创性论文中指出，任何"大的骨瘤"都不适合内镜方法，而应该通过骨瓣成形术式来处理[43]。从那时起，一系列至少纳入 5 例骨瘤患者的文章发表。Schick 等在 2001 年首次发表了经内镜治疗的鼻窦骨瘤（35 例患者）的系列研究，提出了内镜切除的特定排除标准[14]。然而直到 2005 年 Chiu 等才首次尝试对内镜切除术的局限性进行系统性归纳[44]。他们根据在1999 年至 2003 年间对 9 个骨瘤的经验，提出了一个分级系统，认为只有 1 级和 2 级骨瘤可以通过内镜切除（▶ 表 27.2）。

该分级系统表明，如果出现以下情况，则内镜切除骨瘤不可行：

表 27.2 额窦骨瘤分级系统[44]

I 级	·附着基部位于额隐窝后下方，肿瘤位于纸样板连线虚拟矢状面的内侧 ·病灶前后径＜额隐窝前后径的 75%
II 级	·附着基部位于额隐窝后下方，肿瘤位于纸样板连线虚拟矢状面的内侧 ·病灶前后径＞额隐窝前后径的 75%
III 级	·附着基部位于额窦前部或上方，和（或）肿瘤横向延伸至纸样板虚拟矢状面
IV 级	·肿瘤充满额窦腔

● 骨瘤基部附着于额窦的前方或上方。
● 骨瘤横向延伸突破纸样板虚拟矢状面。
● 完全充满额窦。

Castelnuovo 团队与 Bignami 团队建议：内镜下切除的限制包括累及眼眶和颅内，骨瘤横向延伸突破纸样板的垂直线，额窦前壁和后壁的侵蚀以及额窦前后壁的直径小于 10mm[16,45]。

内镜手术的快速发展让许多外科医生对这些观点提出了挑战。在 Chiu 等的分类系统发表仅 1 年后，Dubin 和 Kuhn 发表了他们内镜下成功切除了 5 个 III 级骨瘤的报道——包括附着在额窦最前部或延伸到纸样板平面外侧面的骨瘤。在这篇文章中，骨瓣成形术仅被推荐用于切除垂直延伸超出额窦 2cm 或完全占据额窦的肿瘤。

2009 年，Seiberling 等报告了他们对 23 例不同大小额窦骨瘤患者进行内镜治疗的结果，其中包括 8 例 IV 级骨瘤患者和 6 例 III 级骨瘤患者。全部患者中的 15 例（包括所有 III 级和 IV 级骨瘤）接受了 Draf III 手术。在 8 例 IV 级（占据整个额窦）肿瘤患者中，有 4 例患者因术者考虑硬脑膜穿孔风险高而有部分额窦后壁肿瘤残留；有 2 例患者需要进行二次手术才能完全切除肿瘤；一例患者因存在广泛眼眶累及，使用了外眼睑成形术切口；还有一例患者使用了扩大环形切口。

2010 年，Ledderose 等提出，在精心挑选的个别病例中，可以通过鼻内径路切除 III 级甚至 IV 级骨瘤[46]。他们描述了 8 例骨瘤内镜下切除，其中 3 例为根据 Chiu 等提出的标准被分在内镜下不可切除组，具体来说，两个 III 级肿瘤通过 Draf IIb 术式切除，一个 IV 级肿瘤通过 Draf III 术式切除[44]。

2011 年，Gil-Carcedo 等[47]认为额窦骨瘤边常是 CT 检查时偶然被发现的，并且尚未建立是否需要手术的明确标准，因此他们提出了基于发现骨瘤时的 CT 表现以及患者的临床症状的修订骨瘤分类。

我们现在知道的是，正如内镜手术展现出与鼻外经路相等的手术效果，内镜手术（多个中心完成重复）已经打破以前认为"肿瘤无法切除"的传统观念。

2012 年 Turri-Zanoni 等[48] 报道了 60 例接受手术治疗的额筛骨骨瘤病例，其中病变累及额窦远外侧 23 例，眶部 6 例[48]。在 31 例患者中行单纯内镜手术，而在 25 例患者中使用了联合手术。仅有 4 例患者需要行单纯鼻外径路。除 2 例患者外，所有患者均实现了病变完全切除，这再次支持了骨瘤的大小、额窦中骨瘤的横向延伸超出纸样板以及眶内受累不再是经鼻内镜切除术的绝对禁忌证。

我们提出，内镜下决定骨瘤可切除性的不是骨瘤的前后径或横向延伸范围，而是眶间距、额嘴前后径和额窦横向高度之间的关系。下面是我们在内镜下径路骨瘤切除的经验整理（▶表 27.2）[50]：

● 外侧范围：利用 Draf Ⅲ 术式和弯曲钻头提供的宽通道，可以进入远超过眶内壁的外侧眶上嵴。我们认为包括纸样板平面及其外侧延伸 2cm 并非手术切除的极限范围，而是肿瘤横向累及范围与眶间距离的比率。在去除鼻中隔上部和磨开额嘴之后，进入额窦外侧的主要限制为眶壁。在眶间距相对较大的患者中，可以获得较为宽阔的外侧通道，而对于狭窄的鼻腔入口则相反，然而这种情况下经外侧进入额窦底部（眶顶）可能会受到限制[49]。

● 附着于额窦后、额上壁、额上 2cm 以上的大肿瘤：同样，上延至额后板的肿瘤——或与额窦完全混浊有关——也可内镜下切除。切除此类肿瘤的过程一般都很耗时，而且磨削效率不高，还需要更换钻头。未来研制出更牢固、更高速的弯钻头有助于切除此类较大的外侧骨瘤。

● 眼眶受累：眼眶受累本身并不是鼻内径路的禁忌证，但是如果肿瘤向前方扩展，则可能需要额外的切口[15]。较之眼眶受累，前壁（鼻泪管前）受累更需要行鼻外切口。在大多数情况下可行结膜前切口，且对外观没有影响。

● 颅内受累：有限的颅内受累仍可考虑使用内镜。随着内镜治疗颅内、硬膜内肿瘤的进展，后壁、颅内受累并不是应用内镜的禁忌证，但应与经过内镜训练的神经外科医生联合进行切除。

● 前壁受累：经长时间观察，前壁受累不适宜行鼻内径路手术。内镜下通常无法切除前额板受累的肿瘤，而相关的骨缺损和畸形需要行外部重建（▶表 27.3）。

表 27.3　不同研究中内镜径路的禁忌证

解剖限制	Schick 等[41]	Chiu 等[44]	Dubin 和 Kuhn[32]	Bignami 等[45]	Casteln-uovo 等[14]	Seiber-ling 等[15]	Ledder-ose 等[46]	Turri-Zanoni 等[48]	Georga-las 等[50]
前额板附着		是		是				否	是（当病变很大或附着位置较高时）
后额板附着				是		否（可能残留病灶）		否（可能残留病灶）	否
额窦上区域附着		是				否	否		否
额窦直径 < 1cm	是			是	是				相对的
额窦向上延伸 > 2cm			是			否	否		否

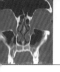

表 27.3（续）

解剖限制	Schick等[41]	Chiu等[44]	Dubin和Kuhn[32]	Bignami等[45]	Casteln-uovo等[14]	Seiber-ling等[15]	Ledder-ose等[46]	Turri-Zanoni等[48]	Georga-las等[50]
纸样板矢状面外侧	是			是	是	否	否	否	否
眼眶外侧2cm						否	否	否	否
前壁破坏	是			是	是				是
额隐窝完全阻塞		是				否	否	否	否
额窦完全混浊		是				否			否
颅内延伸/后壁破坏	是			是	是				否
向前延伸挤压鼻泪管									是
（明显）眼眶受累	是			是		否（可能需要额外的切口）		否	否

27.6 总 结

内镜径路的优点包括解剖结构可视化、无瘢痕、创伤较小、可降低术后复发率、保留生理性黏液纤毛引流、出血少和住院时间短。然而，内镜手术中潜在的术中并发症（大量出血、颅内并发症、脑脊液漏）的处理更加困难，并且需要投入大量的时间（对于大型骨瘤，远远超过鼻外切口）和使用高度复杂的手术器械。

内镜切除骨瘤应谨慎开展，手术医生需要在包括 Draf III 鼻窦切开术在内的所有额窦径路方面拥有丰富的经验，并具备完备的鼻内镜磨钻等器械。虽然颞骨解剖是大多数住院医生项目课程的一部分，但是利用磨钻解剖前颅底等类似的技能培训并非必需，且在培训期间很少有机会参与此类培训。随着鼻内镜手术的成熟，我们期望此类手术所需的技术能得到更广泛的分享。新一代外科医生将继续推进内镜手术的

发展，希望今天"前沿"的鼻内镜手术能成为明天的标准术式。

27.7 病例展示

27.7.1 病例 1

一位 69 岁的女性患者，患左额头痛和相关的左眼眶蜂窝织炎反复发作 10 余年。因左额筛骨骨瘤，阻塞了左侧额隐窝，并发左侧额叶黏液囊肿。1995 年，另一家医疗机构试图通过 Lynch 方法切除肿瘤，结果导致了残留骨瘤显著地持续增长。CT 显示骨瘤最大直径为 2.3cm，且完全阻塞了左侧额隐窝（▶ 图 27.8a、b）。我们采用了 Draf III 术式，并使用 70° 高速磨钻去除骨瘤。去除骨瘤后轻轻去除附着在颅底的所有残余物。掀起一个外侧皮瓣，然后放置在额窦新口上以防止狭窄（▶ 图 27.9）。术后鼻窦 CT 显示骨瘤完全切除（▶ 图 27.10）。

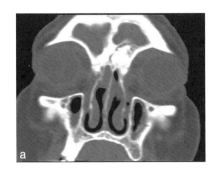
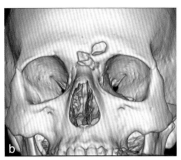

图 27.8 （a）鼻窦冠状位 CT：显示此前开放径路后残存的额筛骨瘤。（b）前额板重建，此前其他医院尝试通过 Lynch-Howarth 径路切除

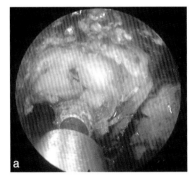
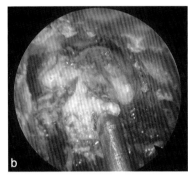
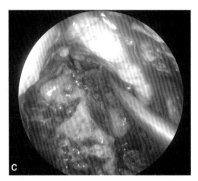

图 27.9 （a）使用 70° 高速磨钻去除骨瘤。（b）从前颅底去除最后残余的骨瘤。（c）在 Draf Ⅲ 手术的新开口上放置外侧皮瓣

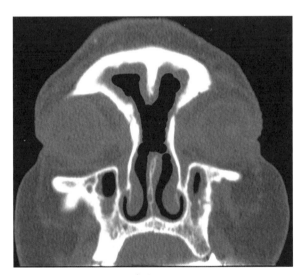

图 27.10 切除骨瘤后的鼻窦冠状位 CT

图 27.11 鼻窦冠状位 CT 显示巨大的额窦骨瘤，伴有额窦后壁及眶顶外侧受累

27.7.2 病例 2

一位 50 岁的女性患者，左前额疼痛 6 年，既往患有慢性鼻窦炎伴鼻息肉（CRSwNP）。鼻窦 CT 证实左侧额窦存在生长性骨瘤，额窦前壁、后壁及眶顶均受累（▶ 图 27.11）。由于骨瘤附着在眶顶和额窦后上方，因此采取了骨瓣成形径路将其移除（▶ 图 27.12a、b）。

虽然额窦后壁受累，但没有出现硬脑膜撕裂或脑脊液漏。术后鼻窦 CT 显示骨瘤完全切除（▶ 图 27.13）。

27.7.3 病例 3

一位 40 岁的男性患者，左前额疼痛 2 年，伴急性额窦炎间歇性发作史。鼻窦 CT 显示骨瘤占据左侧额窦 50% 以上，侵及眶顶及额窦后

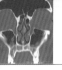

壁（▶图 27.14a）。采取 Draf Ⅲ 术式切除骨瘤。由于肿瘤阻塞了左侧额窦，因此选择了鼻外径路（▶图 27.14b）。较宽的眶间距及额窦新开口的前后距为完整切除骨瘤（▶视频 27.1，▶图 27.14c、d）提供了良好的视野及操作空间。

27.7.4 病例 4

一位 35 岁的男性患者，有直径超过 4cm 的巨大额窦骨瘤同时占据双侧额窦，累及左侧眶中线外并附着于额窦后壁（▶图 27.15a）。良好的额隐窝解剖（宽眶间及前后距）使得经 Draf Ⅲ 径路（▶图 27.15b、c；▶视频 27.2）内镜下完全切除成为可能。

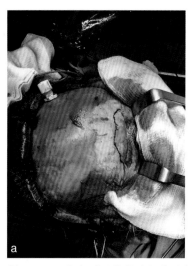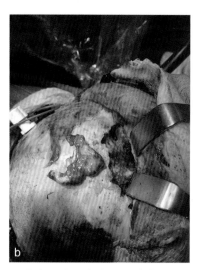

图 27.12 （a）利用导航进行骨瓣成形径路的规划。（b）切除骨瘤

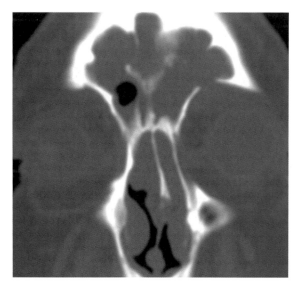

图 27.13 术后鼻窦 CT

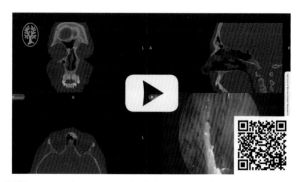

视频 27.1 病例 3 的额窦骨瘤 Draf Ⅲ 手术

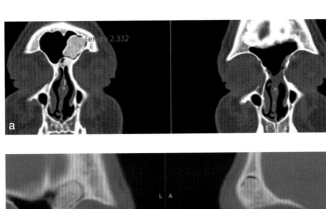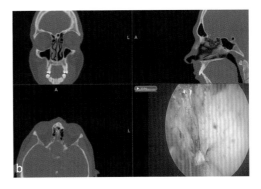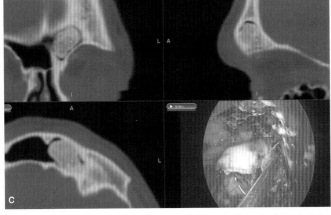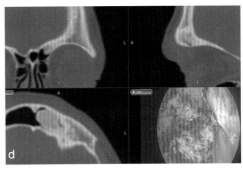

图27.14 （a）术前及术后鼻窦CT，内镜下完整切除侵及眶顶外侧和后额板的额窦骨瘤。（b）术中神经导航图像显示筛前动脉间隔支神经血管束、筛神经及指向前颅底的血管（由外至内的Draf Ⅲ术式）。（c）术中影像导航图像，切除眶上隐窝附着的骨瘤最后部分。（d）完全切除后的术中神经导航图像——注意进入额窦/眶上隐窝的外侧延伸

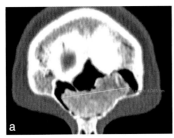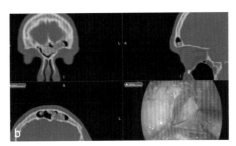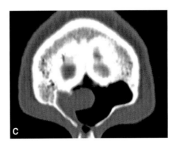

图27.15 （a）术前鼻窦CT显示直径4cm的巨大额窦骨瘤，占据双侧额窦，累及左眼眶中线外并附着于眼眶后前壁和上壁。（b）进行Draf Ⅲ手术，磨钻显露骨瘤并从侧方及后方的附着处轻柔地成片取出。（c）术后鼻窦CT确认骨瘤完全切除

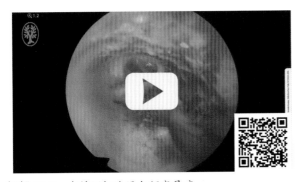

视频27.2 内镜下切除巨大额窦骨瘤

（陈 删 译）

参考文献

[1] Earwaker J. Paranasal sinus osteomas: a review of 46 cases. Skeletal Radiol, 1993, 22(6):417–423.

[2] Erdogan N, Demir U, Songu M, et al. A prospective study of paranasal sinus osteomas in 1,889 cases: changing patterns of localization. Laryngoscope, 2009, 119(12):2355–2359.

[3] McHugh JB, Mukherji SK, Lucas DR. Sino-orbital osteoma: a clinicopathologic study of 45 surgically treated cases with emphasis on tumors with osteoblastoma-like features. Arch Pathol Lab Med, 2009, 133(10):1587–1593.

[4] Gómez García EB, Knoers NVAM. Gardner's syndrome (familial adenomatous polyposis): a cilia-related disorder. Lancet Oncol, 2009, 10(7):727–735.

[5] Alexander AAZ, Patel AA, Odland R. Paranasal sinus osteomas and Gardner's syndrome. Ann Otol Rhinol Laryngol, 2007, 116(9):658–662.

[6] Eller R, Sillers M. Common fibro-osseous lesions of the paranasal sinuses. Otolaryngol Clin North Am, 2006, 39(3):585–600, x.

[7] Hallberg OE, Begley JW, Jr. Origin and treatment of osteomas of the paranasal sinuses. Arch Otolaryngol, 1950, 51(5):750–760.

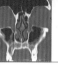

[8] Cutilli BJ, Quinn PD. Traumatically induced peripheral osteoma. Report of a case. Oral Surg Oral Med Oral Pathol, 1992, 73(6):667–669.

[9] Nielsen GP, Rosenberg AE. Update on bone forming tumors of the head and neck. Head Neck Pathol, 2007, 1(1):87–93.

[10] Fu YS, Perzin KH. Non-epithelial tumors of the nasal cavity, paranasal sinuses, and nasopharynx. A clinicopathologic study. II. Osseous and fibro-osseous lesions, including osteoma, fibrous dysplasia, ossifying fibroma, osteoblastoma, giant cell tumor, and osteosarcoma. Cancer, 1974, 33(5):1289–1305.

[11] Koivunen P, Löppönen H, Fors AP, et al. The growth rate of osteomas of the paranasal sinuses. Clin Otolaryngol Allied Sci, 1997, 22(2):111–114.

[12] Larrea-Oyarbide N, Valmaseda-Castellón E, Berini-Aytés L, et al. Osteomas of the craniofacial region. Review of 106 cases. J Oral Pathol Med, 2008, 37(1):38–42.

[13] Eckel W, Palm D. Statistical and roentgenological studies on some problems of osteoma of the paranasal sinuses. Arch Ohren Nasen Kehlkopfheilkd, 1959, 174:440–457.

[14] Schick B, Steigerwald C, el Rahman el Tahan A, et al. The role of endonasal surgery in the management of frontoethmoidal osteomas. Rhinology, 2001, 39(2):66–70.

[15] Seiberling K, Floreani S, Robinson S, et al. Endoscopic management of frontal sinus osteomas revisited. Am J Rhinol Allergy, 2009, 23(3):331–336.

[16] Castelnuovo P, Valentini V, Giovannetti F, et al. Osteomas of the maxillafacial district: endoscopic surgery versus open surgery. J Craniofac Surg, 2008, 19(6):1446–1452.

[17] Baykul T, Heybeli N, Oyar O, et al. Multiple huge osteomas of the mandible causing disfigurement related with Gardner's syndrome: case report. Auris Nasus Larynx, 2003, 30(4):447–451.

[18] Ata N, Tezer MS, Koç E, et al. Large frontoorbital osteoma causing ptosis. J Craniofac Surg, 2017, 28(1):e17–e18.

[19] Tsai CJ, Ho CY, Lin CZ. A huge osteoma of paranasal sinuses with intraorbital extension presenting as diplopia. J Chin Med Assoc, 2003, 66(7):433–435

[20] Gerbrandy SJF, Saeed P, Fokkens WJ. Endoscopic and transfornix removal of a giant orbital-ethmoidal osteoma. Orbit, 2007, 26(4):299–301.

[21] Rawe SE, VanGilder JC. Surgical removal of orbital osteoma, case report. J Neurosurg, 1976, 44(2):233–236.

[22] Osma U, Yaldiz M, Tekin M, et al. Giant ethmoid osteoma with orbital extension presenting with epiphora. Rhinology, 2003, 41 (2):122–124.

[23] Lin CJ, Lin YS, Kang BH. Middle turbinate osteoma presenting with ipsilateral facial pain, epiphora, and nasal obstruction. Otolaryngol Head Neck Surg, 2003, 128(2):282–283.

[24] Mansour AM, Salti H, Uwaydat S, et al. Ethmoid sinus osteoma presenting as epiphora and orbital cellulitis: case report and literature review. Surv Ophthalmol, 1999, 43(5):413–426.

[25] Naraghi M, Kashfi A. Endonasal endoscopic resection of ethmoidoorbital osteoma compressing the optic nerve. Am J Otolaryngol, 2003, 24(6):408–412.

[26] Shady JA, Bland LI, Kazee AM, et al. Osteoma of the frontoethmoidal sinus with secondary brain abscess and intracranial mucocele: case report. Neurosurgery, 1994, 34(5):920–923, discussion 923.

[27] Nabeshima K, Marutsuka K, Shimao Y, et al. Osteoma of the frontal sinus complicated by intracranial mucocele. Pathol Int, 2003, 53(4):227–230.

[28] Summers LE, Mascott CR, Tompkins JR, et al. Frontal sinus osteoma associated with cerebral abscess formation: a case report. Surg Neurol, 2001, 55(4):235–239.

[29] Park MC, Goldman MA, Donahue JE, et al. Endonasal ethmoidectomy and bifrontal craniotomy with craniofacial approach for resection of frontoethmoidal osteoma causing tension pneumocephalus. Skull Base, 2008, 18(1):67–72.

[30] Smith ME, Calcaterra TC. Frontal sinus osteoma. Ann Otol Rhinol Laryngol, 1989, 98(11):896–900.

[31] Savić DL, Djerić DR. Indications for the surgical treatment of osteomas of the frontal and ethmoid sinuses. Clin Otolaryngol Allied Sci, 1990, 15(5):397–404.

[32] Dubin MG, Kuhn FA. Preservation of natural frontal sinus outflow in the management of frontal sinus osteomas. Otolaryngol Head Neck Surg, 2006, 134(1):18–24.

[33] Neel HB, III, McDonald TJ, Facer GW. Modified Lynch procedure for chronic frontal sinus diseases: rationale, technique, and long-term results. Laryngoscope, 1987, 97(11):1274–1279.

[34] Goodale RL, Montgomery WW. Experiences with the osteoplastic anterior wall approach to the frontal sinus; case histories and recommendations. AMA Arch Otolaryngol, 1958, 68(3):271–283.

[35] Weber R, Draf W, Kratzsch B, et al. Modern concepts of frontal sinus surgery. Laryngoscope, 2001, 111(1):137–146.

[36] Busch RF. Frontal sinus osteoma: complete removal via endoscopic sinus surgery and frontal sinus trephination. Am J Rhinol Allergy, 1992, 6(4):139–143.

[37] Menezes CA, Davidson TM. Endoscopic resection of a sphenoethmoid osteoma: a case report. Ear Nose Throat J, 1994, 73(8):598–600.

[38] Draf W, Weber R. Endonasal micro-endoscopic pansinusoperation in chronic sinusitis. I. Indications and operation technique. Am J Otolaryngol, 1993, 14(6):394–398.

[39] Choudhury N, Hariri A, Saleh H. Extended applications of the endoscopic modified Lothrop procedure. J Laryngol Otol, 2016, 130 (9):827–832.

[40] Gross WE, Gross CW, Becker D, et al. Modified transnasal endoscopic Lothrop procedure as an alternative to frontal sinus obliteration. Otolaryngol Head Neck Surg, 1995, 113(4):427–434.

[41] Metson R, Gliklich RE. Clinical outcome of endoscopic surgery for frontal sinusitis. Arch Otolaryngol Head Neck Surg, 1998, 124(10):1090–1096.

[42] Kikawada T, Fujigaki M, Kikura M, et al. Extended endoscopic frontal sinus surgery to interrupted nasofrontal communication caused by scarring of the anterior ethmoid: long-term results. Arch Otolaryngol Head Neck Surg, 1999, 125(1):92–96.

[43] Draf W. Endonasal micro-endoscopic frontal sinus surgery:

the Fulda concept. Oper Tech Otolaryngol Head Neck Surg, 1991, 2:234–240.

[44] Chiu AG, Schipor I, Cohen NA, et al. Surgical decisions in the management of frontal sinus osteomas. Am J Rhinol, 2005, 19(2):191–197.

[45] Bignami M, Dallan I, Terranova P, et al. Frontal sinus osteomas: the window of endonasal endoscopic approach. Rhinology, 2007, 45(4):315–320.

[46] Ledderose GJ, Betz CS, Stelter K, et al. Surgical management of osteomas of the frontal recess and sinus: extending the limits of the endoscopic approach. Eur Arch Otorhinolaryngol, 2011, 268(4):525–532.

[47] Gil-Carcedo LM, Gil-Carcedo ES, Vallejo LA, et al. Frontal osteomas: standardising therapeutic indications. J Laryngol

Otol, 2011, 125(10):1020–1027.

[48] Turri-Zanoni M, Dallan I, Terranova P, et al. Frontoethmoidal and intraorbital osteomas: exploring the limits of the endoscopic approach. Arch Otolaryngol Head Neck Surg, 2012, 138(5):498–504.

[49] Timperley DG, Banks C, Robinson D, et al. Lateral frontal sinus access in endoscopic skull-base surgery. Int Forum Allergy Rhinol, 2011, 1(4):290–295.

[50] Georgalas C, Goudakos J, Fokkens WJ. Osteoma of the skull base and sinuses. Otolaryngol Clin North Am, 2011, 44(4):875–890, vii.

[51] Gerber, P. H. : Les Osteomes du Sinus Frontal. Arch. Int. de LaryngolOtol.-Rhin., 23:17, 1907Frontoethmoidal Osteomas 204.

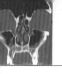

28　额窦内翻性乳头状瘤

Paolo Battaglia, Apostolos Karligkiotis, Giacomo Pietrobon, Paolo Castelnuovo, Mario Turri-Zanoni

摘　要

　　内翻性乳头状瘤（inverted papilloma，IP）是最常见的鼻窦良性肿瘤，16.6%~19% 的病例可能累及额窦。虽然肿瘤可能累及额窦，但在大多数情况下其起源于额隐窝或筛窦，继而累及额窦。术前鼻内镜检查、CT 和增强 MRI 对于诊断和制订适当的治疗计划至关重要。正确处理额窦内翻乳头状瘤的手术策略必须根据肿瘤的累及范围和并发症进行调整，可能包括内镜鼻内径路和不同种类的鼻外径路手术，如内镜下额窦环钻术、骨瓣成形术和经上眼睑入路眼眶手术。内镜下鼻内径路能够在绝大多数病例中实现额窦内翻性乳头状瘤的完全切除，并发症发生率及复发率低。常用于额窦切开的术式为 Draf Ⅱa、Ⅱb 和Ⅲ。最近已经开发出了内镜下眼眶移位技术，可以扩大经鼻径路处理额窦的范围。本章详细分析了每种手术技术的适应证、禁忌证、并发症发生率和预后。

关键词　内翻性乳头状瘤；额窦；内镜下额窦切开术；骨瓣成形

28.1 流行病学和病因学

　　内翻性乳头状瘤 （IP） 是最常见的鼻窦良性肿瘤，约占鼻窦肿瘤的 0.5%~4%。它起源于鼻窦的施耐德膜（Schneiderian mucosa），通常以内翻形式生长至下面的基质层中。这种特征使其与其他施耐德膜乳头状瘤不同，包括嗜酸性、外生性或真菌性，而这几种病理类型可能同时存在。最常见的起源部位是筛窦（48%），其次是上颌窦（28%）、蝶窦（7.5%）、额窦（2.5%）和鼻中隔（2.5%）[1]。

　　综上所述，额窦内翻性乳头状瘤较为罕见。肿瘤可起源于额窦黏膜，也可以自其他部位侵及，最常见于前筛。肿瘤也可能仅在额窦内生长，而不浸润其黏膜层。最近的病例系列报道了 16.6%~19% 的病例累及额窦（► 表 28.1）。

　　然而，这些数据因与我们在定义内翻性乳头状瘤累及额窦时考虑的标准不同而有异质性。在这方面，病变累及额隐窝是否归为额窦尚有争议。尽管它严格意义上属于筛窦结构，部分人认为它是额窦的一部分，其他人则更倾向于仅纳入那些在额窦内影响至少一个窦壁的肿瘤。理论上讲，额窦的所有壁都可能受到肿瘤的影响，病变的根蒂部可能藏于其中。类似于内翻性乳头状瘤在其他部位发生时的表现，额窦骨壁可能存在骨质改变，例如骨炎和（或）骨刺，成骨和（或）侵蚀。此外，肿瘤自鼻窦长出或长入鼻窦可扩大额窦引流通道，从而实现鼻窦的自然扩大开放。此外还存在额窦广泛受累或多个生发中心的情况。在最近的一篇综述中，在 16.3% 的病例中发现了额窦内翻性乳头状瘤两侧生长[2]。同一项研究报告称，4.1% 的病例与鳞状细胞癌（squamous cell carcinoma，SCC）相关，因此证实额窦内翻性乳头状瘤也不例外，也存在恶变可能。

　　到目前为止，尚未明确内翻性乳头状瘤的具体病因，尽管有令人信服的证据表明人乳头瘤病毒（human papillomavirus，HPV）作为基因修饰因子与肿瘤发生存在因果关系，其机制可能类似于宫颈肿瘤，但仍没有确切结论[3]。另一个可能的风险因素是香烟烟雾[4]，但目前的证据仍然有限。Roh 等最近的研究报告显示，吸烟史与内翻性乳头状瘤复发有关，但因评估的患者总数太少，无法得出明确的结论[5]。目前有关内翻性乳头状瘤病因学的文献均是从疾病本身整体思考，而并没有具体至发病部位。由于涉及额窦的病例很少，未来不太可能获得任何新的突破性结论。

　　已经有人提出了不同的分级系统来对内翻性乳头状瘤的范围进行分类。Cannady 等将鼻窦内翻性乳头状瘤分为以下三组：A 组，局限于鼻腔、筛窦和上颌窦内侧；B 组，上颌窦、蝶窦或额窦受累；C 组，累及鼻窦外[6]。根据该分类系统，额窦内翻性乳头状瘤归入 B 组中。另一个

表 28.1　手术治疗额窦内翻性乳头状瘤的英文文献回顾

作者	年份	病例数（例）	额窦受累病例数（例）	手术方式	结果	复发例数	修正术式	随访状态	随访时长（月）
Adriansen[27]	2015	20	20	内镜下鼻内径路（EE）	100%完全切除（CR）	2	内镜下鼻内径路	100%无复发表现（NED）	42
Ungari[28]	2015	35	额窦（FS）5例 额筛区（FE）13例	骨瓣成形（OPF）术	100%完全切除	2	骨瓣成形术	100%无复发表现	>12
Pagella[29]	2014	73	额窦 2例 额筛区（FE）8例	内镜下鼻内径路	100%完全切除	0	不适用	100%无复发表现	58
Sciarretta[9]	2014	110	额隐窝（FR）7例 额窦 4例	内镜下鼻内径路	100%完全切除	额隐窝 1例，额窦 1例	内镜下鼻内径路 1例（额隐窝），骨瓣成形术 1例（额窦）	100%无复发表现	56.7
Kim[30]	2012	578	22例原发	内镜下鼻内径路 10例，联合径路 8例，鼻外径路 4例	100%完全切除	6	未知	未知	41
			89例累及	内镜下鼻内径路 59例，联合径路 20例，鼻外径路 10例		24			
Gotlib[31]	2012	2	2	内镜下鼻内径路	100%完全切除	未知	未知	50%无复发表现，50%未知	12
Walgama[2]	2012	49	49	内镜下鼻内径路 31例，骨瓣成形术 13例，内镜下额窦磨削（EFT）10例	100%完全切除	11	内镜下鼻内径路 8例，骨瓣成形术 2例，内镜下额窦磨削 1例	100%无复发表现	27
Lian[32]	2012	26	1	内镜下鼻内径路	100%完全切除	未知	未知	100%无复发表现	28.2
Kamel[33]	2012	119	6	内镜下鼻内径路	100%完全切除	0	不适用（NA）	100%无复发表现	27
Bathma[34]	2011	13	额隐窝 4例	内镜下鼻内径路	100%完全切除	2[a]	内镜下鼻内径路	100%无复发表现	40
Lombardi[8]	2011	212	11	内镜下鼻内径路	100%完全切除	2	内镜下鼻内径路 1例，骨瓣成形术 1例	100%无复发表现	53.8

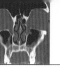

表 28.1（续）

作者	年份	病例数（例）	额窦受累病例数（例）	手术方式	结果	复发例数	修正术式	随访状态	随访时长（月）
Dragonetti[35]	2011	84	额窦 3 例 额隐窝 5 例	内镜下鼻内径路 6 例，骨瓣成形术 2 例	100% 完全切除	额隐窝 1 例	骨瓣成形术 1 例	100% 无复发表现	39.5
Gras-Cabrerizo[36]	2010	79	8 例累及额隐窝	内镜下鼻内径路 5 例，鼻外径路 3 例	100% 完全切除	未知	未知	未知	>12
Sham[37]	2009	56	3	内镜下鼻内径路 5 例，鼻外额窦切开术（ExFS）1 例 b	100% 完全切除	3	鼻外额窦切开术 2 例，鼻外额窦切开术 +Lothrop 手术 1 例	89% 无复发表现 11% 死于其他原因（DOC）	84
Yoon[38]	2009	18	18	骨瓣成形术 2 例，内镜下额窦磨削 5 例	100% 完全切除	4	内镜下鼻内径路 3 例，内镜下额窦磨削 1 例	100% 无复发表现	36.6
Eweiss[39]	2009	4	4	内镜下鼻内径路	100% 完全切除	1	骨瓣成形术	100% 无复发表现	未知
Landsberg[40]	2008	30	2	骨瓣成形术 2 例，内镜下鼻内径路	50%完全切除，50% 部分切除（PR）	1 例未缓解	不适用	50% 无复发表现，50% 带病生存（AWD）	40
Mackle[41]	2008	55	1	骨瓣成形	100% 完全切除	未知	未知	未知	>36
Zhang[42]	2008	9	9c	内镜下鼻内径路 4 例	100% 完全切除	0	不适用	100% 无复发表现	15.1
Sautter[43]	2007	5	5	内镜下额窦磨削 1 例	100% 完全切除	0	不适用	100% 无复发表现	16.8
Mortuaire[44]	2007	65	3	未知	100% 完全切除	1	鼻外径路（鼻侧切开术）	未知	28
Wood-Worth[11]	2007	110	额窦 9 例 额隐窝 10 例	内镜下鼻内径路 10 例，骨瓣成形术 5 例，内镜下额窦磨削 2 例，内镜下鼻内径路 +Lynch 手术 2 例	100% 完全切除	8	内镜下鼻内径路 5 例，内镜下鼻内径路 + 骨瓣成形术 1 例，内镜下额窦磨削 1 例，内镜下鼻内径路 +Lynch 手术 1 例	100% 无复发表现	40
Minovi[45]	2006	87	13	内镜下鼻内径路 4 例，骨瓣成形术 9 例	100% 完全切除	未知	未知	100% 无复发表现	74

表 28.1（续）

作者	年份	病例数（例）	额窦受累病例数（例）	手术方式	结果	复发例数	修正术式	随访状态	随访时长（月）
Katori[46]	2005	39	2例原发，8例受累	包括内镜下鼻内和鼻外径路	100%完全切除	5[d]	包括内镜下鼻内径路和鼻外径路	未知	35
Dubin[17]	2005	18	6	内镜下鼻内径路2例，骨瓣成形术1例，内镜下鼻内径路+分期骨瓣成形术3例	67%完全切除，33%部分切除	3[e]	内镜下鼻内径路2例，骨瓣成形术1例	83%无复发表现 17%死于其他原因	13.3
Jameson[47]	2005	18	额窦1例，额隐窝1例	内镜下鼻内径路1例，骨瓣成形术1例	100%完全切除	0	不适用	100%无复发表现	29
Wolfe[48]	2004	50	额窦3例，额隐窝2例	内镜下鼻内径路1例，骨瓣成形术1例，Lynch手术1例	100%完全切除	0	不适用	100%无复发表现	31.1

a 两次复发发生在同一患者身上；b 通过眉弓切口实现额窦外切开术；c 额窦和额隐窝一并考忠；d 首次额窦复发最初仅累及筛窦，2例患者经内镜和鼻外径路后各复发两次（未进一步说明）；e 3例中有2例实际上持续存在；由于内镜下手术疑似切除不物底而进行了分期骨瓣成形术，后经病理学证实

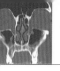

临床使用的主要的分期系统是由 Krouse 在 2000 年提出的 [7]，可以概述为：Ⅰ期疾病是仅限于鼻腔；Ⅱ期为累及筛窦和上颌窦的内侧或上部；Ⅲ期为延伸到上颌窦的外侧/下方或进入额窦和蝶窦；Ⅳ期为鼻窦外的恶变或肿瘤扩散。根据 Krouse 的说法，除非额窦内翻性乳头状瘤恶变为更高的级别（T4期），否则通常认定为 T3期。

28.2 临床表现和检查

内翻性乳头状瘤可以有几种不同的临床表现，类似于其他鼻窦肿瘤，而即使在完全无症状的患者中也可以在无意中发现。在不同的病例研究中最常见的症状是鼻塞（45%~94%），通常为单侧，其次是嗅觉减退（3%~18.7%）、流涕（12.3%~18.2%）、头痛或面部疼痛（1.8%~17%）、鼻出血（5%~11%）和溢泪（1%~6%）[8-11]。在额窦乳头状瘤病例中，鼻塞仍然是最常见的主诉（69%），头痛是第二常见的症状（7%~31%）。当出现更严重的症状时，如视力下降、眼球运动障碍和剧烈疼痛甚至神经系统体征，需要警惕病灶已经恶变的可能。尽管如此，恶变仍属偶发。

作为常规流程，需对内翻性乳头状瘤患者进行鼻腔、眼、口腔和面部容貌的详细检查。目前认为鼻内镜检查是评估鼻窦和颅底病变的必要初步检查。对鼻腔、鼻咽和颅底的内镜探查可以发现这些区域中的组织异常或病变。在一些情况下，病变阻塞中鼻道并可能脱垂至鼻腔，此时病变易于发现。在其他情况下，除非内翻性乳头状瘤广泛累及筛窦和额窦，否则鼻内镜下难以发现病变。因此，影像学检查是必不可少的，包括 CT 和增强 MRI。这两项检查提供的信息需要整合，以便精确评估病变的部位、大小和范围，并获得可能影响手术的解剖学信息（如鼻中隔骨棘、泡状中甲、额隐窝开口形状、额窦气化程度和是否存在额泡气房）。虽然明确诊断需要活检和病理检查，但内翻性乳头状瘤在 CT 和 MRI 上都表现出独有的特征。内翻性乳头状瘤下方骨质呈骨炎表现，尤其常见于生发部位 [12]。在大部分病例中，局灶性骨质增生/新骨生成并呈锥形增厚可预测内翻性乳头状瘤的附着部位（▶ 图 28.1）[13]。相反，骨质全层侵蚀或破坏不是内翻性乳头状瘤的典型特征，而很可能是恶变表现。

MRI 作为 CT 的补充是必需的，CT 无法区分病变与炎症或液体潴留。在 T1 和 T2 MRI 中，内翻性乳头状瘤表现为典型的柱状或脑回征，而恶性肿瘤不显示，可以此进行鉴别诊断（▶ 图 28.2）[14]。

影像学检查应始终先于鼻窦肿瘤活检，因为在手术之前必须排除脑膜脑膨出或高度血管化病变。在适当的影像学评估后，活检通常在内镜下局部麻醉后进行。如果肿瘤不易暴露，但从影像学角度高度提示内翻性乳头状瘤，则对患者行全身麻醉手术，暴露肿瘤后行冰冻快检。

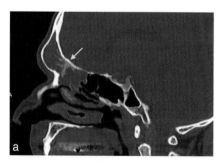
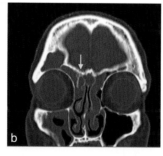
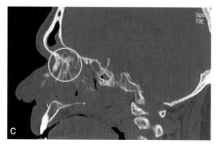
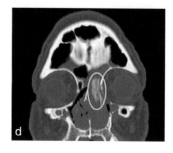

图 28.1 额窦内翻性乳头状瘤的冠状位和矢状位 CT。肿瘤蒂部深入骨质部分可见局灶性增生，例如额窦后壁（a、b；黄色箭头）或额隐窝（c、d；黄色圆圈）

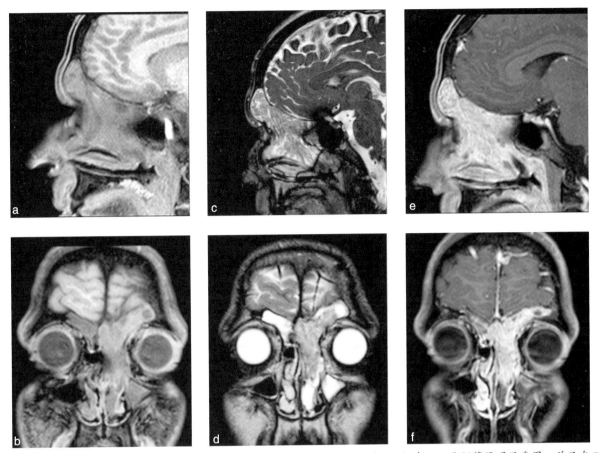

图 28.2 额窦内翻性乳头状瘤的冠状位和矢状位 MRI。在 T1 加权扫描（a、b）中，可见额筛区明显受累，并且在 T2 加权扫描（c、d）和增强 T1 加权扫描（e、f）中都可以看到典型的柱状 / 脑回征

28.3 处理方法

手术是内翻性乳头状瘤的首选治疗方法。由于局部复发倾向和恶变（伴随或继发鳞状细胞癌）的可能性，术中需要彻底切除[1]。利用"拆卸"技术，通过渐进式多层切除术去除病灶[8]。这包括先进行瘤体切除，然后进行骨膜下剥离，最后打磨肿瘤附着处骨质，以清除骨缝中可能残留的肿瘤细胞[12]。

如今，内镜下切除被认为是鼻窦内翻性乳头状瘤的标准手术治疗方法。在 Busquets 和 Hwang 最近的一篇综述中，证明内镜切除术在肿瘤根治性和复发率方面至少与颅面切除术一样成功[15]。尽管如此，关键仍是肿瘤的完全切除，鼻内镜只是一种工具，如果内镜下未能彻底处理病变，则不宜使用。在这方面，额窦受累带来了独特的挑战。当内翻性乳头状瘤累及额窦时，可以考虑内镜切除及鼻外切开，并有可能采用联合径路，具体取决于以下几个方面：

● 周围结构受累情况。
● 病变大小。
● 额窦内的肿瘤部位和生发中心数量。
● 额窦的解剖结构和气化水平（前后直径、眶间距、额内气房、额嘴投影）。

当然，外科医生的经验和可用的器械在选择最方便的术式方面起着重要作用。尽管如此，也可以归纳出一般的适应证。

内镜切除的范围从简单清理额窦引流通路（Draf Ⅰ）到通过额窦切开术（Draf Ⅱa/ Ⅱb）或改良内镜 Lothrop 手术（也称为 Draf Ⅲ）实现更宽阔的通路（▶ 图 28.3）。鼻外径路手术包括内镜下前额钻孔术（endoscopic frontal trephination，EFT）和骨瓣成形（osteoplastic flap，OPF）术，可行或不行同期额窦封闭。在特定情况下，可以将鼻内镜和传统的鼻外径路相结合，以获得更令人满意的结果。

当内翻性乳头状瘤起源于其他部位（如额

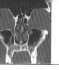

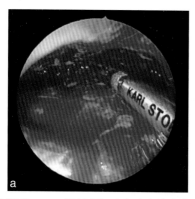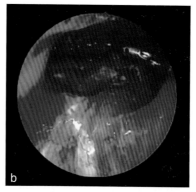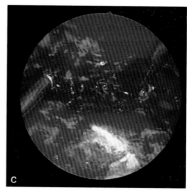

图28.3 Draf Ⅲ 额窦切开术的内镜术中视图。去除鼻中隔后1/3的骨质部分和窦间隔可以为以下器械提供更宽阔的通道：弯钻（a）或弯镊（b），同时从对侧操控器械；也可以使用多种器械，如镊子和吸引器（c）

隐窝或前筛），并且仅在额窦内生长时，内镜下切除无疑是最合适的处理方案。此外，对于鼻窦气化良好的患者，肿瘤附着于后壁或内侧前壁被认为是内镜鼻内径路的有利条件。相反，额窦前壁和（或）外侧或上方受累，特别是在气化良好的额窦中，单纯鼻内径路存在一定的挑战，应根据患者情况个性化选择手术径路。最后，内翻性乳头状瘤广泛累及鼻窦，所有骨性前壁受累和（或）侵蚀是内镜鼻内手术的禁忌证，至少需行经鼻经颅面联合径路手术[16-17]。

在最近的一篇文章中，我们概述了一系列单纯内镜下治疗额窦疾病的绝对禁忌证[18]。总结如下：

- 额窦前后径小（＜1cm）且眶距小。
- 额窦后壁被破坏伴颅内受累。
- 病变穿破前额骨板。
- 附着于远侧气化良好额窦的眶上巨大病变。
- 额窦黏膜和（或）眶上气房大量受累。
- 冰冻切片见内翻性乳头状瘤中鳞状细胞癌的组织学证据。
- 既往手术史导致大量瘢痕组织存在或创伤后额骨解剖结构改变。

基于影像结果（CT和MRI）的术前评估，通常能够制定彻底切除累及额窦内翻性乳头状瘤的手术方式。当计划通过单纯内镜鼻内径路进行手术切除时，应在手术前告知患者可能需要更改手术方式或转换为传统的鼻外径路手术。即使从一开始就计划经鼻外径路，也应始终联合内镜鼻内手术，以处理额隐窝并确保鼻窦自然开口的通畅，防止术后瘢痕组织形成或液体潴留。

最近的文献表明，鼻内镜下手术治疗起源于或累及额窦的内翻性乳头状瘤已得到普遍开展，在完全切除病灶方面可以取得良好的效果，但复发率及复发时间不尽相同。虽然大部分病例可能需要鼻外径路手术，但在条件允许的情况下，复发手术仍可应用内镜下鼻内径路（▶表28.1）。

因为内镜下前额磨削术可以让内镜和器械抵达额窦中难以接近的部分，所以得到了部分外科医生的应用。在进行磨削之前，需要对额窦进行影像学检查（如颅骨X线或CT检查）以评估鼻窦的大小和窦间隔的位置。在眶上缘的连线中线外侧1cm处做一个1~2cm的皮肤切口。到达骨骼后，使用4mm磨钻以正面打开，可以使用Kerrison咬骨钳扩大钻口，以便更好地容纳器械，也可以插入导管冲洗鼻窦并经鼻检查额窦引流通道[19]。▶表28.1总结了过去10年内镜下前额钻孔术治疗额窦内翻性乳头状瘤的结果。内镜下前额钻孔术和内镜下鼻内径路手术的联合应用始终是有必要的。

尽管骨瓣成形术的破坏性更大，但其为手术区域提供了更广泛的直视暴露。采用该术式时，不能超过额窦的边界。通常基于具有枕额视图（即Caldwell's view，柯氏位）的颅骨X线片，可在术前准备额窦骨瓣制备。或如最近所描述的，术中导航系统可用于精确描绘额窦轮廓[20]。在手术结束时，我们过去曾提出用脂肪封闭额窦[21-23]，然而，因鼻内镜手术改进、对额窦引流通道理解的加深、术后不能进行有效的内镜随访以及即使是遗留少量黏膜仍能发生黏液囊肿的可能性，所以现在建议避免额窦封闭术[11,19,24]。

值得注意的是，最近对文献的回顾未能证明任意一种手术方法在成功切除额窦内翻性乳头状瘤方面优于其他方法[2]。因此我们得出结论，外

表 28.2　额窦内翻性乳头状瘤手术的难点及解决方法

难点	技术解决方法
存在额内气房	·使用多层 CT 进行术前评估，以区分额隐窝和鼻窦气房
额窦外侧受累	·Draf Ⅱb 或Ⅲ手术 ·利用对侧鼻腔增加器械角度 ·使用弯曲和双弯曲器械 ·眶内转位技术
内翻性乳头状瘤源自额窦前壁或后壁	·术前评估眶距和额窦前后径，选择最佳手术径路
眼眶受累	·MRI 术前评估（脂肪抑制图像） ·保留眶周层以防止复视和眼球内陷 ·排除恶变（冰冻切片）
颅内受累	·MRI 术前评估（T2-FLAIR 序列） ·考虑鼻外径路方法（骨瓣成形与神经内镜方法） ·排除恶变（冰冻切片）

缩写：CT，计算机断层扫描；FLAIR，液体衰减反转恢复；MRI，磁共振成像

科医生应掌握所有不同类型的手术技术，并准备好根据术中情况更改术式，争取一次手术成功。

最近已经开发出新的内镜技术来处理包括内翻性乳头状瘤的各种额窦病变，其中眶移位技术通过去除眶纸板、烧灼筛前动脉和将眶内容物向外侧推移来处理额窦的远外侧部分[18]。其他处理额窦远外侧部分的术式包括经眶径路，通过眉弓切口进入眶顶和额窦前外侧[25]。使用这些技术可以取得满意的手术效果，且并发症少、复发率低（▶ 表 28.1）。然而，此类技术仅用于精心选择的病例以及在内镜和鼻外径路方面具有丰富经验的医疗机构。▶ 表 28.2 展示了额窦内翻性乳头状瘤手术中需要克服的难点和避免出现并发症的手术技巧与诀窍。

28.4 病例展示

28.4.1 病例 1

一位 48 岁的男性患者，因持续性左侧鼻塞和鼻出血转诊至我科。内镜检查和影像显示上颌窦和筛窦乳头状瘤病变，累及额隐窝和额窦下部。患者接受了内镜下鼻内径路 Draf Ⅱa 额窦开放引流术，并完全切除病灶。如图 28.4a~c 所示，肿瘤似乎仅自额窦生发。术中及术后均未出现并发症。经 10 年的随访患者的病变没有复发（▶ 图 28.4d）。

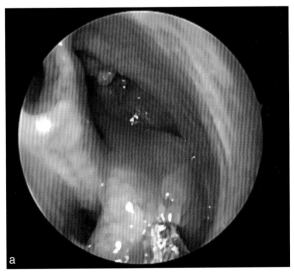
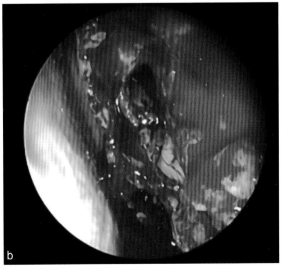

图 28.4　额窦内翻性乳头状瘤的内镜视图（病例 1 中的患者）。（a）肿瘤起源于额隐窝并阻塞左侧中鼻道。（b）完成前筛切除术后，可以看到额窦内的病变赘生物。（c）用 Blakesley 鼻钳简单剥离肿瘤即可去除内翻性乳头状瘤。（d）随访期间的术后内镜显示可探查及开口良好的额窦，没有任何复发迹象

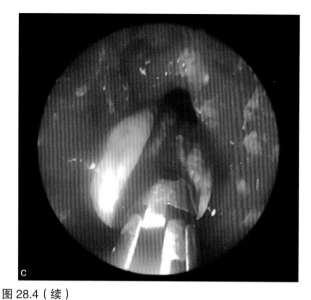

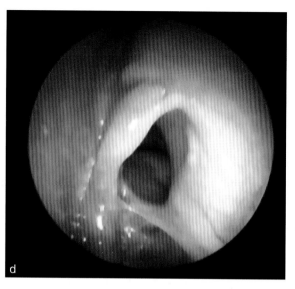

图 28.4（续）

28.4.2 病例 2

一位 58 岁的男性患者，因复发性左额筛窦内翻性乳头状瘤转诊至我科。患者主诉头疼，既往有吸烟史，因内翻性乳头状瘤已行两次内镜手术。术前 MRI 显示左侧筛窦病变，延伸至额窦（▶ 图 28.5a、b）。通过内镜鼻下全筛窦切除术和 Draf Ⅱb 额窦开放引流术完全切除肿瘤。术中及术后均无并发症发生。术后 5 年随访病变无复发（▶ 图 28.5c、d）。

28.4.3 病例 3

一位 59 岁的男性患者，左侧额窦内翻性乳头状瘤切除活检术后转诊到我科。患者主诉头痛、左侧鼻塞、流鼻涕和间断鼻出血，既往有吸烟史（12 年前戒烟）。CT 和 MRI 显示病变位于双侧额窦，并延伸至双侧筛窦和鼻腔（▶ 图 28.6）。由于肿瘤扩张范围大，拟采用内镜 – 鼻外联合径路手术。根据前述技术进行骨瓣成形术，同时行 Draf Ⅲ 额窦开放引流术。在随访期间，患者因额窦狭窄和黏液囊肿形成接受了修正手术。术后 5 年随访未发现疾病复发（▶ 图 28.7）。

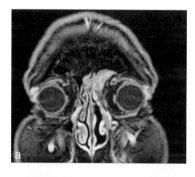

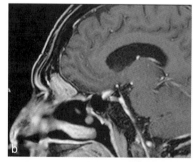

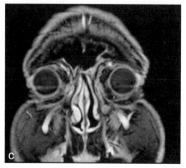

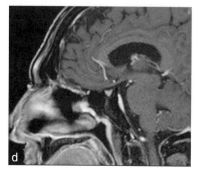

图 28.5 病例 2 患者的术前和术后 MRI。冠状位（a）和矢状位（b）增强 T1 MRI 显示左侧额隐窝和左侧额窦下半部分受累。左侧额窦切开术后（c）冠状位和（d）矢状位扫描显示没有病灶残留或复发

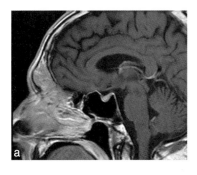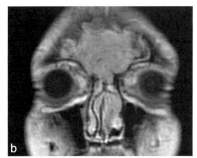

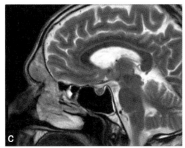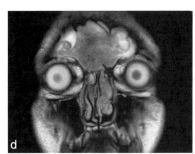

图 28.6　病例 3 患者的术前 MRI。增强 T1（a、b）和 T2 MRI（c、d）显示内翻性乳头状瘤广泛累及双侧额窦

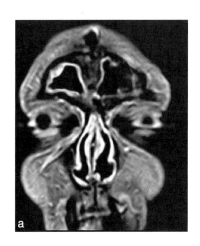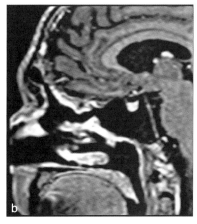

图 28.7　病例 3 患者的术后 MRI。（a）冠状位增强 T1 MRI 显示额窦右侧有轻度炎症潴留，而左侧引流通畅。（b）矢状位 MRI

28.5 并发症处理

额窦内翻性乳头状瘤手术相关的并发症及处理与其他鼻窦手术相似。内镜手术和颅面切除术的主要并发症可分为术中和术后两种，术后并发症可进一步细分为早期和晚期。▶ 表 28.3 和 ▶ 表 28.4 总结了此类手术中可能发生的最常见的并发症。

完全切除内翻性乳头状瘤需要磨除病变下方骨质，因此外科医生可能会面临一些因过度或不当使用切割钻而引起的并发症。对此笔者建议使用金刚钻头，只有在特定情况下和操作熟练时才能使用锋利的切割钻以加快手术进程。

两种径路（内镜 / 鼻外）引发医源性脑脊液漏的发生部位可能不同。在内镜手术期间，更

表 28.3　与内镜鼻内径路治疗额窦内翻性乳头状瘤相关的并发症

术中	术后	
	早期	晚期
筛前动脉（AEA）出血	脑脊液漏	额窦口狭窄
脑脊液漏	鼻窦感染	黏液囊肿
损伤眼眶内容物（肌肉和神经）和（或）泪道	眶周血肿和（或）肿胀	慢性鼻窦炎
过度磨除骨质导致鼻根塌陷（Draf Ⅲ）	脑膜炎	

可能损伤额窦后壁的下部或筛顶（如嗅裂）。相反，在鼻外径路手术过程中，如果错误地在鼻窦边界外进行截骨，可能会损伤整个后壁以

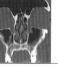

表 28.4　与鼻外径路治疗额窦内翻性乳头状瘤
相关的并发症

术中	术后	
	早期	晚期
脑脊液漏	皮肤切口感染	额窦口狭窄
骨瓣骨折	额窦皮下血肿	黏液囊肿
眶上和（或）滑车上血管出血	脑脊液漏	额骨骨炎
额神经分支损伤［眶上神经（SON）或滑车上神经（STN）］	脑膜炎	额部皮肤麻木
	鼻窦感染	额骨/眶上容貌异常

及额骨的其他部分。当患者发生脑脊液漏后须即刻进行颅底重建，修补的方式取决于暴露的部位和程度。位于额窦后壁或筛顶的小缺损可以用简单的黏膜软骨膜移植物进行修复，该移植物取自中鼻甲、中隔或鼻腔底部。伴有硬脑膜撕裂的较大骨缺损，应从患者大腿取出的阔筋膜或软骨及骨移植物行所谓的垫片修补，达到多层修复[26]。使用带蒂鼻中隔黏膜瓣甚至是游离黏膜瓣行颅底重建能够促进手术部位的愈合并防止瘢痕组织形成，同时减少术后鼻腔结痂。Draf Ⅲ型额窦开放引流术中磨开额嘴时需要特别注意。过度切除皮下骨质可能导致鼻根区域塌陷，从而导致面部畸形。在筛前动脉出血引起的眼眶血肿的情况下，应立即实施外眦切开术以降低眶内压力并保护视神经的功能。

在制备额骨瓣时，沿单一线路进行截骨很重要，这样可避免骨质硬度损失和可能的骨瓣断裂。万一骨瓣受损，可以用金属板和螺钉重新固定，甚至可以用钛网代替，根据正面缺损情况成形并用螺钉固定。在取额骨瓣时，建议保留部分眶上嵴骨，以便为下方固定螺钉留出空间，同时避免额骨瓣下侧截骨不当导致的难以矫正的面部畸形。与鼻外径路额窦手术有关的另一个可能的并发症是额神经分支的损伤。

额神经发出两个分支，较大的外侧分支即眶上神经（supraorbital nerve，SON）和较小的内侧分支即滑车上神经（supratrochlear nerve，

STN），两者都向前发出眼眶。眶上神经从眶上孔或沿额骨上缘切迹发出，伴随眶上动脉。在眶上切迹，眶上神经发出支配额窦黏膜和支配上眼睑的分支。眶上神经通常位于距中线 2.7cm 处，神经纤维一直延续至头皮顶点，为前额、上眼睑和前头皮提供感觉神经支配。相反，滑车上神经通常位于距中线 1.7cm 处，为鼻梁、上眼睑内侧和前额内侧提供感觉神经支配。需要注意的是，术中必须识别和保留此类神经。

（陈 册 译）

参考文献

[1] Lund VJ, Stammberger H, Nicolai P, et al. European Rhinologic Society Advisory Board on Endoscopic Techniques in the Management of Nose, Paranasal Sinus and Skull Base Tumours. European position paper on endoscopic management of tumours of the nose, paranasal sinuses and skull base. Rhinol Suppl, 2010, 22(22):1–143.

[2] Walgama E, Ahn C, Batra PS. Surgical management of frontal sinus inverted papilloma: a systematic review. Laryngoscope, 2012, 122 (6):1205–1209.

[3] Altavilla G, Staffieri A, Busatto G, et al. Expression of p53, p16INK4A, pRb, p21WAF1/CIP1, p27KIP1, cyclin D1, Ki-67 and HPV DNA in sinonasal endophytic Schneiderian (inverted) papilloma. Acta Otolaryngol, 2009, 129(11):1242–1249.

[4] Buchwald C, Franzmann MB, Tos M. Sinonasal papillomas: a report of 82 cases in Copenhagen County, including a longitudinal epidemiological and clinical study. Laryngoscope, 1995, 105(1):72–79.

[5] Roh HJ, Mun SJ, Cho KS, et al. Smoking, not human papilloma virus infection, is a risk factor for recurrence of sinonasal inverted papilloma. Am J Rhinol Allergy, 2016, 30(2):79–82.

[6] Cannady SB, Batra PS, Sautter NB, et al. New staging system for sinonasal inverted papilloma in the endoscopic era. Laryngoscope, 2007, 117(7):1283–1287.

[7] Krouse JH. Development of a staging system for inverted papilloma. Laryngoscope, 2000, 110(6):965–968.

[8] Lombardi D, Tomenzoli D, Buttà L, et al. Limitations and complications of endoscopic surgery for treatment for sinonasal inverted papilloma: a reassessment after 212 cases. Head Neck, 2011, 33 (8):1154–1161.

[9] Sciarretta V, Fernandez IJ, Farneti P, et al. Endoscopic and combined external-transnasal endoscopic approach for the treatment of inverted papilloma: analysis of 110 cases. Eur Arch Otorhinolaryngol, 2014, 271(7):1953–1959.

[10] Kim WS, Hyun DW, Kim CH, et al. Treatment outcomes of sinonasal inverted papillomas according to surgical approaches. Acta Otolaryngol, 2010, 130(4):493–497.

[11] Woodworth BA, Bhargave GA, Palmer JN, et al. Clinical outcomes of endoscopic and endoscopic-assisted resection of inverted papillomas: a 15-year experience. Am J Rhinol, 2007, 21(5):591–600.

[12] Chiu AG, Jackman AH, Antunes MB, et al. Radiographic and histologic analysis of the bone underlying inverted papillomas. Laryngoscope, 2006, 116(9):1617–1620.

[13] Bhalla RK, Wright ED. Predicting the site of attachment of sinonasal inverted papilloma. Rhinology. 2009, 47(4):345–348.

[14] Maroldi R, Farina D, Palvarini L, et al. Magnetic resonance imaging findings of inverted papilloma: differential diagnosis with malignant sinonasal tumors. Am J Rhinol, 2004, 18(5):305–310.

[15] Busquets JM, Hwang PH. Endoscopic resection of sinonasal inverted papilloma: a meta-analysis. Otolaryngol Head Neck Surg, 2006, 134 (3):476–482.

[16] Yoon BN, Batra PS, Citardi MJ, et al. Frontal sinus inverted papilloma: surgical strategy based on the site of attachment. Am J Rhinol Allergy, 2009, 23(3):337–341.

[17] Dubin MG, Sonnenburg RE, MelroyCT, et al. Staged endoscopic and combined open/endoscopic approach in the management of inverted papilloma of the frontal sinus. Am J Rhinol, 2005, 19(5):442–445.

[18] Karligkiotis A, Pistochini A, Turri-Zanoni M, et al. Endoscopic endonasal orbital transposition to expand the frontal sinus approaches. Am J Rhinol Allergy, 2015, 29(6):449–456.

[19] Kountakis SE, Senior BA, Draf W. The Frontal Sinus. Berlin: Springer, 2005.

[20] Volpi L, Pistochini A, Bignami M, et al. A novel technique for tailoring frontal osteoplastic flaps using the ENT magnetic navigation system. Acta Otolaryngol, 2012, 132(6):645–650.

[21] Hardy JM, Montgomery WW. Osteoplastic frontal sinusotomy: an analysis of 250 operations. Ann Otol Rhinol Laryngol, 1976, 85(4, Pt 1):523–532.

[22] Donald PJ, Ettin M. The safety of frontal sinus fat obliteration when sinus walls are missing. Laryngoscope, 1986, 96(2):190–193.

[23] Weber R, Draf W, Kahle G, et al. Obliteration of the frontal sinus: state of the art and reflections on new materials. Rhinology, 1999, 37 (1):1–15.

[24] DeConde AS, Smith TL. Outcomes after frontal sinus surgery: an evidence-based review. Otolaryngol Clin North Am, 2016, 49(4):1019–1033.

[25] Dallan I, Castelnuovo P, Sellari-Franceschini S, et al. Endoscopic orbital and Transorbital Approaches. Tuttlingen, Germany: Endo Press GmbH, 2016

[26] Leng LZ, Brown S, Anand VK, et al. "Gasket-seal" watertight closure in minimal-access endoscopic cranial base surgery. Neurosurgery, 2008, 62(5 Suppl 2):E342–E343, discussion E343.

[27] Adriaensen GF, van der Hout MW, Reinartz SM, et al. Endoscopic treatment of inverted papilloma attached in the frontal sinus/recess. Rhinology, 2015, 53(4):317–324.

[28] Ungari C, Riccardi E, Reale G, et al. Management and treatment of sinonasal inverted papilloma. Ann Stomatol (Roma), 2015, 6(3–4):87–90.

[29] Pagella F, Pusateri A, Giourgos G, et al. Evolution in the treatment of sinonasal inverted papilloma: pedicle-oriented endoscopic surgery. Am J Rhinol Allergy, 2014, 28(1):75–81.

[30] Kim DY, Hong SL, Lee CH, et al. Inverted papilloma of the nasal cavity and paranasal sinuses: a Korean multicenter study. Laryngoscope, 2012, 122(3):487–494.

[31] Gotlib T, Krzeski A, Held-Ziółkowska M, et al. Endoscopic transnasal management of inverted papilloma involving frontal sinuses. Wideochir Inne Tech Maloinwazyjne, 2012, 7(4):299–303.

[32] Lian F, Juan H. Different endoscopic strategies in the management of recurrent sinonasal inverted papilloma. J Craniofac Surg, 2012, 23(1):e44–48.

[33] Kamel RH, Abdel Fattah AF, Awad AG. Origin oriented management of inverted papilloma of the frontal sinus. Rhinology, 2012, 50(3):262–268.

[34] Bathma S, Harvinder S, Philip R, et al. Endoscopic management of sinonasal inverted papilloma. Med J Malaysia, 2011, 66(1):15–18.

[35] Dragonetti A, Gera R, Sciuto A, et al. Sinonasal inverted papilloma: 84 patients treated by endoscopy and proposal for a new classification. Rhinology, 2011, 49(2):207–213.

[36] Gras-Cabrerizo JR, Massegur-Solench H, Pujol-Olmo A, et al. Endoscopic medial maxillectomy with preservation of inferior turbinate: howw do we do it? Eur Arch Otorhinolaryngol, 2011, 268(3):389–392.

[37] Sham CL, Woo JK, van Hasselt CA, et al. Treatment results of sinonasal inverted papilloma: an 18-year study. Am J Rhinol Allergy, 2009, 23(2):203–211.

[38] Yoon BN, Batra PS, Citardi MJ, et al. Frontal sinus inverted papilloma: surgical strategy based on the site of attachment. Am J Rhinol Allergy, 2009, 23(3):337–341.

[39] Eweiss A, Al Ansari A, Hassab M. Inverted papilloma involving the frontal sinus: a management plan. Eur Arch Otorhinolaryngol, 2009, 266(12):1895–1901.

[40] Landsberg R, Cavel O, Segev Y, et al. Attachment-oriented endoscopic surgical strategy for sinonasal inverted papilloma. Am J Rhinol, 2008, 22(6):629–634.

[41] Mackle T, Chambon G, Garrel R, et al. Endoscopic treatment of sinonasal papilloma: a 12 year review. Acta Otolaryngol, 2008, 128(6):670–674.

[42] Zhang L, Han D, Wang C, et al. Endoscopic management of the inverted papilloma with attachment to the frontal sinus drainage pathway. Acta Otolaryngol, 2008, 128(5):561–568.

[43] Sautter NB, Citardi MJ, Batra PS. Minimally invasive resection of frontal recess/sinus inverted papilloma. Am J Otolaryngol, 2007, 28(4):221–224.

[44] Mortuaire G, Arzul E, Darras JA, et al. Surgical management of sinonasal inverted papillomas through endoscopic approach. Eur Arch Otorhinolaryngol, 2007, 264(12):1419–1424.

[45] Minovi A, Kollert M, Draf W, et al. Inverted papilloma: feasibility of endonasal surgery and long-term results of 87 cases. Rhinology, 2006, 44(3):205–210.

[46] Katori H, Tsukuda M. Staging of surgical approach of sinonasal inverted papilloma. Auris Nasus Larynx, 2005, 32(3):257–263.

[47] Jameson MJ, Kountakis SE. Endoscopic management of extensive inverted papilloma. Am J Rhinol, 2005, 19(5):446–451.

[48] Wolfe SG, Schlosser RJ, Bolger WE, et al. Endoscopic and endoscope-assisted resections of inverted sinonasal palomas. Otolaryngol Head Neck Surg, 2004, 131(3):174–179.

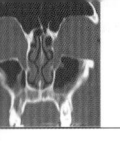

29 额窦：纤维骨病变

Catherine Banks, Raymond Sacks

摘 要

在鼻内镜手术中额窦仍然是一个具有挑战性的部位。额窦特殊的解剖结构限制了其手术视野，且必须依赖角度器械来完成相关操作。额窦的解剖结构从简单到复杂变异很大。随着对其解剖的深入了解以及鼻内镜技术的进步，原来的手术局限性得以重新定义。本章将讨论额窦的纤维骨病变，这是一组具有异质性的良性骨肿瘤，其特征是以纤维组织替代正常的骨结构，并含有不同程度的钙化或骨化病灶。本章将重点讨论两种不同类型的纤维骨病变性疾病，即额窦骨纤维异常增殖症（FD）和骨化纤维瘤（OF）。我们将回顾其流行病学和病因学，总结其临床表现和检查特征，包括影像学特征、病理解剖学和肿瘤恶变倾向。详细介绍保守治疗和手术治疗方法，以病例的形式强调并发症的预防和处理以及关键的注意事项。良性病变需要制订合适的手术入路，在完全切除和可接受的次全切除中做出平衡，以尽量减少复发。本章末尾简要介绍了手术的关键步骤。

关键词 额窦；纤维骨病变；纤维异常增殖症；多骨型骨纤维异常增殖症；单骨型骨纤维异常增殖症；骨化纤维瘤；牙骨质化纤维瘤或牙骨质骨化纤维瘤；沙瘤样骨化纤维瘤

29.1 引 言

在鼻内镜手术中额窦仍然是一个具有挑战性的部位。额窦特殊的解剖限制了其手术视野，其必须依赖角度器械来完成相关操作，且额窦的解剖结构从简单到复杂变异很大。随着对其解剖的深入了解以及鼻内镜技术的进步，原来的手术局限性已经被重新定义。

纤维骨病变是一组异质性良性骨肿瘤，其特征是正常骨被纤维组织替代，含有不同程度的钙化或骨化病灶[1]。本章将重点讨论两种不同的类型，即额窦骨纤维异常增殖症（fibrous dysplasia，FD）

和骨化纤维瘤（ossifying fibroma，OF）。骨瘤将在本书其他章节中讨论。对于良性病变，我们需要制订适当的手术计划，选择合适的手术入路，并在完全切除和可接受的次全切除中做出权衡，以尽量减少复发率。对骨性疾病的处理都需要考虑其独特的因素并加以解决（▶表29.1）。本章末尾简要介绍了我们所采用的主要手术步骤。

29.2 骨纤维异常增殖症（FD）

FD 是一种骨组织发育不良性疾病，是正常骨组织被吸收并被纤维组织和发育不良的网状骨骨小梁所替代[2]。

FD 有两种分型：

● 多发型（25%），累及多个骨骼，通常为单侧。

● 单发型（75%），仅累及一块骨骼[1]。

多发型 FD 与 McCune-Albright 综合征、内分泌异常、性早熟和皮肤色素沉着有关。临床上罕见，常发生于女性[1]。

单发型 FD 并不总是严格限于一块骨骼，可能会跨越骨骺线累及相邻的骨骼，因此，这些情况使用"单发"一词并不能准确描述，首选术语"颅面骨 FD（craniofacial FD）"[3]。

29.2.1 流行病学和病因学

关于鼻窦系统 FD 的真实发病率尚不清楚[1]。男性和女性发病率相同[1]。FD 是一种进行性骨骼疾病，大多数病例出现在幼儿期和青少年期。超过 80% 的颅面骨 FD 病例是在 20 岁之前诊断出来的[2]。FD 的自然病史很难预测，但一项对 109 例患者长达 32 年的临床研究发现，在颅面区域，90% 的颅面病变出现在患者 3.4 岁之前[4]。其生长速度是可变的，通常会在青春期后停止发展[1]，但部分病例仍然会继续保持活跃[4-5]。在雌激素过量的情况下，如怀孕期间，它也会重新被激活[6]。如果病灶快速进展，应考虑恶变或骨动脉瘤囊肿的可能。

FD 是一种非遗传性先天性疾病，由位于染色体 20q13.2. 上的 *GNAS1* 基因突变引起[1-2]。这会影响发育早期 G 蛋白 α 亚基（GSα）的激活，最终成骨细胞系异常增殖和细胞分化不良导致不成熟纤维化骨的过度产生。这种突变可见于 McCune-Albrights 综合征，以及多骨型和单骨型 FD[2,4]。

解剖位置

25% 的单发型病例发生在面部骨骼。上颌骨和下颌骨是头颈部最常见的发病部位，可见于颌面部骨骼的各个部位。鼻窦与颅底及眼眶交界处的 FD 表现得更为活跃[5]。

单发型 FD 最常见的发病部位是颧骨 – 上颌骨复合体。鼻窦常常受累，包括蝶窦、筛窦和上颌窦，这些部位的受累概率逐渐降低。额窦 FD 也有报道，但很罕见[7]（▶图 29.1）。

表 29.1　纤维骨病变的特征总结

项目	骨瘤	骨纤维异常增殖症	骨化纤维瘤
发病率	约 0.5%	未知	未知
人口统计学	男性＞女性（50~70 岁）	男性 = 女性（10~20 岁）	男性＜女性（30~50 岁）
相关疾病	加德纳（Gardner）综合征	McCune-Albright 综合征	
病因学	未知	*GNAS1* 基因突变	未知
位置	额窦或筛窦＞上颌＞蝶窦	上颌＞下颌＞筛骨＞蝶窦	下颌＞上颌＞筛窦
常见表现	偶发，头痛，鼻窦炎	面部不对称，鼻塞，头痛	面部肿胀，鼻塞，突眼
自然史	缓慢生长	缓慢生长，在青春期和怀孕期间可能会经历快速生长	缓慢生长但局部有破坏性
影像	起源于窦壁，边缘良好的骨密度病变	骨骼 CT 上的"毛玻璃"密度：随纤维组织的数量而变化	纤维区周围的厚骨质边缘典型的低衰减
组织病理学	象牙质：实心致密骨，几乎没有哈弗斯（Harversian）系统；成熟：纤维组织，有大量小梁和哈弗斯系统	未成熟编织的无组织成纤维细胞基质，含有不同数量的骨小梁	周边板层骨元素，中央，编织；纤维基质：成纤维细胞和胶原
管理	观察；手术：如果有症状或并发症	观察；手术：如果有症状或并发症	完全切除
恶变可能	无	＜ 1%	无

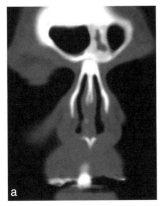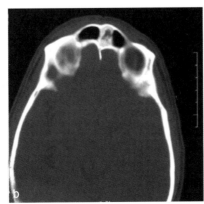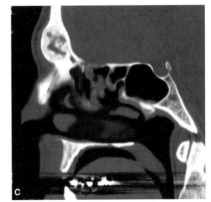

图 29.1　CT 显示局限于额窦的单发型纤维异常增生。（a）冠状位 CT 显示局限于额窦的纤维异常增生。（b）轴位 CT 显示局限于额窦的纤维异常增生。（c）矢状位 CT 显示局限于额窦的纤维异常增生

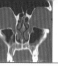

29.2.2 临床表现和检查

由于涉及鼻窦、眼眶和颅底骨骼的弥漫性增厚，FD 最常见的临床症状表现为面部骨骼无痛性肿胀，面部不对称，其次是疼痛、眼部症状和神经系统改变[2]。部分患者可能是因其他原因（如听力损失评估）进行影像检查时偶然发现。鼻窦也可完全闭锁。

影像学特征

FD 的影像学表现取决于疾病的分期。有研究表明，放射学表现取决于发病年龄。早期病变可以是透光性的，当病变发生钙化时变得更加不透明。颅面 FD 在骨窗 CT 中通常呈"毛玻璃"样改变，其他表现包括囊性或变形性骨炎样特征。受影响的骨骼具有外观膨胀的特性，边界不清，易与周围骨骼融合[2,5]。

病理学

正常骨被含有不同数量骨小梁的成纤维细胞基质所取代。骨小梁是由不成熟的编织骨组成，富含类骨质，不含成骨细胞。有人认为，颅面 FD 的骨与长骨不同，可能经历一个成熟过程，导致板层骨形成。颅面 FD 可见板层骨形成，但长骨 FD 未见板层骨形成，可能与骨的成熟过程有关[2]。

恶 变

FD 患者禁忌放疗，但当 FD 恶变为骨肉瘤，或少见的纤维肉瘤、软骨肉瘤时可行放疗。其恶变率很低，仅为 0.5%。自发性恶变非常罕见。McCune-Albright 综合征的恶变率为 4%[1]。对于肿瘤的大小或疼痛迅速增加的患者，需要考虑恶变的可能，并有临床或放射学证据佐证。此时需要行活检来排除肉瘤变[8]。

29.2.3 治疗方法

保守治疗

对于无症状、症状轻微或外观畸形不明显的患者可采取保守治疗，应进行密切的影像学复查[1,8]。双磷酸盐治疗是一种有争议的治疗方法，虽然已经证明它们可以降低非颅面部 FD 骨折和骨痛的发生率，但在抑制生长速度和减轻疼痛方面，用双磷酸盐治疗颅面部 FD 的结果不尽相同[1,4]。双磷酸盐诱导的放射性骨坏死是一

个关键问题，尤其对于年轻患者。必须进行进一步的研究后再推荐使用这类药物。

手术适应证

是否采取手术治疗取决于患者的症状、疾病的程度和患者的年龄。额窦 FD 很少见。目前额窦 FD 的手术适应证没有专家共识或大样本研究结果。因此，其手术适应证、手术时机以及推荐的手术方式仍然存在争议。鼻内镜手术是 FD 常见的治疗方法，尤其是处理眼部症状（视神经减压术）或慢性鼻窦炎、黏液囊肿等并发症。目前普遍的共识是，手术切除的程度应基于病变的部位和严重程度。治疗方法包括前面讨论的方法。部分病例可采用 Draf III 术式进行额窦开放手术[7]。

鼻内镜方法包括 Draf IIa、Draf IIb 和 Draf III [鼻内镜下改良 Lothrop 手术（EMLP）]。笔者通常采用 Draf IIb 技术来处理较小的局限性病变（►图 29.2），Draf III 技术处理较大的病变（►图 29.3）。如 Harvey 所述，Draf III 几乎总是采用由外而内的技术，这项技术已在之前的文献[9]中描述过，包括确定眼眶内侧壁和切除双侧上颌骨额突黏膜，直至相应的鼻中隔黏膜，为中隔开窗做准备。中隔开窗位于中鼻甲根部前方 1.5cm 处，并向后到达第一嗅丝。中隔开窗的大小和范围可以根据需要进行个性化设置。在 0° 鼻内镜下使用直径 5mm 15° 角金刚钻进行开窗，首先切除鼻中隔顶部的骨嵴；然后注意辨认骨膜，以及手术的侧方解剖边界；在确定的侧方解剖边界和之前确定的第一嗅丝之间去除中隔骨质；依靠这些重要的解剖标记，我们可以安全地去除外侧和前方直至额嘴，后方直到第一嗅丝的骨质；识别额窦底黏膜，进入额窦。该手术方式尤其适用于堵塞额隐窝的巨大骨瘤，因为该技术并不依赖于对额隐窝的辨别，而该类患者的额隐窝通常被肿瘤掩盖而无法准确辨别。该手术的另一个主要优点是，整个手术是在 0° 内镜下使用 5mm 高速金刚钻头完成的，可以快速磨除额嘴的骨质和清理病变，而传统手术中使用角度鼻内镜和角度器械需要较长的操作时间。额窦鼻内镜手术有其技术上的难度和相关并发症，如额隐窝狭窄、不能完全切除或手术时间过长，需要仔细权衡，保证手术入

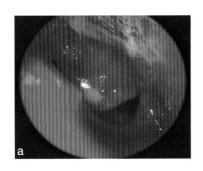

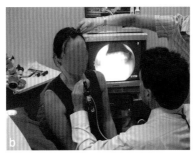

图 29.2　Draf Ⅱ b 手术方法和结果

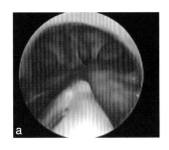

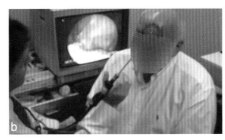

图 29.3　Draf Ⅲ 手术后视图

路简捷并快速手术，以缩短手术时间。

　　广泛的鼻窦 FD 完全切除一般很困难。手术后的复发率可能很高。由于 FD 骨常常与周围正常骨融合，术后复发仍然是一个值得关注的问题。因此，必须全面评估手术的复发率与患者的症状及其关注的问题。对于这种良性病变，并不推荐根治性切除。

29.3 骨化纤维瘤

　　骨化纤维瘤是一种良性肿瘤，由骨、纤维组织和不同外观的钙化物质组成。关于 OF 的命名原因目前仍然不太清楚，但对相关变异有描述，包括牙骨质增生性纤维瘤（cemento-ossifying fibroma，COF）、幼年活动性 OF（juvenile active OF，JAOF）和侵袭性沙瘤样 OF（aggressive psammomatoid OF，APOF）。在本章中，OF 泛指 COF 和沙瘤样 OF（psammomatoid OF，POF）。

29.3.1 流行病学和病因学

　　目前 OF 的确切发病率仍然未知[10]。病变可发生于任何年龄和性别，但据报道在患者 30~40 岁时发病率高，且女性患者更多[11]，男女比例为 1:5[1]。

发病部位

　　OF 最常见的发病位置是面部骨骼，通常累及下颌骨，很少发生于鼻窦和鼻腔[12]。上颌窦

和筛窦是鼻窦 OF 最常见的受累部位，但可以在鼻窦内的任何部位发生。有人认为鼻窦 OF 更具破坏性[1,11]，但这种观点是有争议的[12]。迄今为止最大的一项临床研究表明，筛窦是鼻窦 OF 最常见的受累部位，其次是蝶窦、鼻腔、眼眶、上颌窦和额窦[11]。

　　OF 的病因至今尚未阐明。这类位于鼻窦的肿瘤被认为起源于异位牙周膜，因为牙周膜中存在来自间充质干细胞的牙骨质和类骨质物质。其他理论包括创伤和发育理论[1,11]。

特征和生长 / 变异

　　幼年小梁性 OF（juvenile trabecular OF，JTOF）和幼年沙瘤样 OF（JPOF）是幼年活动性 OF（juvenile psammomatoid OF，JAOF）的两种组织学变异，关于其命名存在争议[12]。术语中的"幼年"可能会产生误导，因为并非所有的 JOF 都是在幼年期诊断出来的，并非所有的 JAOF 都表现出局部侵犯行为，也并非所有归类为 JAOF 的病变都具有相同的组织病理学特征[12]。由于命名不一致，我们对这些罕见疾病的理解也不完整。

　　最近，Manes 等[12]对文献（137 例涉及鼻窦的病例）进行了系统回顾，以确定不同亚型之间的临床差异。

　　OF 分为三个亚型：

● 骨化纤维瘤（OF）。

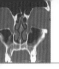

- 牙骨质化纤维瘤或 COF。
- APOF、POF 或 JAOF。

这项研究没有发现不同亚型病例的临床行为存在差异[12]，与其他研究不同，在其他研究中，幼年 OF 发病较早，且随着肿瘤扩展至鼻窦和眼眶，临床上更具侵袭性[1,10-11,13]。

29.3.2 临床表现和检查

临床表现取决于病变的位置和范围。下颌骨 OF 通常无症状，而在其他区域，OF 会导致面部疼痛、肿胀、鼻塞、鼻窦炎和眼部症状。

影像学特征

CT 图像显示为一个特征性的边界明确的膨胀性肿块，其外周为骨性显影，内部有密度不等的多间隔区[1]（►图 29.4）。

OF 可能发生骨皮质破坏和邻近结构受累。但仅通过放射学对其诊断是不准确的，建议行组织学检查来明确诊断。

骨瘤和 FD 在放射学和病理组织学上相关性高，与 OF 在放射学和病理组织学上的相关性低[5]。术前诊断 OF、鉴别 OF 与 FD 或不确定病变时，需要活检以明确诊断并采取明确的治疗方案，尤其是当术前 CT 涉及侵袭性纤维组织肿瘤时[5]。OF 的亚型显示出重叠的放射学特征。MRI 和 CT 都不能准确地区分这三种亚型[5]。

组织学

在大体标本上，OF 常为椭圆形或圆形，呈现灰色或白色，有坚硬的外壳。组织学上，病变主要由两部分组成，即纤维基质和骨成分。纤维基质一般由成纤维细胞和胶原纤维组成。骨成分包括钙化体、编织骨和板层骨。主要成分为钙化骨的肿瘤称为 OF，这与以牙骨质为主要钙化成分的肿瘤形成对比，后者被称为牙骨质化纤维瘤。组织学上，COF 可能与 APOF 有重叠的特征，这两种病变可能混淆。目前认为这些病变没有恶变的倾向。

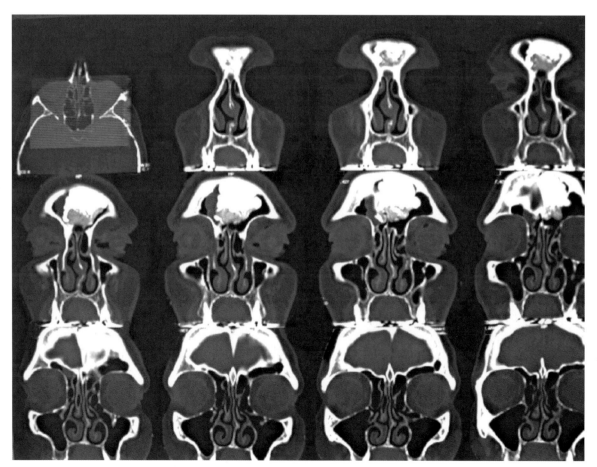

图 29.4 冠状位 CT 显示额窦巨大骨化纤维瘤（OF）

29.3.3 治疗方法

OF 是良性肿瘤，但可能存在局部侵袭性亚型，如果不完全切除，复发率高达 13.5%[12]。治疗方案的选择取决于患者的症状、肿瘤的位置和生长行为。治疗选择包括"随诊观察"（动态观察）、保守手术治疗和根治性手术治疗[11]。人们普遍认为，应尽可能进行根治性切除，因为肿瘤在鼻窦中生长缓慢且具有侵袭性，有局部复发的风险[1,11]。

手术径路

有少数病例是经鼻内镜径路完全切除额窦 OF[1,11]。鼻内镜切除术在技术上具有挑战性，因为 OF 可能富含血管，并与硬脑膜和眶周粘连，这些因素会使肿瘤暴露具有挑战性[10]。Wang 等[11] 证明需要用电钻切除肿瘤的外层，并清除所有病理性骨质，直到磨削到健康光滑的骨皮质，以防止复发。

如前所述，联合径路可进入额窦。

29.3.4 手术步骤

鼻窦纤维骨性病变的手术步骤（▶表 29.2~表 29.5）。

29.3.5 共 识

如果经鼻内镜手术效果与鼻外径路效果相同，则说明预期手术径路可行。下面讨论了每种方法的风险和优缺点。

根据患者是否有症状，或是否有存在潜在的并发症展开讨论，

如果"是"：

1. 安全诊断

（1）鼻窦 CT 联合或者不联合 MRI 明确鼻窦是否有病变，以及病变是否有颅内或眶内侵犯。

（2）除非明显为骨瘤，否则需进行活组织检查。必须确保获取具有良好代表性的标本。

2. 多学科会议上讨论影像学和组织学的相关特性。

3. 制订方案

（1）在 CT 上检查患者的解剖结构。鼻内镜入路的限制因素包括以下几点。

● 矢状位上额窦的前后径（AP）是否小于 1cm？

● 额窦的气化如何？过度气化将导致额窦上部和外侧区域的暴露困难。

表 29.2　准备：适用于所有额窦手术的系统方法概述

手术步骤：准备	要点
麻醉 ·气管插管（ETT）固定在右侧 ·全身麻醉（TIVA）	在手术前与麻醉师充分沟通至关重要 目的： ·收缩压：90mmHg ·平均动脉压（MAP）：60mmHg ·心率（HR）：60 次 / 分
鼻腔准备 棉片填塞物： 1:1 000 肾上腺 2mL 和 4mL 盐酸罗哌卡因注射液	
患者体位 ·仰卧位头部伸展 30°~40° ·头高脚底（Trendelenburg）位，身体向右侧倾斜 15°~25° 先进行导航系统注册（如果有需要）	
鼻腔浸润麻醉 位置：用 X 表示： ·中鼻甲 ·中鼻甲前外侧壁 ·鼻中隔鼻甲附近	

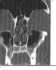

表 29.3　Draf Ⅱb 手术

手术步骤	要点
1.暴露眼眶内侧壁：采用蝶筛窦切除术或至少前组筛窦切除术，以暴露眼眶内侧壁	去除钩突时，将用肾上腺素浸泡过的棉片放置在鼻丘气房后部和筛泡前部
2.向上解剖中鼻甲穹隆部，直到用 Kerrison 咬骨钳或其他器械无法咬除骨质为止	
3.完全切除剩余的鼻丘气房，以确保充分暴露额隐窝解剖标志： ·后部：筛泡前壁 ·内侧：中鼻甲垂直部 ·外侧：眶壁 ·前部：鼻嵴（额嘴）	
4.确保不会破坏前颅底黏膜，这是解剖的后边界	
5.Draf Ⅱa、Draf Ⅱb 手术前内侧方向的扩展	如果无法获得足够的暴露范围，或需要机器固定器械，则转换为 Draf Ⅲ 术式

注：Draf Ⅱb 手术通常用于较小的局部病变，完全使用手持器械进行。如果手持器械无法充分暴露额隐窝，则需要转换为 Draf Ⅲ 术式。使用动力系统容易发生黏膜损伤和骨质暴露的风险，常与术后额窦口瘢痕化有关。任何额窦手术的基本概念和关键步骤都是充分显露关键解剖标志。在手术开始时，需花费较长时间用肾上腺素浸泡过的棉片来收缩鼻腔，我们主张在切除钩突后小心放置棉片。将棉片轻轻放置在额隐窝中、筛泡前面和鼻丘气房后面，这进一步显露了额隐窝区域，在开放额隐窝和额窦口气房的过程中，可以获得更好的视野。70° 鼻内镜的使用对于 Draf Ⅱb 手术至关重要

表 29.4　Draf Ⅲ 手术

手术步骤	要点
1.确定关键的初始解剖标志 通过蝶筛窦切除术或至少通过筛窦前切除术，确定眶内侧壁	
2.切除黏膜 采用连续切口，从上颌骨额突向前延伸至鼻中隔的顶部和前下部	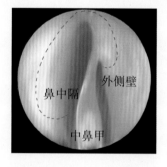
3.中隔开窗 ·位于中鼻甲根部前方 1.5cm 处 ·包括鼻中隔甲，位于第一个嗅丝后方 ·从中鼻甲前穹隆处开始做带蒂黏膜瓣推向嗅裂处 ·辨别鼻中隔顶部内侧发出的嗅觉神经纤维，即嗅丝	使用 2mm 的 40° Kerrison 咬骨钳和宽组织剪切除中隔骨上、下方骨质

表 29.4（续）

手术步骤	要点
4. 电钻磨削 ·0°鼻内镜 ·5mm 15°金刚砂钻 切除范围： ·额窦下方鼻中隔骨嵴 ·通过识别骨膜确定外侧边界 ·在第一嗅丝之前去除鼻中隔开窗处骨质	不要过早进入额窦黏膜以避免出血
5. 联通额隐窝和额窦，使用 Kerrison 咬骨钳协助进行此操作	
6. 将术腔轮廓化 磨削剩余的空腔，创建尽可能宽的空间 ·磨削眶内侧壁至眶顶 ·后方磨削到第一个嗅丝	
7. 硅胶薄片 放置硅胶薄片	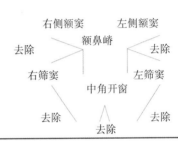

注：Richard Harvey 对这种由外而内的技术进行了充分的记录[9,14]。该技术减少了对角度鼻内镜和角度器械的依赖，从而降低了手术操作的复杂性，同时也缩短了手术时间。表 29.4 概述了采用哈维技术的 Draf Ⅲ 术式所涉及的手术步骤

表 29.5 术后护理

术后护理	要点
将纳吸棉（nasopore）放置于额隐窝中，在 7~10d 时小心吸除	
术后第 1 天开始进行鼻腔冲洗	使用 200~240mL 洗涤瓶
术后 1 周开始口服对金黄色葡萄球菌敏感的抗生素	
每天口服 25mg 全身性类固醇激素，连续 2 周	
术后第 7 天开始给予布地奈德 1mg /2mL 鼻腔冲洗	使用 200~240mL 洗涤瓶
随访（F /U） ·1 周：完全但无创伤地清除纳吸棉 ·6 周 ·3 个月	需要对患者进行细致手术后护理，以防止瘢痕狭窄， 避免在此阶段进行过多操作

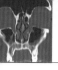

- 眶间距是多少？手术器械是否易于操作？
- 考虑疾病

（1）受累部位

- 鼻内镜限制。

（2）基底附着部位（如果有）

- 广基。
- 带蒂。
- 质密。

（3）病变范围。

（4）眶内或颅内侵犯

- 眶内：向前沿鼻泪管方向扩展。
- 颅内广泛受累，需要神经外科团队参与。

（5）疾病过程的外科考虑因素

- 骨瘤：如果是致密的，可能需要较多地使用磨钻，尤其是较大和外侧向生长的骨瘤。角度磨钻的使用可导致手术时间延长。
- FD：如果有广泛的骨质受累，手术目的是缓解症状而不是要根治。
- OF：具有局部侵袭性，不完全切除复发率高。肿瘤可能富含血管，术野出血可导致鼻内镜手术视野受限。

5. 患　者

（1）年龄

- 年轻患者，切除无症状的小骨瘤，这是一种简单的治疗方法。

（2）其他问题

- 全身麻醉安全。
- 能否耐受术后随访。

29.4 总　结

额窦骨纤维异常增殖症（FD）和骨化纤维瘤（OF）的治疗对外科医生来说是挑战。了解这些病变的性质有助于制订合理的手术计划，决定是否手术以及何时进行手术。良性病变要求有合适的手术径路，做出合理的决定，并在完全切除和可接受的次全切除中做出平衡，以尽量减少复发率。

（牛　勋　译）

参考文献

[1] Lund VJ, Stammberger H, Nicolai P, et al. European Rhinologic Society Advisory Board on Endoscopic Techniques in the Management of Nose, Paranasal Sinus and Skull Base Tumours. European position paper on endoscopic management of tumours of the nose, paranasal sinuses and skull base. Rhinol Suppl, 2010, 22(22):1–143.

[2] El-Mofty SK. Fibro-osseous lesions of the craniofacial skeleton: an update. Head Neck Pathol, 2014, 8(4):432–444.

[3] El-Mofty S. Bone lesions in Diagnostic Surgical Pathology of the head and neck. 2nd. Philadelphia: Saunders, Elsevier, 2009.

[4] Ricalde P, Magliocca KR, Lee JS. Craniofacial fibrous dysplasia. Oral Maxillofac Surg Clin North Am, 2012, 24(3):427–441.

[5] Efune G, Perez CL, Tong L, et al. Paranasal sinus and skull base fibro-osseous lesions: when is biopsy indicated for diagnosis? Int Forum Allergy Rhinol, 2012, 2(2):160–165.

[6] Bowers CA, Altay T, Shah L, et al. Pregnancy-induced cystic degeneration of fibrous dysplasia. Can J Neurol Sci, 2012, 39(6):828–829.

[7] Charlett SD, Mackay SG, Sacks R. Endoscopic treatment of fibrous dysplasia confined to the frontal sinus. Otolaryngol Head Neck Surg, 2007, 136(4 Suppl):S59–S61.

[8] Ooi EH, Glicksman JT, Vescan AD, et al. An alternative management approach to paranasal sinus fibro-osseous lesions. Int Forum Allergy Rhinol, 2011, 1(1):55–63.

[9] Knisely A, Barham HP, Harvey RJ, et al. Outside-in frontal drill-out: how i do it. Am J Rhinol Allergy, 2015, 29(5):397–400.

[10] Ciniglio Appiani M, Verillaud B, Bresson D, et al. Ossifying fibromas of the paranasal sinuses: diagnosis and management. Acta Otorhinolaryngol Ital, 2015, 35(5):355–361.

[11] Wang H, Sun X, Liu Q, et al. Endoscopic resection of sinonasal ossifying fibroma: 31 cases report at an institution. Eur Arch Otorhinolaryngol, 2014, 271(11):2975–2982.

[12] Manes RP, Ryan MW, Batra PS, et al. Ossifying fibroma of the nose and paranasal sinuses. Int Forum Allergy Rhinol, 2013, 3(2):161–168.

[13] Ledderose GJ, Stelter K, Becker S, et al. Paranasal ossifying fibroma: endoscopic resection or wait and scan? Eur Arch Otorhinolaryngol, 2011, 268(7):999–1004.

[14] Chin D, Snidvongs K, Kalish L, et al. The outside-inapproach to the modified endoscopic Lothrop procedure. Laryngoscope, 2012, 122(8):1661–1669.

30 累及额窦的恶性肿瘤

Dennis Tang, Christopher Roxbury, Kelsey McHugh, Deborah Chute, Raj Sindwani

摘　要

　　额窦原发性恶性肿瘤是一种罕见的疾病，可分为上皮源性恶性肿瘤（包括鳞状细胞癌、鼻窦未分化癌、小细胞神经内分泌癌、腺癌、嗅神经母细胞瘤）和非上皮源性恶性肿瘤（包括非霍奇金淋巴瘤和恶性黑色素瘤）。患者通常表现为鼻塞、鼻出血和眼眶不适等症状。影像学检查对于肿瘤分期和制订治疗计划至关重要。目前没有公认的肿瘤分期体系，最常引用的是佛罗里达大学提出的肿瘤分期方法。治疗方案包括手术治疗、化疗和放疗。手术治疗可通过鼻内镜、开放或联合径路进行。鼻内镜下手术是具有良好解剖结构、范围小、低度恶性肿瘤的理想选择。对于较大的肿瘤，尤其是累及眼眶和颅底的肿瘤，需要开放或联合径路。重建方式取决于缺损的大小，可使用黏膜移植物或游离皮瓣。

关键词　鼻腔恶性肿瘤；鳞状细胞癌；鼻腔未分化癌；黑色素瘤；腺癌；非霍奇金淋巴瘤；小细胞神经内分泌癌；嗅神经母细胞瘤

30.1 流行病学和病因学

　　额窦恶性肿瘤可大致分为上皮源性恶性肿瘤和非上皮源性恶性肿瘤。上皮源性恶性肿瘤包括鳞状细胞癌、鼻窦未分化癌（sinonasal undifferentiated carcinoma，SNUC）、小细胞神经内分泌癌（small-cell neuroendocrine carcinoma，SNEC）、腺癌和嗅神经母细胞瘤。可能影响额窦的非上皮源性恶性肿瘤包括黑色素瘤和非霍奇金淋巴瘤（NHL）。其他类型的额窦恶性肿瘤包括横纹肌肉瘤、纤维肉瘤或鼻腔畸胎瘤，这些类型非常罕见，本章不过多讨论。

　　鳞状细胞癌是额窦最常见的原发性恶性肿瘤[1]。疾病初期，额窦恶性肿瘤无特异性临床症状，因此许多患者确诊时已处于晚期，导致总体预后不良。鼻窦鳞状细胞癌的患病危险因素包括接触木屑、甲醛和镍[2]。目前认为这些刺激物会引起组织长期慢性炎症，并最终导致癌变。鼻窦鳞状细胞癌的组织病理学与头颈部其他部位的鳞状细胞癌相似（▶图30.1）。对于晚期病变，手术切除联合术后辅助放、化疗是首选的治疗方法。

　　鼻窦未分化癌（SNUC）是一种罕见的高度侵袭性恶性肿瘤，由 Frierson 等于 1986 年首次提出[3]。SNUC 的潜在病因尚不清楚。典型的症状包括鼻塞、鼻出血、视力改变和头痛[4]。近 60% 的 SNUC 患者有鼻窦外侵犯。SNUC 患者的中位生存期为 22.1 个月[5]。这些肿瘤在组织学上分化较差，免疫组化是鉴别 SNUC 与其他肿瘤的关键（▶图30.2）。建议采用多模式治疗，包括在条件允许的情况下进行积极的手术切除和辅助放、化疗。

　　黏膜黑色素瘤是另一种侵袭性鼻窦肿瘤。与皮肤黑色素瘤不同，黏膜黑色素瘤往往发生于老年患者，阳光照射不是高风险因素。常见于鼻腔和上颌窦，有报道也会发生在额窦[6]。如有可能，建议对患者进行完整的、边界清晰的手术切除。由于局部转移率低，是否行选择性颈清扫术仍存在争议，尽管有大量关于皮肤黑色素瘤前哨淋巴结活检的文献，但前哨淋巴结活检在黏膜黑色素瘤中的作用仍待阐明。Oldenburg 和 Price 描述了两例鼻腔黏膜黑色素瘤患者，他们在活检中发现前哨淋巴结阳性，进而对两例患者的颈部淋巴结进行清扫[8]。肿瘤的病理特征可指导是否行颈部淋巴结清扫。黄斑黏膜黑色素瘤和肿瘤深度 <（5~7）mm 的肿瘤转移风险较低[9]。对晚期肿瘤患者建议术后放疗。全身治疗从未作为黏膜黑色素瘤患者单一疗法，但可与其他治疗方式结合使用[7]。黏膜黑色素瘤的总体预后很差，50% 的患者在治疗后发生远处转移[9]，平均生存时间约为 2 年[7]。

　　鼻窦腺癌主要发生在上颌窦，在额窦中罕见。世界卫生组织将鼻腔腺癌分为鼻腔肠型腺癌（ITAC）和鼻腔非肠型腺癌（非 ITAC）。目

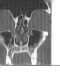

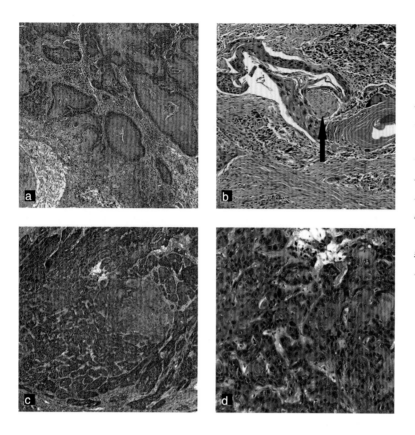

图 30.1 鳞状细胞癌。（a）低倍镜下显示高分化至中分化角化鳞状细胞癌的侵袭性巢穴，肿瘤细胞侵犯其基底膜，单独或以小簇、小组或巢穴侵犯固有层（H-E 染色，40 倍）。（b）高倍镜显示肿瘤细胞巢中分化角化鳞状细胞癌包裹在神经周围（箭头），与相邻的角蛋白珠形成神经周围浸润病灶（H-E 染色，100 倍）。（c）低倍镜放大显示低分化鳞状细胞癌的巢穴和吻合索，周边有相关的炎症和结缔组织增生性基质反应（H-E 染色，40 倍）。（d）高倍镜下可见深染的多形性肿瘤细胞，核轮廓不规则，核仁明显，偶尔有丝分裂和凋亡（H-E 染色，100 倍）

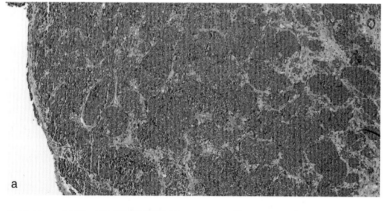

图 30.2 鼻窦未分化癌。（a）中倍镜显示小叶和小梁样排列的细胞过度增殖（H-E 染色，40 倍）。（b）高倍镜下可见片状多形性细胞，核质比高，中心核仁突出，核轮廓不规则，有丝分裂活性高（圆形），单个细胞凋亡显著（箭头；H-E 染色，300 倍）。（c）尽管这些肿瘤缺乏腺体或鳞状细胞分化的形态学证据，但它们与上皮标记物（如细胞角蛋白 CAM5.2）呈一致的免疫反应，该标记物通过棕色细胞质染色突出阳性肿瘤细胞（CAM5.2，100 倍）

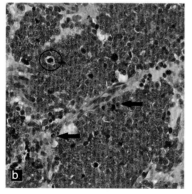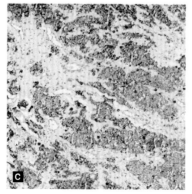

前认为 ITAC 与木材和其他粉尘接触有很强的关联[10]，是一种侵袭性肿瘤，超过 60% 的患者会死于原发疾病，尤其是高级别肿瘤患者[11]，完整切除肿瘤是首选的治疗方法，对高级别肿瘤患者要进行术后放疗。非 ITAC 分为低级别和高级别病变，其形态和相关结果明显不同。低级别非 ITAC 通常由乳头状或管状腺体组成，腺上皮由单层立方或柱状细胞构成，其中一个亚型为浆液性分化型[12]。治疗方法为完整手术切除，尽可能达到切缘阴性，而晚期肿瘤患者需进行术后放疗。大约 25% 的低级别非 ITAC 患者会复发，但不到 10% 的患者会死于原发病，并且通常是局部复发[13]。高级别非 ITAC 具有多种组织学特征，是目前尚未完全了解的一组异质性肿瘤，但都显示出局部腺体分化[14]。高级别非 ITAC 的存活率通常很低，大多数患者在确诊后 5 年内死于原发病[13]。

小细胞神经内分泌癌（SNEC），也称为燕麦细胞癌，通常发生于肺部。在鼻窦内发病非常罕见。组织学上很难将这些肿瘤与 SNUC（鼻窦未分化癌）和嗅神经母细胞瘤相鉴别。SNEC 表现为小细胞，具有明显的染色模式（▶图 30.3）。与其他鼻腔肿瘤相似，SNEC 表现出非特异性症状，包括鼻塞、鼻出血和分泌物。主要治疗方式是放、化疗，手术只针对放、化疗无效的患者[15]。

嗅神经母细胞瘤起源于鼻腔的嗅觉神经上皮。组织学是鉴别该肿瘤与其他小圆细胞恶性肿瘤的关键（▶图 30.4）。嗅神经母细胞瘤的肿瘤细胞通常形成合胞体样排列，周围是神经元形成的网状基质。Homer Wright 型菊形团（假菊形团）和 Flexner-Wintersteiner 型菊形团（真菊形团）是经典的组织学表现。Homer Wright 假菊形团是由神经纤维基质周围的肿瘤细胞形成的，而 Flexner-Wintersteiner 真菊形团是由纤毛柱状细胞排列形成腺体状空间而组成真正的

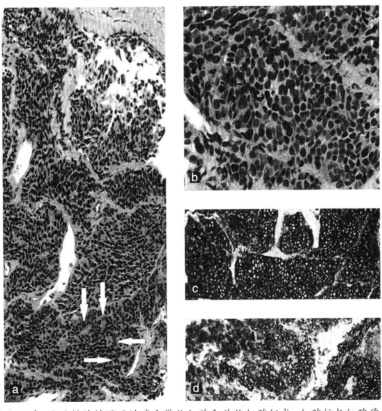

图 30.3 小细胞神经内分泌癌。（a）低倍镜显示肿瘤由巢状细胞和片状细胞组成，细胞核与细胞质占比高，细胞边界模糊，偶尔出现神经型花环形成（箭头；H-E 染色，100 倍）。（b）高倍放大显示恶性细胞片，核染色质有精细斑点和核成型（H-E 染色，400 倍）。（c）神经内分泌标记物如突触小泡蛋白或嗜铬粒蛋白的免疫组化染色，通过其棕色细胞质染色突出阳性肿瘤细胞（突触小泡蛋白，100 倍）。（d）细胞角蛋白免疫组化染色阳性，肿瘤细胞浆呈棕色（CAM5.2，100 倍）

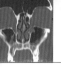

环形结构。目前的组织学分级系统是由 Hyams 于 1982 年提出的，它从高分化到低分化将嗅母细胞瘤分为 4 个等级（►表 30.1）[16]。以往，前颅底切除术被视为标准的治疗方式，随着鼻内镜技术的进步，当解剖结构良好时，可行鼻内镜下肿瘤切除。一项 meta 分析显示，开放切除术和鼻内镜切除术的患者生存率没有差异[17]。嗅神经母细胞瘤在局部复发和远处转移之前有

较长的潜伏期。因此，建议对患者术后进行长达 10 年的远期随访[18]。

非霍奇金淋巴瘤（NHL）是继鳞状细胞癌（SCC）之后第二常见的鼻窦恶性肿瘤。非霍奇金淋巴瘤的临床表现与该部位的其他肿瘤相似。外科手术很少在 NHL 治疗中发挥作用，化疗和（或）放疗仍然是主要的治疗手段。

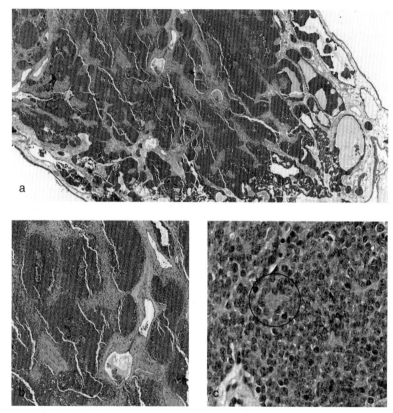

图 30.4 嗅神经母细胞瘤（嗅觉神经母细胞瘤）。（a）低倍镜显示肿瘤由发育良好的小圆蓝色细胞巢组成，这些细胞排列在小叶结构中，破坏了不受肿瘤影响的呼吸黏膜（H-E 染色，10 倍）。（b）中倍镜显示，蓝色小圆细胞的巢穴渗透到精细的纤维状神经基质中（H-E 染色，40 倍）。（c）高倍放大可突出显示具有均匀细胞核和精细盐和胡椒染色质的小圆蓝色细胞，染色质呈片状排列，偶尔形成假菊形团（Homer-Wright 假菊形团，带圆圈；H-E 染色，400 倍）

表 30.1 嗅神经母细胞瘤 Hyams 分级量表

组织学特征	1 级	2 级	3 级	4 级
结构	叶状	叶状	±	±
有丝分裂活性	无	有	突出	标志
核的多形性	无	中等	突出	标志
纤维基质	突出	有	极少	无
菊形团	HW	HW	FW	FW
坏死	无	无	±	常见

缩写：FW, Flexner-Wintersteiner; HW, Homer Wright

30.2 临床表现和检查

对所有可能存在额窦原发性肿瘤的患者都应进行全面的病史采集和体格检查。应评估是否有鼻塞、鼻出血或嗅觉障碍等症状。明确的鼻漏，尤其是与位置改变相关的鼻漏，可能与硬脑膜受累导致脑脊液漏有关。疼痛、复视或视觉障碍等眼部症状可能表明眼眶受累。对所有疑似额窦恶性肿瘤的患者均应进行鼻内镜检查。应检查鼻腔是否有肿块从额窦长出。建议使用层厚小于1.0mm的高分辨率CT进行初步评估，可以评估骨质破坏情况。可使用MRI进一步确定肿瘤的特征。MRI上可以看到位于硬脑膜或硬脑膜内的肿瘤性病变。以往的研究表明，MRI显示硬脑膜增强和肿瘤浸润的特异度为97.9%[19]。对于怀疑硬脑膜受累的病例，需要与神经外科医生进行仔细的讨论，以确定肿瘤的可切除性和制订术前计划。影像图片也可用于手术导航。

30.3 分　期

由于额窦原发性恶性肿瘤很罕见，尚无常用的分期系统。美国癌症联合委员会（American Joint Committee on Cancer，AJCC）关于鼻窦肿瘤分期中未涉及额窦肿瘤。佛罗里达大学提出了一套分期体系，用于评估鼻腔、蝶窦和额窦的肿瘤[20]：Ⅰ期肿瘤局限于原发部位；Ⅱ期肿瘤包括侵犯至邻近部位（如眼眶、皮肤、鼻咽、翼颌窝）；Ⅲ期肿瘤包括颅底或翼突内侧板被破坏，和（或）颅内侵犯。然而，目前没有一种分期系统得到临床广泛应用。

30.4 处理方法

额窦恶性肿瘤手术切除的方法可分为三类：鼻内镜手术、开放手术或联合径路手术。

鼻内镜手术适用于范围小、恶性程度低的肿瘤。在实施鼻内镜手术之前，必须评估患者的解剖结构。根据Draf的观点，Draf Ⅲ手术要求额窦前后径至少大于0.8cm，以便技术上可行[21]。此外，额窦后壁的明显凸出会阻碍鼻内镜器械到达肿瘤的全部范围。一些临床医生认为，额窦外侧区域生长的肿瘤或具有向外侧侵犯倾向的肿瘤是鼻内镜手术的禁忌证[22]。额窦环钻术（或骨成形皮瓣径路）可用于帮助暴露难以经鼻处理的肿瘤。

大多数累及额窦的恶性肿瘤的切除需要采用开放手术方法，以充分实现肿瘤的完整切除。1908年，Knapp首次将开放性额筛切除术描述为经眶额窦径路。在眉毛内下方沿鼻背和内眦之间做弧形切口，切开皮下软组织直至上颌骨额突的骨膜下，将骨膜沿眼眶内侧壁剥离，暴露额筛缝线。沿额筛缝距泪嵴后方约24mm处识别筛前动脉，该解剖标志为颅前窝的底部。此时可以打开额窦底部以暴露肿瘤。对于较大的肿瘤，必要时切口可沿眶上缘延伸，暴露额窦外侧区域，也可沿鼻侧向下延伸切开，以充分暴露鼻腔。对于颅内侵犯的肿瘤，可进行眶上开颅术（▶图30.5）。该径路可进入颅前窝，向后可暴露直到垂体。对于广泛侵犯颅顶的肿块，可能需要进行双额开颅术。对于颅内严重受累患者在行眶内容物剜除术时需注意保护重要的神经和血管。

根据病理检查结果，可能需要对患者行辅助化疗或放疗。由于额窦肿瘤被诊断时大多处于晚期，因此通常需采用包含放疗和化疗的综合治疗方案。

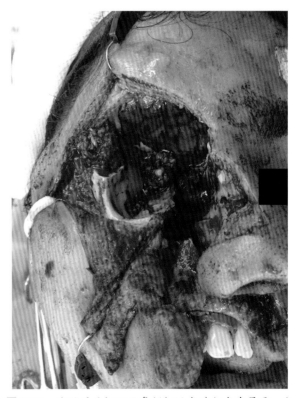

图30.5　使用眉弓切口沿鼻侧切开术进行术中暴露。行眶上开颅术暴露额叶，可见肿瘤侵入眼眶，对患者进行了眶内容物摘除术

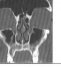

重建方式取决于术后创面缺损的大小。可以使用局部旋转皮瓣封闭小的缺损创面。大多数创面缺损都可以通过头皮前移来完成。较大的缺损可能需要游离皮瓣，尤其是在需要行眼眶切除术或有较大硬脑膜缺损的病例中（▶图 30.6）。大腿前外侧游离皮瓣可以提供足够的体积以填充眶内容物摘除后的术腔。重建的一个关键之处是将游离皮瓣与颅骨拱顶连接，以促进愈合。如果眶缘或眶底保留完好，就可以为游离皮瓣提供可靠的骨架支撑。可以在鼻内放置一个含 30mm 水囊的 Foley 导尿管，以支撑修复的黏膜瓣。硬脑膜大面积缺损应采用多层材料修复，包括脱细胞真皮基质、胶原基质、脂肪移植物、阔筋膜移植物、颞顶筋膜瓣或颅周皮瓣。

30.5 病例展示

一位 32 岁的男性患者出现复视、右眼肿胀、头痛和右侧面部麻木等症状。在 8 个月的时间中，

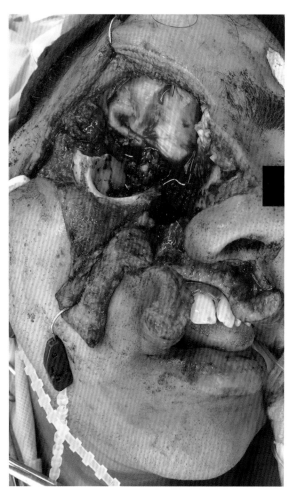

图 30.6 用阔筋膜移植物修复硬脑膜缺损

他的体重减轻了 50 磅（约 22.68kg）。随后的检查发现患者右眼突出、双眼向上复视和右侧三叉神经麻痹。MRI 显示软组织肿块强化累及右侧额叶和右侧筛窦，并破坏右侧纸样板，累及眶尖和颅内，大小为 3.5cm×3.5cm。对患者行鼻腔肿物活检，活检结果与 SNUC 的特征一致。对该病例进行了多学科讨论，决定进行手术切除和辅助放、化疗。其切除是通过右颅面径路进行的，包括鼻侧切除术、眶内容物摘除术、筛窦切除术和上颌骨部分切除术。采用眶额开颅术切除肿瘤的颅内部分。在硬脑膜下间隙放置一块阔筋膜，以封闭硬脑膜。采用大腿前外侧游离阔筋膜皮瓣修复缺损。保留眶下缘，用于支撑游离皮瓣。放置蛛网膜下腔引流管，引流脑脊液至术后第 5 天。术后患者接受了 32 次 64Gy 的放疗，以及顺铂和依托泊苷辅助化疗。

30.6 并发症处理

额窦恶性肿瘤切除术的并发症包括脑脊液漏、颅内积气、脑膜炎、颅内脓肿和（或）卒中。由于硬脑膜缺损，空气从鼻腔进入颅腔，可导致颅内积气。症状包括精神状态改变和头痛。应立即通过 CT 检查来评估。少量积气可以保守观察，但大量积气需要通过钻孔引流手术排气。脑脊液漏是另一种常见的并发症，通常表现为大量清水样鼻涕。可以通过放置蛛网膜下腔引流管来控制小流量的脑脊液漏。如果控制不佳，可能需要进行手术修补。中枢神经系统感染是开放性额窦手术后患者死亡的主要原因。适当的围手术期预防性使用抗生素和鼻窦黏膜与颅内隔离是降低感染风险的关键。

30.7 提示和技巧

详见▶表 30.2。

表 30.2 额窦恶性肿瘤的手术难点和技术解决方法

难点	技术解决方法
1.鼻内镜入路是否可行？	1. 由于术野受限，肿瘤不应超过瞳孔中线。前后方向狭窄的额窦引流通道限制了鼻内镜器械的使用
2.是否应进行眶内容物摘除术？	2. 术前应对患者进行影像学检查，鉴别眼眶的肿瘤压迫与肿瘤侵犯

（牛 勋 译）

参考文献

[1] Dutta R, Dubal PM, Svider PF, et al. Sinonasal malignancies: A population-based analysis of site-specific incidence and survival. Laryngoscope, 2015, 125(11):2491–2497.

[2] Siew SS, Kauppinen T, Kyyronen P, et al. Occupational exposure to wood dust and formaldehyde and risk of nasal, nasopha-ryngeal and lung cancer among finnish men: a whole-population-based retrospective cohort study. Epidemiol Prev, 2010, 34:158.

[3] Frierson HF, Jr, Mills SE, Fechner RE, et al. Sinonasal undifferentiated carcinoma. An aggressive neoplasm derived from schneiderian epithelium and distinct from olfactory neuroblastoma. Am J Surg Pathol, 1986, 10(11):771–779.

[4] Xu CC, Dziegielewski PT, McGaw WT, et al. Sinonasal undifferentiated carcinoma (SNUC): the Alberta experience and literature review. J Otolaryngol Head Neck Surg, 2013, 42:2.

[5] Chambers KJ, Lehmann AE, Remenschneider A, et al. Incidence and survival patterns of sinonasal undifferentiated carcinoma in the United States. J Neurol Surg B Skull Base, 2015, 76(2):94–100.

[6] Narasimhan K, Kucuk O, Lin HS, et al. Sinonasal mucosal melanoma: a 13-year experience at a single institution. Skull Base, 2009, 19(4):255–262.

[7] Gore MR, Zanation AM. Survival in sinonasal melanoma: a meta-analysis. J Neurol Surg B Skull Base, 2012, 73(3):157–162.

[8] Oldenburg MS, Price DL. The utility of sentinel node biopsy for sinonasal melanoma. J Neurol Surg B Skull Base, 2017, 78(5):425–429.

[9] Manolidis S, Donald PJ. Malignant mucosal melanoma of the head and neck: review of the literature and report of 14 patients. Cancer, 1997, 80(8):1373–1386.

[10] Michel J, Radulesco T, Penicaud M, et al. Sinonasaladenocarcinoma: clinical outcomes and predictive factors. Int J Oral Maxillofac Surg, 2017, 46(4):422–427.

[11] Barnes L. Intestinal-type adenocarcinoma of the nasal cavity and paranasal sinuses. Am J Surg Pathol, 1986, 10(3):192–202.

[12] Purgina B, Bastaki JM, Duvvuri U, et al. A subset of sinonasal non-intestinal type adenocarcinomas are truly seromucinous adenocarcinomas: a morphologic and immunophenotypic assessment and description of a novel pitfall. Head Neck Pathol, 2015, 9(4):436–446.

[13] Stelow EB, Brandwein-Gensler M, Frachi A, et al. Non-intestinal-type adenocarcinoma // El-Naggar AK, Chan JK, Rubin Grandis J, et al. WHO Classification of Head and Neck Tumors. Lyon: International Agency for Research on Cancer, 2017:24–25.

[14] Stelow EB, Jo VY, Mills SE, et al. A histologic and immunohistochemical study describing the diversity of tumors classified as sinonasal high-grade nonintestinal adenocarcinomas. Am J Surg Pathol, 2011, 35(7):971–980.

[15] Babin E, Rouleau V, Vedrine PO, et al. Small cell neuroendocrine carcinoma of the nasal cavity and paranasal sinuses. J Laryngol Otol, 2006, 120(4):289–297.

[16] Hyams VJ. Olfactory neuroblastoma (case 6) // Batasakis J, Hyams VJ, Morales A. Special Tumors of the Head and Neck. Chicago: ASCP Press, 1982:24–29.

[17] Devaiah AK, Andreoli MT. Treatment of esthesioneuroblastoma: a 16-year meta-analysis of 361 patients. Laryngoscope, 2009, 119 (7):1412–1416.

[18] Gore MR, Zanation AM. Salvage treatment of local recurrence in esthesioneuroblastoma: A meta-analysis. Skull Base, 2011, 21(1):1–6.

[19] Moiyadi AV, Pai P, Nair D, et al. Dural involvement in skull base tumors-accuracy of preoperative radiological evaluation and intraoperative assessment. J Craniofac Surg, 2013, 24(2):526–530.

[20] Katz TS, Mendenhall WM, Morris CG, et al. Malignant tumors of the nasal cavity and paranasal sinuses. Head Neck, 2002, 24(9):821–829.

[21] Draf W. Endonasal frontal sinus drainage type I–III according to Draf // Kountakis S, Senior B, Draf W. The Frontal Sinus. Germany: Springer, 2005:219–232.

[22] Sieśkiewicz A, Lyson T, Piszczatowski B, et al. Endoscopic treatment of adversely located osteomas of the frontal sinus. Ann Otol Rhinol Laryngol, 2012, 121(8):503–509.

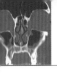

31 急性额骨骨髓炎：颅内和眶内并发症

Ashok Rokade, Dimitris Ioannidis

摘 要

急性额窦炎可引起一系列严重的累及眼眶、颅内和骨的并发症，在诊断和治疗方面具有独特的挑战性。该疾病具有多种临床表现，且经常并存。鼻窦增强 CT 是用于明确诊断和规划手术的首选检查手段，而 MRI 可以提供更高的软组织分辨率，最适合于疑似发生颅内并发症的评估。治疗该疾病时需要耳鼻喉科、眼科、神经外科、感染科和微生物学等部门的医生进行多学科协作。在早期阶段，采用敏感抗生素进行保守治疗可能收到满意效果。然而，在许多情况下，严重者需要手术干预（鼻内镜手术、开放手术或二者联合），手术的目的是清除已形成的感染性分泌物，并同时开放炎症阻塞的鼻窦。最常见的处理方式是采用急诊功能性鼻内镜手术进行额窦引流，以及通过 Lynch-Howarth 手术（鼻外筛窦径路）或经眼睑成形术进行眼眶引流，经颅骨环钻术 / 开颅术进行颅内引流，以及在发生骨髓炎时对感染的骨质进行外科清创。为了防止复发，通常在急性感染缓解后进行扩大鼻窦引流和（或）通过手术修补潜在的骨缺损。根据患者的具体情况，治疗方法可能会有所不同，包括内镜下经鼻 Draf Ⅱa、Ⅱb 和 Ⅲ（改良鼻内镜 Lothrop）手术，甚至是鼻外径路额筛切除术，也可根据患者情况行骨瓣成形术或额窦颅腔化。

关键词 额窦炎；并发症；眼眶；颅内；骨性；脓肿；硬脑膜下；硬脑膜外；骨膜下；脑炎；蜂窝织炎；波特膨胀瘤

31.1 流行病学和病因学

31.1.1 流行病学

据统计，急性鼻窦炎（acute rhinosinusitis，ARS）的并发症发生率为（2.5~4.3）/100 万 [1-4]。急性额窦炎（acute frontal sinusitis，AFS）相关并发症与眼眶、颅内和骨性病变有关。虽然文献中每种类型 AFS 并发症的发生率各不相同，

但眼眶并发症是最常见的，是颅内并发症的两倍，而骨性并发症最不常见 [3,5-6]。

AFS 及其并发症在 20~30 岁男性中的患病率较高 [（2.6~3.3）∶1] [6-8]，这可能是由于该年龄组患者处于额窦发育和血管发育的高峰期 [9]。另外，患者在冬季时发病率较高，可能原因是季节变化引起的上呼吸道感染（URTI）增多 [2]。

根据最常用的 Chandler 分类法，眼眶并发症包括眶隔前蜂窝织炎、眼眶蜂窝织炎、眶骨膜下脓肿、眼眶脓肿和海绵窦血栓形成（▶表 31.1）。85% 的 ARS 眼眶并发症发生在儿童中，其在筛窦炎、上颌窦炎和额窦炎中发生率逐渐下降 [1,3-5]。然而，在额窦炎中，炎症向眼眶的传播速度更快，预后更差，需要手术干预的概率更高 [3,9]。

ARS 的颅内并发症包括硬脑膜外或硬脑膜下脓肿、脑实质内脓肿、脑膜炎、脑炎和上矢状窦或海绵窦血栓形成。颅内并发症可发生在任何年龄。额窦炎是所有鼻窦炎中更为常见的颅内并发症来源 [9-10]。

额窦前后壁的罕见血管坏死和骨髓炎可引起骨性并发症。额窦前壁浅表骨髓炎可导致骨膜下脓肿形成，可与肿瘤混淆 [因此称为波特膨胀瘤（Pott's puffy tumor）]。深层骨髓炎可能与颅内并发症有关 [1,9]。

31.1.2 病 因

解剖变异和鼻窦的病理改变可引起额窦引流不畅，此可能促进 AFS 及其并发症的发生、发展（▶表 31.2）。

表 31.1 急性鼻窦炎的并发症分类

眼眶并发症	颅内并发症	骨性并发症
眶隔前蜂窝织炎	硬脑膜外脓肿	波特膨胀瘤
眼眶蜂窝织炎	硬脑膜下脓肿	
眶骨膜下脓肿	脑实质内脓肿	
眼眶脓肿	脑膜炎 / 脑炎	
海绵窦血栓形成	海绵窦 / 上矢状窦血栓形成	

表 31.2　急性额窦炎的解剖和病理原因

复杂额隐窝解剖	解剖变异引起额隐窝区狭窄	鼻腔病变引起阻塞
鼻丘气房突出	泡状鼻甲	鼻息肉或肿瘤
I~IV 型 Kuhn 气房	接触中鼻甲的内转性钩突	外伤
眶上筛房	与鼻外侧壁接触的侧面凸出的中鼻甲	慢性黏膜炎症
额泡（Bulla frontalis）	严重的鼻中隔偏曲	前期手术导致的瘢痕和狭窄

发生 AFS 时，解剖因素在感染传播和并发症发展中起着关键作用。这是由于感染可通过骨开裂、神经血管孔和开放的骨缝从额窦直接传播到眼眶，或通过无瓣膜的板障静脉发生逆行性血栓静脉炎[8,11]。

构成眶顶的额窦底是额窦中最薄的骨壁，其还与筛骨连接，形成鼻腔的顶部和颅前窝的底部。眶周组织在眶缘、骨缝、眶裂和泪嵴处牢固附着于眼眶底部的骨骼，但在其他部位松散附着于骨骼。这使得感染易扩散，并形成骨膜下脓肿[9,12]。眶骨膜在眶与额骨和上颌骨的骨膜处结合，形成上下眼睑的眶隔，此构成一个阻止感染扩散的解剖屏障，将眼眶分为眶隔前间隙和眶隔后间隙[12]。感染与眶隔的关系是眼眶感染分类的基础。骨膜下脓肿形成于眶周和鼻窦骨之间，位于眶外（即肌锥外），而眶内脓肿则位于眶内（即肌锥内）。

眼眶的无瓣膜板障静脉允许面部、鼻窦、眼眶和颅内静脉网之间的自由交通，从而促进感染的传播。这些静脉连接形成两条主静脉：①眼上静脉，由内眦静脉和眶上静脉联合而成，而后向外侧穿过眼眶，并通过眶上裂进入海绵窦[9,13]；②眼下静脉，它起源于眶前底附近，通过眶下裂向翼静脉丛发出一条分支，再向眼上静脉发出另一条较大的分支而终止。两条分支最终汇入海绵窦，为感染的传播提供了途径[12]。

据报道，从患有眼眶并发症的成人和儿童患者中分离出的微生物菌群存在差异。在成人中可分离出多种微生物（混合感染）、厌氧微生物和牙源性微生物，而肺炎葡萄球菌、未分型流感嗜血杆菌和卡他莫拉菌在儿童患者中普遍存在。与多种细菌混合感染相比，单一需氧病原体在 10 岁前儿童的感染中更为常见，并且在老年人群中眶隔后感染表现得更为严重[14]。

颅内扩散可能由鼻窦骨被侵蚀引起，但最常见于通过无瓣膜板障静脉的血行扩散，板障静脉穿过窦后壁，直接与硬脑膜和骨膜的静脉丛相连[15]。细菌栓子可以通过这个静脉网传播到远处的颅内部位，逆行性血栓性静脉炎可导致硬脑膜外、硬脑膜下或脑内脓肿、脑膜炎，甚至海绵窦或上矢状窦血栓形成[9,16]。

脑脓肿往往形成于脑白质，而不是灰质，原因是脑灰质的血液供应较差。所有的脑部并发症都源于脑炎，但随着脑组织坏死和液化的进展，会逐渐形成囊膜，数周后导致脑脓肿形成。研究表明，在颅内并发症患者中厌氧或混合需氧-厌氧微生物的感染率很高[1]。

额窦炎向额骨扩散可导致骨髓炎[17]。这可能是由于额窦炎直接扩展至骨骼、血行播散或通过大脑大静脉（盖伦静脉，Vein of Galen）逆行性血栓性静脉炎所致。浅表的骨髓炎可导致骨膜下脓肿形成，临床表现为额骨上方皮肤的波动性肿胀，这就是众所周知的波特膨胀瘤。如前所述，深部的骨髓炎可能导致颅内并发症[1,18]。

31.2 临床表现和检查

31.2.1 眼眶并发症

眼眶并发症患者通常有近期上呼吸道感染史，表现为急性细菌性鼻窦炎的症状，可伴有发热、眼睑水肿和结膜充血。经典的 Chandler 分类提示感染在各个阶段具有特征性的临床表现（▶ 表 31.3）[1,9,14]。

尽管这是最常用的分类标准，但由于患者的不同临床表现、治疗方法和预后，应将眶隔前蜂窝织炎归类为眼睑感染，而不是眼眶感染[11,19]，海绵窦血栓形成应被视为颅内并发症，而不是眼眶感染的终末期[7]。

眶隔前蜂窝织炎是迄今为止最常见的并发

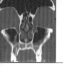

表 31.3 急性鼻窦炎眼眶并发症的 Chandler 分类

眶隔前蜂窝织炎	眼睑和结膜的非特异性炎症性水肿。位于眶隔前方，被认为继发于静脉引流受限
眼眶蜂窝织炎	眼眶软组织的明显炎症和水肿，无脓肿形成。特征性体征包括眼球突出、球结膜水肿和眼外运动减弱
骨膜下脓肿	在眶周和骨之间的潜在间隙形成脓肿。这会产生肿块效应，逐渐产生压迫并使眶内容物移位。球结膜水肿和眼球突出始终存在，眼球活动度降低，视力丧失逐渐加重
眼眶脓肿	眼眶组织内的脓和坏死物质聚集。在大多数情况下，会出现严重眼球突出和几乎完全性眼肌麻痹，并伴有视力丧失
海绵窦血栓形成	以眼球突出、球结膜水肿、眼肌麻痹和视力下降为特征，可伴有发热、头痛、眶周水肿和畏光等非特异性体征和症状。两侧海绵窦因环窦交通，如出现双侧眼部症状持续发展，应意识到这是海绵窦血栓形成的典型表现。存在单侧眼眶感染时，如出现脑膜炎症状或第Ⅲ、Ⅳ、V1、V2、Ⅵ颅神经麻痹，也提示海绵窦血栓形成

症，占文献报道的眼眶并发症的近 80%[8]。眶隔前蜂窝织炎涉及眶隔前软组织感染，通常没有眼球突出，也没有眼球运动障碍，幼儿往往比成人更难评估[20]。诊断时主要依靠临床表现，影像学检查并不是必要的[8,22]。

眼眶蜂窝织炎、眼眶脓肿和骨膜下脓肿都可能表现为眼球突出、眼球运动障碍、结膜水肿、眼部疼痛和压痛（►框表 31.1）[6]。在脓肿形成的病例中，眼肌麻痹更为突出，视力丧失的风险更高。在大多数病例中，可以观察到发热、白细胞升高和炎症标志物增加[22]。

如果不及时干预，感染可能引起视网膜中央动脉阻塞、视神经炎、角膜溃疡或导致失明的全眼球炎。感染也可以在颅内扩散，导致颅内并发症[23]。

31.2.2 颅内并发症

颅内并发症可能表现为非特异性症状和体

征，如急性或进行性头痛、高热、嗜睡、意识减退，或主要根据感染部位表现为局部神经症状或颅内压升高（►表 31.4）[2,24-25]。

在大多数情况下，患者即使在就诊时没有鼻部症状，最近也有鼻窦炎症状和（或）局部前额压迫感/不适的病史[9]。

硬脑膜外脓肿通常直接形成于完整额窦后壁的后面，因为硬脑膜松散附着于该区域。此并发症的症状可能非常轻微，直到脓肿逐渐增大导致颅内压升高。由于靠近眼眶，前额水肿、压痛和眼眶肿胀较常见。硬脑膜下脓肿的形成可能会使炎症扩散到皮层[21]，并诱发血管炎和败血性静脉血栓形成，从而导致炎性水肿加剧，并进一步加重颅内高压。感染可向后扩散至大脑半球，并向下扩散至大脑纵裂，随后扩散至

框表 31.1 提示眶隔后受累的征象[12,14]

· 眼球突出
· 眼球运动受限
· 红/绿辨别力降低
· 视力下降
· 瞳孔传入障碍

表 31.4 颅内并发症的警告标志

症状	并发症
严重额部头痛	脑神经麻痹
发热（＞39℃）	局部神经症状
精神状态改变	偏瘫
畏光	癫痫
颈部强直	恶心、呕吐

大脑镰下方或通过大脑镰的对侧，也可导致上矢状窦血栓形成。硬脑膜外和硬脑膜下脓肿的形成都与脑膜炎有关[10]。

颅内脓肿主要发生在额叶[26]。尽管颅内脓肿可能相对无症状，但细微的行为改变提示神经功能改变、意识改变、步态不稳定和严重的进行性头痛[27]。

感染扩散到皮质时典型症状可能包括轻偏瘫、偏瘫、脑神经病变和癫痫发作。颅内压升高可导致恶心、呕吐、心动过缓、高血压和意识水平下降，甚至可能导致小脑幕疝而死亡。在颅内压明显升高的情况下，腰椎穿刺可能会导致小脑幕疝[9]。

在海绵窦和上矢状窦血栓形成的情况下，患者几乎总是会出现脑膜征和局部神经功能减退症状，而球结膜水肿、眼球突出、眼肌麻痹、颅神经Ⅱ和Ⅲ麻痹以及视力丧失可能会逐渐发展。对侧症状是硬脑膜窦血栓形成的特征。临床中早期识别海绵窦和上矢状窦血栓形成很重要，因为其死亡率分别高达30%和80%[10]。

31.2.3 骨性并发症

发生额窦前壁骨髓炎时，患者可能会出现由骨膜下脓肿（波特膨胀瘤）引起"面团状"水肿和前额的压痛、波动性肿胀[1,20]，以及头痛、发热和双侧眼睑水肿[17]。同时，可观察到中性粒细胞增多和炎性标记物升高。在颅骨骨髓炎中，分离出的常见微生物包括米勒链球菌、草绿色或金黄色葡萄球菌[14]。

31.2.4 检　查

AFS并发症的诊断和评估需要耳鼻喉科、神经外科、眼科和感染科医生进行多学科协作，因为其症状可能经常并发和重叠[28]。

临床检查往往需要彻底进行。鼻内镜检查可评估中鼻道是否存在脓液，收集鼻拭子进行革兰氏染色和培养以及血液培养对指导抗生素治疗至关重要。白细胞计数虽然不是特异性的，但可能有用，因为当白细胞计数升高时，提示ARS对治疗无反应，可能会出现并发症[14]。

尤其是对于疑似眼眶并发症，客观评估眼球突出程度（眼球突出计）、眼压（眼压计）、视力、色觉和眼球运动至关重要，并且应始终清楚地记录这些情况。

鼻窦增强CT是用于明确诊断和计划手术的首选检查方法[6,8,25]。它可以显示出额窦的骨质侵蚀、蜂窝织炎和眼眶及颅内软组织中的积液[21]。在骨膜下脓肿（▶图31.1）病例中，CT通常显示内直肌水肿，眼眶侧方可见类圆形低密度区，眼球向下和侧向移位。而在眼眶脓肿（▶图31.2）病例中，眼外肌和视神经的细节被一个融合肿块影所掩盖。在这种情况下，可能存在由厌氧细菌引起的积气[1]。

MRI提供了显著的软组织分辨率，在疑似颅内并发症和CT显像阴性或不确定的情况下应推荐行MRI（▶图31.3a、b）[24,26,29]。然而，高分辨率增强CT对于诊断至关重要，可以准确了解骨质受累情况（▶图31.4，▶图31.5）。

海绵窦血栓形成可导致眼上静脉充血，通过CT上的充盈缺损可进行诊断。然而，诊断的基础是MR静脉造影，其显示受影响的海绵窦中没有静脉血流[1,24,26]。

腰椎穿刺有助于排除脑膜炎，但应考虑到

图31.1　骨膜下脓肿（增强CT）

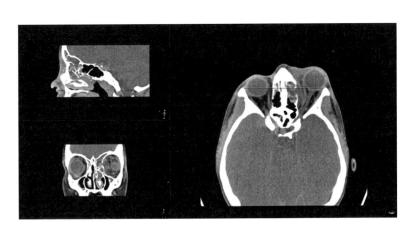

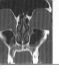

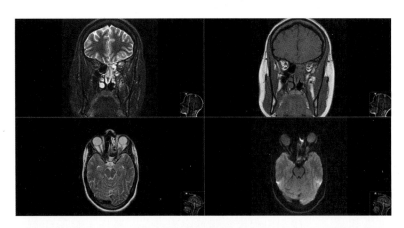

图 31.2　眼眶脓肿的 MRI 图像

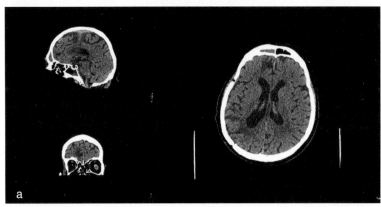

图 31.3　脑脓肿的 CT（a）和 MRI（b）图像

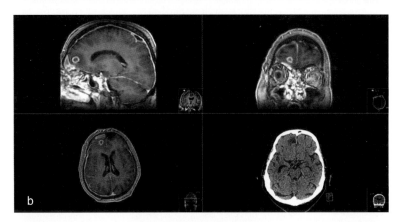

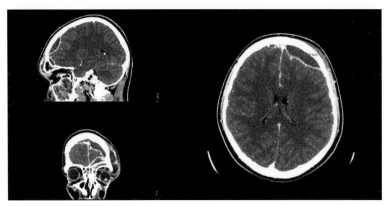

图 31.4　硬脑膜外脓肿的增强 CT 图像

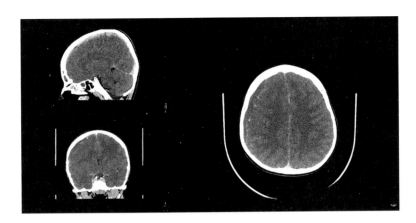

图 31.5 硬脑膜下脓肿的增强 CT 图像

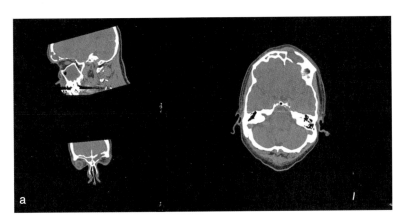

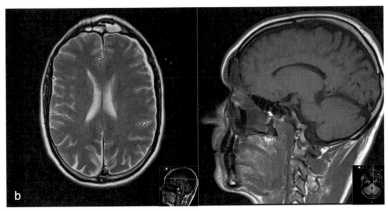

图 31.6 波特膨胀瘤的 CT（a）和 MRI（b）图像

颅内压升高的迹象和脑疝的风险[10]。

　　对于波特膨胀瘤，应进行鼻窦和头部增强 CT（►图 31.6）。典型病例表现为在软组织窗上额窦骨膜下可见低密度脓肿影，与骨髓炎相关的骨侵蚀在骨窗中可以更明确辨别。增强 CT 可发现伴发的鼻窦炎和潜在合并的颅内脓肿，可以用来区分具有类似表现的其他疾病[14,17]。MRI 在合并颅内并发症的情况下具有临床价值[14]。

31.3 处理方法

　　ARS 并发症的处理需要耳鼻喉科、眼科、神经外科和感染科以及微生物学专业等各部门医生的多学科协作。在疑似并发症的早期阶段，使用抗生素和局部鼻腔治疗（包括定期鼻腔冲洗和减充血剂）等保守治疗可能已足够。然而，在症状严重情况下可能需要进行手术干预，清理已形成的脓性分泌物，同时开放出现病变的鼻窦。

　　值得注意的是，AFS 并发症可能是并发和重叠的（例如，波特膨胀瘤和颅内扩展、眼眶和颅内并发症），即使在成功治疗后也需要至少 6 个月的长期随访，以确保完全缓解并排除疾病复发，或避免出现任何治疗后的并发症。

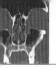

31.3.1 额窦引流技术

在处理 AFS 并发症时，病变额窦开放的手术方式可能包括内镜或鼻外径路，或两者联合。

功能性鼻内镜手术（FESS）旨在重建鼻窦引流并清除炎症物质，同时注意保持正常的鼻窦生理机能和功能。与鼻外径路相比，该手术在技术上更具挑战性，但可以获得更好的美容效果，避免出现瘢痕和畸形，并可以使外科医生同时处理其他鼻窦的潜在并发疾病。有时，打开前筛窦和鼻丘区域可能充分缓解额窦引流通道（Draf Ⅰ）的阻塞。然而，有时需要手术处理额隐窝（Draf Ⅱa 和 Ⅱb），同时尽量保留黏膜，以防止瘢痕和狭窄。由于活动性感染和更高的出血风险，在急性炎症期进行手术可能更具有挑战性[30]。有报道称，在处理 AFS 中可使用球囊扩张术，但其疗效尚未得到普遍认同[31]。

FESS 可与额窦环钻术结合使用，以便于处理窦间隔厚、窦内气房位置高以及额窦外侧病变。为了防止疾病复发，扩大的鼻窦开放引流术通常在急性感染得到控制后的一段时间后进行。根据具体情况，具体术式可能会有所不同，从鼻内镜 Draf Ⅱa、Ⅱb 和 Ⅲ（改良鼻内镜 Lothrop）术式，到额骨骨瓣成形术甚至鼻窦颅腔化（cranialization of the sinus）。

额窦环钻术是一种常用技术，可与鼻内镜径路联合，常用于在急性期清理额窦炎性分泌物。首先，在眶上缘内侧皮肤下至骨膜作一个小切口（通常 1cm 长），剥离骨膜，并钻穿额窦前壁骨质，或者也可以在前额皮肤的皮纹内做一个类似的切口，这样就可以使用微型环钻技术钻穿额窦前壁[32]。两种方法均可引流额窦炎性分泌物。留置引流管可用于术后冲洗和引流（通常放置 7~10d）。可使用 4mm 的 0° 和 30° 鼻内镜检查额窦腔和额隐窝。

另外，也可以采用 Lynch-Howarth 径路引流额窦和眶周内侧的积液。该方法是在鼻骨外侧上方、鼻背和内眦之间作一曲线或 Z 形切口并切透骨膜，然后将骨膜从泪囊、筛骨纸样板和额窦底部剥离，在额筛缝上发现筛前动脉并切断电凝，然后从内侧钻开额窦。这种方法在技术上很简单，但会导致瘢痕形成，并且容易导

致疾病复发和黏液囊肿形成。

对于额窦外侧病变侵入眼眶的患者，可使用经眼睑成形术，无论是单独应用还是与 FESS 联合应用均值得推荐[33]。在睑板上方至少 8mm 处的皮肤皱襞内作切口，以眼轮匝肌的眶部定位，切开肌肉，在该肌肉和提肌腱膜之间分离出一个近眶缘的平面，同时保持眶隔完整[30]。在眶上缘的眶隔前方进行骨膜切开，充分分离骨膜，其内侧界为眶上切迹和神经血管，外侧和后界由额窦气化程度确定。该方法可直接用于处理额窦底壁，且易于识别和处理该区域病变（如黏液囊肿）。在内镜下充分引流后可将皮瓣重新复位[30]。

近年来，较少使用鼻外径路额窦及筛窦切除术，其可用于治疗黏液囊肿、脓肿和鼻窦瘘，也可用于治疗额窦炎的各种颅内并发症。

31.3.2 眼眶并发症的处理

眶隔前和眼眶蜂窝织炎的一线治疗包括局部使用减充血剂和静脉注射（intravenous, IV）抗生素，其致病菌包括需氧和厌氧微生物[1]。如果患者在治疗后 48h 内未发热，临床症状有所改善，则可以考虑改用口服抗生素[25]。然而，如果在 24~48h 内未发现临床改善或影像学显示脓肿形成，则应立即行手术探查和引流，同时开放影响引流的鼻窦（▶框表 31.2）[22,34]。

根据脓肿的位置和外科医生的特长，可以应用鼻内镜通过筛窦和筛骨纸样板进行引流，也可以通过鼻外径路（Lynch-Howarth，经眼睑成形术入路）进行引流。

对于 4 岁以下的儿童，如果未发生视力下降，也未出现全身症状，影像学资料提示较小、位于内侧的骨膜下脓肿 [体积<（0.5~1）mL],

框表 31.2　急性鼻窦炎[1] 眼眶并发症的外科干预适应证

1. CT 或 MRI 显示骨膜下或眶内脓肿

2. 视力下降、色觉下降、影响传入瞳孔反射，或无法评估视力

3. 静脉注射抗生素 48h 后，眼眶体征（复视、眼肌麻痹、眼球突出、肿胀、结膜水肿）是否改善

4. 静脉注射抗生素 48h 后，一般情况（发热、感染指标）是否改善

可以密切观察；如果 24~48h 内观察到临床症状明显改善，则可通过静脉注射抗生素进行保守治疗，而不进行手术干预 [25,35]。

及时治疗眼眶并发症尤为重要，因为其进展可能很快，并可导致角膜溃疡、全眼球炎、视神经炎、视网膜中央动脉阻塞、致盲或颅内扩散和其他后遗症 [23]。

31.3.3 颅内并发症的处理

大多数早期颅内并发症可采用静脉注射广谱抗生素治疗，以减少局部感染的扩散，并使脓肿机化、吸收 [35]。最近的研究表明，早期治疗至关重要。在脑炎早期进行抗菌治疗可以防止脓肿的形成。如果形成脓肿，可能需要手术治疗，以确保充分治疗和彻底解决感染 [35-37]。对额窦和其他受累的鼻窦行开放引流可能有效，但不能替代颅内脓肿引流 [38]。

如果出现明显进展的神经症状，如硬脑膜下脓肿，则需要行急诊手术，因为手术引流和减压的延误可能会导致较高并发症发生率和死亡率。

小于 2.5cm 的脓肿通常对抗生素有效，而大于 2.5cm 的单个脓肿需要切除或吸排。对于多发性脓肿或位于重要区域或难以触及的脑区（即脑干）脓肿，应进行反复吸排，因为其效果优于完全切除。在这组患者中，长期使用大剂量抗生素可能是一种替代方法 [37]。

治疗的持续时间取决于患者的病情、病原体、脓肿的数量和大小，以及患者对治疗的反应。脑炎和接受引流手术的患者持续治疗 4~6 周可能已足够，但对于合并有包膜的脓肿、多房脓肿、颅内重要部位的脓肿或免疫功能低下的患者，可能需要 6~8 周的疗程 [35,37]。

治疗时间由持续的临床评估和影像学随访确定，每周至少一次，此有利于评估治疗反应 [37]。

最初的经验性治疗应包括口服抗链球菌（包括 milleri 组）、甲氧西林敏感葡萄球菌、厌氧菌和肠杆菌的抗生素，直到可以根据微生物培养和药敏结果调整用药 [39]。第三代头孢菌素和甲硝唑联合应用足以治疗大多数免疫功能正常的社区获得性脑脓肿患者。

类固醇皮质激素的使用存在争议，当在影像上可以看到明显肿块影，并且患者的精神状态不佳时，可推荐使用皮质类固醇 [37]。

脑脓肿的外科引流可通过钻孔抽吸或开颅术后完全切除来实现。CT 引导下的针吸是最常用和首选的方法，尤其是在涉及语言、运动或感觉皮质区域或患者昏迷的情况下。开颅术通常适用于多房脓肿患者和反复抽吸不能治愈但发病率较高的患者 [40-41]。对于感觉器官功能低下、颅内压升高、7d 内临床症状无改善和（或）脓肿逐渐增长的患者，即使在初次抽吸或引流后也应进行完全切除 [40-41]。

在海绵窦血栓形成的情况下，成年人群的死亡率和发病率分别高达 30% 和 60%。治疗方法主要包括静脉注射抗生素和引流受累的鼻窦。类固醇激素可能有助于减轻炎症。在这些患者中使用抗凝剂仍存在争议，但是在影像学资料中患者未表现出脑出血时可以使用 [42]。

31.3.4 骨性并发症的治疗

在急性情况下，骨性并发症的治疗方法包括通过内镜和（或）额窦环钻引流受累的鼻窦，并进行外科清创以及静脉注射广谱抗生素 [43]。如有必要，可在后期进一步行骨缺损重建手术和持续性额窦引流术 [14]。

31.4 病例展示

31.4.1 病例 1：骨膜下脓肿（增强 CT）

一名有眼眶蜂窝织炎病史的 13 岁女孩在出现 ARS 症状几天后，因新发眼眶周围蜂窝织炎入院。增强 CT 显示 ARS 背景病变下有骨膜下脓肿（▶图 31.1）。脓肿可通过 Lynch-Howarth 切口和 FESS 联合入路引流。

31.4.2 病例 2：眼眶脓肿（MRI）

23 岁女性患者，体温升高一周，伴头痛和左上睑下垂。CT 和 MRI 检查结果显示上直肌 / 上睑提肌的混合脓肿以及一个小的硬脑膜外脓肿和脑炎（▶图 31.2）。颌面外科团队采用经眼睑成形术径路引流眼眶中坏死物，而耳鼻喉

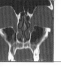

科采用 FESS 引流鼻窦。中枢神经系统受累时可采用静脉注射抗生素行保守治疗。

31.4.3 病例 3：脑脓肿（MRI）

73 岁男性患者，有两次癫痫发作 / 意识模糊和左侧肌无力病史，初期 CT 显示额叶内侧有低密度区，无明显强化，提示大脑前动脉区域额叶梗死可能。还发现右侧轴外区域增强灶，密度略高于脑脊液，最大宽度为 3mm（▶图 31.3a）。

随后 MRI 检查结果（▶图 31.3b）提示额窦炎（中央弥散受限），并怀疑为额叶脓肿。经钻孔开颅、术中抽吸脓液、额窦微型环钻术和局部 FESS 得到证实。

31.4.4 病例 4：硬脑膜外脓肿（增强 CT）

21 岁男性患者，有慢性鼻窦炎不伴鼻息肉病史，表现为 ARS 和眶周蜂窝织炎、头痛和发热。增强 CT 成像提示广泛鼻窦炎，有一个巨大的硬脑膜外增强灶（▶图 31.4）和眼睑脓肿。该患者由神经外科、耳鼻喉科和眼科医生联合治疗，治疗方法包括钻孔引流、额叶环钻术和 FESS 以及眼睑脓肿引流，其次是长期静脉注射抗生素。

31.4.5 病例 5：硬脑膜下脓肿（增强 CT）

11 岁男性患者，因 ARS 于全科医生处接受治疗，表现为右侧头痛、畏光、嗜睡和左侧无力。增强 CT 显示在额叶顶突处存在硬脑膜下脓肿，距离顶点 1cm（▶图 31.5）。脓肿周围增强，中线左移和右侧脑室消失。

这名儿童接受紧急开颅术，引流硬脑膜下脓肿，同时使用 FESS 治疗鼻窦感染，然后静脉注射抗生素 6 周。随后的 MRI 检查结果证实脑血管意外（cerebrovascular accident, CVA）的存在，患者在神经外科接受阿司匹林治疗。

31.4.6 病例 6：波特膨胀瘤

50 岁男性患者，有 ARS 病史，根据已有鼻窦 CT 检查结果提示，患者存在由 CRS 导致的左前额肿胀（▶图 31.6a）。影像学资料提示波特膨胀瘤（CT 骨窗），伴有前、后额窦表面和眶顶的侵蚀以及广泛鼻窦炎。MRI 检查结果（▶图 31.6b）显示左侧存在 3mm 硬脑膜下

脓肿，未发现向眶内的扩张。

患者接受鼻外引流和局部 FESS 的联合治疗后进行长期抗生素治疗。

（牛 勋 译）

参考文献

[1] Fokkens WJ, Lund VJ, Mullol J, et al. EPOS 2012: European position paper on rhinosinusitis and nasal polyps 2012. A summary for otorhinolaryngologists. Rhinology, 2012, 50(1):1–12.

[2] Piatt JH, Jr. Intracranial suppuration complicating sinusitis among children: an epidemiological and clinical study. J Neurosurg Pediatr, 2011, 7(6):567–574.

[3] Hansen FS, Hoffmans R, Georgalas C, et al. Complications of acute rhinosinusitis in The Netherlands. Fam Pract, 2012, 29(2):147–153.

[4] Stoll D, Klossek JM, Barbaza MO, et al. Prospective study of 43 severe complications of acute rhinosinusitis. Rev Laryngol Otol Rhinol (Bord), 2006, 127(4):195–201.

[5] Eufinger H, Machtens E. Purulent pansinusitis, orbital cellulitis and rhinogenic intracranial complications. J Craniomaxillofac Surg, 2001, 29(2):111–117.

[6] Mortimore S, Wormald PJ. The Groote Schuur hospital classification of the orbital complications of sinusitis. J Laryngol Otol, 1997, 111(8):719–723.

[7] Mortimore S, Wormald PJ. Management of acute complicated sinusitis: a 5-year review. Otolaryngol Head Neck Surg, 1999, 121(5):639–642.

[8] Younis RT, Lazar RH, Bustillo A, et al. Orbital infection as a complication of sinusitis: are diagnostic and treatment trends changing? Ear Nose Throat J, 2002, 81(11):771–775.

[9] Kountakis SE, Senior B, Draf W. The frontal Sinus. Heidelberg: Springer, 2005.

[10] Goldberg AN, Oroszlan G, Anderson TD. Complications of frontal sinusitis and their management. Otolaryngol Clin North Am, 2001, 34(1):211–225.

[11] Voegels RL, Pinna FdeR. Sinusitis orbitary complications classification: simple and practical answers. Rev Bras Otorrinolaringol (Engl Ed), 2007, 73(5):578.

[12] Bedrossian EH. Surgical anatomy of the orbit // Della Rocca RC, Bedrossian EH, Arthurs BP. Ophthalmic plastic surgery: Decision making and techniques. New York: McGraw-Hill, 2002:207–227.

[13] Healy GB, Chandler, et al. "The pathogenesis of orbital complications in acute sinusitis." (Laryngoscope, 1970, 80:1414 –1428). Laryngoscope, 1997, 107(4):441– 446.

[14] Gore RG, Herman P, Senior B, et al. Complications of acute rhinosinusitis // Georgalas C, Fokkens WJ. Rhinology and Skull Base Surgery: from the lab to the Operating Room—An Evidence-Based Approach. New York: Thieme, 2013.

[15] Gallagher RM, Gross CW, Phillips CD. Suppurative intracranial complications of sinusitis. Laryngoscope, 1998, 108(11, Pt 1):1635–1642.

[16] Osborn MK, Steinberg JP. Subdural empyema and other suppurative complications of paranasal sinusitis. Lancet

Infect Dis, 2007, 7(1):62–67.

[17] Collet S, Grulois V, Eloy P, et al. A Pott's puffy tumour as a late complication of a frontal sinus reconstruction: case report and literature review. Rhinology, 2009, 47(4):470–475.

[18] Parida PK, Surianarayanan G, Ganeshan S, et al. Pott's puffy ptumor in pediatric age group: a retrospective study. Int J Pediatr Otorhinolaryngol, 2012, 76(9):1274 –1277.

[19] Velascoe Cruz AA, Demarco RC, Valera FC, et al. Orbital complications of acute rhinosinusitis: a new classification. Rev Bras Otorrinolaringol (Engl Ed), 2007, 73(5):684 – 688.

[20] Ho CF, Huang YC, Wang CJ, et al. Clinical analysis of computed tomography-staged orbital cellulitis in children. J Microbiol Immunol Infect, 2007, 40(6):518–524.

[21] Choi SS, Grundfast KM. Complications in sinus disease // Kennedy DW, Bolger WE, Zinreich SJ. Diseases of the sinuses: Diagnosis and management. Ontario: B.C. Decker, 2001:169–177.

[22] Coenraad S, Buwalda J. Surgical or medical management of subperiosteal orbital abscess in children: a critical appraisal of the literature. Rhinology, 2009, 47(1):18–23.

[23] Hicks CW, Weber JG, Reid JR, et al. Identifying and managing intracranial complications of sinusitis in children: a retrospective series. Pediatr Infect Dis J, 2011, 30(3):222–226.

[24] Bayonne E, Kania R, Tran P, et al. Intracranial complications of rhinosinusitis. A review, typical imaging data and algorithm of management. Rhinology, 2009, 47(1):59–65.

[25] Hoxworth JM, Glastonbury CM. Orbital and intracranial complications of acute sinusitis. Neuroimaging Clin N Am, 2010, 20(4):511–526.

[26] Eweiss A, Mukonoweshuro W, Khalil HS. Cavernous sinus thrombosis secondary to contralateral sphenoid sinusitis: a diagnostic challenge. J Laryngol Otol, 2010, 124(8):928–930.

[27] Eviatar E, Gavriel H, Pitaro K, et al. Conservative treatment in rhinosinusitis orbital complications in children aged 2 years and younger. Rhinology, 2008, 46(4):334–337.

[28] Lang EE, Curran AJ, Patil N, et al. Intracranial complications of acute frontal sinusitis. Clin Otolaryngol Allied Sci, 2001, 26(6):452–457.

[29] Blumfield E, Misra M. Pott's puffy tumor, intracranial, and orbital complications as the initial presentation of sinusitis in healthy adolescents, a case series. Emerg Radiol, 2011, 18(3):203–210.

[30] Medscape. Acute Frontal Sinusitis Surgery. Accessed September 26, 2017. Available at: https://emedicine.medscape.com/article/862292-overview.

[31] Hopkins C, Noon E, Roberts D. Balloon sinuplasty in acute frontal sinusitis. Rhinology, 2009, 47(4):375–378.

[32] Seiberling K, Jardeleza C, Wormald PJ. Minitrephination of the frontal sinus: indications and uses in today's era of sinus surgery. Am J Rhinol Allergy, 2009, 23(2):229–231.

[33] Knipe TA, Gandhi PD, Fleming JC, et al. Transblepharoplasty approach to sequestered disease of the lateral frontal sinus with ophthalmologic manifestations. Am J Rhinol, 2007, 21(1):100 –104.

[34] Todman MS, Enzer YR. Medical management versus surgical intervention of pediatric orbital cellulitis: the importance of subperiosteal abscess volume as a new criterion. Ophthal Plast Reconstr Surg, 2011, 27(4):255–259.

[35] Kombogiorgas D, Seth R, Athwal R, et al. Suppurative intracranial complications of sinusitis in adolescence. Single institute experience and review of literature. Br J Neurosurg, 2007, 21(6):603–609.

[36] Honda H, Warren DK. Central nervous system infections: meningitis and brain abscess. Infect Dis Clin North Am, 2009, 23(3):609–623.

[37] Medscape. Brain abscess treatment and management. Accessed November 2, 2017. Available at: https://reference.medscape.com/article/212946-treatment.

[38] DelGaudio JM, Evans SH, Sobol SE, et al. Intracranial complications of sinusitis: what is the role of endoscopic sinus surgery in the acute setting. Am J Otolaryngol, 2010, 31(1):25–28.

[39] Sonneville R, Ruimy R, Benzonana N, et al; ESCMID Study Group for Infectious Diseases of the Brain (ESGIB). An update on bacterial brain abscess in immunocompetent patients. Clin Microbiol Infect, 2017, 23(9):614–620.

[40] Kocherry XG, Hegde T, Sastry KV, et al. Efficacy of stereotactic aspiration in deep-seated and eloquent-region intracranial pyogenic abscesses. Neurosurg Focus, 2008, 24(6):E13.

[41] Ratnaike TE, Das S, Gregson BA, et al. A review of brain abscess surgical treatment: 78 years: aspiration versus excision. World Neurosurg, 2011, 76(5):431– 436.

[42] Bhatia K, Jones NS. Septic cavernous sinus thrombosis secondary to sinusitis: are anticoagulants indicated? A review of the literature. J Laryngol Otol, 2002, 116(9):667–676.

[43] Josephson JS, Rosenberg SI. Sinusitis. Clin Symp, 1994, 46(2):1–32.

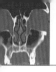

32 真菌性额窦炎：变应性和非变应性

Fahad Alasousi, Anali Dadgostar, Amin Javer, Carl M. Philpott

摘 要

由于额窦具有特殊的解剖位置和相对狭窄的自然开口，所以较少受到真菌感染或病变的影响。这些特殊性也影响了各种形式的真菌性额窦炎的手术和药物治疗。本章将结合各种真菌病因，包括可能发生的侵袭性和非侵袭性因素，为读者提供关于典型临床表现的指导，并对此类病例的治疗提出建议，同时通过引用一些案例来说明关键问题。值得注意的是，真菌性额窦炎几乎都需要进行手术治疗，但手术方式可因病因而异。

关键词 额窦；真菌；窦炎；变应性；非变应性；侵袭性

32.1 引 言

真菌性鼻窦炎在任何鼻窦中都是一种重要的疾病，严重时可能会发生在额窦。本章将介绍真菌性鼻窦炎的不同形式和相应特征，以及在额窦中治疗该疾病时可能需要的额外挑战。为了帮助说明这一点，我们提供了一个突出这些挑战的具体案例。根据临床表现、影像学和组织学特征，真菌性鼻窦炎可大致分为侵袭性和非侵袭性真菌性鼻窦炎。

32.2 流行病学和病因学

32.2.1 侵袭性

急性侵袭性真菌性鼻窦炎

急性侵袭性真菌性鼻窦炎（acute invasive fungal rhinosinusitis, AIFRS）是一种潜在的致死性疾病，患者生存率低（49.7%）[1]。它主要影响患有严重中性粒细胞减少症 [绝对中性粒细胞计数（ANC）< 500/μL][2] 和（或）中性粒细胞功能受损的患者，即接受移植的患者，白血病和未控制的糖尿病酮症酸中毒患者，接受化疗和血色素沉着症患者[3-4]，尤其是接受骨髓移植的患者[5-6]。曲霉菌和毛霉菌是与急性侵袭性真

菌性鼻窦炎相关的最常见的致病菌[2,7]，因此，该病有时也被称为毛霉菌病。

慢性侵袭性真菌性鼻窦炎

慢性侵袭性真菌性鼻窦炎（chronic invasive fungal rhinosinusitis, CIFRS）主要发生于无免疫力低下或免疫力低下程度有限的患者，如糖尿病患者或长期使用皮质类固醇的患者[8]。它是一种慢性破坏性疾病，病程通常超过 12 周，甚至可长达 12 个月。肉芽肿性侵袭性真菌性鼻窦炎（granulomatous invasive fungal rhinosinusitis, GIFRS）是 CIFRS 的一个亚型，在中东、北非和印度的健康和免疫功能正常的患者中更常见[3]。

肉芽肿性侵袭性真菌性鼻窦炎

这种侵袭性真菌性鼻窦炎是由黄曲霉菌感染引起的，主要见于北非、印度和巴基斯坦。感染表现为局部侵袭性疾病，持续时间至少 3 个月，通常发生于免疫功能正常的人。

32.2.2 非侵袭性

嗜酸性真菌性鼻窦病

嗜酸性真菌性鼻窦病继发于对真菌的过度反应，伴有或不伴有真菌的超敏，可细分为以下几种：

- 变应性真菌性鼻窦炎（allergic fungal rhinosinusitis, AFRS）。

- 嗜酸性黏液性鼻窦炎（eosinophilic mucinous rhinosinusitis, EMRS）/ 嗜酸性黏液性真菌性鼻窦炎（eosinophilic mucinous fungal rhinosinusitis, EFRS）。

变应性真菌性鼻窦炎及其衍生物

AFRS 被认为可能是慢性鼻窦炎（CRS）的一种形式，占慢性鼻窦炎（CRS）的 7%~10%。20 世纪 70 年代末，AFRS 被认为是变应性支气管肺曲霉病（allergic bronchopulmonary aspergillosis, ABPA）的上呼吸道表现[9-10]。1994 年 Bent 和 Kuhn 定义了诊断 AFRS 的五条标准（▶ 表 32.1）[11-12]。EFRS 和 EMRS 的并发症表现出类似的特征，可能与阿司匹林耐受不良重合[13]。

表 32.1　变应性真菌性鼻窦炎的诊断标准

主要标准	次要标准
Ⅰ型超敏反应 a/ 免疫力 b	哮喘
鼻息肉	单侧发病
典型 CT 表现	骨质破坏
非侵袭性嗜酸性黏液性	真菌培养物
真菌染色阳性	夏科 – 雷登（Charcot-Leyden）晶体
	血清嗜酸细胞增多症

a Bent 和 Kuhn[11]
b Vancouver

鼻窦菌丝

鼻窦菌丝，也被称为真菌球，代表了一种真菌物质的积累，这种情况下患者的免疫系统既不会过度反应也不会反应不足。它们主要是由免疫功能正常患者身上的曲霉菌（如 A. fumigatus）引起，人口统计学上更常见于中年和老年妇女，而所有形式的侵袭性和慢性曲霉病在男性中更常见。

32.3 临床表现和检查

32.3.1 侵袭性

急性侵袭性真菌性鼻窦炎（AIFRS）

AIFRS 的非特异性危险信号包括发热和鼻窦区域的局部症状（如面部压痛、鼻塞、眼眶肿胀）。更值得关注的症状包括视觉障碍、感觉异常和脑神经病变，表明疾病处于较晚期，病情较重。内镜检查可见，从早期的水肿至黏膜干燥或苍白，到晚期的 Frank 坏死。中鼻甲（67%）和鼻中隔（24%）是最常见的有临床表现的部位[4]。

AIFRS 的组织病理学特征包括真菌侵入黏膜屏障和组织坏死[8,14]。治疗上可采取包括药物和手术的多学科方法来恢复患者的基础免疫未破坏状态。对于具有高怀疑指数的高危人群，需要及时进行组织活检和病理评估。对患者行高分辨率、非增强 CT 扫描非常重要，而对于出现眼眶或颅内受累症状或体征的患者，建议行 MRI 检查。据报道，窦周脂肪平面增厚是 AIFRS 的早期诊断指标[15]。

慢性侵袭性真菌性鼻窦炎（CIFRS）

与 AIFRS 相比，CIFRS 的眼眶和中枢神经系统受累较少，但眶尖综合征仍有可能发生。CT 扫描可见高密度软组织影和骨质被破坏，MRI 可见非常低的 T2 信号，还可能伴有颅内受累的表现。CIFRS 的组织学检查特点是形成非干酪样肉芽肿，其中巨细胞含有寄生的菌丝。据报道[16]，黄曲霉、烟曲霉、链格孢菌、假丝酵母菌和申克孢子丝菌是与 CIFRS 相关的真菌。CIFRS 的临床表现与 AIFRS 没有明显区别，但当 CRS 的症状难以治愈并逐渐加重，特别是出现持续性头痛、视觉障碍或脑神经功能障碍时，应怀疑是 CIFRS。组织活检是诊断 CIFRS 的唯一权威标准[17]，影像学检查可对制订手术方案提供重要帮助。病理学检查可见真菌侵袭黏膜。

肉芽肿性侵袭性真菌性鼻窦炎

这种侵袭性真菌性鼻窦炎的典型症状包括 CRS 的症状，并可出现突眼或窦腔内肿物增大。组织学检查可显示非干酪样肉芽肿、异物巨细胞或伴中央坏死的朗汉斯巨细胞（Langhans giant cell）。对这些患者需要先进行手术清创，然后给予全身抗真菌药物治疗，一般预后良好，罕见复发。

32.3.2 非侵袭性

变应性真菌性鼻窦炎（AFRS）

如前所述，Bent 和 Kuhn 定义了 AFRS 的五个诊断标准（▶表 32.1）[11-12]。该名称本身可能是一个误称，因为尽管有其他关键临床特征证据，但Ⅰ型超敏反应并不总是存在，有人提出了一个修改版本，即用免疫能力代替Ⅰ型超敏反应，来反映鼻科学临床中所见到的特征性患者群体[18]。这些患者的临床特征是反复出现的鼻息肉和真菌黏蛋白积聚。典型的 AFRS 累及所有窦腔，伴有储留的厚黏液蛋白、息肉和慢性炎症，并挤压骨质。CT 上的特征性征象包括窦内片状毛玻璃样高密度影、窦腔扩张、窦壁重塑和骨质侵蚀。MRI 通常表现为 T1 低信号和 T2 无信号[19]。

嗜酸性黏液性鼻窦炎

在 Ponikau 等对慢性鼻窦炎（CRS）患者进行的一项研究中发现，93% 的接受鼻窦手术的

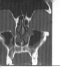

患者同时存在嗜酸性黏蛋白和真菌[20]。然而，在近 100 例存在嗜酸性黏蛋白和真菌的患者中，只有不到一半的患者是变应性的。研究发现嗜酸性粒细胞从血管中移动到窦腔内吞噬真菌菌丝。研究提出，易感宿主中由真菌引起的细胞介导反应是"罪魁祸首"，并创造了 EMRS 这个术语。一些研究试图根据人口统计学来区分 EMRS 和 AFRS 患者，他们认为，与 AFRS 患者相比，EMRS 患者相对年轻，有哮喘和阿司匹林敏感性的可能性低，更可能双侧患病[21]，然而在现实中，EMRS 和 ARFS 的临床表现有明显的重合[22]。已发现眼眶受累和较高的 IgE 水平在 AFRS 患者中更常见。这可能是由于气候的变化，遗传易感性和社会经济因素等造成的。Orlandi 等对这两个亚组进行了微阵列基因分析[23]，结果显示 AFRS 患者有 38 个基因或潜在基因差异表达，EMRS 患者有 10 个基因差异表达。

鼻窦菌丝（真菌球）

鼻窦真菌球的典型表现是与某一个鼻窦的慢性鼻窦炎有关的症状，通常是上颌窦，较少见的是蝶窦，但也可能是由于非鼻源性病因 / 症状而在 CT 扫描中偶然发现。典型症状包括流涕、鼻塞、头痛、面部疼痛和嗅觉障碍，后者可能是主要症状。有时这些症状也可与单侧突眼和面部感觉减退有关。

CT 可显示单侧鼻窦病变伴不均匀混浊（▶图 32.1）。尽管有 90% 以上的患者的组织病理学检查发现了真菌成分，但只有不到 1/3 的患者的真菌培养呈阳性。没有发现嗜酸性粒细胞、肉芽肿或变应性黏蛋白占优势，也没有发现黏膜嗜酸性侵袭的组织病理学证据。治疗方法是手术，通常采用内镜手术清除真菌球并开放受影响的鼻窦，然而对于无症状的患者，根据其年龄和合并症，可能需要讨论和观察。手术时会见到窦内通常充满稠密的棕色或绿色物质，需要冲洗以清除（▶图 32.2）。在去除真菌球后，无须进行抗真菌治疗，经内镜下确认窦腔通畅和愈合后，也不需要对患者进行长期随访。

32.3.3 额窦真菌病的特殊注意事项

由于开口的位置特殊，额窦是最不容易受到真菌感染的部位。因此，急性暴发性和慢性

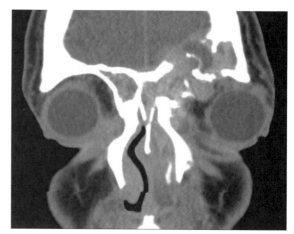

图 32.1 左侧额窦周围骨质侵犯

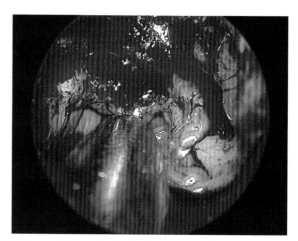

图 32.2 额窦充满了稠密的黏蛋白和真菌

侵袭性真菌性鼻窦炎很少累及额窦，在一项大型病例研究中，只有 14.8% 的病例报告累及额窦[24]，其他系列病例报告的额窦累及率略高（17%~21%）[25-26]。额窦的真菌球累及也很罕见[27-28]。在英文文献中很少有描述额窦原发性鼻窦菌丝的病例报道[27,29-30]。

相比之下，据估计，有 71% 的 AFRS 病例有额窦受累[31]，这突出了感染和炎症反应过程之间的区别。靠近额窦的相对较薄的骨质（纸样板，筛板）继发于密集的嗜酸性黏蛋白和真菌堆积，更容易发生类似于压力性坏死的变化。这可能导致病菌侵蚀以及扩展到眼眶和颅内[32]，但这个过程比侵袭型真菌病更为缓慢。

32.4 处理方法

32.4.1 药物治疗

AIFRS 的常规治疗包括系统性抗真菌药物

治疗和手术干预。脂质体制剂中的两性霉素 B 在过去 50 年中一直是主要的治疗方法[4,33]。全身抗真菌治疗的不良反应很常见，其中最严重的不良反应是肾毒性，发生在治疗过程的早期，大多数患者的肾毒性通常是可逆的。肾小管损伤是采用两性霉素 B 治疗时会发生的一个众所周知的并发症，但急性肾衰竭是最严重的并发症[4]。除系统治疗外还应考虑局部抗真菌治疗[34]。中性粒细胞计数和功能恢复的患者预后更好[35]。

32.4.2 额窦的手术及术后处理

对 AIFRS 的治疗要求采取积极的手术清创，必须切除严重的坏死组织，这个过程有时需要分阶段进行。积极的清创和早期诊断与积极的预后因素有关[36]。需要对患者紧急进行鼻内镜手术以清理受影响的区域，同时给予全身性抗真菌药物，一旦病情得到控制，患者应继续服用伊曲康唑长达 1 年。AIFRS 复发很常见，因此需要对患者进行长期随访以确保疾病得到控制。CIFRS 的手术治疗与 AIFRS 并无不同，建议进行根治性手术切除和静脉注射两性霉素 B[37-40]。

对于鼻窦真菌球，尽管一些专家主张采用外部方法处理[27,29-30]，但是通常可在内镜下处理，随着手术技术的进步和器械的发展，无论是否以"上、下"的方式进行外环钻，都可以实现内镜下根除[41]。在额窦修复（改良的 Ⅱb）或传统的 Draf Ⅱb 入路中，须行完整的内镜额窦开放术，以此获得合适的通道以清除真菌团块。

孤立性真菌性额窦炎很少见，文献中仅有少数病例报道[27]，其一致的临床模式是治疗的关键因素，因为与经典 CRS 的治疗不同，AFRS 的基本治疗方法是手术，然后对患者进行密切的长期内镜随访。需要对 AFRS 患者进行细致、完整的鼻内镜手术，并在门诊进行仔细、定期的随访，以防止息肉形成和黏蛋白积聚。术后必须对患者进行全面的调理才能使病情得到长期控制[42]。

对 AFRS 患者，手术旨在清除所有嗜酸性黏蛋白和真菌团块，为鼻窦提供充分的通气和引流，以便于术后局部用药、清创和疾病监测[32]。对于术后难以控制的广泛真菌病患者，可能需要进行 Draf Ⅱb 或 Ⅲ 修复手术。如果考虑使用额窦骨瓣成形术，则不能使用额窦闭塞术，因为

这种方法几乎不可能根除所有的黏膜疾病，且复发率高[43]。监测疾病状态需要将症状评分与患者报告的结果相结合，如 SNOT-22（22 项鼻腔鼻窦结局测试量表）。内镜检查和分期系统可以帮助医生跟踪患者两次就诊之间的病情波动情况[18]。▶表 32.2 和 ▶表 32.3 展示了 Philpott-Javer 分期系统，它是追踪 AFRS 患者的所有窦腔和嗅裂的一种更具体的方法。AFRS 患者似乎在疾病的主观感受和客观测量之间表现出良好的相关性，尤其是在嗅觉方面[44]。

表 32.2　变应性真菌性鼻窦炎的 Philpott-Javer 内镜分期系统分级

分级	黏膜状态
0	无水肿
1~3	黏膜水肿（轻 / 中 / 重度）
4~6	息肉样水肿（轻 / 中 / 重度）
7~9	Frank 息肉（轻 / 中 / 重度）

表 32.3　变应性真菌性鼻窦炎的 Philpott-Javer 内镜分期系统评分（单位：分）

窦腔	右侧	黏蛋白	左侧	黏蛋白
嗅裂	0~9	1	0~9	1
额窦	0~9	1	0~9	1
筛窦	0~9	1	0~9	1
上颌窦	0~9	1	0~9	1
蝶窦	0~9	1	0~9	1
合计（最高分）	50		50	
双侧合计	100			

32.4.3 并发症处理

病例展示

一位 24 岁的男性患者，出现严重的 AFRS。初步评估显示，双侧鼻息肉为 4 级，有变应性黏液的证据（▶图 32.3）。在整个药物和手术治疗过程中，IgE 水平始终超过 5 000IU。2012 年，患者接受了一期完整的双侧计算机辅助鼻窦手术（bilateral computer-assisted sinus surgery, BiCASS），并发现病变向左侧眼眶和颅内扩展。尽管进行了积极的局部和口服药物治疗，但在手术干预 3 个月后，仍

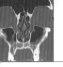

有严重的变应性黏蛋白和复发性息肉。1 年后，患者接受了再次手术，术中被确认患有严重的真菌病，并在左侧眶上筛窦气房、左侧额隐窝处重新出现了明显的真菌病，并延伸至鸡冠。有证据表明左额窦前、后壁缺损。需要进行额叶环钻和扩大额窦开放术，包括去除前壁（鼻额棘）以进入深部和侧腔。术后维持治疗，包括每天口服小剂量泼尼松（5mg），通过 MAD（黏膜雾化装置）局部使用普米克令舒，并口服伊曲康唑。不幸的是，患者术后 1 年失去了随访，再就诊时，被确诊为严重的 AFRS 复发。患者开始接受口服和局部药物治疗，但再次失去随访。2015 年，患者的

左侧额部出现肿胀和严重的头痛，随后在手术室接受了 BiCASS 手术和左侧额部黏液囊肿和真菌黏液蛋白清除术。切除额窦隐窝并双侧造袋，清除双侧外侧隐窝炎症。尽管使用 70° 和 90° 内镜以及专门为额窦设计的有角度的器械，但由于真菌团块在额窦内横向延伸，以及存在埋藏真菌团块的深腔，因此很难看到并完全清除所有的真菌团块。在这种情况下，谨慎的做法是使用有角度的仪器和内镜来观察和触及如此广泛的额窦病变，以确保彻底清除真菌团块。术后患者恢复良好，在术后 6 个月的最后一次复诊中，检查发现双侧窦腔清晰，没有黏蛋白或息肉复发的迹象。

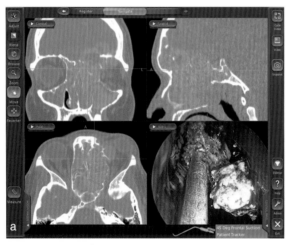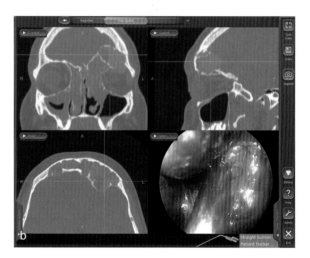

图 32.3 左侧额隐窝后部及左侧额窦导航图像

32.5 结 论

真菌性鼻窦炎的严重程度从侵袭性和潜在的致命感染到影响生活质量和潜在复发率高的良性感染都存在。大多数情况下都需要进行某种方式的手术清创，在额窦会面临特殊的入路挑战，外科医生必须拥有能够处理不同情况的技能和设备，以确保手术成功。对 AFRS 患者需要进行长期的随访以控制疾病，因此须强调患者的依从性。随着对疾病类型的了解越来越多，未来也许会出现从一开始就更有针对性和以患者为中心的治疗方案。

（周 玥 译，肖红俊 审）

参考文献

[1] Turner JH, Soudry E, Nayak JV, et al. Survival outcomes in acute invasive fungal sinusitis: a systematic review and quantitative synthesis of published evidence. Laryngoscope, 2013, 123(5):1112–1118.

[2] Valera FC, do Lago T, Tamashiro E, et al. Prognosis of acute invasive fungal rhinosinusitis related to underlying disease. Int J Infect Dis, 2011, 15(12):e841–e844.

[3] deShazo RD. Fungal sinusitis. Am J Med Sci, 1998, 316(1):39–45.

[4] Gillespie MB, O'Malley BW. An algorithmic approach to the diagnosis and management of invasive fungal rhinosinusitis in the immunocompromised patient. Otolaryngol Clin North Am, 2000, 33(2):323–334.

[5] Chen CY, Sheng WH, Cheng A, et al. Invasive fungal sinusitis in patients with hematological malignancy: 15 years experience in a single university hospital in Taiwan. BMC Infect Dis, 2011, 11:250.

[6] Drakos PE, Nagler A, Or R, et al. Invasive fungal sinusitis in patients undergoing bone marrow transplantation. Bone Marrow Transplant, 1993, 12(3):203–208.

[7] Cho HJ, Jang MS, Hong SD, et al. Prognostic factors for survival in patients with acute invasive fungal rhinosinusitis. Am J Rhinol Allergy, 2015, 29(1):48–53.

[8] deShazo RD, O'Brien M, Chapin K, et al. A new classification and diagnostic criteria for invasive fungal sinusitis. Arch Otolaryngol Head Neck Surg, 1997, 123(11):1181–1188.

[9] McCarthy DS. Bronchiectasis in allergic bronchopulmonary aspergillosis. Proc R Soc Med, 1968, 61(5):503–506.

[10] Safirstein BH. Allergic bronchopulmonary aspergillosis with obstruction of the upper respiratory tract. Chest, 1976, 70(6):788–790.

[11] Bent JP, III, Kuhn FA. Diagnosis of allergic fungal sinusitis. Otolaryngol Head Neck Surg, 1994, 111(5):580 –588.

[12] deShazo RD, Swain RE. Diagnostic criteria for allergic fungal sinusitis. J Allergy Clin Immunol, 1995, 96(1):24 –35.

[13] Philpott CM, Erskine S, Hopkins C, et al. CRES group. Prevalence of asthma, aspirin sensitivity and allergy in chronic rhinosinusitis: data from the UK National Chronic Rhinosinusitis Epidemiology Study. Respir Res, 2018, 19(1):129.

[14] Chakrabarti A, Denning DW, Ferguson BJ, et al. Fungal rhinosinusitis: a categorization and definitional schema addressing current controversies. Laryngoscope, 2009, 119(9):1809–1818.

[15] DelGaudio JM, Swain RE, Jr, Kingdom TT, et al. Computed tomographic findings in patients with invasive fungal sinusitis. Arch Otolaryngol Head Neck Surg, 2003, 129(2):236–240.

[16] Halderman A, Shrestha R, Sindwani R. Chronic granulomatous invasive fungal sinusitis: an evolving approach to management. Int Forum Allergy Rhinol, 2014, 4(4):280–283.

[17] Challa S, Pamidi U, Uppin SG, et al. Diagnostic accuracy of morphologic identification of filamentous fungi in para?n embedded tissue sections: correlation of histological and culture diagnosis. Indian J Pathol Microbiol, 2014, 57(4):583–587.

[18] Philpott CM, Javer AR, Clark A. Allergic fungal rhinosinusitis: a new staging system. Rhinology, 2011, 49(3):318–323.

[19] Meltzer EO, Hamilos DL, Hadley JA, et al; American Academy of Allergy, Asthma and Immunology (AAAAI), American Academy of Otolaryngic Allergy (AAOA), American Academy of Otolaryngology– Head and Neck Surgery (AAO-HNS), American College of Allergy, Asthma and Immunology (ACAAI), American Rhinologic Society (ARS). Rhinosinusitis: establishing definitions for clinical research and patient care. J Allergy Clin Immunol, 2004, 114(Suppl 6):155– 212.

[20] Ponikau JU, Sherris DA, Kern EB, et al. The diagnosis and incidence of allergic fungal sinusitis. Mayo Clin Proc, 1999, 74(9):877–884.

[21] Ferguson BJ. Eosinophilic mucin rhinosinusitis: a distinct clinicopathological entity. Laryngoscope, 2000, 110(5, Pt 1):799–813.

[22] Saravanan K, Panda NK, Chakrabarti A, et al. Allergic fungal rhinosinusitis: an attempt to resolve the diagnostic dilemma. Arch Otolaryngol Head Neck Surg, 2006, 132(2):173–178.

[23] Orlandi RR, Thibeault SL, Ferguson BJ. Microarray analysis of allergic fungal sinusitis and eosinophilic mucin rhinosinusitis. Otolaryngol Head Neck Surg, 2007, 136(5):707–713.

[24] Foshee J, Luminais C, Casey J, et al. An evaluation of invasive fungal sinusitis outcomes with subsite analysis and use of frozen section analysis. Int Forum Allergy Rhinol, 2016, 6(8):807–811.

[25] Pagella F, De Bernardi F, Dalla Gasperina D, et al. Invasive fungal rhinosinusitis in adult patients: our experience in diagnosis and management. J Craniomaxillofac Surg, 2016, 44(4):512–520.

[26] Monroe MM, McLean M, Sautter N, et al. Invasive fungal rhinosinusitis: a 15-year experience with 29 patients. Laryngoscope, 2013, 123(7):1583–1587.

[27] Gupta R, Gupta AK. Isolated primary frontal sinus aspergillosis: role of endonasal endoscopic approach. J Laryngol Otol, 2013, 127(3):274–278.

[28] Bernardini E, Karligkiotis A, Fortunato S, et al. Surgical and pathogenetic considerations of frontal sinus fungus ball. Eur Arch Otorhinolaryngol, 2017, 274(6):2493–2497.

[29] Chen IH, Chen TM. Isolated frontal sinus aspergillosis. Otolaryngol Head Neck Surg, 2000, 122(3):460– 461.

[30] Kodama S, Moriyama M, Okamoto T, et al. Isolated frontal sinus aspergillosis treated by endoscopic modified Lothrop procedure. Auris Nasus Larynx, 2009, 36(1):88–91.

[31] Mukherji SK, Figueroa RE, Ginsberg LE, et al. Allergic fungal sinusitis: CT findings. Radiology, 1998, 207(2):417–422.

[32] Marple BF. Allergic fungal rhinosinusitis: current theories and management strategies. Laryngoscope, 2001, 111(6):1006 –1019.

[33] Snidvongs K, Pratt E, Chin D, et al. Corticosteroid nasal irrigations after endoscopic sinus surgery in the management of chronic rhinosinusitis. Int Forum Allergy Rhinol, 2012, 2(5):415–421.

[34] Ferguson BJ. Mucormycosis of the nose and paranasal sinuses. Otolaryngol Clin North Am, 2000, 33(2):349–365.

[35] Kennedy CA, Adams GL, Neglia JP, et al. Impact of surgical treatment on paranasal fungal infections in bone marrow transplant patients. Otolaryngol Head Neck Surg, 1997, 116(6, Pt 1):610 – 616.

[36] Saedi B, Sadeghi M, Seilani P. Endoscopic management of rhinocerebral mucormycosis with topical and intravenous amphotericin B. J Laryngol Otol, 2011, 125(8):807–810.

[37] Busaba NY, Colden DG, Faquin WC, et al. Chronic invasive fungal sinusitis: a report of two atypical cases. Ear Nose Throat J, 2002, 81(7):462– 466.

[38] Li Y, Li Y, Li P, et al. Diagnosis and endoscopic surgery of chronic invasive fungal rhinosinusitis. Am J Rhinol Allergy, 2009, 23(6):622– 625.

[39] Stringer SP, Ryan MW. Chronic invasive fungal rhinosinusitis. Otolaryngol Clin North Am, 2000, 33(2):375–387.

[40] D'Anza B, Stokken J, Greene JS, et al. Chronic invasive fungal sinusitis: characterization and shift in management of a rare disease. Int Forum Allergy Rhinol, 2016, 6(12):1294–1300.

[41] Klossek JM, Serrano E, Péloquin L, et al. Functional endoscopic sinus surgery and 109 mycetomas of paranasal sinuses. Laryngoscope, 1997, 107(1):112–117.

[42] Marple BF. Allergic fungal rhinosinusitis: a review of clinical manifestations and current treatment strategies. Med Mycol, 2006, 44(Suppl 1):S277–S284.

[43] Kuhn FA, Swain R, Jr. Allergic fungal sinusitis: diagnosis and treatment. Curr Opin Otolaryngol Head Neck Surg, 2003, 11(1):1–5.

[44] Philpott CM, Thamboo A, Lai L, et al. Olfactory dysfunction in allergic fungal rhinosinusitis. Arch Otolaryngol Head Neck Surg, 2011, 137(7):694–697.

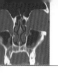

33 额窦外伤及其治疗

Ulrik A. Felding，Christian von Buchwald

摘 要

对额窦外伤的处理目前仍然存在争议。由于缺乏大量的前瞻性和（或）对照研究来评估患者的预后，因此关于额窦骨折治疗的几个方面目前尚无共识。造成额窦前骨壁骨折的能量需要比其他面部骨折更大，因此额窦骨折患者通常伴有面部骨折和（或）由于骨折所需的高能量造成的颅内损伤。鼻额流出道和额窦骨边界的外伤性损伤可引起各种并发症，如外观畸形、脑脊液漏、黏液囊肿或可向颅内或眶内扩散的感染。虽然处理额窦骨折的标准手术方式是开放入路，但是微创内镜手术正逐渐成为额窦骨折的首选治疗方法。额窦闭塞和颅腔化等手术在过去一直受到青睐，但目前的治疗方式主要是致力于保持鼻窦的正常功能。

关键词 额窦骨折；额隐窝；颅腔化；闭塞；内镜；联合手术；并发症

33.1 流行病学和病因学

33.1.1 解剖学

额窦是额骨中的气化室，出生时没有，但在2岁左右随着乙状窦气室侵入额骨而开始发育。额骨的气化通常可在6岁时通过X线检查看到，并在15岁左右完成[1]。额窦是最后发育的鼻旁窦（副鼻窦），在5%~15%的高加索人中可能部分或完全缺失[2-4]。一些人群，如因纽特人的额窦发育不全患病率较高（25%~45%）[5-6]。

额窦通常由左右两部分组成，由窦中隔隔开，窦中隔经常偏离中线矢状面。额窦的下缘是窦底，前壁和后壁被称为"骨板"。额窦通过额隐窝与漏斗相通。这个沙漏状连接最窄的部分是真正的额窦口，它是鼻额流出道（NFOT）的起点，也是黏膜纤毛清除到中鼻道的重要通道。NFOT不是一个真正的导管，而是一个从上颌骨和筛骨开始的骨边界的引流通道。最佳的黏膜纤毛清除功能是鼻窦功能正常的必要条件，并以通畅的黏液清除通道和鼻窦通气为前提。创伤可引起NFOT的慢性阻塞，导致黏液囊肿或黏液脓囊肿形成，严重情况下可能会侵蚀后骨板，导致脑膜炎或脑炎。虽然额窦外伤不常见，但由于可能会有前后骨板移位、脑脊液漏、黏膜纤毛清除功能受损的风险，以及希望采用尊重前额区域美学的微创手术技术进行处理，因此额窦外伤的治疗具有挑战性。

33.1.2 创伤机制

额窦骨折（frontal sinus fracture, FSF）可分为前骨板、后骨板或前后骨板骨折[7]。单独前骨板骨折和联合骨折[前骨板、后骨板和（或）鼻额隐窝]分别占额窦损伤的1/3和2/3[8]。单独的外伤性后骨板骨折非常罕见。

在所有创伤性颅颌面（craniomaxillofacial, CMF）骨折中只有2%~15%涉及额窦[9]。然而，当额窦发生骨折时，由于造成骨折的能量高，通常会同时出现面部骨折和（或）颅内损伤[2]。成人额窦的前骨板相对较厚，为2~12mm，而后骨板较薄，为0.1~4.8mm[10]。因此，与任何其他面部骨骼相比，前骨板骨折需要更大的能量（3.6~7.1kN对应于367~723kg的压力）[11]。这几乎是下颌联合骨折所需能量的两倍，是颧骨颧隆起骨折所需能量的3倍[12]。前骨板的这种抗损伤能力可能源自其厚度和弯曲凸度。环向骨折和径向骨折都有向眼眶扩展的趋势。

如同所有CMF骨折一样，FSF最常见于年轻男性。FSF可能由爆炸、尖锐/钝性前额创伤引起。最常见的创伤原因是机动车事故（MVA）造成的钝性创伤，占所有FSF的60%~70%[10,13]。在机动车事故中，面部损伤是由稳定状态下的身体突然减速或加速造成的高能量面部冲击，通常是对仪表板和（或）方向盘的撞击。自从美国在汽车上强制使用安全带和安全气囊保护措施以来，FSF的发生率显著下降[10,14]。人为攻击是造成FSF的另一个原因，通常需要使用钝器，仅用拳头重击很少能产生足够的力量造成额窦骨折[13]。FSF 也可出现在战争中，由爆炸伤和枪伤引起[15]。在原发性爆炸伤中，骨折是由于冲击波穿过充满空气的鼻旁窦，导致空气首先被压缩，然后重新膨胀，从而产生内爆 / 爆炸效应[16]。然而，爆炸伤导致的 FSF 也可能是由二次爆炸伤引起的，即由碎片造成的穿透性损伤，或由三次爆炸伤引起，即头部撞击地面、墙壁或其他硬物造成。

33.2 临床表现和检查

33.2.1 初步检查

额窦创伤患者的临床表现是基于爆炸、尖锐 / 钝器对前脑的创伤，在严重的情况下，患者可能没有身体反应。在没有获得完整病史的情况下，治疗团队会先对其他损伤或体征进行进一步检查。FSF 最常见的症状是疼痛、皮肤擦伤或撕裂伤、美容畸形和脑脊液渗漏导致的脑脊液鼻漏。对疑似 FSF 患者的全面临床检查包括耳镜检查、前鼻镜检查、鼻腔内镜检查，以及眼睛、面部、前额、口腔和咽部检查。应清洁前额，检查是否有撕裂伤，并触诊前额，检查下方骨骼的轮廓是否不规则。全面的神经系统评估也应该是初步检查的一部分，包括评估前额感觉和面部神经运动功能。如有需要，治疗团队可首先进行包括格拉斯哥昏迷评分在内的整体神经系统状态检查。

33.2.2 影像学和临床辅助检查

当怀疑有 FSF 时，建议对患者进行高分辨率 CT 扫描。CT 扫描应在所有三个平面（轴位、冠状位和矢状位）扫描鼻额流出道，切片厚度 ≤ 2mm[17]（最好是 1.0mm[8] 的薄切片）。在矢状位评估鼻额流出道的受累情况最好，但可能难以辨别。可根据骨折是否孤立于额窦，移位或未移位，单纯性骨折或粉碎性骨折，是否累及鼻额流出道，是否有脑脊液漏等因素对骨折进行分类。在行 CT 扫描期间，不能让患者无人看管。

当累及后骨板时，应进行鼻内镜检查以排除脑脊液漏。应检测鼻漏是否含有脑脊液。脑脊液漏最好通过 β_2 转铁蛋白（β_2 T）检测进行诊断[18]。滤纸图案检测（光环测试）和葡萄糖检测的假阳性和假阴性结果比例很高，不建议

使用[19]。另一种脑脊液蛋白检测是 β 微量蛋白（βTP）检测，该方法的敏感性和特异性与 β2 T 检测一样高[20-22]。尽管 βTP 检测值得考虑[18]，但在患者有肾脏疾病和脑膜炎的情况下结果可能不可靠，因此该技术仍仅用于研究目的[23-24]。单纯 FSF 一般不需要进行 MRI 检查。

33.3 处理方法

额窦骨折（FSF）通常被分为前骨板骨折或后骨板骨折，或两者兼有。对 FSF 治疗方式的选择是基于这些骨折分类，以及对骨折移位、鼻额流出道的通畅性和是否存在脑脊液漏的评估[25]。治疗 FSF 的最终目标是使额面的正常美观、没有脑脊液漏和额窦黏膜纤毛功能正常。FSF 的三种治疗方式为保守治疗、保留正常窦功能的手术以及通过额窦闭塞或颅腔化"去除"正常窦功能的手术。根据以往的经验，额窦闭塞和颅腔化手术一直是比较流行的方法。随着技术的发展，包括过去几十年影像导航系统的使用，发展出了另一种有希望的治疗方法，即通过保守治疗或内镜入路或将后者与最小外部入路相结合来保护额窦的正常解剖和功能[26]。

33.3.1 手术技术

目前有多种术式可以进入额窦并治疗额窦骨折。经典的治疗选择是开放性额窦入路。开放式入路包括冠状切口，经眉弓下切口的额叶钻孔，经眉弓下切口的内镜辅助手术，以及直接前额折痕切口（可能使用先前存在的裂伤）。

修复 FSF 的传统术式是在头皮上行冠状切口。这种术式可使前额广泛暴露，便于操作骨碎片，以实现最佳的复位和固定。行从螺旋根穿过顶点到螺旋根的切口，帽状腱膜下剥离，剥离到骨折部位，然后转移到骨膜下，暴露骨折部位[27]。对于这种范围广泛的术式，并发症包括瘢痕、脱发以及由于眶上神经和滑车上神经损伤导致的前额感觉丧失。

额窦钻孔术是一种直接、简单的进入额窦的术式，它可以单独进行，也可以作为经鼻内镜的补充。手术是在眉间和内眦中间切开[26]，一旦通过解剖到达额骨，就可以用小钻头进行额窦开放术。通过这种方法，可以用 0° 或

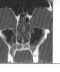

30°内镜对额窦进行评估。额窦钻孔术可对FSF进行手术，而不会对鼻额流出道造成医源性损害。此外，钻孔术还可以让外科医生进入额窦的最外侧部分，而这些部分通过鼻内入路是很难到达的。可以进行双侧钻孔术，以便更清晰地暴露额窦。在解剖过程中，必须注意不要损伤眶上神经血管蒂和滑车上神经。

过去外科医生通常在传统的开放式入路（骨瓣成形、额钻孔）和单纯内镜入路（内镜额窦切开术、鼻内镜下改良Lothrop手术）之间进行选择[6-7]。

目前，钻孔与内镜技术相结合的术式正被越来越多地使用。

内镜下前骨板骨折修复可经鼻或经皮通过眉弓下进入骨折部位[8]。对于导致外观畸形的前骨板骨折，内镜辅助开放手术可在创伤后数月内完成。在经皮入路的情况下，沿发际线后方的矢状面方向行内镜的一个进入切口和另一个工作切口，并将骨膜剥离至缺损上方。在较大的工作切口中插入植入物，并将其放置在缺损处以掩盖畸形。通过在骨折部位的切口植入螺钉来稳定植入物。经鼻内镜可以在没有经皮切口的情况下进入额窦。这种微创术式使外科医生能够评估和维持鼻额流出道的通畅性，并利于术后进行内镜检查，以监测并发症，如复发性脑脊液漏或额窦闭合[28]。

更严重的骨折可能需要额窦闭塞或颅腔化。闭塞术通过切除所有黏膜并用自体组织[脂肪、骨、肌肉和（或）颅盖骨]堵塞鼻额流出道和整个额窦，破坏正常的额窦功能。如前所述，行冠状切口并制备颅周皮瓣。对整个前骨板进行勾勒、钻孔并移除，以便稍后重新定位。这种骨瓣成形过程可暴露整个额窦。确定前骨板的边界比较困难。如果边缘太宽，将导致钻孔进入颅内。如果边缘太窄，则无法完全暴露额窦。探查额窦的技术包括用刺刀钳探查额窦或用光源透照。一种较新的技术是使用CT扫描对鼻窦和周围骨骼进行三维建模[29]。该模型可用于制作一个可消毒的镶嵌模板，并在围手术期使用，以准确确定额窦气化的程度。当取下额骨瓣时，必须小心地切除所有鼻窦黏膜，以防止以后发生黏液囊肿。额孔和额窦的其余部分填充自体材料（通常是腹部脂肪），并重新连接额骨瓣。另一种闭塞形式是新骨生成，即剥去额窦的黏膜，让其保持空腔，慢慢被瘢痕组织和新骨生成填充。需要注意的是，这种"自动闭塞"具有很高的感染风险[30]。

颅腔化通常用于最严重的后骨板骨折。切除后骨板和所有黏膜，使大脑能够疝入并占据额窦。它有几个优点，例如，广泛暴露损伤区域以修复硬脑膜损伤，消除有感染和黏液囊肿形成倾向的鼻窦[31]。维持颅周皮瓣的完整性对于硬脑膜修复和控制脑脊液漏至关重要[8]。

33.3.2 手术决策

患者应接受何种治疗取决于骨折类型、骨折移位/粉碎和脑脊液漏等因素。骨折类型包括前骨板骨折、后骨板骨折和鼻额流出道骨折，但往往发生的是联合骨折。如前所述，可能的治疗方案包括观察、切开复位和内固定、内镜辅助开放手术、经鼻内镜修复和鼻窦闭塞或颅腔化（治疗指南见▶图33.1）。

无移位的前骨板和后骨板骨折，在没有脑脊液漏和鼻额流出道梗阻的情况下，可以采用保守治疗。经鼻内镜是一种微创方法，可用于复位移位的骨段和打开阻塞的鼻额流出道。矢状面位移超过2mm的前骨板骨折应考虑进行经鼻内镜检查。对于有挑战性的病例，这种方法可与钻孔或冠状皮瓣手术联合使用。对有轻度鼻额流出道损伤的轻微骨折，可通过CT扫描进行临床跟踪。如果出现临床相关的鼻额流出道梗阻，可以通过经鼻内镜手术恢复通畅，或者对额窦进行闭塞处理。当经鼻内镜检查不可行时，可以进行前骨板骨折的开放复位与内固定。

对无移位的后骨板骨折伴脑脊液漏患者可先观察7d。如果脑脊液渗漏持续存在，可通过经鼻内镜和覆盖生物设计移植物或颅腔化来处理渗漏[9]。后骨板超过一定宽度的移位可以通过闭塞术或颅腔化治疗，但即使是发生粉碎性骨折的部分也可以通过内镜处理（见第35章）。

33.4 病例展示

一位32岁的男子被另一位男子用铁棒袭击后，其额表粉碎性骨折累及眶上缘（▶图33.2）。采用冠状切口切开复位骨折（▶图33.3），术后患者没有出现并发症。

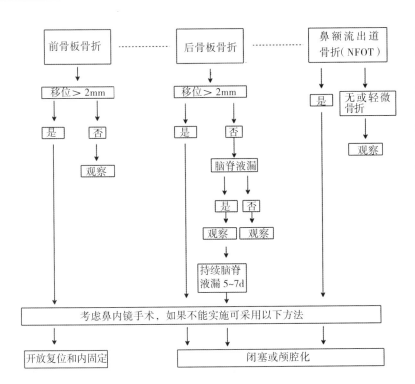

图33.1 额窦骨折治疗指南。分别描述了前骨板、后骨板和鼻额流出道骨折的个体化治疗路径。然而，由于额窦创伤时通常会存在这些骨折类型的组合，因此必须根据骨折的具体组合来决定治疗选择。选择前后壁移位大于2mm作为截止值。其他类型骨折使用大于骨壁宽度的移位作为手术指征

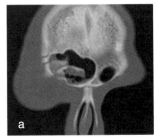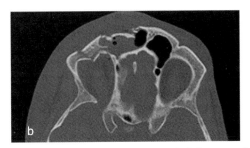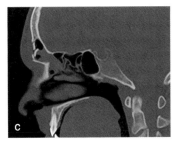

图33.2 冠状位（a）、轴位和（b）矢状位（c）CT显示右侧额窦前壁骨折，层厚为0.5mm

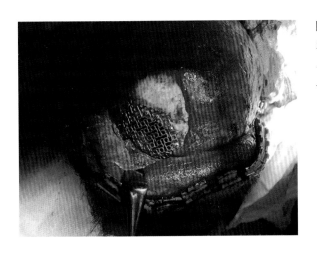

图33.3 冠状切口开放手术的术中视图。已经将钛网固定在前骨板骨折处。这个病例由于骨折过于粉碎，无法使用钢板和螺钉进行正常的内固定，将钛网围绕右眼眶的眶上缘弯曲固定

33.5 并发症处理

额窦骨折可能引起并发症，其严重程度从轻微的外观畸形到颅内感染不等。并发症可能在创伤多年后出现，因此建议长期随访，随访期应为1~2年。早期并发症（<6个月）包括鼻窦炎、伤口感染、脑脊液漏和脑膜炎，晚期并发症（>6个月）包括脑脊液漏、黏液脓囊肿、颅内感染、感觉减退、持续性外观畸形和慢性

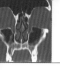

疼痛[2]。一项对 857 例额窦骨折患者的回顾性研究显示,504 例行手术治疗患者的并发症发生率为 10%,353 例行保守治疗患者的并发症发生率为 3%[31]。

　　脑脊液漏可能在创伤后立即出现,也可能在治疗后几个月出现。如果存在,会增加脑膜炎的长期风险,这取决于几个变量,包括肺炎球菌免疫状态和患者的依从性。有证据表明,由于脑膜炎的长期风险,所有前颅底脑脊液漏都应尽早进行手术干预[32-34]。然而,研究表明,经保守治疗 7d 后,85% 的患者的脑脊液漏消失[35]。虽然手术可以将脑膜炎的风险降到最低,但许多患者会因此进行不必要的手术治疗(见第 35 章)。

　　额部黏液囊肿通常是由于鼻额流出道阻塞引起,它阻碍了正常的黏液纤毛清除[31]。事实证明,鼻额流出道的重建和支架植入非常困难,因此容易发生再狭窄。黏液囊肿的首选治疗方法是采用 Draf Ⅱa、Ⅱb 或Ⅲ术式行经鼻内镜检查。黏液囊肿如果受到感染,可能会发展为黏液脓性囊肿。长期的额窦感染可能通过直接途径在颅内传播,通过侵蚀后骨板或通过额窦的静脉传播细菌。额窦的引流静脉与 Breschet 硬脑膜静脉的关系密切,这可能导致额窦炎向颅内扩散[36]。感染也可能扩散到眼眶区域,并引起眶前和(或)眶后蜂窝织炎。

　　Bellamy 等的研究表明,手术延迟超过 48h,严重感染的风险会增加 4 倍[37]。然而,手术延迟的患者往往有更严重的损伤。额窦骨折手术的及时性必须基于对亚急性感染风险的评估,而不是对演变中的颅内或身体损伤的直接风险的评估[37]。

　　慢性疼痛也是额窦骨折的可能并发症。疼痛可能来自最初的创伤或随后的黏液囊肿和感染。首先,也是最重要的,是要排除严重的颅内原因,如颅内血肿。额窦的感觉神经支配是通过三叉神经的眼 – 丘脑区,该区也提供了一些硬脑膜神经支配,这种共同的神经支配可以解释与额窦炎相关的头皮整体和牵涉性疼痛[36]。

(周 玥 译,肖红俊 审)

参考文献

[1] Golden B, Jaskolka M, Vescan A, et al. Evaluation and Management of frontal sinus injuries // Fonseca R, Barber H, Powers M, et al. Oral and Maxillofacial Trauma. 4th. St. Louis:Elsevier, 2013:470 – 490.

[2] Guy WM, Brissett AE. Contemporary management of traumatic fractures of the frontal sinus. Otolaryngol Clin North Am, 2013, 46(5):733–748.

[3] Patel RS, Yousem DM, Maldjian JA, et al. Incidence and clinical significance of frontal sinus or orbital entry during pterional (frontotemporal) craniotomy. Am J Neuroradiol, 2000, 21(7):1327– 1330.

[4] Szilvassy J. Zur variation, Entwicklung, et al. Ann Naturhist Mus Vienna, 1982, 84:97–125.

[5] Hanson CL, Owsley DW. Frontal sinus size in Eskimo populations. Am J Phys Anthropol, 1980, 53(2):251–255.

[6] Koertvelyessy T. Relationships between the frontal sinus and climatic conditions: a skeletal approach to cold adaptation. Am J Phys Anthropol, 1972, 37(2):161–172.

[7] Holmes S, Perry M. Craniofacial fractures and the frontal sinus // Perry M, Holmes S. Atlas of Operative Maxillofacial Trauma Surgery. London: Springer, 2014:673–738.

[8] Strong EB. Frontal sinus fractures: current concepts. Craniomaxillofac Trauma Reconstr, 2009, 2(3):161–175.

[9] Chaaban MR, Conger B, Riley KO, et al. Transnasal endoscopic repair of posterior table fractures. Otolaryngol Head Neck Surg, 2012, 147(6):1142–1147.

[10] Strong EB, Pahlavan N, Saito D. Frontal sinus fractures: a 28-year retrospective review. Otolaryngol Head Neck Surg, 2006, 135(5):774–779.

[11] Nahum AM. The biomechanics of maxillofacial trauma. Clin Plast Surg, 1975, 2(1):59–64.

[12] Rhee JS, Posey L, Yoganandan N, et al. Experimental trauma to the malar eminence: fracture biomechanics and injury patterns. Otolaryngol Head Neck Surg, 2001, 125(4):351–355.

[13] Pletcher SD, Goldberg AN. Frontal sinus fractures // Lalwani AK. Current Diagnosis & Treatment Otolaryngology: Head and Neck Surgery. 3rd. New York: The McGraw-Hill Companies, 2012:302–309.

[14] Murphy RX, Jr, Birmingham KL, Okunski WJ, et al. The influence of airbag and restraining devices on the patterns of facial trauma in motor vehicle collisions. Plast Reconstr Surg, 2000, 105(2):516–520.

[15] Wordsworth M, Thomas R, Breeze J, et al. The surgical management of facial trauma in British soldiers during combat operations in Afghanistan. Injury, 2017, 48(1):70–74.

[16] Dussault MC, Smith M, Osselton D. Blast injury and the human skeleton: an important emerging aspect of conflict-related trauma. J Forensic Sci, 2014, 59(3):606–612.

[17] Schütz P, Ibrahim HHH, Rajab B. Contemporary management of frontal sinus injuries and frontal bone fractures // Hosein M, Motamedi K. Contemporary Management of Frontal Sinus Injuries and Frontal Bone Fractures: A Textbook of Advanced Oral and Maxillofacial Surgery.Vol.2: InTech, 2015. Available at: http://dx.doi.org/10.5772/59096.

[18] Oakley GM, Alt JA, Schlosser RJ, et al. Diagnosis of

cerebrospinal fluid rhinorrhea: an evidence-based review with recommendations. Int Forum Allergy Rhinol, 2016, 6(1):8–16.

[19] Phang SY, Whitehouse K, Lee L, et al. Management of CSF leak in base of skull fractures in adults. Br J Neurosurg, 2016, 30(6):596–604.

[20] Arrer E, Meco C, Oberascher G, et al. β-Trace protein as a marker for cerebrospinal fluid rhinorrhea. Clin Chem, 2002, 48(6, Pt 1):939–941.

[21] McCudden CR, Senior BA, Hainsworth S, et al. Evaluation of high resolution gel β(2)-transferrin for detection of cerebrospinal fluid leak. Clin Chem Lab Med, 2013, 51(2):311–315.

[22] Schnabel C, Di Martino E, Gilsbach JM, et al. Comparison of beta2-transferrin and beta-trace protein for detection of cerebrospinal fluid in nasal and ear fluids. Clin Chem, 2004, 50(3):661–663.

[23] Le C, Strong EB, Luu Q. Management of anterior skull base cerebrospinal fluid leaks. J Neurol Surg B Skull Base, 2016, 77(5):404–411.

[24] Meco C, Oberascher G, Arrer E, et al. Beta-trace protein test: new guidelines for the reliable diagnosis of cerebrospinal fluid fistula. Otolaryngol Head Neck Surg, 2003, 129(5):508–517.

[25] Oppenheimer AJ, Sugg KB, Buchman SR. Frontal sinus fractures // Taub PJ, Patel PK, Buchman SR, et al. Ferraro's Fundamentals of Maxillofacial Surgery. New York: Springer New York, 2015:235–246.

[26] Patel AB, Cain RB, Lal D. Contemporary applications of frontal sinus trephination: A systematic review of the literature. Laryngoscope, 2015, 125(9):2046–2053.

[27] Delaney SW. Treatment strategies for frontal sinus anterior table fractures and contour deformities. J Plast Reconstr Aesthet Surg, 2016, 69(8):1037–1045.

[28] Grayson JW, Jeyarajan H, Illing EA, et al. Changing the surgical dogma in frontal sinus trauma: transnasal endoscopic repair. Int Forum Allergy Rhinol, 2017, 7(5):441–449.

[29] Daniel M, Watson J, Hoskison E, et al. Frontal sinus models and onlay templates in osteoplastic flap surgery. J Laryngol Otol, 2011, 125(1):82–85.

[30] MacBeth R. The osteoplastic operation for chronic infection of the frontal sinus. J Laryngol Otol, 1954, 68(7):465–477.

[31] Rodriguez ED, Stanwix MG, Nam AJ, et al. Twenty-six-year experience treating frontal sinus fractures: a novel algorithm based on anatomical fracture pattern and failure of conventional techniques. Plast Reconstr Surg, 2008, 122(6):1850–1866.

[32] Bernal-Sprekelsen M, Alobid I, Mullol J, et al. Closure of cerebrospinal fluid leaks prevents ascending bacterial meningitis. Rhinology, 2005, 43(4):277–281.

[33] Bernal-Sprekelsen M, Bleda-Vázquez C, Carrau RL. Ascending meningitis secondary to traumatic cerebrospinal fluid leaks. Am J Rhinol, 2000, 14(4):257–259.

[34] Brodie HA. Prophylactic antibiotics for posttraumatic cerebrospinal fluid fistulae. A meta-analysis. Arch Otolaryngol Head Neck Surg, 1997, 123(7):749–752.

[35] Bell RB, Dierks EJ, Homer L, et al. Management of cerebrospinal fluid leak associated with craniomaxillofacial trauma. J Oral Maxillofac Surg, 2004, 62(6):676–684.

[36] Metzinger SE, Guerra AB, Garcia RE. Frontal sinus fractures: management guidelines. Facial Plast Surg, 2005, 21(3):199–206.

[37] Bellamy JL, Molendijk J, Reddy SK, et al. Severe infectious complications following frontal sinus fracture: the impact of operative delay and perioperative antibiotic use. Plast Reconstr Surg, 2013, 132(1):154–162.

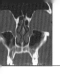

34 额窦脑脊液漏：内镜治疗

Hari Jeyarajan, Benjamin K. Walters, Bradford A. Woodworth

摘　要

　　源自额窦的脑脊液漏的诊断和治疗都具有挑战性。漏液由四种主要病因引起，即外伤、先天性畸形、先天性和自发性。全面的临床评估对于正确识别漏液的存在和来源至关重要。传统上，累及额窦的颅底病变都是通过开放式入路处理，然而，该领域的发展引起了人们对内镜治疗的兴趣。

关键词　脑脊液漏；脑膨出；额窦；鼻内镜手术；Draf Ⅲ；前骨板骨折；后骨板骨折，额窦骨折

34.1 流行病学和病因学

　　脑脊液鼻漏可由颅底任何部位的缺损引起，在额窦，外伤是迄今为止最常见的病因。以往这类颅底缺损通常采用开放手术修复。虽然在过去几十年中，内镜修补脑脊液漏已发展成为大多数前颅底缺损的标准治疗方法，但将其应用于额窦脑脊液漏的治疗时，人们仍有顾虑。然而，手术技术、教学和器械的发展已经显著改善了进入额窦的途径。最近的证据表明，内镜修复至少与开放手术具有同等的效果，并降低了患者的发病率[1-12]。本章将回顾额窦脑脊液漏的病因，术前评估与诊断，手术方法，术后护理和并发症，以及已发表的治疗结果。

　　虽然外伤（意外或医源性）是额窦脑脊液漏最常见的原因，但是了解其他不太常见的原因也很重要，因为病因可以极大地影响药物和手术治疗的选择，以及患者的预后和转归。

34.1.1 外　伤

　　在所有外伤性颅面骨折中，额窦骨折占2%~15%[13]。在额窦外伤病例中，有67%的后骨板损伤伴有前骨板骨折，7%~11%不伴前骨板骨折[14-18]。后骨板骨折常合并硬脑膜损伤，包括脑积水（25%~33%）、脑脊液漏（13%~25%）和硬脑膜外血肿（10%；▶图34.1~图34.3）[13,18-20]。虽然鼻漏通常在损伤后48h内发生，但也可能在受伤数月至数年后出现[21]。

　　功能性鼻内镜手术（FESS）和额部开颅手术是医源性额叶损伤的最常见原因。虽然一些回顾性研究表明，FESS导致高达46%的创伤性脑脊液漏，但其中近一半发生在再次手术病例中，总体而言，目前FESS导致脑脊液漏的比例不到1%[11]。事实上，前瞻性研究表明FESS是导致脑脊液漏的一个相对少见的原因[22]。在行额部开颅术过程中如果在取骨板时进入到额窦上外侧隐窝，可能会导致脑脊液漏[23]。

34.1.2 肿　瘤

　　鼻窦和前颅底肿瘤均可直接侵袭鼻窦后骨板或额隐窝，导致额窦区域的脑脊液漏（▶图34.4~图34.6）。同样，非手术治疗后肿瘤消退也可能导致迟发性脑脊液漏。手术通常会造成较大的硬脑膜缺损，需要进行细致的多层修补，但高达11.5%的病例可能会失败[24]。脑脊液漏的复发可归因于技术错误（如覆盖不完全或在剥离过程中出现撕裂），术后填充和支撑失败导致的回缩，或化疗/放疗导致的破坏。Wolfe颅骨周围皮瓣[25]曾经是开放性前颅底重建的主要材料，但由于放射引起的血管炎，多达20%的病例会出现皮瓣脱落[26-27]，因此很多外科医生面对棘手的病例会考虑采用多种技术结合治疗[28-29]。

34.1.3 先天性疾病

　　严格意义上讲，额窦先天性颅底缺损并不存在，因为额窦在出生时就不存在。然而，随着额窦的生长发育，前颅底的缺损会侵犯流出道。颅底的先天性缺陷导致颅内内容物疝出，每4 000个活产婴儿中就有1个会形成鼻脑膨出[30-32]。前囟、骶前间隙或盲孔的持续存在可导致颅内的内容物疝出，形成额部脑膨出[31,33]。这类疾病通常分为额型/额筛型（通常累及盲孔并具有外鼻成分）和基底型（通常不累及盲孔并完全保持在鼻内）[30,31-32,34-35]。然而，在现实情况中，先天性骨裂可以在颅底的任何位置发现，而前

部缺损需要使用 70° 内镜和有角度的器械检查发现[5]。

34.1.4 自发性脑脊液漏

自发性脑脊液漏通常发生在中年肥胖女性身上，是特发性颅内高压综合征的一部分。长期的高颅压会侵蚀颅底，导致多处凹陷和侵蚀。与其他病因相比，该病因引起的漏在手术修复后脑膨出形成率和复发率最高[36-39]。由于复发率高，强烈建议采取辅助措施降低慢性颅内压（ICP）升高[40]。

34.2 临床表现和检查

虽然在有外伤史的情况下，突然发生的流透明清亮鼻涕是脑脊液漏的特征性表现，但对于间歇性脑脊液鼻漏且不记得头部外伤史的患者来说，确诊则困难得多。全面的病史收集和检查，包括鼻内镜检查，是临床评估的关键。患者可能会描述他们的鼻漏液有咸味或金属味，以及头痛症状（来自高和低的颅内压）。脑膨出也可引起鼻塞症状。复发性脑膜炎病史也应引起怀疑，因为 30%~50% 的复发性脑膜炎与颅底缺损有关[41-43]。

许多诊断工具可以帮助医生在时间和空间上建立诊断（▶ 表 34.1）。重要的是要考虑该检查方法的侵入性，并且报告的敏感性和特异性显著依赖于所研究的患者群体、缺损大小、泄漏流速和个人对结果的判读。因此，我们认为应该使用临床敏感度指导这些检查方法的规范使用，而不是采用一种计算方法。

尽管 70% 以上的外伤性脑脊液漏可以通过保守治疗解决，但越来越多的证据表明，手术干预和硬脑膜成形术可能适用于所有的前颅底脑脊液漏患者。早期内镜修复的支持者认为没有真正的硬脑膜再生。细菌性脑膜炎的风险随着时间的推移而增加，终生风险为 10%~37%，报告显示，受伤 48 年后的病例的死亡率至少为 10%[44-50]。手术修复可消除这种风险，总体成功率至少为 98%[11,45,50-52]。然而，遗憾的是，没有确定因素可以准确预测保守治疗后有可能患脑膜炎的患者。因此，大多数患者可能接受不必要的手术。

成人的最终修复时机取决于各种特征性因素。虽然建议在并发鼻窦感染的情况下推迟非活动性脑脊液鼻漏的选择性修复，但我们通常认为，上行性感染风险的增加并不意味着活动性脑脊液漏的修复延迟。虽然建议在围手术期和术后适当使用可透过血脑屏障的抗生素，但由于有效性未经证明和选择耐药菌的风险，不建议预防性使用抗生素治疗脑脊液漏[50]。在最终修复之前，需要考虑相关心脑血管风险并咨询患者的意见，以解决出血性疾病和药物性凝血功能障碍问题。对于儿童患者，非活动性脑脊液漏的手术时机仍然不确定，既要考虑到上行性感染的风险，又要考虑到允许面部充分发育后，以利于器械的使用和可视化。虽然先天

表 34.1 脑脊液漏的诊断工具

技术	优点	缺点
β_2 转铁蛋白	无创，准确，间歇发作患者可收集	无法定位
CT	无创，骨骼细节极佳，易懂	无法将脑脊液与软组织区分开来，可能会出现骨裂 / 骨衰减而无渗漏
鞘内注射荧光素	精确定位，蓝光过滤器可提高敏感度	侵入性，颅底暴露是精确定位的必要条件，高浓度或快速注射有风险
CT 脑池造影	造影剂可能聚集在额窦，骨骼细节好	侵入性，不作为间歇性漏的诊断
MRI 或脑池造影	良好的软组织细节，易确定脑脊液、脑、黏液之间的差异，无创	骨骼细节不佳
放射性脑池造影	定位泄漏侧，适用于低泄漏和间歇性泄漏	定位不精确，假阳性率高，不推荐使用

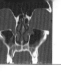

性鼻腔脑疝的罕见性使得风险评估无法充分取样，但从临床系列研究来看，发生脑膜炎的风险很低[5,53-55]。然而，已经证明手术是可行和安全的，即使是婴儿也能成功修复[5,53,55]。

如果术中考虑使用鞘内荧光素，则需要额外的术前咨询和书面同意。通常在术前通过腰椎引流管注入荧光素，将脑脊液染成荧光绿色。自1960年 Kirchner 和 Proud 首次报道以来[56]，该方法已广泛用于硬脑膜缺损的术中定位，其敏感度和特异度分别为 92.9% 和 100%[57]。然而，该方法并没有被美国 FDA 批准鞘内使用，并且具有罕见但显著的癫痫发作和神经毒性风险，以及其他不太严重的暂时性神经损伤风险。这些风险主要是剂量依赖性的，并与快速给药有关[58-62]。

34.3 处理方法

建议外科医生术前与麻醉师沟通，以优化手术条件。在插管过程中应避免正压通气，以防止张力性气颅。我们倾向于在患者的右侧进行手术，将气管导管固定在患者的左下唇，以避免干扰手术通路。建议预防性使用抗生素，通常是 2g 头孢曲松静脉注射。在放置腰椎引流管时，将患者置于左侧卧位，同时将 0.1mL 含防腐剂的 10% 荧光素置于 10mL 患者的脑脊液或生理盐水中，然后通过引流管输送 10min 以上。患者取仰卧位或头低脚高位，以促进荧光素的颅内循环，在内镜检查前应让荧光素至少循环 20min[11]。引流管也有助于测量颅内压，并在脑膨出切除过程中抽出脑脊液，以帮助回缩和放置移植物。反之，在大面积硬脑膜缺损的情况下，还可以通过引流管在移植物放置的最后阶段经硬脑膜给予生理盐水，以减少术后气颅[10,12]。此时可以校准图像导航引导系统，并在两个鼻孔内放置带减充血剂的棉片，然后按标准方式为患者做手术准备和铺巾。

34.3.1 手术治疗

内镜手术

进行内镜检查是为了重新评估鼻腔内的解剖结构，并有可能观察到荧光素的存在和位置，在获得更好的暴露之前，这些方面可能不会被重视。将患者放置在头高脚低位，以便于止血。

外科手术按标准的内镜鼻窦手术进行，使用切割和动力系统以避免黏膜剥离。前颅底的暴露是通过在蝶骨后方识别颅底，并尽量将筛窦隔板向前分离到额隐窝来实现的。在此处，我们建议改用反向 70° 内镜与额窦器械和弧形吸切器来打开额隐窝。对于单侧缺损，要进行 Draf Ⅱb 额窦切开术。对于双侧缺损或较大的颅底病变，可能需要进行 Draf Ⅲ 手术[63]。为了减少术后狭窄，在 Draf Ⅲ 手术结束后，可在额隐窝前部放置黏膜移植物[64]。

在脑膨出复位过程中，预防性双极电凝止血至关重要，因为硬脑膜血管可能收缩导致颅内出血。我们更倾向于使用具有双极和消融功能的 Procise EZ-View 等离子刀（ArthroCare ENT，Sunnyvale，CA），用于复位脑膨出和清除缺损周围的黏膜，后者对于防止修复下方的分泌黏膜被卡压至关重要，卡压可能会使移植物或皮瓣移位，并导致随后的黏液囊肿[65]。可以用克林霉素冲洗鼻腔，以减少细菌污染并防止移植物细菌种植[48]。

虽然有各种移植材料，但我们通常只使用猪小肠黏膜下（small intestine submucosal, SIS）移植物（Biodesign Dural Graft, Cook Medical, Bloomington, IN）行底层和（或）表层移植，因 SIS 不携带供体部位病变，不会因水合作用而膨胀，并且易于处理，即使弄皱或折叠，也不会发生自身粘连[66]。在颅底缺损 > 5mm、颅内压升高且硬脑膜外间隙充足的情况下，可采用下垫游离骨移植（通常为中隔骨或鼻甲骨）进一步加强修复，但是在肿瘤切除重建术时，不建议这样做，因为缺损大，可能有辅助放疗导致放射性骨坏死的风险。

为了完成多层硬脑膜成形术，可将 SIS、游离黏膜移植物或带蒂皮瓣覆盖在缺损部位。我们更倾向于使用 Hadad-Bassagasteguy 鼻中隔黏膜瓣（NSF）[67]，尤其是对于较大的缺损和高流量渗漏[50]，而且它能够达到后壁 3cm 的高度[9,68]。用纤维蛋白密封胶（Evicel，Johnson&Johnson，Somerville，NJ）将覆盖移植物或 NSF 固定到位，并用环丙沙星浸泡的明胶海绵支撑。在额窦引流通道放置一个 0.5mm 的硅胶支架，以保持通畅，并防止因疏忽而过早取出填充物。将非乳胶手套材质的棉质海绵

（Merocel，Medtronic，Jacksonville，FL）插入蝶窦前面，刚好延伸到额隐窝前方，使其填充整个筛窦腔[9,48]。随后注入生理盐水，并使用2-0 Prolene缝线将其固定在鼻中隔。

拔管前对患者使用止吐药，打开腰椎引流管，进行喉-气管局部麻醉，以减少捏鼻鼓气和（或）咳嗽引起的颅内压升高的风险。应避免正压通气，尽量使用多层填充以降低颅腔积气的风险。

颅外

当经验不足和（或）材料有限时，可采用开放式入路，并结合内镜修复外科医生可能认为无法到达的后壁外侧或上部的缺损[48]。可采用额窦钻孔接近缺损的上边缘，但如果无法仔细切除黏膜，建议使用骨瓣成形术[69-71]。对于后壁基本完整的额隐窝骨折，建议采用非闭塞性入路[72]，如果无法达到通畅，则采用闭塞入路。闭塞的典型指征是小额窦的双侧后骨板骨折。剥离额隐窝黏膜，将腹部脂肪放置在窦内。

颅内

对于较大的前颅底肿瘤、向颅内延伸的肿瘤、多发粉碎性缺损、双侧较大缺损伴嗅觉丧失的患者、颅底严重畸形或因外伤引起的颅内并发症需要开颅手术的患者，可能需要进行额窦开颅和额叶回缩手术。额叶回缩可能导致长期记忆问题、水肿、癫痫、嗅觉丧失或颅内出血，并增加复发率[9]。

34.3.2 内镜与开放修复

功能性鼻内镜入路可以对骨和黏膜损伤进行最佳的评估和修复，并真正保留功能性鼻窦引流。开放性手术与更多的感染性和阻塞性并发症有关，而这些并发症往往是由为预防这些并发症而实施的手术引起的。当创伤是病因时，半开放性修复后会发生慢性头痛[73]。颅腔化可能导致严重的美容问题[74]、包括自体脂肪的再吸收[75-76]和黏液囊肿形成的风险增加[77-78]，导致25%的失败率[79]。颅周皮瓣治疗外伤性脑脊液漏的失败率为10%~17%[80]。内镜手术没有外部切口，能更好地清理额窦引流通道，通常无须术后影像学监测。与开放手术相比，使用目前的Draf Ⅱb和Ⅲ手术也可大大降低黏液囊肿形成的风险[81-82]。

34.3.3 术后护理

术后患者应在重症监护室过夜，接受神经系统检查。在肿瘤切除、大脑膨出切除或精神状态改变的情况下，应在术后第二天早上进行非增强头部CT检查以评估是否有脑水肿或血肿。静脉注射抗生素至少要持续24h。虽然一些研究在比较围手术期和术后抗生素长期使用时未发现感染率有任何差异，但他们可以在出院前改用口服抗葡萄球菌的抗生素，并持续到鼻腔填塞物去除为止[83]。如果在术后9~13d进行随访以清除鼻腔填塞物，可减少患者的不适感和出血。患者可以继续使用大便软化剂、镇咳药和止吐药。由于捏鼻鼓气可使颅内压增加25cm H_2O 以上[50]，因此患者的活动可能受到限制。可以每隔1~4周安排进一步的随访。由于许多医源性脑脊液漏有延迟表现，应教育患者识别新的脑脊液漏症状。为降低自发性脑脊液漏患者的复发风险，应建议患者进行减肥咨询。尽管缺氧会增加颅内压和修复部位的压力，但在围手术期应立即停止持续气道正压通气（CPAP）。在没有充分的证据情况下，我们建议在清除鼻腔填塞物前不要使用CPAP，以确保修复手术成功[50]。

34.3.4 术后辅助治疗

成年人术后持续腰椎引流有可能增加并发症发生率和延长住院时间，而且并发症并不总是可预测的。我们相信，修复的成功依赖于缺损的成功闭合，而常规引流收效甚微，我们的做法是仅对自发性脑脊液漏或已确诊的脑积水患者使用此方法，并计划在术后2~3d内充分控制压力的情况下取出引流管。未能达到正常状态的患者可能需要放置分流器进行正式分流。对于儿童患者，具体的问题更多地与无法遵守标准的术后护理指导有关[54]，然而，许多病例系列在没有引流的情况下也取得了满意的结果[5,53,55]。

34.3.5 结　果

虽然自发性脑脊液漏患者的手术失败风险最高，但额窦脑脊液漏修复的成功率通常为90%或更高。如前所述，口服乙酰唑胺和采用脑室-腹腔（ventriculoperitoneal，VP）分流术控制颅内压可降低自发性病因患者手术失败的风险[40]。

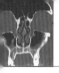

34.4 病例展示

病例 1

　　一位 20 岁的男性患者，有自残枪伤及大面

积后壁创伤，包括右侧后壁压缩错位及左侧后壁严重粉碎骨折（▶图 34.1~ 图 34.3；▶视频 34.1）。

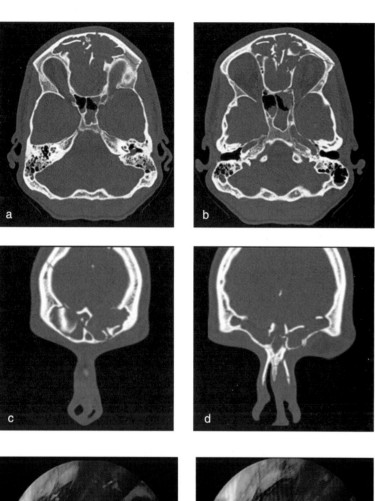

图 34.1　一位患者的轴位（a、b）和冠状位（c、d）CT 扫描，该患者有自残枪伤和严重的粉碎性后壁骨折

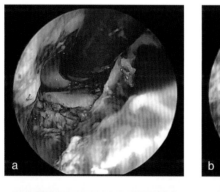
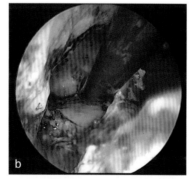

图 34.2　术中经 70° 鼻内镜检查，使用钻板复位右后壁骨折段（a、b），并在切除多个碎片段后使用小肠黏膜下移植物多层修复左侧颅底（c、d）。注意（c）图中对缺损测量的内镜视野下的三维平面成像

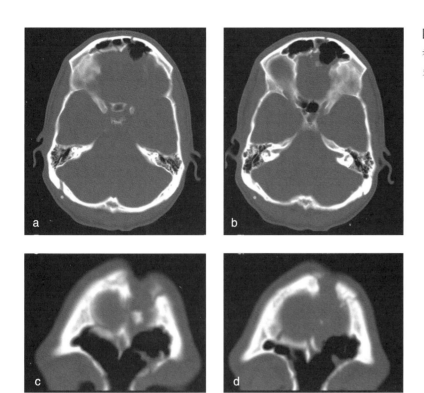

图 34.3 患者术后 6 周的轴位（a、b）和冠状位（c、d）CT 扫描，右后颅底缺失，左侧颅底修复。注意额窦的通畅性

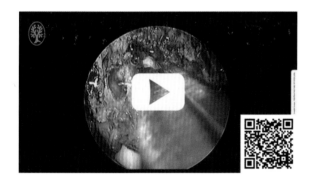

视频 34.1 创伤后脑脊液漏

病例 2：一位 51 岁的女性患者，有经硬脑膜外不典型脑膜瘤，累及双侧后壁（▶图 34.4 ~ 图 34.6；▶视频 34.2）。

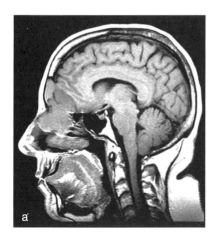
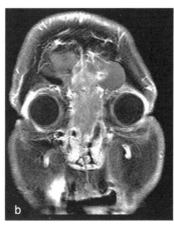

图 34.4 经硬脑膜外非典型脑膜瘤延伸至后壁和筛板患者的矢状位（a）和冠状位（b）MRI 图像

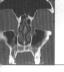

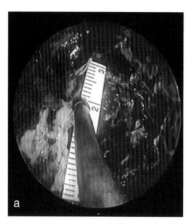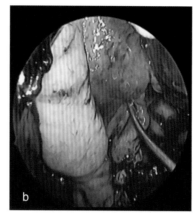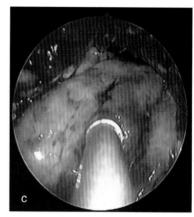

图 34.5　切除前颅底（包括后颅）缺损和肿瘤后的经鼻内镜视图（a）以及放置覆盖整个缺损的大型鼻中隔黏膜瓣（b、c）

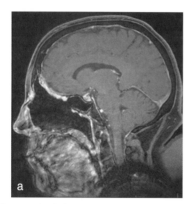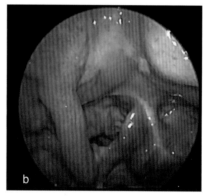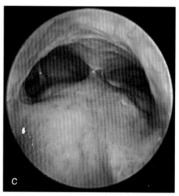

图 34.6　（a）术后 2 年的矢状位 MRI 扫描显示皮瓣覆盖后壁缺损的长度，无肿瘤复发。术后内镜显示鼻中隔黏膜瓣修复的后壁（b）和前壁（c），注意黏膜瓣的边缘覆盖了后壁的很大一部分

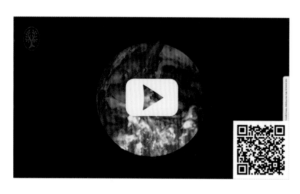

视频 34.2　脑膜瘤切除术后脑脊液和硬脑膜修复

34.5 并发症处理

即使制订了周密的术前计划和采用了安全的手术技术，并发症仍有可能在术中、术后或延迟发生。术中可能会出现严重出血，以及对眼球或大脑的意外创伤。应重视和妥善处理筛前动脉和蝶腭动脉的位置。如果筛前动脉回缩和眼眶血肿形成，应咨询眼科，并立即行外眦切开术和松解术。牵引眶脂肪也可引起眶内血管撕脱性出血。眼眶破裂可能导致眼眶肌肉或视神经损伤[84]。如果担心颅内出血，建议咨询神经外科。仔细止血和尽量减少黏膜损伤可改善视觉效果，降低术后鼻出血的风险。避免过度切除上鼻甲，并在靠近嗅丝处仔细解剖，可以降低嗅觉减退的风险。

术后并发症包括颅内积气、颅内高压（IH）、脑膜炎和精神状态改变。由于存在张力性颅内积气的风险，术后避免正压通气重要。围手术期应对患者仔细进行神经系统检查，并在患者出现精神状态改变时立即进行头颅模断面影像学检查。建议患者避免使用家庭正压通气设备，直到术后取出填充物并确认硬脑膜成形术成功。可通过抬高床头、避免捏鼻鼓气、使用大便软化剂和抗感染药来控制颅内压。术前放置腰椎引流可用于术后测量自发性脑脊液漏患者的颅内压，以确定是否需要降压治疗[50]。如果持续颅内高压，可给予口服乙酰唑胺或采用脑室–腹腔分流术，以防止复发或发生新的脑脊液漏[40]。脑室–腹腔分流术通常用于复发性漏，颅内压极高，颅内压持续升高导致脑室造瘘的创伤性脑损伤，以及乙酰唑胺治疗无效的患者[11]。当怀疑术后脑脊液漏时需要及时对患者再次手术探查。使用抗生素和修补堵漏可降低脑膜炎的风险。当患者出现任何精神状态改变或神经系统检查结果的显著变化时，应进行影像学检查。

迟发性额窦狭窄可以通过使用黏膜保留技术、术后短期支架植入、黏膜移植、内镜清理和局部药物维持治疗来避免。如果术后出现感染，鼻腔灌注类固醇或头后伸位（Mygind position）时使用类固醇可能有效。渗漏复发在自发性病因中更常见，但内镜手术后控制慢性颅内压升高可将这种风险降至最低[2]。术中预防性开放靠近渗漏部位的鼻窦可降低黏液囊肿的风险[48]。

34.6 总　结

额窦脑脊液漏可以通过内镜手术安全、有效地处理，必要时也可采用颅外或颅内入路。术前充分评估患者解剖结构和病因，以及适当的术前和术后患者管理可以提高手术成功率，降低术中、术后和延迟并发症的风险。

（周　玥　译，肖红俊　审）

推荐阅读

Oakley GM, Alt JA, Schlosser RJ, et al. Diagnosis of cerebrospinal fluid rhinorrhea: an evidence-based review with recommendations. Int Forum Allergy Rhinol, 2016, 6(1):8–16.

Ramakrishnan VR, Suh JD, Chiu AG, et al. Reliability of preoperative assessment of cerebrospinal fluid pressure in the management of spontaneous cerebrospinal fluid leaks and encephaloceles. Int Forum Allergy Rhinol, 2011, 1(3):201–205.

Oakley GM, Orlandi RR, Woodworth BA, et al. Management of cerebrospinal fluid rhinorrhea: an evidence-based review with recommendations. Int Forum Allergy Rhinol, 2016, 6(1):17–24.

Grayson JW, Jeyarajan H, Illing EA, et al. Changing the surgical dogma: transnasal endoscopic repair. Int Forum Allergy Rhinol, 2016, In press.

参考文献

[1] Woodworth BA, Palmer JN. Spontaneous cerebrospinal fluid leaks. Curr Opin Otolaryngol Head Neck Surg, 2009, 17(1):59–65.

[2] Woodworth BA, Prince A, Chiu AG, et al. Spontaneous CSF leaks: a paradigm for definitive repair and management of intracranial hypertension. Otolaryngol Head Neck Surg, 2008, 138(6):715–720.

[3] Woodworth B, Schlosser RJ. Repair of anterior skull base defects and CSF leaks. Op Tech Otolaryngol, 2006, 18:111–116.

[4] Woodworth B, Neal JG, Schlosser RJ. Sphenoid sinus cerebrospinal fluid leaks. Op Tech Otolaryngol, 2006, 17:37–42.

[5] Woodworth BA, Schlosser RJ, Faust RA, et al. Evolutions in the management of congenital intranasal skull base defects. Arch Otolaryngol Head Neck Surg, 2004, 130(11):1283–1288.

[6] Schuster D, Riley KO, Cure JK, et al. Endoscopic resection of intracranial dermoid cysts. J Laryngol Otol, 2011, 125(4):423–427.

[7] Roehm CE, Brown SM. Unilateral endoscopic approach for repair of frontal sinus cerebrospinal fluid leak. Skull Base, 2011, 21(3):139–146.

[8] Purkey MT, Woodworth BA, Hahn S, et al. Endoscopic repair of supraorbital ethmoid cerebrospinal fluid leaks. ORL J Otorhinolaryngol Relat Spec, 2009, 71(2):93–98.

[9] Jones V, Virgin F, Riley K, et al. Changing paradigms in frontal sinus cerebrospinal fluid leak repair. Int Forum Allergy Rhinol, 2012, 2(3):227–232.

[10] Blount A, Riley K, Cure J, et al. Cerebrospinal fluid volume replacement following large endoscopic anterior cranial base resection. Int Forum Allergy Rhinol, 2012, 2(3):217–221.

[11] Banks CA, Palmer JN, Chiu AG, et al. Endoscopic closure of CSF rhinorrhea: 193 cases over 21 years. Otolaryngol Head Neck Surg, 2009, 140(6):826–833.

[12] Alexander NS, Chaaban MR, Riley KO, et al. Treatment strategies for lateral sphenoid sinus recess cerebrospinal fluid leaks. Arch Otolaryngol Head Neck Surg, 2012, 138(5):471–478.

[13] Chaaban MR, Conger B, Riley KO, et al. Transnasal endoscopic repair of posterior table fractures. Otolaryngol Head Neck Surg, 2012, 147(6):1142–1147.

[14] Delaney SW. Treatment strategies for frontal sinus anterior table fractures and contour deformities. J Plast Reconstr Aesthet Surg, 2016, 69 (8):1037–1045.

[15] Pawar SS, Rhee JS. Frontal sinus and naso-orbital-ethmoid

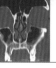

fractures. JAMA Facial Plast Surg, 2014, 16(4):284–289.

[16] Rice DH. Management of frontal sinus fractures. Curr Opin Otolaryngol Head Neck Surg, 2004, 12(1):46– 48.

[17] Stanwix MG, Nam AJ, Manson PN, et al. Critical computed tomographic diagnostic criteria for frontal sinus fractures. J Oral Maxillofac Surg, 2010, 68(11):2714–2722.

[18] Strong EB, Pahlavan N, Saito D. Frontal sinus fractures: a 28-year retrospective review. Otolaryngol Head Neck Surg, 2006, 135(5):774 –779.

[19] Gossman DG, Archer SM, Arosarena O. Management of frontal sinus fractures: a review of 96 cases. Laryngoscope, 2006, 116(8):1357–1362.

[20] Sataloff RT, Sariego J, Myers DL, et al. Surgical management of the frontal sinus. Neurosurgery, 1984, 15(4):593–596.

[21] Zlab MK, Moore GF, Daly DT, et al. Cerebrospinal fluid rhinorrhea: a review of the literature. Ear Nose Throat J, 1992, 71(7):314– 317.

[22] Jones V, Virgin F, Riley K, et al. Changing paradigms in frontal sinus cerebrospinal fluid leak repair. Int Forum Allergy Rhinol, 2012, 2(3):227–232.

[23] Meetze K, Palmer JN, Schlosser RJ. Frontal sinus complications after frontal craniotomy. Laryngoscope, 2004, 114(5):945–948.

[24] Harvey RJ, Parmar P, Sacks R, et al. Endoscopic skull base reconstruction of large dural defects: a systematic review of published evidence. Laryngoscope, 2012, 122(2):452– 459.

[25] Wolfe SA. The utility of pericranial flaps. Ann Plast Surg, 1978, 1(2):147–153.

[26] Price JC, Loury M, Carson B, et al. The pericranial flap for reconstruction of anterior skull base defects. Laryngoscope, 1988, 98(11):1159–1164.

[27] Neligan PC, Mulholland S, Irish J, et al. Flap selection in cranial base reconstruction. PlastReconstr Surg, 1996, 98(7):1159–1166, discussion 1167–1168.

[28] Chaaban MR, Chaudhry A, Riley KO, et al. Simultaneous pericranial and nasoseptal flap reconstruction of anterior skull base defects following endoscopic-assisted craniofacial resection. Laryngoscope, 2013, 123(10):2383–2386.

[29] Eloy JA, Choudhry OJ, Christiano LD, et al. Double flap technique for reconstruction of anterior skull base defects after craniofacial tumor resection: technical note. Int Forum Allergy Rhinol, 2013, 3(5):425–430.

[30] Rahbar R, Resto VA, Robson CD, et al. Nasal glioma and encephalocele: diagnosis and management. Laryngoscope, 2003, 113(12):2069 –2077.

[31] Tirumandas M, Sharma A, Gbenimacho I, et al. Nasal encephaloceles: a review of etiology, pathophysiology, clinical presentations, diagnosis, treatment, and complications. Childs Nerv Syst, 2013, 29(5):739–744.

[32] Hoving EW. Nasal encephaloceles. Childs Nerv Syst, 2000, 16(10 –11):702–706.

[33] Di Ieva A, Bruner E, Haider T, et al. Skull base embryology: a multidisciplinary review. Childs Nerv Syst, 2014, 30(6):991–1000.

[34] Suwanwela C, Suwanwela N. A morphological classification of sincipital encephalomeningoceles. J Neurosurg, 1972, 36(2):201–211.

[35] Suwanwela C, Hongsaprabhas C. Fronto-ethmoidal encephalomeningocele. J Neurosurg, 1966, 25(2):172–182.

[36] Schlosser RJ, Woodworth BA, Wilensky EM, et al. Spontaneous cerebrospinal fluid leaks: a variant of benign intracranial hypertension. Ann OtolRhinolLaryngol, 2006, 115(7):495–500.

[37] Schick B, Ibing R, Brors D, et al. Long-term study of endonasal duraplasty and review of the literature. Ann OtolRhinolLaryngol, 2001, 110(2):142–147.

[38] Hubbard JL, McDonald TJ, Pearson BW, et al. Spontaneous cerebrospinal fluid rhinorrhea: evolving concepts in diagnosis and surgical management based on the Mayo Clinic experience from 1970 through 1981. Neurosurgery, 1985, 16(3):314 –321.

[39] Gassner HG, Ponikau JU, Sherris DA, et al. CSF rhinorrhea: 95 consecutive surgical cases with long term follow-up at the Mayo Clinic. Am J Rhinol, 1999, 13(6):439– 447.

[40] Chaaban MR, Illing E, Riley KO, et al. Spontaneous cerebrospinal fluid leak repair: a five-year prospective evaluation. Laryngoscope, 2014, 124(1):70–75.

[41] Adriani KS, van de Beek D, Brouwer MC, et al. Community-acquired recurrent bacterial meningitis in adults. Clin Infect Dis, 2007, 45(5):e46–e51.

[42] Tebruegge M, Curtis N. Epidemiology, etiology, pathogenesis, and diagnosis of recurrent bacterial meningitis. Clin Microbiol Rev, 2008, 21(3):519–537.

[43] Verma N, Savy LE, Lund VJ, et al. An important diagnosis to consider in recurrent meningitis. JRSM Short Rep, 2013, 4(9):2042533313486640.

[44] Meco C, Oberascher G. Comprehensive algorithm for skull base dural lesion and cerebrospinal fluid fistula diagnosis. Laryngoscope, 2004, 114(6):991–999.

[45] Schick B, Weber R, Kahle G, et al. Late manifestations of traumatic lesions of the anterior skull base. Skull Base Surg, 1997, 7(2):77–83.

[46] Friedman JA, Ebersold MJ, Quast LM. Persistent posttraumatic cerebrospinal fluid leakage. Neurosurg Focus, 2000, 9(1):e1.

[47] Ziu M, Savage JG, Jimenez DF. Diagnosis and treatment of cerebrospinal fluid rhinorrhea following accidental traumatic anterior skull base fractures. Neurosurg Focus, 2012, 32(6):E3.

[48] Schlosser RJ, Bolger WE. Nasal cerebrospinal fluid leaks: critical review and surgical considerations. Laryngoscope, 2004, 114(2):255–265.

[49] Bernal-Sprekelsen M, Bleda-Vázquez C, Carrau RL. Ascending meningitis secondary to traumatic cerebrospinal fluid leaks. Am J Rhinol, 2000, 14(4):257–259.

[50] Oakley GM, Orlandi RR, Woodworth BA, et al. Management of cerebrospinal fluid rhinorrhea: an evidence-based review with recommendations. Int Forum Allergy Rhinol, 2016, 6(1):17–24.

[51] Psaltis AJ, Schlosser RJ, Banks CA, et al. A systematic review of the endoscopic repair of cerebrospinal fluid leaks. Otolaryngol Head Neck Surg, 2012, 147(2):196–203.

[52] Bernal-Sprekelsen M, Alobid I, Mullol J, et al. Closure of cerebrospinal fluid leaks prevents ascending bacterial

meningitis. Rhinology, 2005, 43(4):277–281.

[53] Castelnuovo P, Bignami M, Pistochini A, et al. Endoscopic endonasal management of encephaloceles in children: an eight-year experience. Int J PediatrOtorhinolaryngol, 2009, 73(8):1132–1136.

[54] Kanowitz SJ, Bernstein JM. Pediatric meningoencephaloceles and nasal obstruction: a case for endoscopic repair. Int J Pediatr Otorhinolaryngol, 2006, 70(12):2087–2092.

[55] Woodworth B, Schlosser RJ. Endoscopic repair of a congenital intranasal encephalocele in a 23 months old infant. Int J Pediatr Otorhinolaryngol, 2005, 69(7):1007–1009.

[56] Kirchner FR, Proud GO. Method for the identification and localization of cerebrospinal fluid, rhinorrhea and otorrhea. Laryngoscope, 1960, 70:921–931.

[57] Raza SM, Banu MA, Donaldson A, et al. Sensitivity and specificity of intrathecal fluorescein and white light excitation for detecting intraoperative cerebrospinal fluid leak in endoscopic skull base surgery: a prospective study. J Neurosurg, 2016, 124(3):621–626.

[58] Guimarães RE, Stamm AE, Giannetti AV, et al. Chemical and cytological analysis of cerebral spinal fluid after intrathecal injection of hypodense fluorescein. Rev Bras Otorrinolaringol (Engl Ed), 2015, 81(5):549–553.

[59] Placantonakis DG, Tabaee A, Anand VK, et al. Safety of low-dose intrathecal fluorescein in endoscopic cranial base surgery. Neurosurgery, 2007, 61(Suppl 3):161–165, discussion 165–166.

[60] Tabaee A, Placantonakis DG, Schwartz TH, et al. Intrathecal fluorescein in endoscopic skull base surgery. Otolaryngol Head Neck Surg, 2007, 137(2):316–320.

[61] Seth R, Rajasekaran K, Benninger MS, et al. The utility of intrathecal fluorescein in cerebrospinal fluid leak repair. Otolaryngol Head Neck Surg, 2010, 143(5):626–632.

[62] Banu MA, Kim JH, Shin BJ, et al. Low-dose intrathecal fluorescein and etiology-based graft choice in endoscopic endonasal closure of CSF leaks. Clin Neurol Neurosurg, 2014, 116:28–34.

[63] Chin D, Snidvongs K, Kalish L, et al. The outside-in approach to the modified endoscopic Lothrop procedure. Laryngoscope, 2012, 122(8):1661–1669.

[64] Conger BT, Jr, Riley K, Woodworth BA. The Draf III mucosal grafting technique: a prospective study. Otolaryngol Head Neck Surg, 2012, 146(4):664–668.

[65] Smith N, RIley KO, Woodworth BA. Endoscopic CoblatorTM-assisted management of encephaloceles. Laryngoscope, 2010, 120(12):2535–2539.

[66] Illing E, Chaaban MR, Riley KO, et al. Porcine small intestine submucosal graft for endoscopic skull base reconstruction. Int Forum Allergy Rhinol, 2013, 3(11):928–932.

[67] Hadad G, Bassagasteguy L, Carrau RL, et al. A novel reconstructive technique after endoscopic expanded endonasal approaches: vascular pedicle nasoseptal flap. Laryngoscope, 2006, 116(10):1882–1886.

[68] Virgin F, Barañano CF, Riley K, et al. Frontal sinus skull base defect repair using the pedicled nasoseptal flap.

Otolaryngol Head Neck Surg, 2011, 145(2):338–340.

[69] Guggenheim P. Indications and methods for performance of osteoplastic-obliterative frontal sinusotomy with a description of a new method and some remarks upon the present state of the are of external frontal sinus surgery. Laryngoscope, 1981, 91(6):927–938.

[70] Goodale RL, Montgomery WW. Technical advances in osteoplastic frontal sinusectomy. Arch Otolaryngol, 1964, 79:522–529.

[71] Goodale RL, Montgomery WW. Anterior osteoplastic frontal sinus operation. Five years' experience. Ann Otol Rhinol Laryngol, 1961, 70:860–880.

[72] Gerbino G, Roccia F, Benech A, et al. Analysis of 158 frontal sinus fractures: current surgical management and complications. J Craniomaxillofac Surg, 2000, 28(3):133–139.

[73] Adelson R, Wei C, Palmer JN. Atlas of Endoscopic and Sinonasal Skull Base Surgery. Philadelphia: Elsevier, 2013:337–356.

[74] Emara TA, Elnashar IS, Omara TA, et al. Frontal sinus fractures with suspected outflow tract obstruction: a new approach for sinus preservation. J Craniomaxillofac Surg, 2015, 43 (1):1–6.

[75] Gonty AA, Marciani RD, Adornato DC. Management of frontal sinus fractures: a review of 33 cases. J Oral Maxillofac Surg, 1999, 57(4):372–379, discussion 380–381.

[76] Dolan R. Facial plastic, reconstructive, and trauma surgery. New York: Marcel Dekker, 2004.

[77] Rodriguez ED, Stanwix MG, Nam AJ, et al. Twenty-six-year experience treating frontal sinus fractures: a novel algorithm based on anatomical fracture pattern and failure of conventional techniques. PlastReconstr Surg, 2008, 122(6):1850–1866.

[78] Poetker D, Smith TL. Endoscopic treatment of the frontal sinus outflow tract in frontal sinus trauma. Oper Tech Otolaryngol Head Neck Surg, 2006, 17(1):66–72.

[79] Steiger JD, Chiu AG, Francis DO, et al. Endoscopic-assisted reduction of anterior table frontal sinus fractures. Laryngoscope, 2006, 116(10):1936–1939.

[80] Archer JB, Sun H, Bonney PA, et al. Extensive traumatic anterior skull base fractures with cerebrospinal fluid leak: classification and repair techniques using combined vascularized tissue flaps. J Neurosurg, 2016, 124(3):647–656.

[81] Illing EA, Cho Do Y, RIley KO, et al. Draf III mucosal graft technique: long-term results. Int Forum Allergy Rhinol, 2016, 6 (5):514–517.

[82] Conger BT, Jr, Illing E, Bush B, et al. Management of lateral frontal sinus pathology in the endoscopic era. Otolaryngol Head Neck Surg, 2014, 151(1):159–163.

[83] Lauder A, Jalisi S, Spiegel J, et al. Antibiotic prophylaxis in the management of complex midface and frontal sinus trauma. Laryngoscope, 2010, 120(10):1940–1945.

[84] Rene C, Rose GE, Lenthall R, et al. Major orbital complications of endoscopic sinus surgery. Br J Ophthalmol, 2001, 85(5):598–603.

第 5 部分
临床实践中有争议的问题

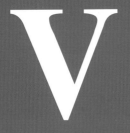

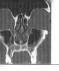

35 黏膜瓣在额窦手术中的应用

Nadim Khoueir, Philippe Herman

摘 要

保留黏膜是鼻内镜手术的金标准。众所周知，骨质裸露会诱发骨炎，并伴随继发性新骨生成、瘢痕和狭窄。额窦 Draf Ⅱb 和 Draf Ⅲ 手术的主要关注点是再狭窄的发生率。磨削后遗留大量骨质裸露是导致术后失败的主要因素之一。由于在这些手术过程中不能保留黏膜，局部黏膜瓣是一个很好的替代选择。带血管蒂的黏膜瓣可快速再上皮化并与下层组织整合，减轻炎性狭窄的过程。蒂在后部的鼻中隔黏膜瓣可用来覆盖术腔的后壁，而蒂在鼻腔外侧壁的鼻中隔－鼻甲黏膜瓣可用来覆盖术腔的前壁。两项尸体解剖研究和两份临床研究报告均显示了这些黏膜瓣在单个或多个部位应用的可行性。有限的临床研究结果提示了较低的术后失败率。然而，为了明确局部黏膜瓣在 Draf Ⅱb 和 Draf Ⅲ 手术中的疗效，未来还需要进行更多的对比研究。

关键词 额窦；额窦磨削；Draf Ⅱb；Draf Ⅲ；鼻中隔黏膜瓣；鼻中隔鼻甲黏膜瓣

35.1 已发表的证据

35.1.1 背　景

虽然内镜手术径路、器械和图像导航系统等技术已经取得了进展，但额窦手术仍具有挑战性，原因是额隐窝解剖结构复杂，解剖变异较大，且额隐窝位于额喙后方[1]。经鼻内镜额窦手术入路是基于 1992 年 Draf 提出的综合分类方法[2]进行的。文献中报告了基于手术范围、外科医生经验、适应证和随访总结的不同结果。本章内容将探讨黏膜瓣在额窦内镜手术中的潜在价值和适用技术。

目前关注并报道 Draf Ⅱb 术后结局的文章较少，可能是因为大多数外科医生倾向于选择 Draf Ⅲ 手术，因为这种手术方式可以提供更开阔的手术视野和更宽敞的手术操作空间。发表于 2007 年[3]的个人系列研究显示，Draf Ⅱb 术后引流通道的闭合率明显高于 Draf Ⅲ 手术，在术后 1 年的随访中，两组的闭合率分别为 38% 和 4%。2012 年，Eloy 等[4]报道了 4 例经改良的 Draf Ⅱb 手术病例，旨在通过切除额窦间隔来降低引流通道狭窄的风险。Al Kadah 和 Schick[5]也报道了这一技术，所有患者均维持额窦开放引流状态，但 9 例患者中有 1 例出现了鼻腔引流通路闭合。

在未使用黏膜瓣的情况下，Draf Ⅲ 手术的长期疗效在文献报道中差异很大。一篇总结了近 10 年已发表研究结果的短篇综述显示，Shirazi 等[6]的 97 例病例研究提示手术失败率为 23%，Tran 等[7]的 77 例病例研究提示手术失败率为 10%，而一项包含 612 例患者的 18 项回顾性研究提示 Draf Ⅲ 手术的失败率为 14%[8]。文献报道的 Draf Ⅲ 手术失败的危险因素包括手术开口的大小[7]，变应性真菌性鼻窦炎（AFS）[9]，难治性金黄色葡萄球菌感染以及慢性嗜酸性黏蛋白性鼻窦炎（eosinophilic mucin chronic rhinosinusitis, EMCRS）[10]。

35.1.2 黏膜瓣的基本原理

在 Draf Ⅱb 和 Draf Ⅲ 手术中，大量磨削导致新造口周围骨质裸露。2004 年发表的一项动物研究显示，磨削与新骨生成和额隐窝狭窄的发生有关[11]。裸露的骨质和随后的新骨生成被认为是引起术后额窦闭锁的关键因素[12]。当未保存窦腔的黏膜时，与愈合相关的炎症会引起新骨生成，还会刺激成骨细胞活性，随后引起新生骨生成和窦口狭窄[13]。

针对这些情况，目前许多技术和方法可用来预防术后额隐窝狭窄。在不同时期置入不同材料的软、硬额窦支架，成功率不尽相同[14]。局部应用丝裂霉素 C 或类固醇滴剂等治疗效果不明显[15]。有人提出在 Draf Ⅲ 中用黏膜移植覆盖裸露骨质，该方法取得了良好的效果。Conger 等的研究显示 27 例患者的手术成功率为 100%，术后额窦口缩窄率不超过 50%[16]。Hildenbrand 等报道，对 24 例患者使用相同的技术后手术成功率为 94%[17]。最近报道的另一种方法是使用局部黏膜瓣加速黏膜愈合和防止瘢痕形成。带血管蒂的黏膜瓣可快速再上皮化，并与下层组织整合，可减少骨炎、瘢痕和新骨生成[18]。当手术不能保留足够的黏膜时，这些黏膜瓣可用于控制窦口再狭窄。

35.1.3 文献回顾与手术技术

2002 年，Wormald 首次在 64 例经鼻内镜额部手术中应用黏膜瓣，成功率为 82%[19]，在 Draf Ⅱa 手术中使用中鼻甲穹隆部黏膜瓣，以防止中鼻甲外移粘连。技术上是在中鼻甲前穹隆上方约 8mm 处做上切口，该切口从前穹隆后方约 6mm 处开始剥离。这个切口一直垂直延伸到前穹隆水平。下切口则从前穹隆沿着中鼻甲内侧向后延伸 2mm。在黏膜瓣剥离至其内侧基底后，将黏膜瓣塞入中鼻甲和鼻中隔之间[19]。

在 2012 年的美国医生学会上，DeConde 等在一项尸体研究中首次报道了黏膜瓣在 Draf Ⅲ 手术中的应用[20]，他们提到可从中鼻甲内侧面或鼻中隔内侧面制作两个黏膜瓣，用来覆盖 Draf Ⅲ 术后的窦腔。随后，Seyedhadi 等[21] 报道了首次在活体中使用鼻中隔黏膜瓣，旨在用这种黏膜瓣覆盖 Draf Ⅲ 手术后的窦壁，效果虽然令人满意，但该研究仅仅纳入了 4 例患者术后 3 个月的随访结果。同样的方法也被应用于 Draf Ⅱb 手术，最近一份来自两个独立中心的患者抽样报告显示，对 46 例患者使用鼻中隔黏膜瓣的手术成功率高达 93%[22]。这些早期的研究尽管获得了满意的疗效，但是忽视了 Draf Ⅱb 和 Draf Ⅲ 术后引流通道前壁的裸露骨面，可能会导致术后瘢痕和窦口狭窄。为了覆盖整个裸露的骨面，AlQahtani 等[18] 借助尸体设计并开展了双黏膜瓣的应用，以覆盖 Draf Ⅲ 术后引流通道的前壁和后壁。他们建议在一侧掀起蒂在后方的鼻中隔黏膜瓣，在另一侧掀起蒂在外侧的鼻中隔黏膜瓣，结果表明这种方法可覆盖所有的裸露骨面。蒂在后方的鼻中隔黏膜瓣的手术切口自鼻中隔向

后剥离 1cm 至中鼻甲前缘，并向下剥离至中鼻甲下缘水平。切口首先向前平行于上颌线，然后向后、向上到达平行于中鼻甲前穹隆的水平。此时可见一个倒 U 形切口指向外侧的前穹隆部（►图 35.1）。之后在骨膜下小心剥离黏膜瓣，直到第一嗅丝，以充分游离黏膜瓣。蒂在外侧的黏膜瓣将在后面进行描述。这些黏膜瓣均为带蒂血管瓣，但是血管蒂的血供来源可能难以辨认，因为筛前动脉的鼻中隔分支经常在分离额窦底部时于第一嗅丝的前方被切断，而蒂在外侧的黏膜瓣可能由面动脉的分支供血。

我们通过解剖来设计蒂在外侧的鼻中隔鼻

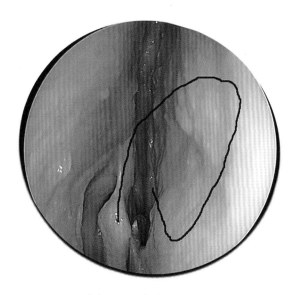

图 35.1 黑线为蒂在后方的鼻中隔黏膜瓣的切口范围

甲黏膜瓣，如►图 35.2 和►图 35.3 所示。►图 35.2 展示的是左侧鼻腔，虚线显示的是蒂在后方的鼻中隔黏膜瓣的设计。从中鼻甲的前缘做一个倒 U 形切口，穿过前穹隆部的中鼻甲内侧面，顺着泪骨到鼻腔顶部，向下到鼻中隔黏膜处，此处切口应向后转折，从而让黏膜瓣旋转。然后从后方切口直至第一嗅丝处制取鼻中隔黏膜瓣，在横断筛前动脉最前分支后，将黏膜瓣塞入嗅裂中。在手术结束时将黏膜瓣展开并覆盖窦腔后壁。►图 35.3 为蒂在外侧的鼻中隔黏膜瓣切口示意图。需要注意，切口的标志点在复杂的 3D 解剖结构中将更难分辨。最简单的方法是确定鼻根部处嗅裂的最前部和中鼻甲前穹隆部前方，这决定了黏膜瓣蒂的宽度。在内侧

做两条长约2cm的垂线来确定黏膜瓣的中隔部分，而在外侧，需要将黏膜瓣游离至下鼻甲背面，随后至上颌线后方即钩突的后方，前面有一条平行线，距离由蒂的宽度确定。在手术结束时，将略微旋转这个黏膜瓣，以覆盖Draf手术后的窦腔前壁。通过▶图35.2和▶图35.3可以清楚地看到这两个黏膜瓣并不重叠，这样就可以在同一侧使用两种黏膜瓣。这与AlQahtani等[18]所描述的重叠黏膜瓣不同，重叠黏膜瓣在单Draf Ⅱb手术中不能同时使用。与这些黏膜瓣的有关技术问题详见▶表35.1。

35.2 争议与意见

35.2.1 黏膜瓣的临床应用

现有的文献仅限于两项尸体研究[18,20]和两项临床系列研究[21-22]，这些研究一方面主要显示了在Draf Ⅱb和Draf Ⅲ手术中使用局部黏膜瓣的可行性，即这些带蒂黏膜瓣可以在不影响其血供的情况下覆盖裸露的骨面。另一方面，尽管这些临床研究纳入的患者数量有限，但其研究结果[21-22]是很有价值的。由于这些黏膜瓣

的设计是避免形成手术后窦口再狭窄的一个主要因素（如裸露的骨面可导致骨炎、瘢痕和新骨生成），因此使用黏膜瓣可获得良好的疗效。这一概念在鼻内镜手术中并不新鲜，已经发展成为一种通过保留黏膜来避免骨面裸露和促进愈合的方法。提高手术效果的关键主要是通过使用咬切器械和动力吸切器来保留黏膜[23-24]。由于在Draf Ⅱb和Draf Ⅲ手术中无法保留黏膜，因此可使用这些局部黏膜瓣来覆盖创面。

35.2.2 对未来研究的建议

目前的研究还不足以证明在Draf Ⅱb和Draf Ⅲ手术中使用黏膜瓣的优越性，因此还需要进一步的随机对照研究。临床病例系列报道中患者经常合并各种病因导致的额部疾病，包括良性肿瘤如骨瘤或内翻性乳头状瘤，炎性疾病通常为伴或不伴鼻息肉的慢性鼻窦炎，患者可能有截然不同的预后，而Samter综合征或囊性纤维化则不在考虑范围内。这种不同病理类型的混入可能会严重影响同一类型亚组的比较研究结果。

文献研究界定了Draf Ⅲ手术失败与成功

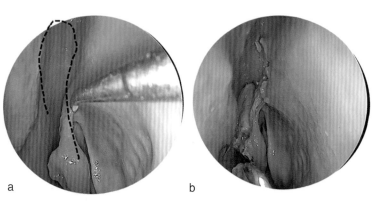

图35.2 鼻中隔黏膜瓣高度。（a）虚线为切口范围。（b）黏膜瓣向上延伸，直至到达第一嗅丝，并储存在嗅裂区

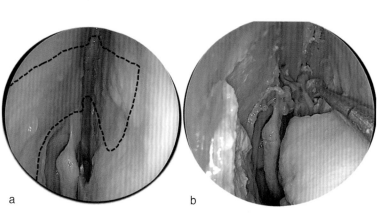

图35.3 蒂在外侧的鼻中隔黏膜瓣高度。（a）虚线为切口范围。注意鼻中隔部分与鼻中隔瓣没有重叠。（b）剥离黏膜瓣，蒂在鼻腔外侧壁，位于下鼻甲头部的上方

表 35.1　额窦手术中局部黏膜瓣的特殊注意事项

局部黏膜瓣	难点	技术要点
鼻中隔黏膜瓣	很难从中鼻甲剥离黏膜瓣	解剖时保持鼻甲稳定（无脱位）
	钻头损伤黏膜瓣	放置在嗅裂区
	与后壁表面不贴合	将鼻中隔的下切口向后弯曲
	减少额窦底暴露	毫不犹豫地切断筛前动脉的分支放置在嗅裂区
蒂在后部的鼻中隔黏膜瓣	钻头损伤黏膜瓣	储存在嗅觉间隙
	减少额窦底暴露	毫不犹豫地切断筛前动脉的分支
		侧立面图
蒂在外侧的鼻中隔黏膜瓣	与蒂在外侧的黏膜瓣重叠	应从鼻根前方切开鼻窝顶部，从中鼻甲前穹隆水平后方切开
	蒂较窄	
	上方视野欠佳	黏膜瓣应向上剥离至下鼻甲顶部
	较难进入鼻窝	应根据需要进行内镜下鼻中隔成形术，以扩大通路和视野

的不同结局。一些学者认为，根据随访的内镜检查结果，将手术失败定义为术后额窦口完全堵塞[12,25-26]。另一些学者则将手术失败定义为与手术结束时相比，额隐窝的表面积减少了 50%[11,27]~60%[9]。Schlosser 等根据是否能将 3mm 的吸引器头伸入额窦腔内，将额窦开口划分为未闭、狭窄和闭合[28]。Anderson 和 Sindwani 在对 Draf Ⅲ 手术的系统回顾中将手术失败定义为需要对额窦进行修正手术[8]。由于定义手术成功与否的标准不统一，使得比较不同研究结果变得困难，难以对两组同结果的病例进行比较研究。

35.2.3 黏膜瓣的可行性

在过去的 4 年中，我们一直在使用鼻中隔黏膜瓣覆盖 Draf Ⅱb、Draf Ⅲ 术后窦腔的骨面。我们与另一家中心合作并发表了 46 例 Draf Ⅱb 和鼻中隔黏膜瓣手术患者的系列研究，手术成功率为 93%[22]。在过去的两年中，我们采用了双黏膜瓣技术，在 Draf Ⅱb 和 Draf Ⅲ 术腔均增加一个蒂在外侧的鼻中隔黏膜瓣，同时覆盖窦腔前部。术后切口愈合良好，这也证实我们的临床经验值得推广。然而，我们也注意到一些罕见的危急情况可影响黏膜瓣的使用：

● 既往有手术史患者的解剖结构改变，特别是在宽鼻中隔开窗、广泛纤维化和中鼻甲切除的情况下。在 Draf Ⅱb 研究中，48 例患者中有 2 例因解剖结构改变导致无法制作黏膜瓣而被排除入组[22]。

● 有严重弥漫性息肉病变患者的黏膜异常。

● 因前后直径过小限制了双黏膜瓣的使用，否则可能阻塞鼻腔。

● 狭窄的鼻腔顶部限制了蒂在外侧的鼻中隔黏膜瓣中倒 U 形切口的操作空间。

35.2.4 病例展示

病例 1：Draf Ⅱb 手术中的单黏膜瓣技术

一位 77 岁的男性患者，表现为额部头痛，轻度流鼻涕和鼻根水平可见瘘管及脓性分泌物。鼻窦 CT 显示左侧牙源性全组鼻窦炎，伴左侧额窦脓肿，脓肿侵蚀左侧额窦前壁和额间隔（▶图 35.4）。患者在全身麻醉下进行了彻底的左侧内镜下鼻窦手术，拔除了编号为 15 和 16 的牙齿。左侧 Draf Ⅱb 手术可引流左侧额窦脓肿。术者采用剥离的鼻中隔黏膜瓣来覆盖窦腔后缘，并用硅胶卷固定黏膜瓣 3 周后取出。术后随访 2 年，瘘管自行愈合，无任何症状。▶图 35.5 显示术后 2 年左侧 Draf Ⅱb 术腔通畅，黏膜瓣愈合良好。

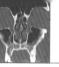

病例 2：Draf Ⅱc 手术中的双黏膜瓣技术

一位 48 岁的女性患者，因阻塞型额窦骨瘤引起的右额窦炎就诊于我科。对患者行全麻下右前筛切除及 Draf Ⅱc 手术，以显露和切除骨瘤，同时引流额窦。取右侧鼻中隔黏膜瓣和蒂在鼻腔外侧的鼻中隔黏膜瓣，分别覆盖鼻 Draf Ⅱc 窦腔的前边缘和后边缘。将黏膜瓣用硅胶卷固定并于 3 周后取出。术后 6 个月随访的鼻内镜显示额窦引流通畅，前、后壁黏膜瓣完整（▶图 35.6）。

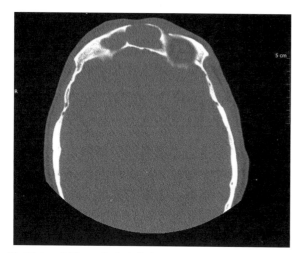

图 35.4 病例 1：水平位鼻窦 CT 显示右侧额窦脓腔伴前壁破坏

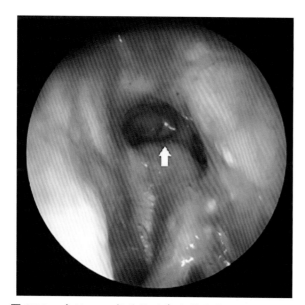

图 35.5 病例 1：2 年随访时鼻内镜检查显示右侧 Draf Ⅱb 手术后的窦腔，可以看到鼻中隔黏膜瓣与窦腔后缘融合良好（白色箭头）

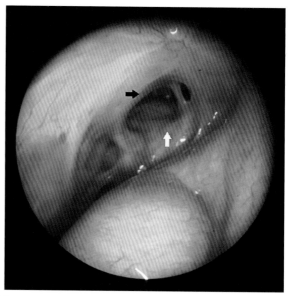

图 35.6 病例 2：6 个月随访时鼻内镜检查显示右侧 Draf Ⅱc 手术后的窦腔。单侧双黏膜瓣被游离：覆盖窦腔后缘的鼻中隔黏膜瓣（白色箭头）和覆盖窦腔前缘的蒂在外侧的鼻中隔黏膜瓣（黑色箭头）

病例 3：Draf Ⅲ 手术中的双黏膜瓣技术

一位 38 岁的男性患者，有阿司匹林耐受不良（AERD）病史，多年前行双侧根治性鼻内镜手术。因复发性鼻窦炎，右侧蝶窦、Onodi 气房和左侧额窦多发黏液囊肿转诊到我中心。对患者行全麻下修正鼻内镜手术，采用 Draf Ⅲ 手术引流黏液囊肿。分别用左侧鼻中隔黏膜瓣和右侧蒂在外侧的鼻中隔黏膜瓣覆盖 Draf Ⅲ 术后窦腔的后缘和前缘。将黏膜瓣用硅胶卷固定并于 3 周后取出。术后 1 年随访时，患者接受布地奈德鼻窦冲洗治疗，术后无明显症状。鼻内镜检查显示 Draf Ⅲ 术后窦腔通畅，黏膜瓣完整，黏膜明显增厚（▶图 35.7）。

病例 4：黏膜瓣剥离困难

一位 65 岁的女性患者，因右侧眼眶蜂窝织炎和额部头痛就诊。鼻窦 CT 显示右侧眼眶蜂窝织炎，额窦脓肿伴额窦后壁和右侧眶顶受侵。额隐窝被Ⅳ型额窦气房阻塞（▶图 35.8）。对患者行全麻下 Draf Ⅱc 手术，术中开放 4 型额窦气房，引流额部脓腔。由于鼻中隔顶部狭窄，无法进行倒 U 形切口而导致右外侧鼻中隔黏膜瓣剥离困难。因此，术者舍弃了一个黏膜瓣，将另一个鼻中隔黏膜瓣剥离并覆盖窦腔后壁。

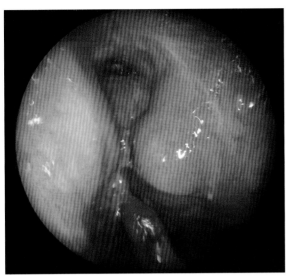

图 35.7　病例 3：术后 1 年随访时鼻内镜检查显示右侧 Draf Ⅲ 手术后的窦腔。可以看到，使用鼻中隔黏膜瓣和蒂在外侧的鼻中隔黏膜瓣覆盖 Draf Ⅲ 窦腔的边缘，黏膜瓣较厚可能与阿司匹林耐受不良（AERD）的病变黏膜有关

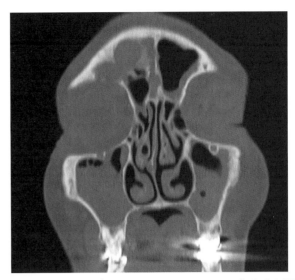

图 35.8　病例 4：鼻窦冠状位 CT 显示右侧额窦脓肿和Ⅳ型额窦气房伴眶顶受侵犯

35.3　手术要点

- 手术开始时将黏膜瓣游离。

- 将蒂在外侧的黏膜瓣放置在下鼻甲水平，将蒂在后侧的黏膜瓣放置在嗅裂内，以避免使用电钻时造成黏膜瓣损伤。

- 现有的研究将显示在 Draf Ⅱb 和 Draf Ⅲ 手术中，局部黏膜瓣在尸体和临床研究中是可行的。

- 临床上很少出现黏膜瓣使用不全的情况。

- 黏膜瓣的使用在有限的临床研究和低水平的证据中显示出了满意的效果。

- 需要在同质组中进行随机对照研究，以比较 Draf Ⅱb 和 Draf Ⅲ 手术中使用与不使用黏膜瓣的结果。

35.4　尚未解决的问题

- 局部黏膜瓣能否改善 Draf Ⅱb 和 Draf Ⅲ 手术的疗效？

- 双黏膜瓣的使用是否优于单黏膜瓣？

- 使用双侧黏膜瓣比单侧黏膜瓣好吗？

- 黏膜瓣是否对于 Draf Ⅱb、Draf Ⅲ 手术的所有适应证均有效？

- 带蒂黏膜瓣是否优于游离黏膜瓣？

（赵学艳　译，肖红俊　审）

参考文献

[1] Wormald PJ. Salvage frontal sinus surgery: the endoscopic modified Lothrop procedure. Laryngoscope, 2003, 113(2):276 –283.

[2] Draf W. Endonasal micro-endoscopic frontal sinus surgery: the Fulda concept. Oper Tech Otolaryngol Head Neck Surg, 1991, 2:234–240.

[3] Sauvaget E, El Bakkouri W, Bayonne E, et al. Long-term outcome of the frontal sinus surgery using Draf procedure. 6th European Congress of Oto-Rhino-Laryngology Head and Neck Surgery (EUFOS), July 2007.

[4] Eloy JA, Friedel ME, Kuperan AB, et al. Modified mini-Lothrop/extended Draf IIB procedure for contralateral frontal sinus disease: a case series. Int Forum Allergy Rhinol, 2012, 2(4):321–324.

[5] Al Kadah B, Schick B. Endonasal modification of the frontal sinus drainage type IIb according to Draf. Eur Arch Otorhinolaryngol, 2015, 272(8):1961–1965.

[6] Shirazi MA, Silver AL, Stankiewicz JA. Surgical outcomes following the endoscopic modified Lothrop procedure. Laryngoscope, 2007, 117(5):765–769.

[7] Tran KN, Beule AG, Singal D, et al. Frontal ostium restenosis after the endoscopic modified Lothrop procedure. Laryngoscope, 2007, 117(8):1457–1462.

[8] Anderson P, Sindwani R. Safety and efficacy of the endoscopic modified Lothrop procedure: a systematic review and meta-analysis. Laryngoscope, 2009, 119(9):1828–1833.

[9] Naidoo Y, Bassiouni A, Keen M, et al. Long-term outcomes for the endoscopic modified Lothrop/Draf III procedure: a 10-year review. Laryngoscope, 2014, 124(1):43– 49.

[10] Khong JJ, Malhotra R, Selva D, et al. Efflcacy of endoscopic sinus surgery for paranasal sinus mucocele including modified endoscopic Lothrop procedure for frontal sinus mucocele. J Laryngol Otol, 2004, 118(5):352–356.

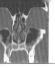
[11] Rajapaksa SP, Ananda A, Cain TM, et al. Frontal ostium neo-osteogenesis and restenosis after modified endoscopic Lothrop procedure in an animal model. Clin Otolaryngol Allied Sci, 2004, 29(4):386–388.

[12] Gross CW, Schlosser RJ. The modified Lothrop procedure: lessons learned. Laryngoscope, 2001, 111(7):1302–1305.

[13] Lee JT, Kennedy DW, Palmer JN, et al. The incidence of concurrent osteitis in patients with chronic rhinosinusitis: a clinicopathological study. Am J Rhinol, 2006, 20(3):278–282.

[14] Rains BM, III. Frontal sinus stenting. Otolaryngol Clin North Am, 2001, 34(1):101–110.

[15] Chan KO, Gervais M, Tsaparas Y, et al. Effectiveness of intraoperative mitomycin C in maintaining the patency of a frontal sinusotomy: a preliminary report of a double-blind randomized placebo-controlled trial. Am J Rhinol, 2006, 20(3):295–299.

[16] Conger BT, Jr, Riley K, Woodworth BA. The Draf III mucosal grafting technique: a prospective study. Otolaryngol Head Neck Surg, 2012, 146(4):664–668.

[17] Hildenbrand T, Wormald PJ, Weber RK. Endoscopic frontal sinus drainage Draf type III with mucosal transplants. Am J Rhinol Allergy, 2012, 26(2):148–151.

[18] AlQahtani A, Bignami M, Terranova P, et al. Newly designed double-vascularized nasoseptal flap to prevent restenosis after endoscopic modified Lothrop procedure (Draf III): laboratory investigation. Eur Arch Otorhinolaryngol, 2014, 271(11):2951–2955.

[19] Wormald PJ. The axillary flap approach to the frontal recess. Laryngoscope, 2002, 112(3):494–499.

[20] DeConde AS, Vorasubin N, Thompson CF, et al. Rotation flaps after Draf procedure: a cadaver study. Otolaryngol Head Neck Surg, 2012, 147(Suppl 2):255–259.

[21] Seyedhadi S, Mojtaba MA, Shahin B, et al. The Draf III septal flap technique: a preliminary report. Am J Otolaryngol, 2013, 34 (5):399–402.

[22] Fiorini FR, Nogueira C, Verillaud B, et al. Value of septoturbinal flap in the frontal sinus drill-out type IIb according to draf. Laryngoscope, 2016, 126(11):2428–2432.

[23] Levine HL. Endoscopic sinus surgery: reasons for failure. Oper Tech Otolaryngol–Head Neck Surg, 1995, 6:176–179.

[24] Kennedy DW, Senior BA. Endoscopic sinus surgery: a review. Prim Care, 1998, 25(3):703–720.

[25] Weber R, Draf W, Kratzsch B, et al. Modern concepts of frontal sinus surgery. Laryngoscope, 2001, 111(1):137–146.

[26] Metson R, Gliklich RE. Clinical outcome of endoscopic surgery for frontal sinusitis. Arch Otolaryngol Head Neck Surg, 1998, 124(10):1090–1096.

[27] Dubin MG, Kuhn FA. Endoscopic modified Lothrop (Draf III) with frontal sinus punches. Laryngoscope, 2005, 115(9):1702–1703.

[28] Schlosser RJ, Zachmann G, Harrison S, et al. The endoscopic modified Lothrop: long-term follow-up on 44 patients. Am J Rhinol, 2002, 16(2):103–108.

36 骨炎与额窦

Christos Georgalas

摘　要

　　在伴或不伴鼻息肉的慢性额窦炎患者中，影响额窦骨性结构的炎性改变的高发生率越来越受到人们的关注。然而，其评估、临床意义和最佳治疗方案仍然存在争议。大量研究证实，影像学和内镜下慢性鼻窦炎（CRS）负荷（Lund-Mckay CT 和内镜评分系统）与骨炎之间存在明显的相关性。然而，症状严重程度与骨炎之间的相关性很少或没有相关性，尚无证据表明此类患者的生活质量（QOL）较差，鼻部症状较多或头痛率较高。既往手术次数可能与鼻窦炎的严重程度密切相关，但尚不清楚是直接相关还是继发性相关。整体骨炎评分（Global Osteitis Scoring Scale, GOSS）系统是一种经过验证的新型综合评分系统。与细菌生物膜一样，抗生素或类固醇的作用非常有限。根治性手术切除骨质可能是治疗终末期疾病的唯一解决方案。

关键词　骨炎；额窦；GOSS；根治性手术

36.1 引　言

　　一部分额窦炎患者尽管已进行了最大化的药物及手术治疗，但是症状仍持续存在。根据最新的"欧洲鼻–鼻窦炎和鼻息肉诊疗意见书"，将这些患者定义为"难治性鼻窦炎"[1]，他们的额窦往往存在骨质增厚和重塑区域。这些区域常被描述为骨炎或新骨生成。额窦这些骨炎改变给外科医生在诊断和治疗上提出了挑战，目前最佳治疗方式仍然未知。

36.2 流行病学和病因学

36.2.1 定　义

　　与影像学上相关的鼻窦骨性结构炎症的术语包括"骨炎（osteitis）""骨髓炎（osteomyelitis）""骨质增生（hyperostosis）""骨增生（bone hyperplasia）""骨重塑（bone remodeling）"和"新骨生成（neo-osteogenesis）"。由于鼻窦周围的扁平骨中不存在骨髓腔（"髓腔"），因此人们认为"鼻窦骨髓炎（osteomyelitis）"这一术语并不合适。同样地，虽然骨质增生和新骨生成经常发生，但它们并非总是病变的主要特征。本章我们将使用"骨炎"这个术语来描述与慢性鼻窦炎伴鼻息肉（CRSwNP）和不伴鼻息肉（CRSsNP）患者的慢性炎症相关的骨质病变。

36.2.2 病理生理学

　　多项动物研究表明[2-6]，实验室诱发的鼻窦炎与中鼻甲骨以及筛窦和上颌窦骨壁的慢性炎症之间存在关联。

　　四项早期研究聚焦于慢性鼻窦炎（CRS）患者骨性炎症的病理改变。Kennedy 等[7]使用四环素标记法评估筛窦的骨重塑，结果显示与正常对照组相比，鼻窦炎患者具有更高的骨活性，表现为骨吸收增加，而新骨生成明显。病理学上，这与新骨生成、纤维化和炎症细胞的存在相对应。Giacchi 等[8]也发现了类似的结果，他们还评估了 CRS 患者的筛窦骨，并将其与接受脑脊液漏修补的对照组患者进行对比，发现 CRS 患者的骨膜增厚，成骨细胞–破骨细胞的活性增加，有组织的板层骨被破坏，以及未成熟的编织骨形成。有趣的是，他们还发现骨重塑的程度与影像学定义的 CRS 疾病严重程度相关，即骨质改变越显著，CT 的 Lund-Mackay（L-M）评分越高。Lee 等也分析了鼻窦炎患者的组织学样本[9]，发现 53% 的样本存在骨炎的病理学证据，比例从初次手术患者的 6.7% 到修正内镜鼻窦手术（endoscopic sinus surgery, ESS）患者的 58%，还发现 CRS 患者有新骨生成，并伴随骨生成增加和成骨细胞活性增加。Cho 等[10]的研究显示 CRS 患者的骨膜增厚和破骨细胞活性增加。

　　总而言之，这些研究证明了慢性鼻窦炎患者易出现新骨生成、纤维化、炎症细胞浸润、骨膜增厚，以及不同程度的成骨细胞和破骨细胞活性增加，表现为有组织的板层骨被破坏和

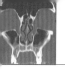

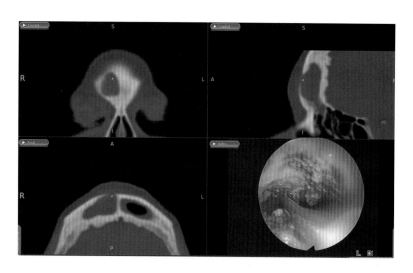

图 36.1 一例具有 2 年额窦炎伴头痛病史的女性患者的术中导航图像，该患者于 1 年前接受中鼻道上颌窦造口术，并有 1 个月的额部肿胀（波特膨胀瘤）病史。注意前额板缺损和突出的骨炎，特别是在右侧额隐窝

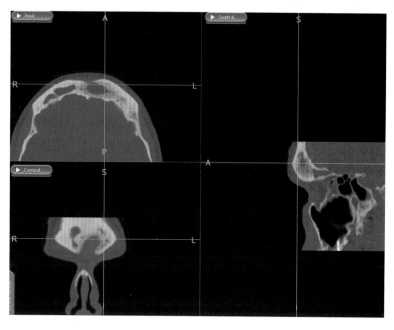

图 36.2 具有慢性额窦炎病史的男性患者的术中导航图像，其在两次手术后出现额部皮肤瘘，注意广泛存在的骨炎

未成熟的编织骨形成。有急性额窦炎病史的患者，如果并发波特膨胀瘤或额部皮肤瘘，可出现相对较早的骨改变，提示脓液的存在可能是一个触发因素（▶ 图 36.1，▶ 图 36.2）。

然而，外科医生经常遇到有些患者的额窦中存在广泛骨炎，但其鼻窦炎症状很轻微或几乎没有。对于这类患者，骨炎的临床表现很难与上述病理生理学相符合，表明可能有其他机制在起作用。在经额窦放置永久性引流管的患者中（以前这种情况很常见），经常会发现在半骨化和阻塞的引流通道周围存在严重的骨质改变。

36.2.3 变态反应学

大量研究表明骨炎与组织和血清中嗜酸性粒细胞增多有关[11-13]。然而，在接受 Draf Ⅲ 手术治疗的额窦炎患者中，并未出现这种情况。一项专门评估 Draf Ⅲ 术后骨炎的研究表明[14]，术前骨炎的存在是术后新骨生成的唯一更强的预测因素，与变态反应或嗜酸性粒细胞增多无关。

36.2.4 细菌学

这种慢性低级别炎症似乎与细菌的直接侵入无关，因为到目前为止尚无研究能够证实骨质中存在细菌。更确切点说，即使是在进行药物治疗或手术切除黏膜的情况下，这些骨质似乎既受炎性细胞因子的刺激，又充当炎性细胞因子的"仓库"[15-16]，从而导致疾病的持续存在。在急性额窦炎治疗后，额窦出现大面积骨炎的现象并不罕见，特别是在额隐窝周围，这通常会影响手术，导致延迟治疗，甚至导致慢性炎症，急性额窦炎，尤其是波特膨胀瘤就是典型的例子（▶ 图 36.1）。这些病例表明，急性细菌感染可能引发与额窦骨吸收和重塑相关的长期过程。

36.2.5 细菌生物膜

与骨炎一样，细菌生物膜的存在代表慢性炎症的终末期。细菌生物膜作为细菌的储藏层，与嗜酸性炎症相关，已被证明与骨炎相关[12]。许多研究，尤其是 Dong 等的研究[17]，已经证明细菌生物膜的体积与用整体骨炎评分（GOSS）系统得出的骨炎的严重程度相关。

36.2.6 发生率

通过 CT 和各种标准来评估骨炎，显示 CRS 患者的影像学改变发生率在 4%[18]到 36%[9]和 40%[19]之间。Lee 等和 Richtsmeier 等的研究都发现 L-M 评分较高的患者发生骨炎的概率更高，而另一项研究发现接受修正手术的患者发生骨炎的概率更高。通过 GOSS 系统，我们发现非手术 CRS 组的骨炎发生率为 33%，而手术 CRS 组的发生率则为 75%（$P < 0.001$）[19]。有趣的是，平均整体骨炎评分与既往手术次数之间几乎呈线性关系，从无手术史患者中的 1.6 分上升到接受过一次鼻窦手术的 3.6 分，再上升到接受过两次鼻窦手术的 15.5 分，最后上升到接受过 6 次以上鼻窦手术的 31.5 分（$P < 0.001$；▶ 图 36.3），然而，尽管如此强的线性关联显著提示了其因果关系，但仍然存在继发关联的可能性，因为手术次数可能是患者疾病严重程度和抗药性的对应指标。

36.3 临床表现和检查

36.3.1 影像学特征

对于绝大多数 CRS 患者来说，影像学是首选的诊断骨炎的方法。

CT 特征

在大多数研究中，当然同样在目前的临床实践中，CT 是评估 CRS 患者是否存在骨炎及其范围的首选，因此，骨炎主要通过影像学诊断，偶尔通过手术中采集的病理标本证实。在大多数情况下，影像学和临床特征有助于将 CRS 骨炎与其他骨病进行鉴别，如 Paget 病、代谢性

骨病或骨纤维异常增殖症（▶ 图 36.4）。对于 CRSwNP 或 CRSsNP 患者，记录骨病变的存在和程度是很重要的。为此，研究者们开发了整体骨炎评分系统（GOSS）来评估骨厚度、每个鼻窦的受累范围和受累鼻窦的数量[19]。骨炎被定义为骨致密度丧失、骨质增生、新骨生成或信号异质性。需要测量每个骨病灶的最大厚度。

各鼻窦评分如下：

● 1 级：受累窦壁 < 50%，骨炎宽度 < 3mm。

● 2 级：受累窦壁 < 50%，骨炎宽度为 3 ~ 5mm。

● 3 级：受累窦壁 < 50% 且骨炎宽度 > 5mm 或受累窦壁 > 50% 且骨改变 < 3mm。

● 4 级：受累窦壁 > 50% 且骨炎宽度为 3~ 5mm。

● 5 级：受累窦壁 > 50% 且骨炎宽度 > 5mm。

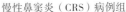
慢性鼻窦炎（CRS）病例组

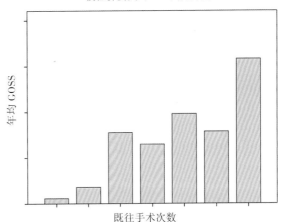

图 36.3 既往鼻窦手术次数与整体骨炎评分（GOSS）系统的相关性。经允许引自 Georgalas 等[19]

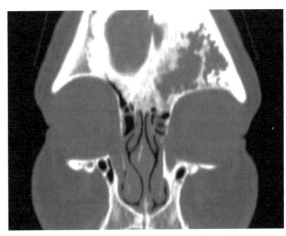

图 36.4 1 例年轻男性患者左侧额窦内骨纤维异常增殖

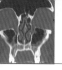

通过这种方式，每个鼻窦被赋予 0~5 的等级。将所有 10 个鼻窦（即左右两侧的额窦、前组筛窦、后组筛窦、上颌窦及蝶窦）的评分相加，得到一个综合评分（范围为 0~50 分）。我们发现使用该量表进行分级很容易执行（每个患者通常仅需 2~3min），其结果也具有可重复性。我们发现评级者之间的变异性较低，不同评级者可通过使用类别内相关系数来达到良好的一致性（0.947），其中上颌窦评级的一致性最佳，而筛窦评级的一致性则最低。此外，L-M 评分与 GOSS 几乎呈线性相关[19]。

SPECT 特征

骨显像被认为是诊断骨炎的参考方法，但在临床实践中很少使用。有两项研究用单光子发射 CT（SPECT）评估了 CRS 患者。在第一项研究中，36 例 CRS 患者手术前接受了 [99m]Tc 亚甲基二膦酸 SPECT，有 32 例呈阳性（筛窦摄取增加），其中 31 例的病理结果（在筛泡的表面，骨骼由片状变为编织状）均证实了这一结果[20]。

另一项研究显示，24 例 CRS 患者中有 19 例骨显像呈阳性，影像学上鼻窦炎病变范围越广的患者其阳性结果越多[21]。然而，相比于 CT，SPECT 的成本高得多，辐射剂量也高得多，因此在临床实践中，很少将其用于骨炎的诊断和分级。

36.3.2 临床意义

虽然人们常规认为骨炎与更严重的症状有关，但这一点尚未得到证实。在我们的研究中[19]，鼻窦炎结局评分量表与骨炎的存在没有相关性。具体来说，通过使用视觉模拟评分（visual analog scale, VAS）来评估头痛，显示骨炎的严重程度与头痛之间没有相关性[19]。

在美国开展的一项后续研究中也得出了类似的结果，该研究使用鼻窦炎严重指数（rhinosinusitis disability index, RSDI）和慢性鼻窦炎调查（Chronic Sinusitis Survey, CSS）患者报告的结果作为指标来评估 CRS 和骨炎患者，结果显示骨炎患者的基线生活质量评分没有变差[22]。

疾病负荷（影像学和内镜定义的疾病严重程度）与主观症状不同，影像学定义的异常在伴有骨炎的鼻窦炎患者中更为广泛。许多研究表明[19]，L-M 评分和内镜评分均与骨炎相关。许多研究[9,19,23]已证实修正手术与骨炎症状持续时间之间具有相关性，尽管尚不清楚这种关联是主要的还是次要的（基础疾病严重程度是共同因素）。然而，疾病负荷显然与骨炎的存在和严重程度密切相关。

36.3.3 预后因素

从 CRS 患者鼻内镜术后预后分级和生活质量评分（QOL）的改善来看，骨炎似乎是一个独立的负面预后因素[22]。许多研究表明，无论是广泛的还是局限的额窦 Draf III 修正手术，骨炎患者的手术风险都会更高[14]。具体来说，Ye 等的研究表明，与 Draf III 术后窦口狭窄相关的最重要的一个因素是术前 GOSS 测量的新骨生成（骨炎），该研究评估了 25 例接受 Draf III 手术后至少 12 个月的患者，结果显示，哮喘、嗜酸性粒细胞计数、L-M 评分和既往手术均与术后窦口狭窄无关，而术前 CT 测量的整体骨炎评分与术后 1 年新窦口横断面面积呈负相关。

36.4 处理方法

目前临床上对 CRS 患者骨炎的处理尚存在争议。

● 抗生素（口服和静脉注射）。提倡对 CRS 患者长期使用抗生素，尤其是大环内酯类抗生素，不仅（甚至主要）因为其抗菌性能，而且因为其直接的抗炎作用[24-25]。然而，最近的一项大型随机多中心研究对此提出了质疑[26]，这在欧洲"鼻-鼻窦炎和鼻息肉诊疗意见书 2012"[1] 中，以及最近的 ICARS 指南中均有记载[27]。遗憾的是，长期使用抗生素治疗骨炎的证据更加缺乏。该方法的支持者以长骨骨髓炎为例，表明静脉注射抗生素可以在骨骼中产生足够高的药物浓度来清除感染[28-29]。然而，这两项研究都存在方法论、参与者数量不足以及缺乏对照组的问题，更重要的是，当（正如对于细菌生物膜来说）还没有任何研究小组可以证明在鼻窦骨炎区域内存在有活性、活的细菌时，很难从概念上支持这种治疗方法。

●手术治疗。通过磨削和内镜（Draf Ⅲ [30]）或切开（额窦闭塞）根治性手术去除所有骨炎的想法具有较高的信服力。在相关章节中，讨论了 Draf Ⅲ 额窦根治术在顽固性 CRS 患者中的作用，然而，其对骨炎患者的作用尚不明确。事实上，一项最新研究显示骨炎患者的手术效果更差[22]，但我们不应忽视手术次数和骨炎之间有直接的相关性[19]，然而，相关性不等于因果关系，这可能是一种继发联系，因为骨炎和手术次数都是严重疾病的指征。这就像细菌生物膜代表不可逆疾病的终点一样，骨炎的存在似乎也与终末期疾病有关。像细菌生物膜一样，骨炎是疾病负荷的一部分，当存在骨炎时，最大限度地清除相应骨质很重要。虽然从蝶窦或上颌窦的外侧壁移除所有的骨炎比较困难，但在额窦，文献[31]和我们的经验都表明，通过根治性的内镜径路（如 Draf Ⅲ）或外部骨成型径路，进行根治性的骨炎骨清除可能是有用的。

36.5 病例展示

1 例年轻的男性患者，长期患有顽固性慢性额窦炎，伴有免疫抑制，既往接受过多次鼻内镜检查，表现为慢性额部头痛及脓性分泌物。鼻内镜检查证实了脓液的存在，CT 显示额窦混浊伴骨炎，且存在小的外侧黏液囊肿伴额窦后壁侵蚀（▶视频 36.1；▶图 36.5）。

我们通过 Draf Ⅱ b 手术对额窦进行引流，同时对骨炎累及的前筛窦和右额隐窝区域进行磨削。手术成功打开了黏液囊肿，清除了阻塞额隐窝的骨质（▶图 36.6）。

然而，患者术后症状复发，内镜和 CT 均显示右侧额隐窝阻塞（▶图 36.7），因此接受了 Draf Ⅲ 手术，广泛切除了骨炎骨质（▶视频 36.2）。1 年后，患者未出现临床症状，鼻内镜检查证实黏膜健康且已愈合，并且额窦新开口通畅（▶图 36.8）。

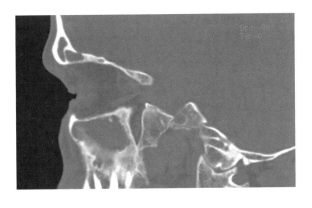

图 36.5 慢性额窦炎患者多次手术后外侧额窦黏液囊肿伴后壁糜烂

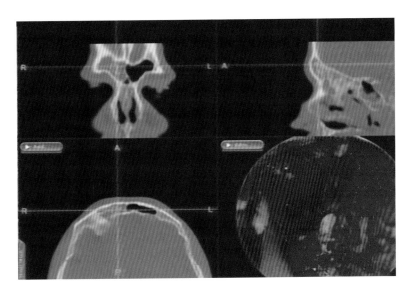

图 36.6 图 36.5 的患者的 Draf Ⅱ b 手术中内镜导航术中视图

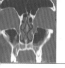

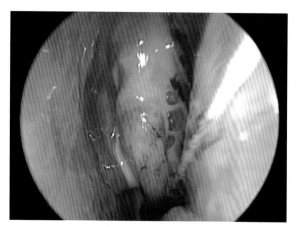

图 36.7 图 36.5 的患者右侧鼻腔有黏液脓性分泌物和右侧额窦炎复发的内镜视图

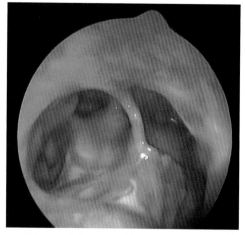

图 36.8 图 36.5 的患者的内镜视图。注意开放的新开口和健康黏膜的重现

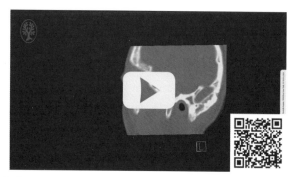

视频 36.1 病例展示：骨炎额窦炎患者的 Draf Ⅱb 手术部分现场视频

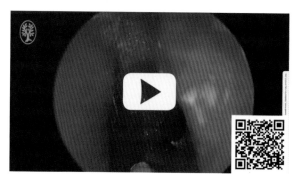

视频 36.2 病例展示：视频 36.1 的患者骨炎复发后的 Draf Ⅲ 手术视频

36.6 总 结

骨炎已经逐渐被认为是导致顽固性或难治性鼻窦炎的常见因素之一。虽然我们明确知道既往手术次数和范围与骨炎相关，且预示着较差的预后，但是抗生素或根治性手术在骨炎治疗中的作用（即便存在）仍不明确。

36.7 要 点

● 诊断骨炎的主要检查手段是 CT，相应骨组织表现为信号不均匀、不规则，并存在生长和破坏的区域。

● 针对骨炎现有多种分级标准，其中 GOSS 是一种经过验证的综合标准，包括骨厚度、范围和受损伤鼻窦数量。

● 有充分的证据表明，CT 和内镜下骨炎与更广泛的疾病相关。

● 没有证据表明骨炎与更严重的症状或更差的生活质量（QQL）有关。

● 有一些证据表明，骨炎的存在可能与术后较差的预后有关。

（周 彦 译）

参考文献

[1] Fokkens WJ, Lund VJ, Mullol J, et al. European Position Paper on Rhinosinusitis and Nasal Polyps 2012. Rhinol Suppl, 2012, 23:1–298.

[2] Westrin KM, Norlander T, Stierna P, et al. Experimental maxillary sinusitis induced by Bacteroides fragilis. A bacteriological and histological study in rabbits. Acta Otolaryngol, 1992, 112(1):107–114.

[3] Norlander T, Forsgren K, Kumlien J, et al. Cellular regeneration and recovery of the maxillary sinus mucosa. An experimental study in rabbits. Acta Otolaryngol Suppl, 1992, 492:33–37.

[4] Bolger WE, Leonard D, Dick EJ, Jr, et al. Gram negative sinusitis: a bacteriologic and histologic study in rabbits. Am J Rhinol, 1997, 11(1):15–25.

[5] Khalid AN, Hunt J, Perloff JR, et al. The role of bone in chronic rhinosinusitis. Laryngoscope, 2002, 112(11):1951–1957.

[6] Antunes MB, Feldman MD, Cohen NA, et al. Dose-dependent effects of topical tobramycin in an animal model of Pseudomonas sinusitis. Am J Rhinol, 2007, 21(4):423–427.

[7] Kennedy DW, Senior BA, Gannon FH, et al. Histology and histomorphometry of ethmoid bone in chronic rhinosinusitis. Laryngoscope, 1998, 108(4, Pt 1):502–507.

[8] Giacchi RJ, Lebowitz RA, Yee HT, et al. Histopathologic evaluation of the ethmoid bone in chronic sinusitis. Am J Rhinol, 2001, 15(3):193–197.

[9] Lee JT, Kennedy DW, Palmer JN, et al. The incidence of concurrent osteitis in patients with chronic rhinosinusitis: a clinicopathological study. Am J Rhinol, 2006, 20(3):278–282.

[10] Cho SH, Min HJ, Han HX, et al. CT analysis and histopathology of bone remodeling in patients with chronic rhinosinusitis. Otolaryngol Head Neck Surg, 2006, 135(3):404 – 408.

[11] Tran KN, Beule AG, Singal D, et al. Frontal ostium restenosis after the endoscopic modified Lothrop procedure. Laryngoscope, 2007, 117(8):1457–1462.

[12] Snidvongs K, McLachlan R, Chin D, et al. Osteitic bone: a surrogate marker of eosinophilia in chronic rhinosinusitis. Rhinology, 2012, 50(3):299–305.

[13] Mehta V, Campeau NG, Kita H, et al. Blood and sputum eosinophil levels in asthma and their relationship to sinus computed tomographic findings. Mayo Clin Proc, 2008, 83(6):671– 678.

[14] Ye T, Hwang PH, Huang Z, et al. Frontal ostium neo-osteogenesis and patency after Draf III procedure: a computer-assisted study. Int Forum Allergy Rhinol, 2014, 4(9):739–744.

[15] Clement S, Vaudaux P, Francois P, et al. Evidence of an intracellular reservoir in the nasal mucosa of patients with recurrent Staphylococcus aureus rhinosinusitis. J Infect Dis, 2005, 192(6):1023–1028.

[16] Plouin-Gaudon I, Clement S, Huggler E, et al. Intracellular residency is frequently associated with recurrent Staphylococcus aureus rhinosinusitis. Rhinology, 2006, 44(4):249–254.

[17] Dong D, Yulin Z, Xiao W, et al. Correlation between bacterial biofilms and osteitis in patients with chronic rhinosinusitis. Laryngoscope, 2014, 124(5):1071–1077.

[18] Richtsmeier WJ. Top 10 reasons for endoscopic maxillary sinus surgery failure. Laryngoscope, 2001, 111(11, Pt 1):1952–1956.

[19] Georgalas C, Videler W, Freling N, et al. Global Osteitis Scoring Scale and chronic rhinosinusitis: a marker of revision surgery. Clin Otolaryngol, 2010, 35(6):455–461.

[20] Catalano PJ, Dolan R, Romanow J, et al. Correlation of bone SPECT scintigraphy with histopathology of the ethmoid bulla: preliminary investigation. Ann Otol Rhinol Laryngol, 2007, 116 (9):647– 652.

[21] Saylam G, Görgülü O, Korkmaz H, et al. Do single-photon emission computerized tomography findings predict severity of chronic rhinosinusitis: a pilot study. Am J Rhinol Allergy, 2009, 23(2):172–176.

[22] Bhandarkar ND, Mace JC, Smith TL. The impact of osteitis on disease severity measures and quality of life outcomes in chronic rhinosinusitis. Int Forum Allergy Rhinol, 2011, 1(5):372–378.

[23] Telmesani LM, Al-Shawarby M. Osteitis in chronic rhinosinusitis with nasal polyps: a comparative study between primary and recurrent cases. Eur Arch Otorhinolaryngol, 2010, 267(5):721–724.

[24] Ragab SM, Lund VJ, Scadding G. Evaluation of the medical and surgical treatment of chronic rhinosinusitis: a prospective, randomised, controlled trial. Laryngoscope, 2004, 114(5):923–930.

[25] Fokkens W, Lund V, Mullol J; European Position Paper on Rhinosinusitis and Nasal Polyps group. European position paper on rhinosinusitis and nasal polyps 2007. Rhinol Suppl, 2007, 20(20):1–136.

[26] Videler WJ, Badia L, Harvey RJ, et al. Lack of effcacy of long-term, low-dose azithromycin in chronic rhinosinusitis: a randomized controlled trial. Allergy, 2011, 66(11):1457–1468.

[27] Orlandi RR, Kingdom TT, Hwang PH, et al. International Consensus Statement on Allergy and Rhinology: Rhinosinusitis. Int Forum Allergy Rhinol, 2016, 6(Suppl 1):S22–S209.

[28] Tovi F, Benharroch D, Gatot A, et al. Osteoblastic osteitis of the maxillary sinus. Laryngoscope, 1992, 102(4):426 – 430.

[29] Schaberg MR, Anand VK, Singh A. Hyperostotic chronic sinusitis as an indication for outpatient intravenous antibiotics. Laryngoscope, 2010, 120(Suppl 4):S245.

[30] Georgalas C, Hansen F, Videler WJM, et al. Long terms results of Draf 3 procedure. Rhinology, 2011, 49(2):195–201.

[31] Zhao YC, Wormald PJ. Biofilm and osteitis in refractory chronic rhinosinusitis. Otolaryngol Clin North Am, 2017, 50(1):49–60.

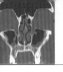

37 额窦外侧病变：内镜手术的极限在哪儿？

Cem Meco, Suha Beton, Hazan Basak

摘 要

内镜技术的不断进步极大地改变了我们处理额窦最外侧病变的方式。在以不影响疗效且减少复发为最终目标的情况下，即使是面对气化良好、发育较大的额窦，如今的内镜手术也可以通过在Draf手术中应用一系列先进的内镜技术解决大多数外侧额窦病变。为了充分处理额窦外侧病变，可以使用手术器械移除眶壁上内侧缘骨质后将眶内容物连同完整的眶骨膜向外推移，此过程中离断作为眶骨膜唯一内侧附着物的筛前动脉是非常重要的。经以上操作后可以充分暴露额窦最外侧部分，便于暴露病变及其周围骨质并操作，由此可有效处理累及外侧的额窦病变，特别是良性病变，如黏液囊肿、纤维骨病变、内翻性乳头状瘤、硬脑膜病变等。这种观念的转变是基于内镜手术与鼻外径路相同的手术效果而且损伤更小，同时避免了皮肤切口及骨成形术带来的一系列问题。然而，我们应记住，鼻外开放式径路作为优秀的金标准术式经受住了时间的考验，并且将始终在治疗额窦外侧病变方面占有一席之地，特别是对于恶性肿瘤疾病或者是在受器械及术者经验限制无法开展内镜手术的情况下。

关键词 额窦；内镜手术；最外侧病理学；Draf手术；眶周悬吊；眶转位

37.1 已发表的证据

既往额窦最外侧损伤需要通过经皮切开骨融合技术进行手术。纵观现代鼻科学的整个发展过程，由于当时技术上无法暴露额窦外侧壁，因此需要采取该手术方式。对于气化良好的额窦，直到最近才开始在鼻内镜下对额窦最外侧进行暴露及手术。因此随着时间的推移，鼻外骨瓣成形技术得到了很好的发展，并成为处理额窦最外侧病变的经典方法。现在对其他术式疗效的评估仍以开放手术为基准。

37.1.1 远外侧病变经典鼻外径路

当标准的鼻内镜技术不足以处理额窦外侧炎性疾病和良性肿瘤时，常规术式为额窦骨成形术（osteoplastic frontal sinus, OFS）[1-3]。通过这种术式，不仅可以处理额窦最外侧部分，还可以最大限度地暴露额窦病变，去除并清除所有额窦黏膜，然后用腹部脂肪对额窦进行填塞，可完美地处理整个额窦。这种术式主要开放额窦内侧缘，因此在额窦引流通道完好的情况下，如果情况允许，可以不进行脂肪填塞以保留额窦功能[4-6]。除了这种术式，某些情况下通过皮肤小切口行额窦外侧钻孔术也有助于直接到达外侧病变。然而，钻孔的狭小限制了可视化操作，因此它仅在特定的情况下应用，如检查和活检，或者联合径路（鼻外和鼻内）以便于多器械操作。

对于额窦外侧肿瘤，即前颅底最外侧的恶性肿瘤，是以最初在1960年代描述的颅面技术及其改良（如Raveh等建立的颅下径路）[7]为治疗基础的。改良术式在1970年代后期进一步发展，从主要用于解决颅面发育异常和前颅底外伤，改良至应用于肿瘤切除术[8-9]。与神经外科经颅径路相比，这种径路暴露了整个前颅底，包括蝶骨和斜坡平面以及眶顶，并避免推移额叶。暴露额窦的最外侧部分以及整个鼻窦后可有效地对肿瘤进行整块切除，无须进行面部切口，最后进行额窦颅腔化。

上述两种主要的鼻外径路，即额窦骨成形术和颅下径路可沿眶顶良好暴露额窦整体和眶上气房，包括在极端情况下暴露额窦的最外侧病变。然而，这些术式可导致不同程度的并发症，具体见 ▶ 表 37.1[3,4,10-11]。

37.1.2 经鼻内镜手术和外侧疾病处理方式的演变

另一方面，在以不影响疗效并减少并发症为目标的前提下，鼻内镜手术（EES）技术因其微创性，使近几十年的手术观念发生了改变。

表 37.1　额窦鼻外径路相关并发症

术中	·眶脂肪垫暴露
	·额窦前壁意外骨折
	·额窦前壁错位
	·前额骨瓣过大致使硬脑膜暴露或损伤
	·病变切除时损伤硬脑膜
	·前额骨瓣过大导致上矢状窦损伤
术后	·手术切口遗留明显瘢痕
	·因骨瓣不稳定、感染及继发骨质吸收，前额凹陷或压迫导致沿截骨线或沿额骨瓣整个表面的外观畸形
	·眶上区及额区持续性麻木
	·眶上神经痛
	·脑脊液漏，脑膜炎，脑炎
	·继发性黏液囊肿

随着技术的不断发展，更重要的是，随着我们对额隐窝复杂解剖结构以及影响额窦及其引流病理特征的更好理解，经鼻内镜下额窦径路已逐步发展用于不同适应证[12]。Draf 对这种逐步进入额窦的方法进行了分类[4-5]。Draf 术式级别越高，额窦开放越大。Draf 手术便于内镜下观察，一定程度上提高了在病变周围的操作能力，并可在术后保持足够通畅的引流。特别是 Draf Ⅲ 中线引流手术，也称为鼻内镜下改良 Lothrop 手术（EMLP），实现了术后额窦的最大开口。根据已公布的鼻窦肿瘤管理指南，该开窗方式已用于解决各种超出了慢性鼻窦炎范围的额窦病变，包括良性实体瘤[13]。随着时间的推移，Draf 额窦手术已经可以处理之前暴露困难的区域，之前处理额窦内不同病变的基本规则（由于有限的视野暴露和操作）已逐渐过时。

　　影像导航系统（image-guided navigated surgery, IGNS）及额窦内镜手术专用弯头或双弯头器械和电钻的出现在额窦手术中发挥了重要作用，这也改变了累及额窦外侧病变特别是额窦良性病变（如黏液囊肿、纤维骨病变和内翻性乳头状瘤）的治疗策略。▶图 37.1 展示了在此类患者中通过标准 Draf Ⅲ 开口过程中弯头动力钻在体表的横向投影。

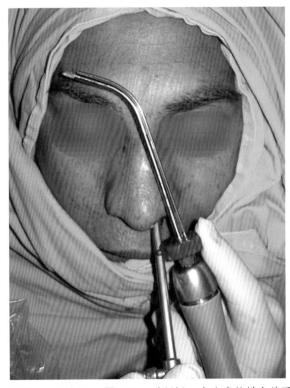

图 37.1　通过 Draf Ⅲ 开口从对侧探入弯头磨钻横向范围的外部投影

黏液囊肿

　　黏液囊肿是最早应用鼻内镜手术治疗的额窦外侧良性病变之一。对于额窦外侧壁和眶上隐窝的黏液囊肿，与20世纪80年代和90年代[14]的处理方式不同，2004 年的初步数据表明内镜

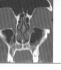

手术提供了足够的引流并可避免鼻外切开[15]。同样在 2005 年，Anand 等对第一个包含 710 例影像导航系统手术病例进行了队列随访并报告，因术后并发症发生率低，额窦黏液囊肿患者均应尝试使用影像导航系统进行内镜手术，并且仅在复发后考虑到手术失败可能的情况下，才应行额窦骨瓣成形（osteoplastic flap, OPF）术[16]。此外，最近治疗的病例清楚地显示了鼻内镜手术的优势，即使在额窦壁裂开和黏液囊肿窦外侵犯情况下也是如此[17]。

纤维骨病变

对于额窦纤维骨病变，特别是根据指南需要手术切除的骨瘤[13]，多年来人们对其内镜手术产生了新的理念。在一项 90 年代早期的病例系列研究中，满足以下条件时可考虑鼻内镜治疗，包括可以通过鼻内镜充分暴露额窦开口，骨瘤位于纸样板之间假想垂线的内侧以及肿瘤基底部位于额窦后壁的下部[18]。后来在 2005 年，Chiu 等描述了骨瘤的分级量表，他们认为Ⅲ、Ⅳ级肿瘤最好行额窦骨皮瓣成形术而不是采用鼻内径路，其中包括额窦内前部或上部附着的骨瘤（Ⅲ级），以及肿瘤外侧超过经眶纸板假想垂线（Ⅲ级）及充满整个额窦的肿瘤（Ⅳ级）[12,19]。此外，Bignami 等发现鼻内镜手术不适用于颅内受累、眼眶受累、前壁或后壁破坏及额窦前后径 < 10mm 的骨瘤[20]。尽管如此，在 2009 年，Seiberling 等[21] 报告，他们能够通过 Draf Ⅲ手术切除大部分Ⅲ级和Ⅳ级肿瘤。Ledderose 等[22] 也报告了类似的结果。在这些研究中，应用鼻内镜切除一些巨大骨瘤时，主要的不足仅是因弯曲钻头相对力量较弱而导致从鼻内切除肿瘤至轮廓化所需的手术时间较长。此外，正如 Rokade 和 Sama 所提到的，既往患有脑膜炎或脑脊液漏、广泛的颅内受累和明显的眶上部分伴有眶外侧黏液囊肿可能使鼻内镜手术更具挑战性[23]。Georgalas 等根据他们的经验回顾了经内镜径路治疗额窦骨瘤的禁忌证[24]，并仅将前颅底的广泛破坏列为绝对禁忌证。由于 Draf Ⅲ手术提供了改良的通路，因此无论骨瘤大小、横向范围及是否眶内受累，都不再被视为绝对禁忌证[25]。即使不是全部，但是现在绝大多数额窦骨瘤都可以通过内镜治疗。

内翻性乳头状瘤

过去，涉及额窦的内翻性乳头状瘤只能通过鼻外切开解决。治疗方法经历了复杂的演变，并且仍在继续。如今，正确的术前评估、术中准确确定肿瘤起源和附着部位、在受累区域细致地进行骨膜下剥离、沿骨膜下平面广泛切除肿瘤起源、磨削病变下层骨质，完全切除所有病变黏膜并形成宽大空腔以进行长期定期随访，都是内镜治疗成功的关键要素[12-13,26-29]。额窦因其解剖学引流通道狭窄，难以暴露及处理病变，所以为额窦手术带来了额外的挑战。然而，随着 Draf Ⅲ这样的先进内镜技术的广泛应用，在大多数情况下可以充分暴露额窦以达到治疗内翻性乳头状瘤的目的。在肿瘤膨出或脱垂至额窦而不是源自额窦黏膜本身的情况下更是如此。然而，对于广泛累及额隐窝和眶上隐窝以及额窦外侧和后壁的病变是否需要行鼻外径路手术仍有争议。

脑脊液漏

几十年来，额窦后壁和额窦引流通道的硬脑膜缺损处理方法也发生了重要的变化。鼻外径路被公认为是任何与额窦相关的脑脊液漏或硬脑膜缺损的首选径路，包括外伤性骨折、先天性缺损以及肿瘤侵蚀或医源性疾病[1-3,8-9]。这些术式旨在切除额窦，同时实现硬脑膜缺损的封闭。然而，尽管这些术式最终消除了充气的额窦，但由于黏膜的再生，高达 10% 的患者出现新生黏液囊肿并需要后续进行影像学随访[3]。另一方面，随着内镜下 Draf 手术经验的积累，术者可逐渐将额窦开放得更加彻底，从而将已经成熟的鼻内硬脑膜成形术应用于额窦后壁和引流通道，以及在特定病例中应用于眶上隐窝硬脑膜病变，其手术成功率已超过 90%[30-36]。先进的额窦内镜技术提供了更好的术野暴露和操作空间，使得内镜可应用于大多数患者，同时保留了鼻窦的结构和功能，并最大限度地减少了并发症。在大多数报告的病例中，内镜手术的主要限制因素是病变沿额窦后壁过度向上或横向延伸，超出当前器械的处理范围。对于额窦外侧疾病患者，主要将内镜鼻窦手术与额窦磨钻结合使用。Conger[37] 等报告了 24 例源于筛骨眶纸板的额窦脑脊液漏，其中仅 1 例（4%）需磨钻辅助修复以支撑移植物侧向放置，展现了标准 Draf 手术和 70°内镜以及其他专用器械在内镜手术中的效果。

37.1.3 额窦远外侧手术评估：鼻内镜手术的极限

无论额窦内病变是黏液囊肿、纤维骨病变、内翻性乳头状瘤、硬脑膜病变或其他，随着 Draf 手术的不断开展，激发了人们探究单纯内镜手术处理额窦外侧极限的好奇心。在一项尸体解剖研究中，Becker 等证明，随着从 Draf Ⅱa 术式升级到 Draf Ⅲ术式，额窦开口逐渐扩大，可用于处理病变的器械和直视范围（visualized reach，VR）也显著增加。对于外侧方向各型 Draf 术式之间在视野暴露与操作器械上无明显差异[38]。对于以设备（内镜和器械）暴露外侧壁视野而言，阻碍额窦外侧壁操作的结构为眶纸板，当额窦开口扩大后，可以克服眶纸板的阻挡。在额窦开放最大的 Draf Ⅲ手术中，始终可以看到额窦的最外侧边界，但只有 64% 的器械可以到达，并且为 54% 的概率可暴露额窦外侧病变。

在额窦肿瘤手术时，需要钻开外侧骨质以便暴露肿瘤床以根除疾病。因此，Timperley 等试图在尸头上在 70°内镜下使用 70°磨钻探索 Draf Ⅲ手术的额窦外侧极限，其中 50% 的尸头中额窦气化超过假想的眶中线[39]，在 95% 的鼻窦中能够达到后壁和前壁的最外侧范围。本研究的另一个关键发现是 35% 的鼻窦中构成眶顶的下壁是可触及的，这表明可以通过内镜方法到达额窦最具挑战性的区域。仅有 10% 的眶顶超越额窦中线，这取决于额窦的气化程度。另一个发现是外层骨膜和嗅窝之间的前后距离（anteroposterior distance，APD）与超出中线的眶顶距离之间存在显著相关性。除了从外侧延伸到后部的眶颅裂，沿着眶顶来方向看，眶上隐窝的眶颅裂难以进行适当的操作和切除，因为骨壁之间的空间比钻头或其他器械更窄。据报道，即使切除了部分骨质，对该区域硬脑膜和眶周之间的裂隙的处理也很棘手，可能需要从上面进行开放式手术[40]。此外，为了处理眶顶病变和额窦外侧疾病，使用单独眶内镜方法或与鼻内镜混合技术相结合的方法也取得了良好的效果[41-42]。

前期尸头研究清楚地表明，使用标准 Draf 手术可以实现双侧暴露，并且发现眶纸板是限制双侧暴露的解剖障碍[38-39]。如图 ▶ 37.2 所示，我们在 2014 年[43]报告了一例位于额窦最外侧的胆脂瘤，其累及颅中窝和颞肌的内侧骨膜。由于胆脂瘤已经侵蚀了骨性眶顶，作者通过一种自 2010 年以来偶尔使用的特殊技术，即经鼻内镜去除眶纸板并切断筛前动脉（anterior ethmoidal artery，AEA）来处理该病例，如此操作能够通过将眼球向外侧移位来充分暴露额窦外侧以到达病变区域。

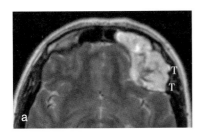
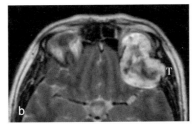
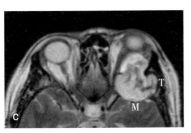
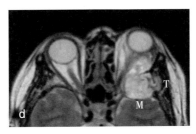

图 37.2 左侧额窦胆脂瘤轴向 T2 加权 MRI 扫描，显示额窦中外侧部分病变（*），向外侧延伸到颞肌的内侧骨膜（T）、向后延伸至颅中窝（M）。（a~d）连续扫描说明病变从上向下延伸

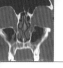

此外，为了克服眶壁内侧的限制并改善内镜侧向径路，Poczos 等[44]进行了另一项尸头研究，将内上侧眶减压（medial and superior orbital decompression, MSOD）加入标准 Draf Ⅲ 手术中。他们移除了眶壁内上侧壁，向后到达筛前动脉水平，同时保留了眶周筋膜，使其完好无损。他们证明相较于单纯 Draf Ⅲ 手术，即使不横断筛前动脉，也可以通过这样的改良更好地进入并暴露眶中线区域。总的来说，通过结合内上侧眶减压技术，85% 的尸头额窦可整体暴露外侧区域。尽管这一发现略低于 Timperley 等报告的概率，但远高于 Becker 等报告的 54% 的概率，这两项报道均仅采用 Draf Ⅲ 手术，展现了内上侧减压技术的作用[38-39]。

筛前动脉横断的作用

除了去除眶内壁和上壁外，筛前动脉横断在实现最大限度上眶周横向外移位方面起着至关重要的作用。正如作者病例展示所证明的，这将提供最宽阔的横向暴露和视野[43]。由于筛前动脉是唯一在内侧固定眶周的解剖结构，电凝及横断筛前动脉可使撑开器最大限度地横向移位眶周，为额窦和眶上隐窝的最外侧部分打开一条宽阔的通道。实际上，横断筛前动脉以横向移位眶周是一种非常成熟的术式，已在鼻外径路中安全使用，如鼻外径路筛窦切除术。传统上是行 Lynch 切口[45]，抬高眶周，暴露骨膜下平面眶内壁和眶上顶至额筛缝处的筛前动脉。结扎和横断筛前动脉以及筛后动脉（必要时）使得眶内容物可横向游离，有助于根据手术计划进一步暴露前颅底或视神经等结构。根据这些鼻外内侧经眶径路手术（external medial transorbital approaches）来看，眶周的外侧推移是一项公认的安全的操作过程。进一步从这些经验出发，类似的概念也引申至鼻内镜手术中，可利用其安全地克服解剖学限制，以便于术者能处理额窦远外侧和眶上隐窝区域。

在整个内镜技术的发展过程中，早期应用这一概念的是 Nicolai 等，2006 年，他们报道了在有限的两侧范围内切除眶上气房中的内翻性乳头状瘤[46]。在自鼻外径路到鼻内径路处理内翻性乳头状瘤的转换阶段，他们谨慎地在有限的两侧范围内操作，但他们清楚地描述了筛前动脉的电凝

和横断，并磨开眶纸板上部和横向外移眶内容物，以更好地暴露内翻性乳头状瘤受累部位。

而 Karligkiotis 等则第一次将这一技术大规模应用于临床[47]。他们利用一种称为经内镜鼻内眶转位的技术来治疗 24 例在眶纸板平面以外额窦外侧存在各种病变的患者。在各种情况下，即使病变位于额窦的远外侧部分或眶上隐窝，他们也都能够完全处理病变边缘。根据每个病例的需要，他们联合应用 Draf Ⅱb、Draf Ⅲ 手术、内镜下眶内容物外移以及双角度器械进行操作，如有必要，还可以使用 Liu 等描述的经对侧鼻腔进行双孔径路[48]。采用这种个体化眶外移方法，他们能够通过使用专用器械越过眼眶以获得更多的空间并到达额窦的最外侧。在中位随访时间为 40.6 个月的随访过程中，他们报告有 20.8% 的患者出现额窦口狭窄并需要修正手术。

正如前面提到的额窦胆脂瘤病例和其他不同研究中报道的那样，作者也一直在使用内镜下眶外移来暴露额窦远外侧部分以及眶上隐窝的病变[43, 49-50]。截至目前，作者已对 29 例患者进行了手术，最短随访时间为 7 个月，平均随访时间为 37.7 个月。除了 Karligkiotis 等报道的黏液囊肿、纤维骨病变和内翻性乳头状瘤外（▶表 37.2），我们还处理了 6 例脑脊液漏，成功治疗了额窦胆脂瘤、异物（颅骨成形材料）、间充质肿瘤和组织细胞增生症 X 肿瘤各 1 例。根据不同病例充分暴露和处理病变的需求，我们灵活使用 Draf Ⅱb 或 Ⅲ 术式完成鼻内镜下眶周悬吊外移术。

作为首次在这个难以暴露的区域应用单纯内镜技术治疗恶性疾病的案例，对间叶性肿瘤和组织细胞增生症 X 患者分别随访 42 个月和 19 个月，均无复发迹象，这两例患者都是拒绝经鼻外径路行皮肤切口进行活检的女性患者。因此，虽然两例患者手术的最初目标是获得明确的组织病理学结果，以便于制定进一步的多学科治疗方案，但由于手术期间获得了充分暴露，我们能够实现肿瘤完全切除并磨削肿瘤根基部。然而就整体队列而言，29 例患者中有 24.1% 在首次手术期间实现的额窦超大开口并未持续，额窦口逐渐出现狭窄，并在中位随访 37.7 个月内需要进行修正手术。

表 37.2 自 2010 年以来，安卡拉大学耳鼻咽喉头颈外科除 Draf 手术外，使用鼻内镜下眶周悬吊技术治疗额窦远外侧病变的患者数据

病例	性别	年龄（岁）	手术指征	Draf 分型	年份	随访时间（月）
1	男	10	创伤性脑脊液漏	Ⅲ	2013	63
2	男	7	创伤性脑脊液漏	Ⅱb	2014	53
3	男	12	创伤性脑脊液漏	Ⅱb	2015	42
4	女	11	创伤性脑脊液漏	Ⅲ	2015	41
5	男	20	创伤性脑脊液漏	Ⅲ	2018	7
6	女	53	自发性脑脊液漏	Ⅲ	2016	31
7	男	31	黏液囊肿	Ⅱb	2010	102
8	男	38	黏液囊肿	Ⅲ	2013	67
9	女	33	黏液囊肿	Ⅲ	2016	30
10	女	37	黏液囊肿	Ⅲ	2016	31
11	男	52	黏液囊肿	Ⅲ	2017	15
12	女	44	黏液囊肿	Ⅲ	2017	17
13	男	25	骨瘤	Ⅲ	2015	40
14	男	34	骨瘤	Ⅲ	2016	29
15	男	18	骨瘤	Ⅲ	2017	12
16	男	47	骨瘤	Ⅱb	2017	12
17	男	36	骨瘤	Ⅲ	2017	17
18	男	20	骨纤维发育不良	Ⅲ	2011	89
19	男	19	骨纤维发育不良	Ⅲ	2015	41
20	女	40	骨纤维发育不良	Ⅲ	2016	31
21	男	28	骨纤维发育不良	Ⅱb	2018	7
22	女	61	内翻性乳头状瘤	Ⅱb	2013	63
23	男	28	内翻性乳头状瘤	Ⅲ	2014	52
24	男	72	内翻性乳头状瘤	Ⅲ	2015	40
25	女	77	内翻性乳头状瘤	Ⅱb	2017	15
26	女	51	额窦胆脂瘤	Ⅲ	2014	54
27	女	43	间充质肿瘤	Ⅲ	2014	53
28	女	39	组织细胞增生症 X	Ⅲ	2016	28
29	男	28	异物 / 颅骨成形材料	Ⅲ	2017	12
						平均：37.7

37.2 争议与意见

额窦远外侧病变的最佳处理方式成为学界日渐关注的热点话题。争议点主要在于选择经典成熟、疗效确切的鼻外径路，还是在鼻内镜时代下选择有希望避免皮肤切口和骨瓣成型（osteoplastic）的鼻内微创手术。鼻内镜技术的不断发展、对解剖学和疾病病理生理学更好的理解以及飞速发展的手术器械，如更强大的磨

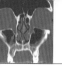

钻和复杂的导航系统，不断提高我们推动手术极限和修订管理指南的能力。本文总结的已发表证据表明大多数早期提出经鼻内镜处理额窦远外侧和眶上隐窝病变的限制已经过时或不再有效。

此外，外科医生还应了解每种疾病的病理生理学。对于内镜方法难以治疗或无法进入的额窦远外侧炎性病变和良性疾病，鼻外骨瓣成型径路手术将始终占有一席之地。对于向远侧延伸的黏液囊肿，现在更明智的做法是创建一个宽阔的大腔将黏膜融合，并完全去除窦间隔，以便通过 Draf Ⅲ 中位引流通道观察所有边界，而不再选择鼻外径路手术，并且后续可以在窦腔内部进行操作。在不封闭鼻窦的情况下行骨瓣成形术与鼻内镜手术类似，患者会面临额窦术后长期引流和通气问题，相反，行脂肪闭塞的骨瓣成形术则在长期随访中需关注出现医源性黏液囊肿[3,6,10-11]。

对于向两侧横向生长的骨瘤也是如此，因为如今除了广泛的前额壁侵蚀外，无论骨瘤的大小、范围和眶内受累如何，大多数早期禁忌证都不再是绝对禁忌证[12]。然而，如前所述，颅内受累和一些其他情况可能会使鼻内镜手术更具挑战性[23-25]，但是内镜无法进入额窦可能不再是一个影响因素，现在即使在两侧横向延伸明显的情况，利用复杂技术有机结合 Draf 手术与眶内容悬吊或外移，也可以直接暴露外侧范围[43, 47, 49-50]。此外，在从邻近结构解剖骨瘤之前需要利用磨钻进行轮廓化，而现在由于行业内正在生产更快、更强大

的角度磨钻，因此采用鼻内镜径路而导致手术时间延长的观点也已过时，进一步避免了骨瓣成形、可能的制取脂肪（fat obliteration）以及皮肤切口。

在所有其他良性病变中，因为内翻性乳头状瘤残留或复发的情况下可能恶变，所以有关其处理成为了最热门的争论。标准的鼻外径路手术自然为根除疾病提供了直接途径，但仍然会带来前面提到的所有问题。此外，在通气良好的鼻窦中，在前颅底和眶顶之间的狭窄空间磨削病变非常具有挑战性，存在病变残留和复发的风险，各研究表明了内镜手术的失败率[3,10-11]。然而，如图 ▶ 37.3 和 ▶图 37.4 所示，在复发性内翻性乳头状瘤病例中，进行 Draf Ⅲ 开放后，可以辨认并横断筛前动脉，移除眶纸板和眶顶，无论病变超出额窦范围如何，均可以用脑压板外移眼眶以进入、处理和移除所有额窦和眶上病变并磨削所有相邻的骨边界。▶图 37.5 中的术前影像表明内翻性乳头状瘤累及额窦远外侧，术后 40 个月额窦远外侧部分的内镜下表现，无复发。因此，对所有内翻性乳头状瘤患者在 Draf Ⅲ 术中应用这种眶周悬吊技术，即使是在最远的额窦外侧区域也能够完整切除病变，同时保留鼻窦功能并可行内镜随访[49-50]。通过应用被称为眼眶转位的相同操作，Karligkiotis 等报告了类似的结果[47]。尽管仅限于少数几个中心可开展这种技术，但与鼻外径路的标准疗效相比，研究结果非常有希望完善这一不断发展的理念。

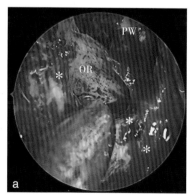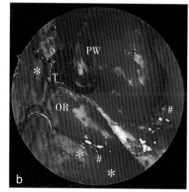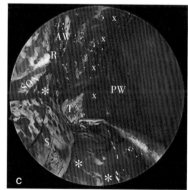

图 37.3 45° 内镜下横向视野中右侧眶周悬吊技术。（a）Draf Ⅲ 术中切除眶纸板后暴露额窦后壁（PW）和额隐窝区域，在用弯吸头尝试横向推动眶周的情况下筛前动脉（AEA）在内侧保持眶周（＊）完整。骨性眶顶（OR）阻碍观察及进入额窦外侧。（b）筛前动脉横断后额隐窝的侧视图，显示横断后筛前动脉内外侧残端（#）及利用吸头将完整的眶周（＊）进行更有效的侧移，开始骨性眶顶切除和额窦侧壁暴露（T）。（c）在完全切除骨性眶顶直至眶缘（R）水平的同时，可从额窦中线侧方见额窦（T）最外侧部分完全暴露，同时注意保护眶上神经（SON）及用脑刮刀（$）悬吊在外下侧的眶周（＊）。额窦后壁（PW）和前壁（AW），包括其狭窄的横向交界处（x）处于完全可视化的范围内

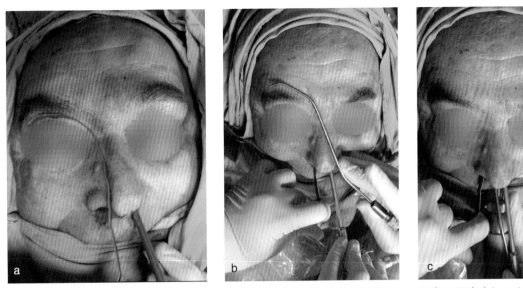

图 37.4 图 37.3 的患者的术中器械定位，显示经鼻内右侧额窦内镜体外投影以及应用专用器械进行双孔四手操作。（a）用于悬吊眶周于外下侧的可弯曲脑压板的外部投影图。（b）Kucuk 教授同时操作时双弯吸头的外部投影图。（c）应用双孔四手内镜手术，同时使用可弯曲牵引器、双弯吸头和弯头动力开放额窦远外侧

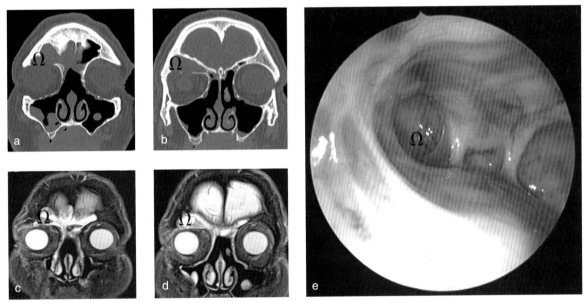

图 37.5 已行 3 次手术的复发性内翻性乳头状瘤患者的术前图像和术后内镜检查对比。冠状位 CT（a、b）和冠状位 T2 加权 MRI（c、d）显示右侧额窦远外侧（Ω）受累和术后 40 个月右侧额窦外侧部分的内镜检查视图（e），没有疾病复发迹象

同样的方法也可用于处理孤立的眶上外侧黏液囊肿。如 ▶图 37.6 所示，在这种情况下，无法设计出一个鼻内镜下直视操作通道。对于此类患者，如 ▶图 37.7 所示，手术的目的是从下方到达并打开黏液囊肿，吸出内容物，磨穿骨壁，去除所有黏膜，防止复发。当然，这也可以通过鼻外切口实现，但这肯定会带来更多

的手术并发症，如硬脑膜撕裂，因为除了前面提到的所有可能的额窦术后并发症外，病变角度刁钻，更容易伤及前颅底。

另一个完全不同的讨论点是涉及额窦远外侧恶性疾病的处理。在该区域，因为与颅底之间空间狭窄，所以肿瘤在大多数情况下累及前颅底。必须知道的是，如果手术是根治性治疗的一部分，

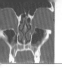

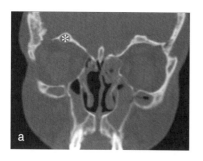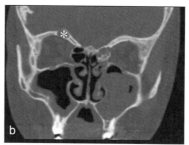

图 37.6 右侧孤立性外侧眶上气房黏液囊肿的冠状位 CT 图像，显示孤立的外侧眶上黏液囊肿（＊），在右侧无法创建有引流功能的空腔

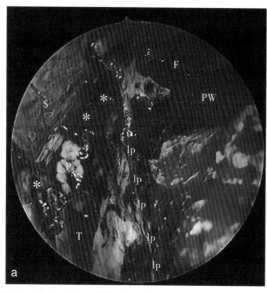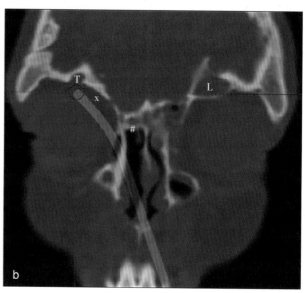

图 37.7 应用眶周悬吊技术治疗右侧孤立性眶上黏液囊肿。（a）行 Draf Ⅲ 手术后内镜观察额窦后壁（PW）和额窦（F），已切除的眶纸板（lp）附着于筛顶（#）和内侧眶顶（x）之间的前颅底，可伸展牵开器（$）横向撑开眶周（＊）暴露眶上气房（T），其下眶壁已磨开以去除黏脓液（P）状。然后去除气房内衬黏膜并钻孔，以避免后续黏液囊肿进一步扩大。（b）通过眶纸板平面到孤立的眶上气房（T）的冠状位导航轨迹，于筛顶（#）和内侧眶顶（x）避开前颅底。红色圆圈表示用绿线显示的导航探针的尖端。此外，可以在左侧（L）看到另一个孤立的外侧眶上黏液囊肿

则首次手术应是最终尝试，应以完全切除肿瘤（R₀）为目标，以提供最佳的生存结果。鼻外径路手术尤其是颅面切除术，任何情况下都可以毫无争议地、最好地达到这一目的。然而，在怀疑恶性肿瘤并缺乏组织病理学诊断的情况下，首先需要进行活检以明确诊断。当然，额窦外侧磨开或骨瓣成型术可以达到此目的，但可能会破坏正常解剖结构屏障，导致肿瘤直接通过鼻外切口播散到皮肤。因此，在合适的情况下，当所需的器械和专业知识充足时，可尝试利用鼻腔的自然通道到达额窦远侧区域进行活检，甚至可通过鼻内镜做更多的手术操作。

我们对极其局限的特定恶性肿瘤有一定的经验，如果病例的术前诊断未知，需要进行活检

明确。影像学见▶图 37.8，显示左侧额窦远外侧病变，伴有不规则骨质破坏，并且由于局部症状持续，需要进行诊断性活检。然而，这位 39 岁的女性患者拒绝在未能明确组织病理学的情况下行鼻外切皮手术（external approach through skin incisions），而是先行活检并再切除以避免任何可能的面部瘢痕和额部感觉丧失。相反，她在被告知可能转为开放手术的情况下授权我们在鼻内镜下进行活检。通过使用 Draf Ⅲ 结合眶周悬吊，可以充分暴露病变并进行活检，如图▶ 37.9 所示，其冰冻切片和后来的石蜡组织病理学显示为组织细胞增生症 X。因为术中已经充分暴露病变，我们决定完全切除病变并磨削肿瘤根基部，该手术在经鼻内镜直视下进行。随后在肿瘤委员会会议

上讨论了该病例，经过进一步评估，该患者接受了两个周期的全身化疗。▶图 37.10 显示了术后 MRI 扫描和第 18 个月的鼻内镜检查，均未显示肿瘤复发。正如本病例所示，鼻内镜也可能在精心挑选的部分额窦外侧恶性病变的诊断和规范治疗中发挥作用。

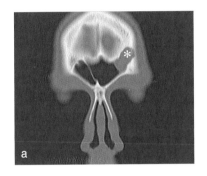
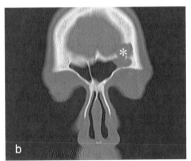
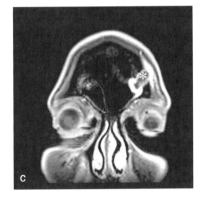
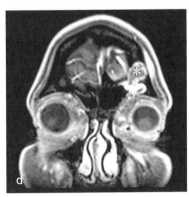

图 37.8 可疑左侧额窦远外侧病变（＊）的影像学表现，伴有持续的局部症状。（a、b）冠状位 CT 显示不规则的骨侵蚀。（c、d）矢状位 MRI 显示病变外侧部分为实性病变，表明需要进行活检

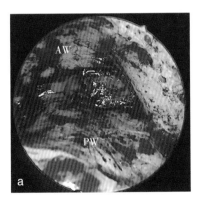
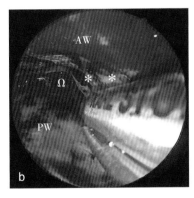
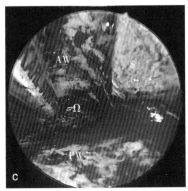
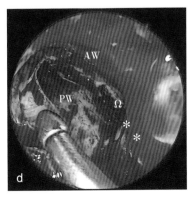

图 37.9 左侧额窦远侧病变的内镜下图像及通过眶周悬吊的暴露范围。（a）通过 Draf Ⅲ 在额窦前壁和后壁之间外侧角暴露肿瘤（T）并进行活检。（b）磨除纸样板和眶顶（＊）以便更好地暴露肿瘤根基部（Ω）。（c）使用可延展牵开器（$）进行眶周悬吊后，用磨钻和其他器械完全切除肿瘤及磨削肿瘤根基部（Ω）的最佳条件已具备。（d）完全切除病变后的额窦和肿瘤根基部（Ω）的内镜下观（AW，前壁；PW，后壁）

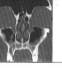

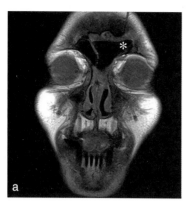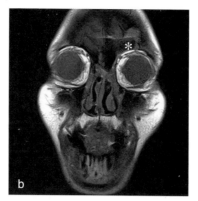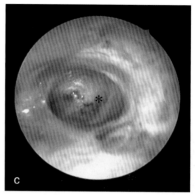

图 37.10 术后矢状位 T1 加权 MRI（a、b）和第 18 个月随访的内镜检查（c）结果，显示左侧额窦外侧附着部位无肿瘤复发（*）

另一个有争议的领域是额窦最外侧病变的处理，病变甚至可能超出额窦的边界。当处理额窦最外侧病变时，几乎所有已发表的文献都认为鼻外径路是最佳选择。仅有少量非正式报道使用鼻内镜径路治疗额窦最外侧病变。如前所述，必要时，可通过去除内镜手术外侧主要限制因素的眶内上侧骨壁以及横断筛前动脉，完美地暴露额窦的远外侧区域。在先行 Draf Ⅲ 术式后，完整地外移眶周在绝大多数情况下都有助于暴露额窦最外侧部分的病变。根据病变病的理性质和手术目的，我们可以评估单纯内镜径路可到达外侧的范围，以便观察、操作及实现手术目标。▶图 37.11 和 ▶图 37.12 分别为这种极度外侧延伸的额窦胆脂瘤的冠状位 CT 和 MRI，其后外侧延伸到颅中窝和翼点区域颞肌的内骨膜，这在 ▶图 37.2 的轴位 MRI 中也可以看到。同颞骨根治术一样，这种情况下的手术目的是创造一个大的引流通道口以使术腔通畅，同时尽可能多地去除根基部。▶图 37.13 描述了单纯内镜解剖的主要步骤。由于缓慢扩张的病灶已经侵蚀了其压迫区域的所有骨质，包括眶顶、额窦外侧、颅前窝和颅中窝硬脑膜，因此可以将眶周和额窦硬脑膜横向推开，以暴露大部分病变的原发部位。然而，真正达到颅中窝和颞肌水平需要在筛前动脉横断并向下外侧推挤眶周后实现，这样暴露的范围极广，便于实现手术目标。▶图 37.14 显示了术后第 1 年的 MRI，提示额窦远外侧经中线引流通畅。▶图 37.15 显示了术后第 2 年内镜检查结果和近第 4 年的弥散加权 MRI，均未发现复发。

对于额窦外侧和眶上隐窝区域，选择合适的术式极具挑战性。尽管存在争议，但我们认为鼻内镜技术对于正确选择的病例是一种安全、有效的治疗手段。

37.3 尚未解决的问题

随着技术和器械的发展以及经验的进一步积累，采用内镜手术处理额窦外侧病变的范围将继续扩大。目前的数据表明，额窦远外侧不再难以触及，所以也不再是鼻内镜手术处理该区域病变的主要限制。然而，由于报告的病例数量有限，很难明确理念更新后鼻内镜手术的适用范围，同时考虑到这些病变在临床上较为罕见，所以需要多中心前瞻性评估来积累大量的数据，以确定鼻内镜手术在处理额窦外侧甚至最外侧病变的实际地位和局限性。在这之前，考虑到患者的具体解剖结构以及护理人员的经验和资源，应权衡患者的个体差异和疾病的特征，以实现最佳个性化治疗。

采用鼻内镜手术处理额窦远外侧病变时存在的另一个问题是额窦开放术后引流通道再狭窄。即使对于简单的鼻内镜手术，长期保持额窦引流通畅也是一个持续的挑战。通常情况下，持续引流通畅的关键是额隐窝黏膜的保留。然而，鼻窦远外侧手术本身因范围大会严重损伤黏膜。在作者以及其他报道的研究中，行眶周外移以进入额窦远外侧后额窦狭窄的发生率为 21%~24%，这部分患者需要二次修正手术 [47,49]。虽然在仅行 Draf Ⅲ 手术的患者中术后狭窄率未超过预期，但仍希望得到更好的结果 [12]。为了实现这一点，使用黏膜瓣覆盖额隐窝区域的裸露骨质可能是一个解决方案，这种方法尚需要进一步的研究。

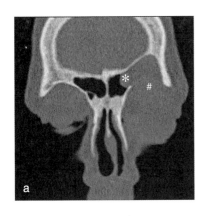
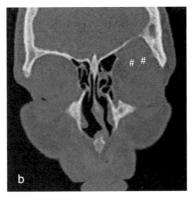
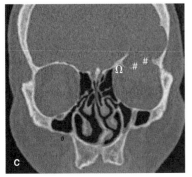
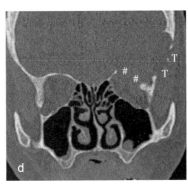

图 37.11 矢状位 CT 显示左侧额窦胆脂瘤，向颞肌（T）内侧骨膜外延伸，并到达眶尖水平后方。（a）病变的最内侧部分（*）和侵蚀眶顶（#）。（b、c）向后显示骨性眶顶缺如（#），以及将眶周保持在内侧的筛前动脉区域（Ω）。（d）病变的最外侧部分，侵蚀了翼点区域的外侧颅骨并到达颞肌（T）的内侧骨膜

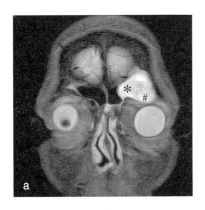
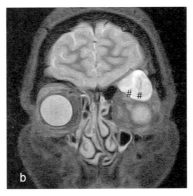
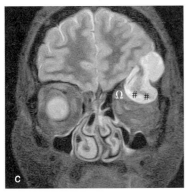
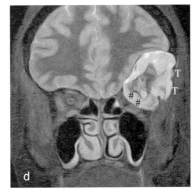

图 37.12 冠状位 T2 加权 MRI 显示左侧额窦胆脂瘤延伸至颞肌（T）内侧骨膜的外侧，并向后延伸至眶尖水平。（a）病变的最内侧部分（*）和向上挤压眼眶的病变（#）。（b、c）向后可见病变沿整个眶顶侵入眼眶（#），向前挤压眼球，可见将眶周固定在其位置的筛前动脉区域（Ω）。（d）病变的最外侧部分（T）到达翼点区域颞肌的内侧骨膜和挤压眶尖（#）的病变

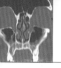

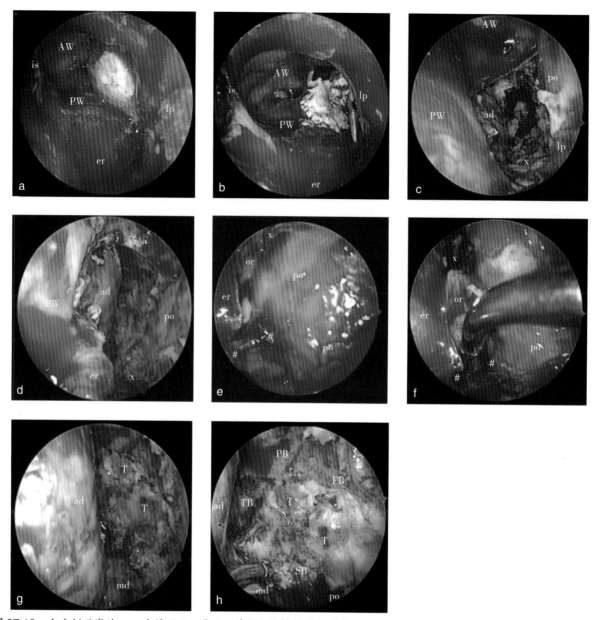

图 37.13 向左侧观察的 45° 内镜下观，展示了单纯内镜解剖的主要步骤。（a）左额窦后骨壁（PW）、额间隔（is）上附着、眶纸板（lp）和筛顶（er）以及内侧膨出病变（*）在切除病变前行 Draf Ⅲ 手术开放。（b）开始病变切除和（c）切除病变后的侧面放大图像（x），去除覆盖骨质后，暴露颅前窝（ad）和眶周（po）上部的同时创建更深的侧向空间。（d）通过 Draf Ⅲ 方法可以实现的最大限度开放和切除，还显示了在筛顶（er）和眶顶上骨内侧残留物之间的狭窄空间中可视范围的下限（x），限制了沿眶周上（po）进一步向下进入。（e、f）眶周悬吊技术演示，完全去除纸样板，在筛前动脉内侧和外侧末端之间进行双极电凝和横断（#）后完整暴露眶周（po）及筛前动脉残端。这可以实现眶周的外下侧外移，并进一步去除眶上顶（或）内侧骨残余物，直至筛顶（er）的极限。（g）通过这种技术实现的大开口，在整个过程中，术者可以直接深入到病变的最外侧、最下方和后部，暴露颅前窝（ad）、颅中窝（md）和内侧颞肌（T）的骨膜，可以在所有骨表面和缝隙上进行精细解剖。（h）进一步近距离观察切除后的最外侧边缘，颅骨翼点区域的内表面，包括颞骨（TB）鳞状部、顶骨（PB）、额骨（FB）和蝶骨大翼（SB），还可以在骨骼完全侵蚀的区域看到颞肌（T）的内部骨膜以及边缘上的颅前窝（ad）、颅中窝（md）硬脑膜和眶顶周（po）

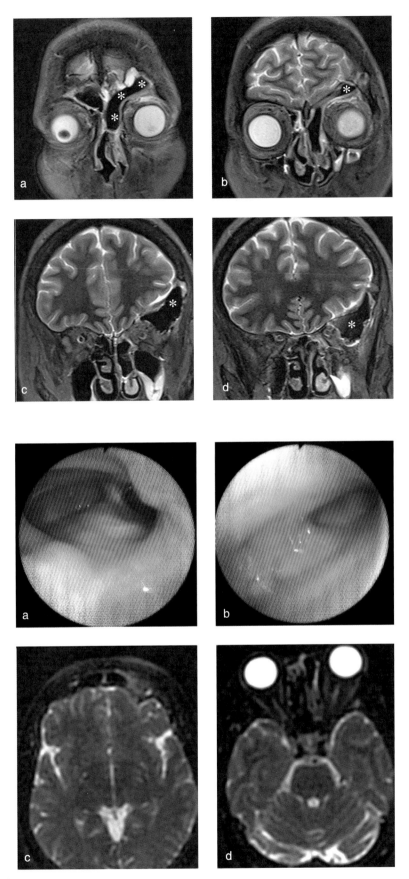

图 37.14 （a~d）术后第 1 年的 T2 加权 MRI 自前至后的连续影像，通过中线引流（＊）提示左侧远外侧术腔引流通畅

图 37.15 术后第 2 年和第 4 年的随访均提示无疾病复发。（a）术后第 2 年的纤维鼻内镜检查显示额窦开放，但（b）在最外侧部分变窄，后来随着颅前窝回归原位而逐渐形成瘢痕。（c、d）为了对该区域随访，术后第 3 年和第 4 年的复查项目包括采用特殊的弥散加权 MRI 检测胆脂瘤，显示手术区域无病变

另一个尚待研究的课题是经眶内镜手术的应用[41-42]。如果病变未累及额隐窝且引流通畅，为了处理额窦更远端的最外侧病变，可采用眼睑美容切口行经眶内镜手术，以避免行骨瓣成型导致

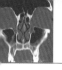

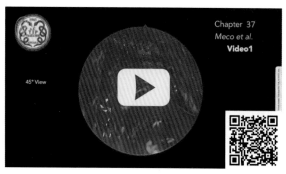

视频 37.1　右侧额窦远外侧复发性内翻性乳头状瘤

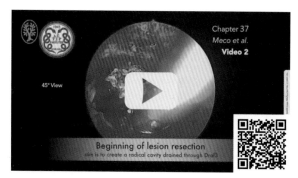

视频 37.2　额窦胆脂瘤，累及远外侧至颅中窝和颞肌

的骨质破坏。这样不仅可以提供暴露额窦的横向视野，并且所需手术器械均无须额外购买。另一方面，通过应用先进的鼻内镜技术，我们已经能够维持大多数患者额窦引流通道的通畅性，这反过来又可以在术后应用内镜监测疾病是否复发。特别是对于黏膜基本正常的良性肿瘤患者，保留健康的黏膜功能至关重要。

在探索鼻内镜手术外侧操作极限的过程中，尽管关于治疗的争论仍在继续，并且没有达成广泛的共识，但作者相信本章中给出的病例为理解内镜技术处理额窦远外侧病变的巨大潜力提供了良好的基础。对于那些在专用器械和基础设施方面积累了足够经验的中心，这些先进而复杂的鼻内镜技术为术者能到达这一难以操作的区域提供了额外的帮助。

同样重要的是，要记住，在大多数情况下，治疗额窦最外侧病变的主流标准是基于鼻外径路手术制定的。然而在理想的条件下，高水平的鼻内镜手术也可以提供类似的效果，同时可减少复发率。我们的任务是灵活评估所有治疗方案的优缺点，并针对每个患者选择最佳的处理方案。最后，由于每位患者的鼻窦气化情况、引流通路及病变累及与附着部位都不尽相同，应结合所治疗疾病的性质和生物学特点选择治疗方案，尤其要强调个性化治疗方案的必要性。

（王文雯　译）

参考文献

[1] Tato JM, Bergaglio OE. Surgery of frontal sinus. Fat grafts: new technique. Otolaryngologica, 1949, 3:1.

[2] Hardy JM, Montgomery WW. Osteoplastic frontal sinusotomy: an analysis of 250 operations. Ann Otol Rhinol Laryngol, 1976, 85(4, Pt 1):523–532.

[3] Weber R, Draf W, Keerl R, et al. Osteoplastic frontal sinus surgery with fat obliteration: technique and long-term results using magnetic resonance imaging in 82 operations. Laryngoscope, 2000, 110(6):1037–1044.

[4] Draf W. Endonasal micro-endoscopic frontal sinus surgery: the Fulda concept. Oper Tech Otolaryngol Head Neck Surg, 1991, 2:234–240.

[5] Draf W. Endonasal sinus drainage type I–III // Kountakis S, Senior B, Draf W. The Frontal Sinus. Berlin: Springer-Verlag, 2005:219–232.

[6] Javer AR, Sillers MJ, Kuhn FA. The frontal sinus unobliteration procedure. Otolaryngol Clin North Am, 2001, 34(1):193–210.

[7] Ketcham AS, Wilkins RH, Vanburen JM, et al. A combined intracranial facial approach to the paranasal sinuses. Am J Surg, 1963, 106:698–703.

[8] Raveh J, Laedrach K, Speiser M, et al. The subcranial approach for fronto-orbital and anteroposterior skull-base tumors. Arch Otolaryngol Head Neck Surg, 1993, 119(4):385–393.

[9] Fliss DM, Zucker G, Cohen A, et al. Early outcome and complications of the extended subcranial approach to the anterior skull base. Laryngoscope, 1999, 109(1):153–160.

[10] Ulualp SO, Carlson TK, Toohill RJ. Osteoplastic flap versus modified endoscopic Lothrop procedure in patients with frontal sinus disease. Am J Rhinol, 2000, 14(1):21–26.

[11] Isa AY, Mennie J, McGarry GW. The frontal osteoplastic flap: does it still have a place in rhinological surgery? J Laryngol Otol, 2011, 125 (2):162–168.

[12] Georgalas C, Fokkens W. Approaches to the frontal sinus // Georgalas C, Fokkens W. Rhinology and Skull Base Surgery: From the lab to the operating room—an evidence based approach. New York: Thieme Medical Publishers, 2013:376–409.

[13] Lund VJ, Stammberger H, Nicolai P, et al. European Rhinologic Society Advisory Board on Endoscopic Techniques in the Management of Nose, Paranasal Sinus and Skull Base Tumours. European position paper on endoscopic management of tumours of the nose, paranasal sinuses and skull base. Rhinol Suppl, 2010, 22:1–143.

[14] Bockmühl U, Kratzsch B, Benda K, et al. Paranasal sinus mucoceles: surgical management and long term results. Laryngorhinootologie, 2005, 84(12):892–898.

[15] Chiu AG, Vaughan WC. Management of the lateral frontal sinus lesion and the supraorbital cell mucocele. Am J Rhinol, 2004, 18(2):83–86.

[16] Anand VK, Hiltzik DH, Kacker A, et al. Osteoplastic flap for

frontal sinus obliteration in the era of image-guided endoscopic sinus surgery. Am J Rhinol, 2005, 19(4):406–410.

[17] Sama A, McClelland L, Constable J. Frontal sinus mucoceles: new algorithm for surgical management. Rhinology, 2014, 52(3):267–275.

[18] Schick B, Steigerwald C, el Rahman el Tahan A, et al. The role of endonasal surgery in the management of frontoethmoidal osteomas. Rhinology, 2001, 39(2):66–70.

[19] Chiu AG, Schipor I, Cohen NA, et al. Surgical decisions in the management of frontal sinus osteomas. Am J Rhinol, 2005, 19(2):191–197.

[20] Bignami M, Dallan I, Terranova P, et al. Frontal sinus osteomas: the window of endonasal endoscopic approach. Rhinology, 2007, 45(4):315–320.

[21] Seiberling K, Floreani S, Robinson S, et al. Endoscopic management of frontal sinus osteomas revisited. Am J Rhinol Allergy, 2009, 23(3):331–336.

[22] Ledderose GJ, Betz CS, Stelter K, et al. Surgical management of osteomas of the frontal recess and sinus: extending the limits of the endoscopic approach. Eur Arch Otorhinolaryngol, 2011, 268(4):525–532.

[23] Rokade A, Sama A. Update on management of frontal sinus osteomas. Curr Opin Otolaryngol Head Neck Surg, 2012, 20(1):40 – 44.

[24] Georgalas C, Goudakos J, Fokkens WJ. Osteoma of the skull base and sinuses. Otolaryngol Clin North Am, 2011, 44(4):875–890, vii.

[25] Turri-Zanoni M, Dallan I, Terranova P, et al. Frontoethmoidal and intraorbital osteomas: exploring the limits of the endoscopic approach. Arch Otolaryngol Head Neck Surg, 2012, 138(5):498–504.

[26] Minovi A, Kollert M, Draf W, et al. Inverted papilloma: feasibility of endonasal surgery and long-term results of 87 cases. Rhinology, 2006, 44(3):205–210.

[27] Carta F, Verillaud B, Herman P. Role of endoscopic approach in the management of inverted papilloma. Curr Opin Otolaryngol Head Neck Surg, 2011, 19(1):21–24.

[28] Lombardi D, Tomenzoli D, Buttà L, et al. Limitations and complications of endoscopic surgery for treatment for sinonasal inverted papilloma: a reassessment after 212 cases. Head Neck, 2011, 33 (8):1154 –1161.

[29] Selleck AM, Desai D, Thorp BD, et al. Management of frontal sinus tumors. Otolaryngol Clin North Am, 2016, 49 (4):1051–1065.

[30] Woodworth BA, Schlosser RJ, Palmer JN. Endoscopic repair of frontal sinus cerebrospinal fluid leaks. J Laryngol Otol, 2005, 119(9):709–713.

[31] Anverali JK, Hassaan AA, Saleh HA. Endoscopic modified Lothrop procedure for repair of lateral frontal sinus cerebrospinal fluid leak. J Laryngol Otol, 2009, 123(1):145–147.

[32] Becker SS, Duncavage JA, Russell PT. Endoscopic endonasal repair of difficult-to-access cerebrospinal fluid leaks of the frontal sinus. Am J Rhinol Allergy, 2009, 23(2):181–184.

[33] Purkey MT, Woodworth BA, Hahn S, et al. Endoscopic repair of supraorbital ethmoid cerebrospinal fluid leaks. ORL J Otorhinolaryngol Relat Spec, 2009, 71(2):93–98.

[34] Jones V, Virgin F, Riley K, et al. Changing paradigms in frontal sinus cerebrospinal fluid leak repair. Int Forum Allergy Rhinol, 2012, 2(3):227–232.

[35] Illing EA, Woodworth BA. Management of frontal sinus cerebrospinal fluid leaks and encephaloceles. Otolaryngol Clin North Am, 2016, 49 (4):1035–1050.

[36] Grayson JW, Jeyarajan H, Illing EA, et al. Changing the surgical dogma in frontal sinus trauma: transnasal endoscopic repair. Int Forum Allergy Rhinol, 2017, 7(5):441–449.

[37] Conger BT, Jr, Illing E, Bush B, et al. Management of lateral frontal sinus pathology in the endoscopic era. Otolaryngol Head Neck Surg, 2014, 151(1):159–163.

[38] Becker SS, Bomeli SR, Gross CW, et al. Limits of endoscopic visualization and instrumentation in the frontal sinus. Otolaryngol Head Neck Surg, 2006, 135(6):917–921.

[39] Timperley DG, Banks C, Robinson D, et al. Lateral frontal sinus access in endoscopic skull-base surgery. Int Forum Allergy Rhinol, 2011, 1(4):290–295.

[40] Harvey RJ, Sheahan PO, Schlosser RJ. Surgical management of benign sinonasal masses. Otolaryngol Clin North Am, 2009, 42(2):353–375.

[41] Lim JH, Sardesai MG, Ferreira M, Jr, et al. Transorbital neuroendoscopic management of sinogenic complications involving the frontal sinus, orbit, and anterior cranial fossa. J Neurol Surg B Skull Base, 2012, 73(6):394–400.

[42] Kopelovich JC, Baker MS, Potash A, et al. The hybrid lid crease approach to address lateral frontal sinus disease with orbital extension. Ann Otol Rhinol Laryngol, 2014, 123 (12):826–830.

[43] Mulazimoglu S, Basak H, Tezcaner ZC, et al. Endonasal endoscopic management of giant frontal sinus and supraorbital cholesteatoma extending far back to the middle fossa and temporal muscle // Stammberger H, Mokry M. Jahrestagung der Gesellschaft für Schädelbasischirurgie Programm and Abstract Book. Vienna: GSB, 2014:59.

[44] Poczos P, Kurbanov A, Keller JT, et al. Medial and superior orbital decompression: improving access for endonasal endoscopic frontal sinus surgery. Ann Otol Rhinol Laryngol, 2015, 124(12):987–995.

[45] Lynch RC. The technique of a radical frontal sinus operation which has given me the best results. Laryngoscope, 1921, 31(1):1–5.

[46] Nicolai P, Tomenzoli D, Lombardi D, et al. Different endoscopic options in the treatment of inverted papilloma. Op Tech Otolaryngol, 2006, 17(2):80–86.

[47] Karligkiotis A, Pistochini A, Turri-Zanoni M, et al. Endoscopic endonasal orbital transposition to expand the frontal sinus approaches. Am J Rhinol Allergy, 2015, 29(6):449– 456.

[48] Liu JK, Mendelson ZS, Dubal PM, et al. The modified hemi-Lothrop procedure: a variation of the endoscopic endonasal approach for resection of a supraorbital psammomatoid ossifying fibroma. J Clin Neurosci, 2014, 21(12):2233–2238.

[49] Meco C, Beton S, Basak H, et al. Periorbital suspension for management of far lateral frontal sinus lesions. Rhinology, 2016, 54(Suppl 25):397.

[50] Meco C, Beton S, Basak H, et al. Periorbital suspension for endonasal endoscopic access to the lateral portion of the frontal anterior skull base. J Neurol Surg B Skull Base, 2017, 78(Suppl S1):S68–S69.

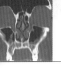

38　影像导航手术：是否必须？

Judd H. Fastenberg, Marvin P. Fried, Waleed M. Abuzeid

摘　要

影像导航手术（image-guided surgery, IGS）作为一种重要的辅助工具，虽然不能替代解剖学知识、关键决策和专业技术特长，但是可以帮助外科医生进行更安全、更全面的额窦手术。对于训练有素的耳鼻喉科医生来说，其可能有助于增强外科医生的信心，减少对危险区域如眼眶和大脑等进行手术时发生意外的恐惧。尽管在美国和欧洲早已开展了这项技术，但并不强制使用，也不是标准治疗技术，是否使用应该由手术医生根据具体情况决定。关于导航技术对患者的预后、手术成本以及新技术发展的影响，还有待进一步的研究。

关键词　额窦；影像导航；导航；鼻窦炎

38.1 引　言

影像导航手术（IGS）是自 20 世纪 80 年代中期鼻内镜手术开展后，鼻窦手术最重要的进展之一。根据 Anon 及其同事的描述，这项技术最初是在 20 世纪 80 年代后期为神经外科开发的 [1-2]，并在 1994 年首次用于内镜鼻窦手术（ESS）[3]。之后，虽然 IGS 主要用于 ESS 手术，但在多个外科专业中迅速发展。最初，IGS 仅在三级医院开展，主要用于可能存在解剖结构变异的复发病变或复杂鼻窦手术，现在已经在美国和欧洲的医院和门诊外科中心广泛应用 [4]，这也极大地提高了外科医生的经验及信心，越来越多的人开始在手术中使用该技术 [5-6]。

ESS 导航系统的基础是电磁或光学系统，手术使用的 IGS 通常由计算机工作站、跟踪系统和专门设计的导航仪器组成。在 ESS 中通常使用非增强 CT 进行轴位扫描，层厚为 1mm 或更薄。也可以采用轴位高分辨率 MRI 扫描，轴位 MRI 与 CT 扫描图像融合，可以最大限度地显示骨骼和软组织的细节。先在术前加载患者的影像，然后在开始手术前在患者身上校准，一旦正确校准，导航仪器的操作部位将在患者

术前影像的轴位、冠状位和矢状位对应位置上实时显示。目前市场上有多种导航系统可供选择。

38.1.1 适应证

迄今为止，还没有在内镜鼻窦手术中使影像导航手术的明确指南。自 2002 年以来，美国耳鼻咽喉头颈外科学会（American Academy of Othonalogology-Head and Neck Surgery, AAOHNS）的意见书已认可由手术外科医生自行决定鼻窦或颅底的复杂手术中使用 IGS [7]。重要的是，IGS 不是作为治疗标准，而是作为一种选择来使用，是基于临床判断并根据具体情况来应用。该学会列出了 IGS 的 7 个相对适应证，包括涉及额窦的病变，存在解剖结构异常的患者，修正手术患者，以及与颅底毗邻的病变（▶表 38.1）。

额窦手术被普遍认为是 ESS 中技术要求最高的手术，这是由于额窦有复杂的解剖结构、锐利的额鼻棘，以及与眼眶、颅底、嗅窝等重要结构毗邻。慢性炎症或既往手术造成的解剖结构混乱也可能导致鼻窦手术困难，并增加手术并发症的风险 [8]。2010 年，美国鼻科学会（American Rhinologic Society, ARS）进行了一项医生调查，71% 的耳鼻喉科医生认为原发性额窦探查是 IGS 的相对或绝对指征，认为额窦探查术和改良 Lothrop 手术是 IGS 的相对或绝对指证的医生比例为 96% 和 98% [5]。

表 38.1　意见书：计算机辅助手术的术中使用（2002 年批准，2014 年修订）[7]

影像导航手术的使用指征
1. 鼻窦修正手术
2. 发育异常及手术、创伤导致的鼻窦解剖异常
3. 广泛的鼻息肉
4. 病变累及额窦、后筛和蝶窦
5. 毗邻颅底、眼眶、视神经或颈动脉的疾病
6. 脑脊液漏或颅底缺损
7. 鼻窦良、恶性肿瘤

38.1.2 应　用

IGS 可用于额窦的鼻内镜径路和鼻外径路。值得注意的是，不应在邻近重要结构的亚毫米级决策中依赖该技术，因为目前 IGS 系统的精度仅在 2mm 左右[9]。

关于鼻内镜径路，在内镜鼻窦手术中使用 IGS 能帮助术者更彻底地解剖额窦，最大限度地扩大额窦开放术的范围。使用导航仪器进行术中定位有助于准确识别额窦气房、眶上筛窦气房和鼻丘气房等结构，避免因额隐窝或鼻窦解剖异常而被错误识别，进而可能导致初期手术失败[10]，在临床应用中，IGS 通常有助于对上述结构的完整解剖。在扩大手术中，如 Draf Ⅱa、Ⅱb 和Ⅲ额窦开放术中，IGS 也可用于定位额隐窝，在此过程中，对眼眶、颅底和筛前动脉等关键解剖结构的定位尤为重要[8]。Draf Ⅲ额窦开放术一般用于特定的患者群体，这些患者由于之前的多次手术和持续的鼻窦炎普遍存在鼻窦解剖结构异常，在手术过程中，IGS 能帮助外科医生识别重要的解剖结构和定义额鼻嵴的全部范围，有助于安全有效地扩大 Lothrop 术腔[11]。

虽然鼻内镜技术的进步使得额窦鼻外径路的应用普遍减少，但额窦环钻术和骨瓣成形术等术式仍在某些疾病的治疗中发挥作用，例如，最常见的情况是累及额窦上部或外侧的病变，因为内镜检查方法无法触及病变。与仅依靠表面解剖标志定位不同，IGS 可进行精确的额窦钻孔导航，外科医生可将内镜和仪器通过该钻孔引入额窦，以精确定位病灶，如纤维骨病变、外侧黏液囊肿或Ⅲ、Ⅳ型额窦气房。IGS 可作为单纯鼻外径路或联合鼻内镜"由上而下"径路的术中辅助技术。依靠 IGS 提供的精确度更高的导航，进一步扩大了额窦环钻术的适应证，帮助许多患者避免了传统骨成形瓣（traditional osteoplastic flap）的复发率，并能将这种方法用于其他手术，如额窦闭塞术、后壁骨折治疗、额窦外侧活检以及鼻中隔切除术，有人将其描述为借助对侧引流通道来治疗单侧额窦疾病的方法[12]。

当术中需要设计额骨成形皮瓣时，同样可以使用 IGS 在切开骨骼之前绘制鼻窦边界的体表投影[13]，这有助于降低额骨切开术的并发症风险，包括硬脑膜暴露、硬脑膜损伤伴脑脊液渗漏和眼眶脂肪暴露，并确保安全的制作尽可能大的骨成形皮瓣，以确保手术成功[8,14-15]。与其他技术相比，使用 IGS 进行术中导航更准确、更迅速，如柯氏位 X 线片（6-foot Caldwell radiography）[16]。

38.2 已发表的证据

虽然已有多项研究对 IGS 在 ESS 中应用的并发症发生率、修正手术率、患者生活质量、治疗费用和医疗法律方面的问题进行了分析[17-23]，但是大多数这些研究并不特别关注额窦手术。尽管也进行了大量的额窦手术研究工作，但仍然缺乏高级别的证据，2016 年鼻窦炎国际共识声明确定这些证据的总等级为"D"[24]。限制 IGS 相关研究的两个重要因素是样本需求量大和影响研究设计的伦理问题。功效分析表明，为了显示 IGS 相关并发症发生率的统计学差异，需要前瞻性地招募数千名受试者[25]，如果外科医生根据某专家的意见认为某特定患者适用于 IGS，那么在前瞻性试验中随机将该患者从 IGS 组中剔除是一个重大的伦理问题[26]。

38.2.1 并发症

虽然在 ESS 中使用 IGS 能显著提高手术的安全性，但几项研究显示的并发症发生率结果并不一致。Ramakrishnan 及其同事于 2013 年进行的一项基于证据的综述显示，IGS 的使用并没有明显降低手术并发症或改善手术结果[21]。根据这篇综述，并基于 C 级证据质量，明确了使用 IGS 的利大于弊，术中可选择性使用 IGS 以减少并发症的发生，重要的是，作者指出，研究设计的局限性可能导致忽略重要的发现。对 13 项相关研究的不同荟萃分析表明，通过对数据进行汇总，显示 IGS 可能有助于降低主要并发症和总并发症的发生率[23]。

38.2.2 修正手术率

IGS 对修正手术的影响同样不清楚。2002 年，Fried 及其同事对 160 名受试者进行了回顾分析，结果表明，与 IGS 组相比，非 IGS 组的

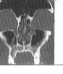

修正手术率明显更高[17]。该结果与 1 年前发表的类似研究，以及最近的两项荟萃分析结果完全不同，这些研究均未发现使用和不使用 IGS 的修正手术率有显著差异[19,23,27]。

38.2.3 临床及预后结果

有多项研究比较了在 ESS 中使用和不使用 IGS 的术后受试者生活质量[8]。Tabaee 及其同事的回顾性图表分析发现，鼻窦手术后至少 6 个月，患者的 20 项鼻腔鼻窦结局测试（20-Item Sinonasal Outcome Test, SNOT-20）评分无差异[22]。另一项前瞻性非随机研究表明，在 ESS 中应用 IGS 的术后 6 个月，患者的 31 项鼻窦炎结局量表（RSOM-31）得到改善[18]。然而，一项类似的研究表明，术后 12 个月患者的视觉模拟量表（VAS）评分没有差异[25]。值得注意的是，由于 IGS 通常用于更复杂的病例，因此可能导致不一样的结果。

38.2.4 医学法律问题

与许多新技术一样，我们也要重视 IGS 的医学法律后果。例如，虽然并没有将 IGS 明确作为鼻窦手术的标准配置，但因外科医生没有使用该技术而发生的并发症，患者的恢复情况是否与 IGS 有关尚不清楚。2013 年 Eloy 及其同事进行的一项研究表明，2004—2013 年，IGS 的使用对 ESS 的诉讼案件或结果没有影响，关于这一主题的文献还比较少[20]。

38.2.5 治疗费用

最后，同样重要的一点是，IGS 会增加 ESS 的总成本。Gibbons 及其同事于 2001 年进行的一项研究表明，使用 IGS 的手术平均费用比不使用 IGS 的手术费用高出 6.7%[19]。与导航系统的成本、额外需要的设备以及操作时间的增加有关，也与手术开始前设置导航系统所需的时间增加有关[28]。尽管治疗成本增加，但考虑到后期修正手术率的潜在降低，实际上 IGS 可以降低总治疗成本[29]。

38.3 争议与意见

IGS 是一种重要的辅助工具，可以帮助外科医生实施更安全、更全面的额窦手术。但 IGS 并不能代替解剖学知识、关键决策或专业技术

特长。对于训练有素的耳鼻喉科医生来说，IGS 可有助于增强外科医生的信心，减少对危险区域（如眼眶和大脑）误判的恐惧。

38.3.1 适应证

尽管 IGS 技术在美国和欧洲已经得到普遍应用，但并不强制应用，也不是标准治疗技术之一，应该由手术医生根据具体情况决定是否使用。作者认为，该技术最适用于具有复杂的病理或额窦解剖结构异常的病例，如修正或 Lothrop 手术。▶图 38.1 和 ▶图 38.2 为病例 1 和病例 2 的三维导航视图，可见其中一个为左侧前组筛窦骨瘤阻塞左侧额窦引流通道，另外一个为双侧筛窦和额窦乳头状瘤需要行 Draf Ⅲ 开放术。此外，外科医生不能仅依靠 IGS 来做出关键决策，必须熟练掌握其他相关技能。

38.3.2 手术培训

虽然 IGS 的潜在危害相对有限，但是我们仍要考虑到其对手术训练技术的潜在影响。必须注意，避免新学者过度依赖 IGS，导致在手术过程中出现技术故障或无法使用 IGS 时不能熟练使用替代技术。

ESS 的技术掌握在实施手术的外科医生手中。由于额隐窝和鼻窦的区域解剖复杂，为了使培训人员随着示教的步骤更好地理解解剖和操作，IGS 成了培训过程中的关键设备。

38.3.3 未来应用

随着导航技术的几项技术突破，我们认为，IGS 技术在额窦手术中的应用也将继续发展，例如，未来的影像导航系统能够实时更新，在外科医生切除相应的解剖结构时，可实时在三维导航图像中隐藏相应的结构。最新的进展允许外科医生在三维图像上追踪拟行的解剖路线至额隐窝，并将该路线叠加在内镜视图上，以"引导"解剖。专门的导航仪器，包括精确确定球囊位置的导线和灵活的吸管已应用于临床，这有助于增加 IGS 在诊室鼻科手术中的应用。

38.4 尚未解决的问题

尽管目前的技术不断成熟，但我们对 IGS

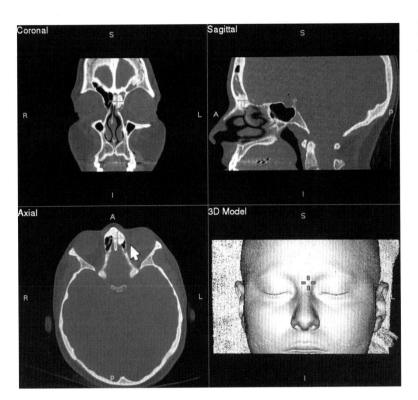

图 38.1 病例 1：左侧前筛窦骨瘤阻塞左侧额窦引流通道的三维导航视图

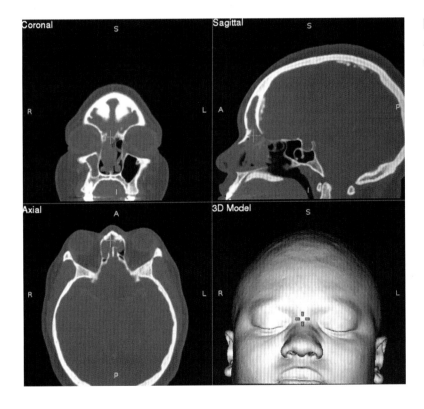

图 38.2 病例 2：采用 Draf Ⅲ 鼻窦开放术治疗的大型双额双筛内翻性乳头状瘤的三维导航视图

在手术中真正的作用仍然未知。正如本章"已发表证据"部分所描述的，目前的研究结果经常不一致且相互矛盾，有必要继续深入研究，以明确 IGS 对手术结果、患者的生活质量及预后、并发症、修正手术率、治疗费用、医学法律问题、

外科医生的信心的影响以及在外科培训中的重要性，并指导该技术在未来的应用。

（袁杰 译，周涛 审）

参考文献

[1] Roberts DW, Strohbehn JW, Hatch JF, et al. A frameless

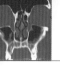

stereotaxic integration of computerized tomographic imaging and the operating microscope. J Neurosurg, 1986, 65(4):545–549.

[2] Friets EM, Strohbehn JW, Hatch JF, et al. A frameless stereotaxic operating microscope for neurosurgery. IEEE Trans Biomed Eng, 1989, 36(6):608–617.

[3] Anon JB, Lipman SP, Oppenheim D, et al. Computer-assisted endoscopic sinus surgery. Laryngoscope, 1994, 104(7):901–905.

[4] Fried MP, Parikh SR, Sadoughi B. Image-guidance for endoscopic sinus surgery. Laryngoscope, 2008, 118(7):1287–1292.

[5] Justice JM, Orlandi RR. An update on attitudes and use of imageguided surgery. Int Forum Allergy Rhinol, 2012, 2(2):155–159.

[6] Orlandi RR, Petersen E. Image guidance: a survey of attitudes and use. Am J Rhinol, 2006, 20(4):406 – 411.

[7] AAO-HNS. Position Statement: Intra-Operative Use of Computer Aided Surgery. 2014. Available at: http://www. entnet.org/content/ intra-operative-use-computer-aided-surgery. Accessed October 1, 2016

[8] Oakley GM, Barham HP, Harvey RJ. Utility of image-guidance in frontal sinus surgery. Otolaryngol Clin North Am, 2016, 49(4):975–988.

[9] Metson R, Gliklich RE, Cosenza M. A comparison of image guidance systems for sinus surgery. Laryngoscope, 1998, 108(8, Pt 1):1164 –1170.

[10] Chiu AG, Vaughan WC. Revision endoscopic frontal sinus surgery with surgical navigation. Otolaryngol Head Neck Surg, 2004, 130 (3):312–318.

[11] Anderson P, Sindwani R. Safety and efficacy of the endoscopic modified Lothrop procedure: a systematic review and meta-analysis. Laryngoscope, 2009, 119(9):1828–1833.

[12] Sowerby LJ, MacNeil SD, Wright ED. Endoscopic frontal sinus septectomy in the treatment of unilateral frontal sinusitis: revisiting an open technique. J Otolaryngol Head Neck Surg, 2009, 38(6):652–654.

[13] Carrau RL, Snyderman CH, Curtin HB, et al. Computerassisted frontal sinusotomy. Otolaryngol Head Neck Surg, 1994, 111 (6):727–732.

[14] Hardy JM, Montgomery WW. Osteoplastic frontal sinusotomy: an analysis of 250 operations. Ann Otol Rhinol Laryngol, 1976, 85(4, Pt 1):523–532.

[15] Sindwani R, Metson R. Impact of image guidance on complications during osteoplastic frontal sinus surgery. Otolaryngol Head Neck Surg, 2004, 131(3):150–155.

[16] Melroy CT, Dubin MG, Hardy SM, et al. Analysis of methods to assess frontal sinus extent in osteoplastic flap

surgery: transillumination versus 6-ft Caldwell versus image guidance. Am J Rhinol, 2006, 20(1):77–83.

[17] Fried MP, Moharir VM, Shin J, et al. Comparison of endoscopic sinus surgery with and without image guidance. Am J Rhinol, 2002, 16(4):193–197.

[18] Javer AR, Genoway KA. Patient quality of life improvements with and without computer assistance in sinus surgery: outcomes study. J Otolaryngol, 2006, 35(6):373–379.

[19] Gibbons MD, Gunn CG, Niwas S, et al. Cost analysis of computeraided endoscopic sinus surgery. Am J Rhinol, 2001, 15(2):71–75.

[20] Eloy JA, Svider PF, D'Aguillo CM, et al. Imageguidance in endoscopic sinus surgery: is it associated with decreased medicolegal liability? Int Forum Allergy Rhinol, 2013, 3(12):980–985.

[21] Ramakrishnan VR, Orlandi RR, Citardi MJ, et al. The use of image-guided surgery in endoscopic sinus surgery: an evidence-based review with recommendations. Int Forum Allergy Rhinol, 2013, 3(3):236 –241.

[22] Tabaee A, Hsu AK, Shrime MG, et al. Quality of life and complications following image-guided endoscopic sinus surgery. Otolaryngol Head Neck Surg, 2006, 135(1):76–80.

[23] Dalgorf DM, Sacks R, Wormald PJ, et al. Image-guided surgery influences perioperative morbidity from endoscopic sinus surgery: a systematic review and meta-analysis. Otolaryngol Head Neck Surg, 2013, 149(1):17–29.

[24] Orlandi RR, Kingdom TT, Hwang PH. International consensus statement on allergy and rhinology: rhinosinusitis executive summary. Int Forum Allergy Rhinol, 2016, 6(Suppl 1):S3–S21.

[25] Tschopp KP, Thomaser EG. Outcome of functional endonasal sinus surgery with and without CT-navigation. Rhinology, 2008, 46(2):116 –120.

[26] Smith TL, Stewart MG, Orlandi RR, et al. Indications for image-guided sinus surgery: the current evidence. Am J Rhinol, 2007, 21(1):80–83.

[27] Sunkaraneni VS, Yeh D, Qian H, et al. Computer or not? Use of image guidance during endoscopic sinus surgery for chronic rhinosinusitis at St Paul's Hospital, Vancouver, and meta-analysis. J Laryngol Otol, 2013, 127(4):368–377.

[28] Reardon EJ. Navigational risks associated with sinus surgery and the clinical effects of implementing a navigational system for sinus surgery. Laryngoscope, 2002, 112(7, Pt 2, Suppl 99):1–19.

[29] Masterson L, Agalato E, Pearson C. Image-guided sinus surgery: practical and financial experiences from a UK centre 2001–2009. J Laryngol Otol, 2012, 126(12):1224–1230.

39 额窦球囊扩张术：有用还是噱头？

Claire Hopkins, Roland Hettige

摘 要

自 2005 年窦口球囊扩张术开展以来，尽管鼻窦手术的总实施比例保持相对稳定，但美国的额窦手术数量却增加了 5 倍，其中不伴鼻息肉的局限性鼻窦炎患者大多数使用球囊扩张术，这些病例的术后效果与内镜鼻窦手术（ESS）相当，该技术有助于在诊室内进行相关局麻手术。球囊扩张术对有鼻息肉或更广泛的鼻窦疾病患者的作用尚不清楚，但对鼻窦 CT 正常的患者没有什么作用。

关键词 球囊扩张；微创鼻窦技术；诊室手术

39.1 已发表的证据

目前，已发表的球囊鼻窦手术系列病例文献中，某些负责进行这些鼻科手术的机构认为，单凭 4 级证据不能比较鼻窦球囊扩张术（balloon sinuplasty，BSP）与功能性内镜鼻窦手术（FESS）的疗效并得出结论。许多人认为这项技术尚未成熟时就直接应用于临床容易发生医疗冲突[1]。小型、非盲、非随机临床研究（如鼻窦成形术的安全性和有效性的临床评估研究，简称 CLEAR 研究）[2] 因明显的方法学缺陷而受到批评[3-13]，所以目前缺乏足够的窦口开放和治疗预后的随访数据用来对比[14]。

因此，在本节中，作者更详细地分析了系统评价、随机对照试验（randomized controlled trial，RCT）和非随机对照试验的证据。

39.1.1 1 级证据

2012 年进行的一项题目为"窦口球囊扩张术治疗慢性鼻窦炎"的系统评价[14] 回顾了一项随机对照试验、3 项非随机对照试验和 9 个病例报道的证据，结论是，目前的证据尚不足以明确球囊技术对预后的影响，理由是比较球囊鼻窦手术和 FESS 的随机临床试验效能不足，没有评估两种治疗的预后差异。

2011 年发表的一项小型随机对照研究是关于鼻窦球囊扩张的 Cochrane 系统评价[9,15]，该研究认为，目前尚无足够的证据表明鼻窦球囊扩张术优于常规 ESS。然而，2014 年的 Cochrane 系统评价研究也得出同样的结论，该研究比较了慢性鼻窦炎（CRS）的内科和外科治疗[16]，当时还没有足够的 1 级证据证明任何鼻窦手术都比保守治疗更能让患者受益。

2011 年，Batra 等[17] 对球囊导管技术进行了全面的文献回顾，并指出现有研究中的重大研究设计缺陷妨碍了对有效性数据的总结。尽管已发表的大规模队列观察研究表明，球囊扩张术可维持窦口通畅最长达 2 年，但由于这些研究中对病例选择标准没有明确的定义，因此无法将这些数据准确地推广到一般 CRS 人群中。

独立的随机对照试验通过由行业赞助的多中心研究，对上颌窦开窗术与窦口球囊扩张长期疗效的随机评价（Randomized Evaluation of maxillary Antrostomy Versus Ostial Dilation Efficacy through Long-Term Follow-up，REMODEL）进行评估，比较了药物治疗无效的 CRS 患者在全身麻醉下的诊室球囊扩张与传统 ESS，并进行了 1~2 年的随访[18]。将其中 105 例最大化药物治疗无效的复发性急性鼻窦炎或慢性鼻窦炎患者随机分为球囊扩张术组和 FESS 组，球囊扩张术组使用 Entellus 装置，FESS 组使用上颌窦开口术和钩突切除术，伴或不伴前筛切除术。主要评价随访 6 个月时的 20 项鼻腔鼻窦结局测试（SNOT-20）评分的变化以及术后平均换药次数。次要评估指标包括恢复时间、并发症发生率和修正手术率。

REMODEL 是一项具有统计学意义的试验（足以检测组间差异），该试验也证明了球囊扩张术在改善 CRS 症状方面的 SNOT-20 评分并不比 ESS 差，在减少术后清创次数方面优于 ESS（平均每个患者 0.1 次 *vs.* 1.2 次，$P < 0.0001$）。本研究共纳入 135 例患者，其中 130 例（96%）随访至术后 1 年。

次要评估指标表明，球囊扩张术和鼻内镜

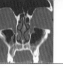

表 39.1　通过长期随访（重塑）随机对照试验（RCT）随机评价上颌窦造口术与窦口扩张术疗效的主要结果

总体成果	球囊扩张术（平均值或占比）	FESS（平均值或占比）	*P* 值	球囊扩张术 *vs.* FESS
主要指标				
1 年内 SNOT–20 评分变化	–1.59	–1.6	< 0.001	球囊扩张不劣于 FESS
每例患者的清创次数	0.2	1	< 0.00~01	球囊扩张优于 FESS
次要结果（短期恢复效果）				
成功率	99.3%	99.4%	NS	研究组之间无显著差异
出院患者鼻出血率	32%	56%	0.009	球囊扩张明显优于 FESS
恢复时间（d）	1.7	5	<（0.00~01）	球囊扩张明显优于 FESS
处方止痛药使用持续时间（d）	1.0	2.8	<（0.00~01）	球囊扩张明显优于 FESS
次要结果（1 年恢复效果）				
患者鼻窦炎发作次数变化	–4.2	–3.7	NS	研究组之间无显著差异
开口通畅	91.9%	97.4%	NS	研究组之间无显著差异
CRS 所致活动障碍的平均减少量	68%	76%	NS	研究组之间无显著差异
CRS 所致总体工作损伤平均减少量	72%	80%	NS	研究组之间无显著差异
并发症	0	0	NS	研究组之间无显著差异
修正手术率	1.4%	1.6%	NS	研究组之间无显著差异

缩写：CRS，慢性鼻窦炎；FESS，功能性内镜鼻窦手术；SNOT–20，20 项鼻腔鼻窦结局测试

下鼻窦成形术具有相似的窦口通畅率、修正手术率、并发症发生率和鼻窦炎发作次数减少。球囊扩张术和 ESS 术后窦口的引流效率也得到了相似的提高。此外，接受球囊扩张术的患者与接受 ESS 的患者相比，恢复时间更快（1.6d *vs.*4.8d，*P*=0.001），术后鼻出血量更少，术前疼痛药物持续使用时间更短（*P*=0.001；▶表 39.1）。

这项随机对照试验解决了之前在鼻窦球囊扩张术研究中的许多局限性。然而，反对者指出，该试验是非盲的，没有基于症状或对次要临床疗效进行盲法评估[14]。还有一些证据显示，在随机分组后，有较多的患者退出了 FESS 组（21% *vs.*4%）。

REMODEL 试验的作者还报告了对 358 例药物治疗无效的鼻窦炎患者（846 个鼻窦）的相关资料进行的荟萃分析，这些患者接受了单纯球囊扩张术治疗，随访时间长达 2 年[18]（▶表 39.2）。对 6 项单纯球囊扩张研究的荟萃分析结果表明，球囊扩张术后鼻窦症状的改善最长可

表 39.2　独立球囊扩张研究荟萃分析的主要结果

试验名称和患者数量	患者群体及研究设计	主要发现

来自 6 项临床研究的 358 例成人患者（846 个鼻窦）：
· REMODEL RCT
· XprESS MultiSinus
· XprESS Maxillary Pilot
· RELIEF
· FinESS Registry
· BREATHE
	多中心（38 个不同站点）：
	· 慢性或复发性无并发症鼻窦炎患者，符合必要的 FESS 标准，且未使用 Entellus 装置进行单纯球囊扩张术
	· 根据研究方案进行 2~6 个月的随访
	· 结果：
	  – 技术成功
	  – 鼻窦症状变化（SNOT-20）
	  – 患者术后清创率
	  – 修正手术率
	  – 恢复结果
	  – 手术疼痛
	  – 医疗利用
	  – 工作限制
	· 各研究的患者基线特征无差异
	· 与 REMODEL FESS 相比的一些结果（$n=61$）
		1 年随访率 93.2%（314/337）；18 个月随访率 100%（37/37）；2 年随访率 96.1%（74/77）。
		结果：
		· 技术成功：97.5%（825/846 鼻窦）
		· 在所有随访时间段内，基线症状评分（平均 SNOT-20）的变化具有统计学意义和临床意义（≥ 8 分），与 FESS 无统计学差异
		· 1 周至 2 年的随访期内症状持续改善
		· 每个患者平均清创次数为 0.16 次
		· 与 FESS（1.7%）相比，1 年的手术修正率（REMODEL 1.4%，5 项集合研究的荟萃分析 3.2%）无显著统计学差异
		· 恢复时间（恢复正常日常活动）为 1.4d
		· 出院患者鼻出血率为 13.8%
		· 术后恶心发生率为 12.7%
		· 处方止痛药物使用持续时间为 0.8d
		· 非处方止痛药物使用持续时间为 1.5d
		· 手术疼痛得分为 2.6 分（0~10 分）
		· 与球囊扩张术前 1 年相比，术后 1 年错过工作/学习日、居家日、医生/护士就诊、急性感染以及抗生素使用方面有显著统计学差异
		· 工作限制问卷：通过 2 年的随访，5 个领域（时间管理、心理/人际关系、产出和生产能力损失）中有 4 个领域获得统计学显著改善
		子群分析：
		· 术后随访开始至 12 个月的 SNOT-20 评分有显著统计学意义（$P < 0.0001$）和临床意义（≥ 8 分）：
		  – 慢性鼻窦炎患者（$n=191$）和急性鼻窦炎患者（$n=52$）
		  – 伴（$n=97$）或不伴（$n=211$）筛窦疾病患者
		· 亚组间无差异
		  1 年随访率 96.3%（130/135）；18 个月随访率 100%（66/66）；24 个月随访率 100%（25/25）

缩写：CRS，慢性鼻窦炎；FESS，功能性内镜鼻窦手术；RARS，复发性急性鼻窦炎；RSI，相对强度指数

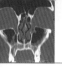

维持 2 年，这具有统计学意义和临床意义。荟萃分析还证实了模型的结果，即行球囊扩张术的患者恢复时间快，术后清创率低，以及使用处方止痛药的时间较短。

其他研究结果显示，球囊扩张术后显著改善了以下指标，即减少了因病休息 / 休学时间、居家治疗时间，因鼻窦问题、急性感染需要医生 / 护士随访的次数和抗生素使用疗程。当在局部麻醉（local anesthesia, LA）下手术时，如果手术疼痛评分较低，表明患者对手术的耐受性较高。该研究的修正手术率与 REMODEL 试验中观察到的没有统计学差异。很明显，目前存在较强的统计学 1 级证据，支持对内科难治性 CRS 患者采用球囊扩张术比标准治疗（ESS）具有较好的安全性和有效性。

除 REMODEL 试验外，已发表的其他比较鼻窦球囊扩张术与 FESS[9-13,19] 的随机对照试验证实了 REMODEL 试验的阳性结果，证据如下。

Marzetti 等[12] 的随机对照试验比较了球囊扩张术（未指定器械）和 FESS 治疗窦性头痛的疗效（n=83）。44 例患者接受常规 ESS 治疗，35 例患者接受球囊扩张术治疗。在球囊扩张术组中，23 例患者为"仅单独使用额窦球囊扩张术"患者，其中球囊导管为额窦开放的唯一工具，12 例患者为"混合"治疗患者，同时实施球囊导管扩张和传统 ESS。遗憾的是，没有具体说明各组选择患者的标准。两组参与者均接受 FESS 治疗，但研究者未报告具体数据。随访 6 个月后，ESS 组的 SNOT-22 评分从基线时的 28.6 分改善到 7.8 分，球囊扩张术组从基线时的 27.3 分改善到 5.3 分，两组症状得分在统计学上均有显著改善（$P < 0.001$）。随访 6 个月后，ESS 组基于视觉模拟评分（VAS）的头痛评分从 6.5 分降低到 5.4 分，球囊扩张术组从基线检查时的 7.1 分降低到 1.2 分（$P < 0.001$）。作者没有报告其他与患者相关的预后指标，例如头痛天数或治疗后止痛物的使用。本研究的局限性在于接受球囊扩张术的患者数量少，这限制了研究结果的普遍性，另外，本研究对患者和临床评估人员缺乏双盲设计，而且治疗组和对照组同时进行了各种手术，这使得很难正确评估球囊扩张术的治疗效果。

最近的一项单盲研究[20] 结果表明，将诊断为"窦性头痛"但在 CT 上无鼻窦炎表现的患者随机分为鼻窦球囊扩张术组与假手术组（安慰剂对照组）并进行比较，随访 6 个月，在 SNOT-22 评分或头痛严重程度评分降低方面，两组的结果没有显著统计学差异。这项研究表明，任何治疗"窦性头痛"的介入手术都可能产生显著的安慰剂效应，因此应谨慎对待此类患者，对 CT 成像正常的患者不应使用球囊扩张术[21]。

Bizaki 等[19] 比较了 92 例患者（进行诊室球囊扩张术者 50 例；进行 FESS 者 42 例），研究了治疗 1 年后患者报告的生活质量（QOL）结果。作者得出结论，对于药物治疗失败且具有必要的 FESS 适应证的上颌窦病变患者，无论有无前筛病变，单纯球囊扩张术与 FESS 治疗的效果相同。然而，一些反对者认为，尽管球囊扩张术在鼻科学中的使用得到广泛验证[22]，但该结果存在对患者报告结果测量（patient-reported outcome measures, PROMs）的质疑及受其回忆偏差的影响[14]，与此相反，2011 年的一项小型随机对照试验（n=20）仅报告了生理指标[23]，将患者随机分成两组，通过 FESS 切除钩突组和单独行窦口球囊扩张术组。主要观察指标是窦内 CO_2 浓度和上颌窦内的压力，这两项指标均可作为反应鼻窦通畅性的替代指标。研究组和对照组的 CO_2 浓度下降程度相似。FESS 组患者吸气时上颌窦平均压力下降，但窦口球囊扩张组没有变化。

2012 年，一项随机对照试验将 24 例患者随机分为混合手术组和 FESS 组[10]，治疗后 6 个月时，在 SNOT-20 评分或糖精清除时间（saccharine clearance time）方面没有发现统计学差异。然而，这项研究因所需的支持不够而受到严重批评，也没有报道不良事件。Bozdemir 等对鼻息肉患者进行了小型研究（n=100），其中一侧用 FESS 治疗，另一侧用鼻窦球囊扩张术治疗[24]，所有手术均由同一名外科医生进行。所有患者在 FESS 或鼻窦球囊扩张术前先行息肉切除术。结果测量包括通过 CT 扫描（L-M 评分）或内镜检查（McKay 分级）测量的鼻窦的通畅性。术后 10d，两组的窦口通畅性指标都有所改善，但组间无统计学差异，表明 BSP 与 FESS 相比并无差别。

39.1.2 非随机研究

7 项前瞻性、多中心、对照和单组研究也显示，与基线相比，采用球囊扩张术治疗的患者的症状改善具有统计学意义，且这在 1 个月至 2 年的随访期内是一致和持久的 [2,4-6,21,25-26]。在这一证据体系中，报告了对 122 例患者 1 年以上的随访结果，在技术优化和完善范围内行诊室鼻窦球囊扩张术（Optimization and Refinement of technique in In-Office Sinus dilation, ORIOS Ⅱ），进行了鼻窦症状改善和修正手术率的研究 [26]。ORIOS 和 RELIEF 联合试验包含 26 个中心的 314 例患者，可行率为 92%，在 6 个月的随访中患者的 SNOT-20 评分和 L-M 评分在临床和统计学上均显著降低，并在术后平均 2.2d 恢复正常活动。

Koskinen 等在一项回顾性对照试验中，将成功的 BSP 与标准 FESS 手术进行了比较，并报告 FESS 在急性发作和具有职业性或 CRS 相关风险因素的患者中的疗效略好 [27]，但对过敏性鼻炎和先前诊断的鼻息肉患者的预后没有影响。

然而，由于方法上的局限性，这些非随机化研究也遭到了一些质疑，例如患者数量有限、研究人群的异质性、未报告主要健康指标、随访时间有限和回顾性研究设计，由于回顾性研究设计中没有随机化或双盲法，因此很难控制偏倚和混杂因素。此外，在填写研究问卷时，回顾性研究会受到所审查病历的准确性或患者的可重复性的限制。

由于大部分证据纳入了非常有限的鼻窦疾病患者，或仅在原发病例中纳入 BSP，因此应谨慎对待更广泛的 CRS 人群的临床适用性和可推广性。

39.2 争议与意见

外科医生已经越来越认识到预先处理黏膜和恢复正常鼻窦生理学的重要性。现代 FESS 的基础是应用多种解剖学和生理学方法，开放和扩大鼻窦自然引流途径。Bolger 和 Vaughan 于 2005 年首次进行的尸体研究表明，额窦球囊扩张是一种可行的技术 [20]。之后，许多研究证明了该技术在临床实践中的应用，在手术室和诊室进行的 BSP 手术的额窦置管成功率为

92%~96% [2,3,21,28]。窦口球囊扩张术已被推荐为标准内镜手术的替代或辅助手段，可用于额窦、上颌窦和蝶窦。该技术使用一个固定的、大外径的球囊，将其充气到非常高的压力，以扩张鼻窦的开口，其工作原理是在窦口周围骨质诱发微小骨折，而不是吸切或清除黏膜。

因此，与传统切除器械相比，球囊技术被认为是一种创伤相对较小的治疗方法。然而，球囊扩张术可能被错误地推荐为内镜技术的替代方法，实际上，它应该被视为一种新的工具，而不是一种完全新颖的手术操作方法，不能过于扩大其适应证。随着技术和实践的发展，鼻窦球囊扩张术可以在诊室局麻下进行，从而节约医疗成本，提高患者的康复率，并可能降低干预门槛。因此，有人担心，诊室治疗中较高的利益可能导致患者被过度治疗，并对其手术地位产生重大争议。

尽管存在上述问题，但是慢性鼻窦炎患者的人均鼻窦手术总数仍保持稳定 [29]。然而，近几年来，球囊手术越来越受欢迎，市场份额不断增加（▶图 39.1），2006—2011 年，美国实施的额窦球囊扩张手术数量增加了 5 倍 [30]。

与鼻窦手术中使用任何器械一样，鼻窦扩张术的效果取决于外科医生的操作。至关重要的是，手术器械的选择不应改变鼻窦手术的适应证，因为目的都是通过黏膜保存实现对明显阻塞或发炎的鼻窦的长期通畅引流，在特定的情况下，可以使用球囊技术来实现这一目标。正

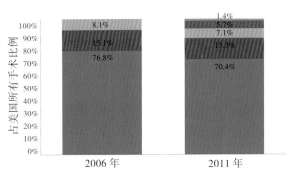

图 39.1 图表显示了 2006—2011 年，鼻窦球囊扩张术（BSP）在美国总鼻窦手术中使用率的增长

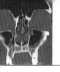

确的患者选择对任何鼻窦手术的成功至关重要，这也是手术医生的职责，选择不当不能归咎于设备因素。根据公开的指南 [如 EPOS（European Position Paper on Rhinosinusitis）2020 指 南]，的建议 [31]，任何症状持续存在、内镜下有疾病证据和（或）CT 显示有 CRS 放射学依据，且最大化药物治疗无效的患者，随后的手术干预可能使患者受益，由患者和外科医生协商选择球囊技术或常规手术。

39.2.1 弥漫性对比局限性慢性鼻窦炎

最近的一项研究通过一个国际性的、跨学科的 CRS 专家小组，对 624 种不同的场景及其对 ESS 的适用性进行了排名 [32]。对于不伴有鼻息肉的无并发症的 CRS 成人患者，如果 CT LM 评分≥ 1 分，并且已经进行了局部鼻内皮质类固醇加短期广谱或药敏实验指导的全身抗生素或者使用长期低剂量全身抗生素的最小试验，则可以适当地提供 ESS 治疗后总 SNOT-22 评分≥ 20 分的抗生素进行抗炎治疗。

总的来说，在累及上颌窦和额窦等前组黏膜疾病（anterior mucosal disease）的患者中，前组筛窦的病变较轻，是单纯球囊扩张术的"理想"适应证。人们对手术治疗筛窦疾病的重要性仍有争议，某些研究者曾发现，鼻窦球囊扩张术中未行筛窦切除的患者中，部分患者的筛窦炎症意外消退。目前的文献对这一现象的证据支持不足。Chan 等对 5 例慢性鼻窦炎患者进行了研究，这些患者药物治疗均无效，并伴有同侧前组筛窦炎 [33]，在未行筛窦切除的情况下对额窦狭窄口进行球囊扩张后，所有患者的影像学检查均显示额窦口引流通畅和筛窦内侧炎症完全清除。Stankiewicz 等证明，仅通过上颌窦扩张，上颌窦和前组筛窦疾病患者的生活质量在统计学和临床上均有显著改善 [34]。Karanfilov 等对 203 例接受 BSP 治疗的患者进行回顾研究，其中 102 例患有筛窦疾病，并报告了在不切除筛窦的情况下通过扩张鼻窦来获得完全影像学缓解 [21]。当然，这些试验是非随机的，且缺少对照组，可以想象，不需要任何手术干预，鼻窦疾病就会得到缓解，因此，在推荐普遍使用球囊扩张术作为此类病例的一线治疗方案之

前，对照试验和更好地了解早期 CRS 的自然病史至关重要。目前作者的做法是，当 CT 上明确显示患者存在广泛的筛窦疾病时，应进行常规的额筛窦切除术，球囊扩张术仅保守用于更局限但持久的鼻窦疾病患者。

39.2.2 鼻息肉

对于许多外科医生来说，鼻息肉是球囊扩张术的相对禁忌证。大多数支持鼻窦球囊扩张术的研究均应用于不伴息肉的局限性鼻窦疾病患者，因此我们没有证据支持这些研究中观察到的疗效是否适用于更广泛的疾病或伴有鼻息肉的 CRS 患者（CRSwNP）。诊室鼻息肉切除术可以与球囊技术相结合，然而，慢性鼻窦炎伴鼻息肉手术的一个关键目标是优化获得局部治疗的途径，这些患者可能无法获得可以比较的长期疗效。当然，对鼻息肉患者的球囊置管可能更具挑战性。

39.2.3 其他用途

虽然急性鼻窦炎通常不需要手术治疗，但在出现并发症或药物治疗失败的情况下，则有必要行介入治疗，特别是在急性感染的情况下，在不切除组织的同时扩张急性阻塞的窦口，可能是理想的辅助治疗手段，与其他内镜技术相比，医源性窦口狭窄的潜在风险较低。文献中发表了小样本系列或单病例报告，描述了球囊技术在急性额窦炎 [35]、Pott 肿瘤和额窦炎的额窦中的成功应用，是通过微型环钻进行逆行球囊扩张治疗 [36]。该技术可在病房的床旁进行，用于疑似颅内感染患者，以便于采集微生物样本。

复发性急性鼻窦炎（recurrent acute rhinosinusitis, RARS）的治疗（定义为每年至少 4 次急性发作，平时无症状）仍然存在争议，但是 RARS 的 ESS 治疗可以显著减少抗生素的使用和医疗支出，并降低抗生素相关并发症的发病率和细菌耐药的风险 [37]。

鼻窦球囊扩张术也可能是治疗复发性窦性气压伤即额隐窝狭窄的理想方法。特别容易出现这些症状的职业包括飞行常客（即飞行员、客舱乘务员、商务旅客）和潜水员。文献显示，鼻窦球囊扩张术在特定情况下的作用有限，例

如额窦黏液囊肿[15-16,38]或窦源性头痛患者[12]。

39.2.4 禁忌证

鼻窦球囊扩张术并不适用于所有慢性和复发性鼻窦炎患者[39-40]，而且对于弥散性鼻窦炎、过敏性真菌病或者疑似肿瘤患者，不太可能将鼻窦球囊扩张术作为主要治疗手段。除此之外，临床研究通常排除了嗜酸性粒细胞疾病、严重的鼻中隔偏曲、囊性纤维化、Samter 三联征和面部外伤患者[41]。当采集额窦内的任何实体组织以进行病理学检查时，通过扩张自然开口获得的通路不足以进行组织病理学采样或完全切除病变。

如果在有严重疾病的情况下出现骨质增厚或骨炎，可能会限制在安全压力下额隐窝内球囊的导入或正常扩张，反之亦然，眼眶壁或颅底的任何裂开都会使球囊扩张，更容易引起并发症。

由于额窦在 5~6 岁之前不会发育，因此在儿童患者中应谨慎使用球囊扩张术。在对儿童人群的研究中，技术失败率的增加也反映了这一点[42-43]。在 5%~10% 的额窦发育不全或正在发育中的患者中，禁忌证也很明显，因此术前应仔细对患者行 CT 检查。

与 FESS 一样，根据 EPOS 指南[31]，在没有对患者进行综合治疗的情况下，不应进行鼻窦球囊扩张术。

39.2.5 术前准备

应与常规 ESS 一样，患者应签署知情同意书，尤其是要告知患者在手术过程中有可能需要更改手术方式，如转为常规手术。

术前仔细检查三维鼻窦 CT 并在术中获取图像是成功放置球囊的关键。鼻窦导航在复杂或修正手术病例中可能是一种有用的辅助手段，但通常不是必需的，尤其是对原发性病例。

应评估钩突的情况，它决定了额窦的引流通道情况。如果钩突附着在眶纸板上（A 型，最常见），形成终末隐窝，则额隐窝的引流通道位于钩突内侧的中鼻道内。球囊或导线可能会进入终末隐窝中，导致"无路可走"，此时应朝着偏内侧的方向行进。如果钩突附着在筛窦顶部（B 型）或中鼻甲（C 型），则额隐窝引流通道位于筛漏斗内、钩突附着部的外侧，在这种情况下，球囊的方向可以稍微偏外侧一些。

此外，任何额筛气房的存在都可能导致额隐窝定位困难。这些是前筛窦气房，使额隐窝气化可能导致阻塞或持续性疾病[44]，除了显著的新生骨外，这也是文献中提到的置管失败的原因之一[45]。当存在此类气房时，通常会优先将球囊或导丝插入到额筛气房中（►图 39.2）。任何向额骨前壁气化的气房都要引起重视，术中导管在照射下可透光，如果置管进入眶上或额筛上气房，容易与额窦相混淆。扩张这些气房而不是额隐窝可能会进一步破坏真正的额窦引流通道。如果额窦引流通道的解剖结构较复杂，尽管术前仔细阅片和术中导航可能有助于球囊扩张术，但是作者推荐应用常规手术来开放额隐窝的引流通道。（►图 39.3）。

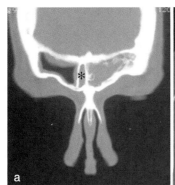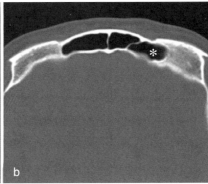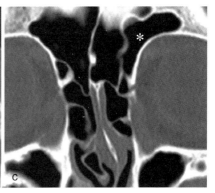

图 39.2 （a）冠状位 CT 显示可被误认为额窦的窦间隔气房（＊）。轴位（b）和冠状位（c）CT 显示眶上筛窦气房（＊）很容易被误认为是额窦，因为它会向前壁气化而透光，位于冠状位垂直方向的外侧

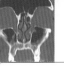

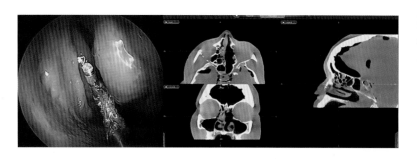

图 39.3　可导航气囊系统的集成手术视图和 CT 三维图像示例，有助于指导临床医生实时部署和定位气囊导管

39.2.6　培训要求

与其他额窦手术相比，球囊导管扩张术因培训时间相对较短，并发症风险低，所以具有非常大的吸引力，这可能会鼓励外科医生利用该技术处理额窦病变，而不是依靠传统器械行常规手术治疗。然而，目前尚没有研究比较球囊导管扩张术和 Draf Ⅱ 手术所需的训练时间的差异。

大型医疗器械公司可提供尸体演示、培训现场和活体培训项目（▶图 39.4~ 图 39.6）。作者建议至少先成功完成 10 例全麻下球囊扩张手术，再尝试局麻下进行鼻窦球囊扩张。此外，由于每家公司的设备之间存在细微差别，在局麻下操作之前，最好具有一定的参数设置和技术方面的经验。

越来越多的外科医生在门诊或"诊室"中在局麻下（使用或不使用镇静剂）对患者进行球囊扩张术。这样做的益处包括降低成本、缩短手术时间和避免全麻并发症[4,21, 25]。我们认为，鼻窦球囊扩张术的未来发展领域可能是在前部黏膜局限性病变中安全、有效、经济、高效地在局麻下行快速单纯球囊扩张术，或者在急性额窦炎引流中降低医源性疾病的风险。

39.2.7　并发症

最近发表了一系列鼻窦球囊扩张术患者的长期随访研究结果，显示鼻窦球囊扩张术是一种非常安全的手术，主要并发症发生率为 0~0.1%[4-6,11,18-19,21,25,46-49]。与传统的 FESS 并发症发生率（约 1%）相比，每 1 500 例 FESS 患者中有 1 例明显的脑脊液漏[50]。荟萃分析[18]结果表明，有 32% 的患者报告了鼻窦球囊扩张术后出现鼻出血，而常规 ESS 术后鼻出血率为 56%。

文献中的单一病例报告提到了罕见的并发症，包括导致脑脊液漏的硬脑膜病变[7,17,46]、眶纸板病变[17,46,51-52] 和术中心脏骤停[53]。在鼻窦成形术患者登记表中，在混合手术中记录了 2 例脑脊液漏，均发生在筛凹区[3]，本研究没有把明显的主要不良事件归因于球囊本身。2006 年，美国 FDA 在制造商和用户设备体验（Manufacture and user Facility Device Experience, MAUDE）不良事件报告数据库中报告了一例前部 BSP 后的脑脊液漏，这也是由混合手术中的传统器械引起的[54]。与之类似，Tomazic 等[55] 报告了一例 36 岁患者的脑脊液漏，该患者接受了单纯额窦球囊扩张术，手术中当试图扩张额隐窝时，扩张导管尖端穿透筛板菲薄的外侧板，术后检查证实有局限性脑组织疝出，表明脑组织有创伤。

随着设备生产成本的降低和手术操作的简便化，出现了一种趋势，即不再强调设备的正确放置（影像导航手术除外），而是从透视到透照再到单纯触觉反馈来明确导管定位，这可

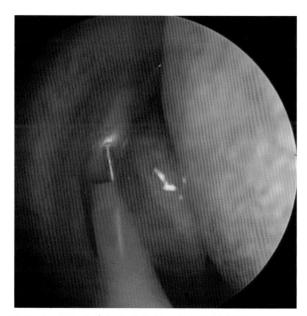

图 39.4　插入导管和发光导丝以定位右侧额窦口

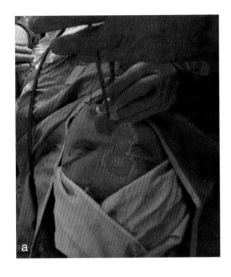
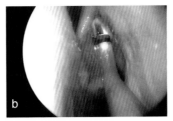
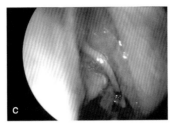

图 39.5 通过对应的内镜视图（b、c）确认发光头导丝（a）放置时额部可见光源透照

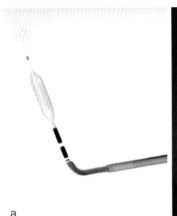
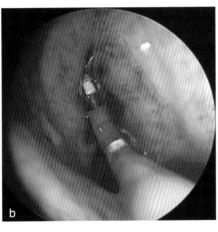

图 39.6 （a）球囊导管扩张的模拟图。（b）球囊导管在体内扩张

能会增加并发症的风险。最近推出的一些产品已经用更硬的探头或导管取代了现有的柔软导丝，可直接穿过额隐窝，但是如果定位不当，穿透颅底的风险可能会增加。

39.3 尚未解决的问题

39.3.1 成本效益

目前，在作者所在的机构中，鼻窦球囊扩张术作为"联合手术"的益处不足以证明手术室中标准 ESS 的额外支出成本是合理的。费用和汇率可能因地区而异，在英国，每个鼻窦球囊扩张病例的手术成本约为 1 000 英镑。一项英国成本效益分析[56]表明，与全麻下的 FESS 相比，局麻下的诊室或门诊球囊扩张术节省了约 150 英镑的费用。尽管尚未明确常规 FESS 中换药的必要性，但是如果患者能够早日重返工作岗位，以及门诊换药次数减少，则可以降低社会间接成本[57]。

在经济制约时期，保证额外的支出成本的合理性很重要。在诊室中应用 BSP 可获得较高的成本效益，但在手术室中应用的成本效益可能并不高。到目前为止，没有证据显示 CRS 干预治疗的适应证改变（即最大化药物治疗失败，有证据表明残余鼻窦病变仍然是 ESS 和 BSP 的适应证）。因此，这项技术可能被视为一种有用的辅助手段或工具，不太可能取代现有的手术治疗。

39.3.2 病例推广应用

经过近 10 年的临床研究，包括最近的荟萃分析和来自统计学的长期结果，以及随机对照 REMODEL 试验将球囊扩张术和 FESS 进行的统计学比较，大量的这些主体证据较充分、一致地表明，对于药物治疗失败的特定 CRS 患者，额窦球囊扩张术是可靠、安全、有效的，其治疗效果与 ESS 相当。

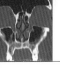

与任何手术一样，掌握严格的手术适应证非常重要。然而，上颌窦和额窦局限性病变及蝶窦仅轻度受累的患者是否需要手术治疗仍有待全面评估，目前迫切需要进行与非手术治疗的对照组的比较研究。

我们注意到，在 CRSwNP 患者中，有复杂的额窦解剖结构患者中，有广泛的筛窦病变（即前组筛窦完全混浊或后组筛窦疾病）、修正手术病例或存在新骨生成的情况下，BSP 技术的应用具有很大的局限性，且颅底损伤或插管失败的风险更大，而且在修正手术病例中使用球囊更具有挑战性。

（袁 杰 译，周 涛 审）

参考文献

[1] Catalano PJ. Use of a novel osmotic self-expanding dilation device for the treatment of sinusitis. Otorinolaringol, 2016, 66(2):26 –30.

[2] Weiss RL, Church CA, Kuhn FA, et al. Long-term outcome analysis of balloon catheter sinusotomy: twoyear follow-up. Otolaryngol Head Neck Surg, 2008, 139(3, Suppl 3):S38–S46.

[3] Levine HL, Sertich AP, II, Hoisington DR, et al; PatiENT Registry Study Group. Multicenter registry of balloon catheter sinusotomy outcomes for 1036 patients. Ann Otol Rhinol Laryngol, 2008, 117(4):263–270.

[4] Gould J, Alexander I, Tomkin E, et al. In-office, multisinus balloon dilation: 1-Year outcomes from a prospective, multicenter, open label trial. Am J Rhinol Allergy, 2014, 28(2):156 –163.

[5] Albritton FD, IV, Casiano RR, Sillers MJ. Feasibility of in-office endoscopic sinus surgery with balloon sinus dilation. Am J Rhinol Allergy, 2012, 26(3):243–248.

[6] Brodner D, Nachlas N, Mock P, et al. Safety and outcomes following hybrid balloon and balloon-only procedures using a multifunction, multisinus balloon dilation tool. Int Forum Allergy Rhinol, 2013, 3(8):652– 658.

[7] Tomazic PV, Stammberger H, Koele W, et al. Ethmoid roof CSF-leak following frontal sinus balloon sinuplasty. Rhinology, 2010, 48(2):247–250.

[8] Kuhn FA, Church CA, Goldberg AN, et al. Balloon catheter sinusotomy: one-year follow-up: outcomes and role in functional endoscopic sinus surgery. Otolaryngol Head Neck Surg, 2008, 139(3, Suppl 3):S27–S37.

[9] Plaza G, Eisenberg G, Montojo J, et al. Balloon dilation of the frontal recess: a randomized clinical trial. Ann Otol Rhinol Laryngol, 2011, 120(8):511–518.

[10] Achar P, Duvvi S, Kumar BN. Endoscopic dilatation sinus surgery (FEDS) versus functional endoscopic sinus surgery (FESS) for treatment of chronic rhinosinusitis: a pilot study. Acta Otorhinolaryngol Ital, 2012, 32(5):314 –319.

[11] Cutler J, Bikhazi N, Light J, et al; REMODEL Study Investigators. Standalone balloon dilation versus sinus surgery for chronic rhinosinusitis: a prospective, multicenter, randomized, controlled trial. Am J Rhinol Allergy, 2013, 27(5):416 – 422.

[12] Marzetti A, Tedaldi M, Passali FM. The role of balloon sinuplasty in the treatment of sinus headache. Otolaryngol Pol, 2014, 68(1):15–19.

[13] Hathorn IF, Pace-Asciak P, Habib AR, et al. Randomized controlled trial: hybrid technique using balloon dilation of the frontal sinus drainage pathway. Int Forum Allergy Rhinol, 2015, 5(2):167–173.

[14] BlueCross BlueShield Association. Balloon sinus ostial dilation for treatment of chronic rhinosinusitis. Technol Eval Cent Assess Program Exec Summ, 2013, 27(9):1–3.

[15] Ahmed J, Pal S, Hopkins C, et al. Functional endoscopic balloon dilation of sinus ostia for chronic rhinosinusitis. Cochrane Database Syst Rev, 2011, 7(7):CD008515.

[16] Rimmer J, Fokkens W, Chong LY, et al. Surgical versus medical interventions for chronic rhinosinusitis with nasal polyps. Cochrane Database Syst Rev, 2014, 12(12):CD006991.

[17] Batra PS, Ryan MW, Sindwani R, et al. Balloon catheter technology in rhinology: Reviewing the evidence. Laryngoscope, 2011, 121 (1):226 –232.

[18] Chandra RK, Kern RC, Cutler JL, et al. REMODEL larger cohort with long-term outcomes and meta-analysis of standalone balloon dilation studies. Laryngoscope, 2016, 126(1):44 –50.

[19] Bizaki AJ, Taulu R, Numminen J, et al. Quality of life after endoscopic sinus surgery or balloon sinuplasty: a randomized clinical study. Rhinology, 2014, 52(4):300–305.

[20] Bolger WE, Vaughan WC. Catheter-based dilation of the sinus ostia: initial safety and feasibility analysis in a cadaver model. Am J Rhinol, 2006, 20(3):290 –294.

[21] Karanfilov B, Silvers S, Pasha R, et al; ORIOS2 Study Investigators. Office-based balloon sinus dilation: a prospective, multicenter study of 203 patients. Int Forum Allergy Rhinol, 2013, 3(5):404 – 411.

[22] Hopkins C, Philpott C, Crowe S, et al. Identifying the most important outcomes for systematic reviews of interventions for rhinosinusitis in adults: working with Patients, Public and Practitioners. Rhinology, 2016, 54(1):20 –26.

[23] Kutluhan A, Şalvız M, Bozdemir K, et al. The effects of uncinectomy and natural ostial dilatation on maxillary sinus ventilation: a clinical experimental study. Eur Arch Otorhinolaryngol, 2011, 268(4):569–573.

[24] Bozdemir K, Kutluhan A, Çetin H, et al. Comparison of outcomes of simple polypectomy plus balloon catheter dilatation versus functional endoscopic sinus surgery in nasal polyposis: a preliminary study. Am J Rhinol Allergy, 2011, 25(3):198–200.

[25] Levine SB, Truitt T, Schwartz M, et al. In-office stand-alone balloon dilation of maxillary sinus ostia and ethmoid infundibula in adults with chronic or recurrent acute rhinosinusitis: a prospective, multiinstitutional study with-1-year follow-up. Ann Otol Rhinol Laryngol, 2013,

122(11):665– 671.

[26] Sikand A, Silvers SL, Pasha R, et al. ORIOS 2 Study Investigators. Office-based balloon sinus dilation: 1-year follow-up of a prospective, multicenter study. Ann Otol Rhinol Laryngol, 2015, 124(8):630– 637.

[27] Koskinen A, Penttilä M, Myller J, et al. Endoscopic sinus surgery might reduce exacerbations and symptoms more than balloon sinuplasty. Am J Rhinol Allergy, 2012, 26(6):e150– e156.

[28] Bikhazi N, Light J, Truitt T, et al; REMODEL Study Investigators. Standalone balloon dilation versus sinus surgery for chronic rhinosinusitis: a prospective, multicenter, randomized, controlled trial with 1-year follow-up. Am J Rhinol Allergy, 2014, 28 (4):323–329.

[29] Truven Health Analytics. MarketScan studies: abbreviated bibliography. Available at: http://sites.truvenhealth.com/bib liography/2014TruvenHealthMarketScanBibliography.pdf. Accessed January 22, 2014.

[30] Svider PF, Sekhsaria V, Cohen DS, et al. Geographic and temporal trends in frontal sinus surgery. Int Forum Allergy Rhinol, 2015, 5(1):46– 54.

[31] Fokkens WJ, Lund VJ, Hopkins C, et al. European position paper on rhinosinusitis and nasal polyps 2020. Rhinology, 2020, 58(Suppl S29):1– 464.

[32] Rudmik L, Soler ZM, Hopkins C, et al. Defining appropriateness criteria for endoscopic sinus surgery during management of uncomplicated adult chronic rhinosinusitis: a RAND/UCLA appropriateness study. Rhinology, 2016, 54(2):117–128.

[33] Chan Y, Melroy CT, Kuhn FA. Is Anterior Ethmoid Disease Really Responsible for Chronic Frontal Sinusitis? Annual Meeting of the American Rhinologic Society Annual Meeting, Chicago, IL, September 2008.

[34] Stankiewicz J, Tami T, Truitt T, et al. Transantral, endoscopically guided balloon dilatation of the ostiomeatal complex for chronic rhinosinusitis under local anesthesia. Am J Rhinol Allergy, 2009, 23(3):321–327.

[35] Hopkins C, Noon E, Roberts D. Balloon sinuplasty in acute frontal sinusitis. Rhinology, 2009, 47(4):375–378.

[36] Wexler DB. Frontal balloon sinuplasty via minitrephination. Otolaryngol Head Neck Surg, 2008, 139(1):156 –158.

[37] Bhandarkar ND, Mace JC, Smith TL. Endoscopic sinus surgery reduces antibiotic utilization in rhinosinusitis. Int Forum Allergy Rhinol, 2011, 1(1):18–22.

[38] Eloy JA, Friedel ME, Eloy JD, et al. In-office balloon dilation of the failed frontal sinusotomy. Otolaryngol Head Neck Surg, 2012, 146(2):320 –322.

[39] Mistry S, Kumar B. Balloon sinuplasty for an acute frontal sinus mucocele. J Surg Case Rep, 2011, 2011(11):6.

[40] Cohen AN. Suitability for balloon sinuplasty procedure. Los Angeles Sinus Surgeon. February 24, 2014. Available at https://web.archive. org/web/20150414111418/http:// losangelessinussurgeon.com/blog/Suitability-for-Balloon-Sinuplasty-Procedure.html. Accessed April 13, 2015.

[41] ClinicalTrials.gov. Safety and Efficacy of Balloon Sinuplasty in Pediatric Sinusitis (INTACT). July 10, 2012. Accessed April 13, 2015.

[42] Ramadan HH, McLaughlin K, Josephson G, et al. Balloon catheter sinuplasty in young children. Am J Rhinol Allergy, 2010, 24(1):e54–e56.

[43] Ramadan HH. Safety and feasibility of balloon sinuplasty for treatment of chronic rhinosinusitis in children. Ann Otol Rhinol Laryngol, 2009, 118(3):161–165.

[44] Bent JP, Cuilty-Siller C, Kuhn FA. The frontal cell as a cause of frontal sinus obstruction. Am J Rhinol, 1994, 8(4):185 – 191.

[45] Heimgartner S, Eckardt J, Simmen D, et al. Limitations of balloon sinuplasty in frontal sinus surgery. Eur Arch Otorhinolaryngol, 2011, 268(10):1463–1467.

[46] Melroy CT. The balloon dilating catheter as an instrument in sinus surgery. Otolaryngol Head Neck Surg, 2008, 139(3, Suppl 3):S23–S26.

[47] Hathorn I, Habib AR, Santos RD, et al. The safety and performance of a maxillary sinus ostium self-dilation device: a pilot study. Int Forum Allergy Rhinol, 2014, 4(8):625– 631.

[48] Stankiewicz J, Truitt T, Atkins J, et al. Two-year results: transantral balloon dilation of the ethmoid infundibulum. Int Forum Allergy Rhinol, 2012, 2(3):199–206.

[49] Koskinen A, Myller J, Mattila P, et al. Long-term follow-up after ESS and balloon sinuplasty: comparison of symptom reduction and patient satisfaction. Acta Otolaryngol, 2016, 136(5):532–536.

[50] Hopkins C, Browne JP, Slack R, et al. Complications of surgery for nasal polyposis and chronic rhinosinusitis: the results of a national audit in England and Wales. Laryngoscope, 2006, 116(8):1494–1499.

[51] Batra PS. Evidence-based practice: balloon catheter dilation in rhinology. Otolaryngol Clin North Am, 2012, 45(5):993–1004.

[52] Özkiriş M, Akin İ, Özkiriş A, et al. Orbital complication of balloon sinuplasty. J Craniofac Surg, 2014, 25(2):499–501.

[53] Hughes N, Bewick J, Van Der Most R, et al. A previously unreported serious adverse event during balloon sinuplasty. BMJ Case Rep, 2013, 2013:bcr2012007879.

[54] U.S. Food and Drug Administration. Manufacturer and User Facility Device Experience (MAUDE) Database. Silver Spring, MD: FDA, 2006.

[55] Tomazic PV, Stammberger H, Braun H, et al. Feasibility of balloon sinuplasty in patients with chronic rhinosinusitis: the Graz experience. Rhinology, 2013, 51(2):120– 127.

[56] Taghi AS, Khalil SS, Mace AD, et al. Balloon Sinuplasty: balloon catheter dilation of paranasal sinus ostia for chronic rhinosinusitis. Expert Rev Med Devices, 2009, 6(4):377–382.

[57] Green R, Banigo A, Hathorn I. Postoperative nasal debridement following functional endoscopic sinus surgery, a systematic review of the literature. Clin Otolaryngol, 2015, 40(1):2–8.

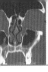

40 额窦手术最小与最大范围对比

Anne E. Getz, Todd T. Kingdom

摘 要

外科医生在提出内镜鼻窦手术（ESS）的建议后，首先遇到的问题是确定手术范围，尤其是额窦手术，因为手术开放或切除范围不足可能导致不能完全控制病变或症状持续，过度手术则会导致非必要的切除，增加医源性瘢痕风险，并在解剖学上增加对周围组织结构的过度损伤风险。本章回顾和总结了当前实施的额窦球囊扩张术、Draf I、Draf IIa、Draf IIb 以及 Draf III 额窦开放术的临床证据，讨论了目前关于额窦手术范围的争议、观点和尚未解决的问题。

关键词 额窦开放术；最小范围额窦开放术；最大范围额窦开放术；鼻窦球囊扩张术；Draf I；Draf IIa；Draf IIb；Draf III

40.1 已发表的证据

外科医生在提出内镜鼻窦手术（ESS）的建议后，首先遇到的问题是确定手术范围，尤其是额窦手术，因为手术开放或切除范围不足会导致不能完全控制病变或症状持续，而过度手术则会导致不必要的切除，增加医源性瘢痕风险，也增加了邻近组织结构损伤的风险。很早以前 Messerklinger 教授就已经强调了"解剖结构"这一概念在慢性鼻窦炎（CRS）发生机制中的重要作用[1]。

决定手术范围的关键是要考虑疾病发生的病理生理过程。在病因学上可简单的区分为炎性和非炎性病变。对于前者，术后局部给予抗炎治疗已经成为手术干预的重要目标；对于非炎性病变，如气压性鼻窦炎或阻塞性黏液囊肿，通过手术干预直接通畅鼻窦引流可能就足以达到治疗目的。因此，针对以上两种不同的临床情形，鼻窦手术的最佳范围也可能不同。

DeConde 等[2] 在一项包含 311 例患者的前瞻性队列研究中比较了完全性鼻窦手术和选择性鼻窦手术的预后效果，发现完全性鼻窦手术在阿司匹林过敏、哮喘、鼻息肉或既往有鼻窦手术史的患者中应用更为广泛。术后 SNOT-22 量表和 B-SIT 测试（Brief Smell Identification Test）结果显示完全性鼻窦手术的预后改善平均得分显著高于选择性鼻窦手术。研究结果表明鼻窦手术切除范围或者"完全性"程度对于预后具有重要影响。人们可能将此类研究结果类比到额窦手术，并由此推断完全性鼻窦手术意味着"最大"范围地开放额窦开口。但必须注意的是，该研究并没有提供单独针对额窦手术的相关数据。由于内镜鼻窦手术（ESS）通常涉及多个鼻窦，从相关研究中单独分离得出针对额窦手术的结论是复杂和困难的，因此当前关于额窦手术效果的临床证据仍然有限。在本节中我们将简要回顾和总结各种常用手术方式在额窦手术应用中的最佳临床证据。

40.1.1 球囊扩张术

一般情况下，额窦球囊扩张术在实现额窦引流通道持续开放的同时也可避免手术过程中的组织损伤。该技术的理论优势是以微创的方式对阻塞额隐窝的气房进行骨折、移位和（或）扩张软组织的狭窄。迄今为止，一项最大规模的针对诊室额窦球囊扩张术的研究中，报告了在 268 例额窦中有 251 例扩张成功（93.7%），其中只有 5 例（2%）在扩张术后需要修正手术[3]。虽然研究结果显示术后 SNOT-20 和 CT 评分得到整体改善，但该研究并没有提供额窦预后的相关数据，也没有提供扩张后额窦开口实际大小的具体信息。Hathorn 等[4] 评估和比较了球囊扩张术和 Draf IIa 额窦开放术后额窦口开放情况，在 3 个月的随访观察中两组患者（n = 30，60 个额窦）的额窦口通畅率均为 100%，对其中 22 例患者在术后 1 年进行了评估，结果显示所有额窦开口 100% 通畅。研究发现两种手术后额窦开口大小在所有评估时间节点均无明显差异，但是该研究没有展示术后患者的主观疗效和 CT 评分相关指标。

现有证据表明，额窦球囊扩张术与 Draf Ⅱa 额窦开放术的疗效相似，但是与扩大开放的 Draf Ⅱb、Draf Ⅲ 手术结果尚无法比较。关于额窦球囊扩张术研究的数据，特别是单独针对额窦的相关结果目前仍然十分有限，尚不能得出准确的结论。

40.1.2 Draf I 手术

最近对 226 例患者进行的一项前瞻性观察研究比较了伴（n = 30）或不伴（n = 196）额窦开放的前筛或全组筛窦切除术在改善慢性额窦炎患者生活质量评分（QOL）和使用辅助药物治疗方面的术后疗效[5]，结果表明，伴有额窦开放术和单独接受筛窦切除术的两组患者通过 SNOT-22 测量的 QOL 结果类似。尽管伴有额窦开放组的 QOL 改善幅度更大（P = 0.023），但两组术后 Lund-MacKay 内镜检查评分均显示出显著改善。在术后口服糖皮质激素和口服抗生素的使用方面两组都有显著且相似的改善。但是，两组之间也存在明显差异，伴有额窦开放术的患者鼻息肉、既往手术、哮喘和阿司匹林不耐受发生率更高。该研究认为，在无鼻息肉、无既往手术史、无哮喘或阿司匹林不耐受的慢性额窦炎患者中，单独筛窦切除术（无额窦引流通道干预）在改善 QOL 评分和减少口服糖皮质激素和抗生素使用方面可获得与伴有额窦开放术相似的手术效果。该项研究指出了一种治疗额窦疾病的"最小范围"手术方法，换句话说，单独筛窦切除术对某些特定患者来说足以达到治疗目的。

一项较早的回顾性研究[6]评估了单纯前组筛窦切除术治疗慢性额窦炎的术后效果，77 例慢性额窦炎患者（121 侧额窦）接受了 Draf I 型额窦开放术，术后 88.5% 的患者的额窦症状得到缓解。在 11.5% 的术后症状持续的患者中，8.5% 的患者需要修正手术以控制症状。研究发现，疾病控制失败与阿司匹林不耐受（aspirin intolerance）、鼻息肉伴哮喘以及额窦间隔气房存在有关。

以上是目前已知的对单纯筛窦切除术与额窦开放术治疗慢性额窦炎术后疗效比较寥寥不多的几项临床研究。

40.1.3 Draf Ⅱa 手术

关于 Draf Ⅱa 手术疗效的研究结果包含病例队列研究，因此证据等级为 4 级。这些研究采用了一系列客观和主观的结果收集方法，但其中有许多方法并没有使用有效的疾病特异性测量手段[7]。尽管存在一些局限性，但是大多数患者术后报告症状有所改善（68.5%~92%），同时鼻内镜下额窦口通畅率在过去 10 年平均提高到了 80%（67.6%~92%）。

值得注意的是，关于 Draf Ⅱa 手术疗效的研究数据前后跨越了 25 年。在此期间相关领域取得了许多进展，包括强调黏膜保留技术，引入微型吸切钻、高清摄像机、影像导航系统，局部糖皮质激素治疗以及药物洗脱支架[7]。这些进展在某种程度上解释了随着时间的推移，以缓解症状、通畅引流为目的的手术的疗效逐步提高的总体趋势。

通过术后额窦口通畅率和症状改善程度判断额窦开放术切除范围大小似乎是手术成功的决定性因素。几项关于 Draf Ⅱa 手术的临床研究探讨了手术范围大小作为手术预后结果的预测因素[8-10]。这些研究发现，Draf Ⅱa 手术的切除范围小于 4.5mm 者更容易出现术后额窦引流通道的再狭窄。因此，术前严格的影像学评估对于指导额窦开放范围至关重要。

黏膜保留（mucosal preservation）是内镜鼻窦手术（ESS）的重要特点，对于空间狭小的额隐窝解剖区域尤为重要。在早期的一项关于 Draf Ⅱa 手术的临床研究中，有 50% 的病例术中使用了电钻，术后发现这些病例中约 40% 发生了额窦口再狭窄——这一比例远高于新近报道的结果[11]。

关于炎症状态是否会对术后额窦口通畅率产生影响方面，令人意外的是，目前没有证据表明炎症严重程度与额窦口再狭窄相关[9,12]。

40.1.4 Draf Ⅱb 手术

直接评估 Draf Ⅱb 手术预后效果的研究目前较少。当前可获得的临床研究数据的主要缺点是在队列中所用的手术方式不能明确区分 Draf Ⅱa 和 Draf Ⅱb，因此很难从这些研究中得出有意义的结论。Kikawada 等[13]报道了一项小样本鼻内镜下额窦扩大开放术的预后结果（Draf Ⅲ 22 例；Draf Ⅱb 12 例），对研究病例至少随

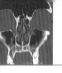

访 12 个月。研究发现，Draf Ⅱb 额窦开放术的额窦口通畅率为 42%，而 Draf Ⅲ 扩大额窦开放术的额窦口通畅率为 88%。但是该项研究并没有提供术中额窦口大小、手术范围、术后额窦口开放程度以及存在的合并症（如鼻息肉、哮喘或阿司匹林敏感性）情况。

Turner 等[14]最近发表了对 18 例患者进行的总共 22 侧额窦的 Draf Ⅱb 手术经验。平均随访时间为 16.2 个月，其中 20 侧额窦的术后额窦口引流保持通畅。该研究将额窦口通畅度定义为术后鼻内镜下额窦口可通过直径 3mm 的标准化弧形吸引器。他们选择 Draf Ⅱb 手术的最常见适应证为中鼻甲基板外移、鼻窦黏液囊肿或术后黏连引起的慢性额窦炎。有趣的是，作者指出对这些患者之所以不进行更广泛的 Draf Ⅲ 手术，主要是由于解剖学限制或尽量避免术中使用电钻引起黏膜损伤。

Draf Ⅱb 可能是一种未被临床充分使用的手术方式，然而，由于缺乏手术疗效的研究数据，采用 Draf Ⅱb 行额窦手术时对手术适应证的选择尤为困难。合适的病例选择非常重要，其疗效目前尚无法与 Draf Ⅲ 手术（最大范围的额窦开放术）进行直接比较。

40.1.5 Draf Ⅲ 手术

与 Draf Ⅱa 手术相关的文献报告相似，支持 Draf Ⅲ 手术的研究证据为 4 级，主要包含病例研究[7]。

Draf Ⅲ 手术是在 1990 年代初期[15]作为额窦闭塞的替代方法被设计应用于临床，现在主要作为手术失败患者的挽救性手术措施。Draf Ⅲ 手术范围主要为后方到第一嗅丝水平，外侧和前方到骨膜的下方。据报道，术后额窦引流通道大小约为 20mm×20mm 时可获得满意的长期通畅引流疗效。

由于术后随访 2 年后仍可观察到额窦开口范围缩小，因此长期随访对于准确评估术后疗效具有重要意义。目前有几项研究报道了 Draf Ⅲ 手术的长期预后结果。一项针对 229 例患者的研究报告，术后平均 45 个月的随访观察的额窦口通畅率高达 97%，术后症状持续患者的修正手术率仅为 5.2%[16]。其他一些研究的结果则并不乐观，术后随访 1 年的额窦口横截面积平均狭窄

率为 33%，术后修正手术率则为 29.9%[17]，在另外一项研究中报道了 43% 的病例在术后 6 个月时额窦口缩窄超过术前初始面积的 50%[18]。

患者的主观疗效可反映术后额窦开口的实际情况。Naidoo 等[16]的研究发现 Draf Ⅲ 手术后 47% 的患者无症状，27% 的患者仅有轻微症状。作者推测这可能与 Draf Ⅲ 术后形成的新额窦口面积扩大，利于局部药物递送、术腔冲洗以及更大的开口面积不易形成瘢痕性狭窄有关。

来自上面同一个研究组的一项较早的回顾性研究[19]评估了 339 例接受初始手术、修正手术和 Draf Ⅲ 手术患者的风险因素，以判定哪些患者将从何种手术方式中获益。研究发现，那些有潜在哮喘、鼻息肉、额窦开口狭窄（＜ 4mm）以及影像学上广泛病变（L-M 评分＞ 16 分）的患者在实施标准内镜鼻窦手术（ESS）后具有更高的手术失败率。虽然没有一个单独的风险因素具有显著效应，但是随着风险因素的叠加，实施 Draf Ⅲ 手术的风险也随之增加。具体而言，对于 CRSwNP 患者，实施 Draf Ⅲ 手术的风险为 10%（$P = 0.16$），对于 CRSwNP 伴有哮喘的患者，实施 Draf Ⅲ 手术的风险为 22%（$P = 0.014$），对于 CRSwNP 伴有哮喘且 L-M 评分＞ 16 分的患者，实施 Draf Ⅲ 手术的风险为 67%（$P = 0.000\ 2$），而对于 CRSwNP 伴有哮喘、L-M 评分＞ 16 分、额窦开口＜ 4mm 的患者，实施 Draf Ⅲ 手术的风险则为 75%（$P = 0.001\ 2$）。因此，作者认为，对于此类伴有多重风险因素的 CRS 患者一开始就应考虑实施 Draf Ⅲ 手术。

40.2 争议与意见

● 最佳的额窦开放范围目前尚不能确定，根据个体及临床因素差异也有所不同，这些因素包括解剖因素、炎症状态、术式选择和病变性质。

● 虽然手术开放额窦口的大小非常重要，但术后黏膜"状态（state）"可能才是决定手术预后的关键。

● 手术疗效判定取决于术后患者的主观生活质量评价（QOL），而不是基于诸如内镜下鼻窦通畅率等术后客观测量指标。

● 由于额窦开放术通常与其他鼻窦手术伴

随进行，因此很难从相关研究数据中单独分离得出额窦开放术对手术预后的影响。这也是解释当前临床研究证据的一个主要限制。

● 现有证据表明，对于绝大多数病例而言，更为保守的、更小范围的手术方式（如球囊扩张、Draf Ⅰ、Draf Ⅱa）就足以解决临床常见的、无复杂病变的额隐窝和额窦相关疾病。

●Draf Ⅱb 额窦开放术是治疗黏液囊肿、中鼻甲基板外移或单侧额窦病变的合理选择。

● 应避免在除 Draf Ⅲ 之外的任何额窦开放术中使用电钻，因为电钻引起的黏膜损伤可增加额窦口再狭窄率。

● 对于严重骨炎、广泛鼻息肉伴额窦受累以及保守性额窦开放术失败需修正手术的病例，应首选 Draf Ⅲ 手术。

● 新近的临床经验及观点表明，对于有严重鼻窦疾病和明显解剖学限制的患者，Draf Ⅲ 手术似乎是首选的治疗方法。但是，此观点目前仍存有争议，需要更多的临床研究来证实。

● 当局部给药是术后治疗的主要目标时，更大范围的鼻窦开放可能是有利的，但是目前尚没有有力的证据完全支持这一观点。

40.3 病例展示

40.3.1 病例 1

一位 43 岁的女性表现为左侧前额和眶周疼痛，患者几年前曾有鼻窦手术史。术前 CT 显示左侧额窦阴影，中鼻甲基板外移（▶图 40.1a~c）。随后患者接受了左侧额窦 Draf Ⅱb 开

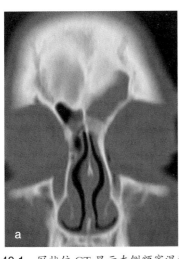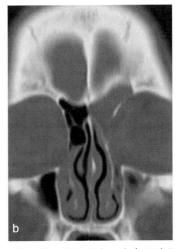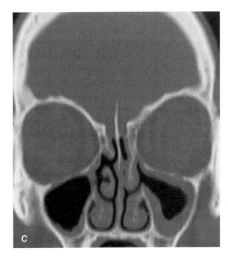

图 40.1 冠状位 CT 显示左侧额窦混浊，提示黏液囊肿形成，中鼻甲基板外移是阻塞的原因

放手术以清除额窦黏液囊肿，通畅额窦引流。术后 4 年的随访观察显示左侧额窦口宽敞、通畅（▶图 40.2）。此病例显示了 Draf Ⅱb 手术在处理单侧和中鼻甲基板外移这种单一解剖结构异常病变时的价值。手术全程没有使用电钻，对于该病例则没有必要实施手术范围更大的 Draf Ⅲ 手术。

40.3.2 病例 2

一位 61 岁的老年女性患者表现为头痛，曾有 3 次额窦手术史，影像学显示仍有额窦炎。CT 检查显示左侧额窦浑浊伴有严重的骨炎 / 骨质增生（▶图 40.3）。虽然此病例主要累及单侧额窦，仍接受了 Draf Ⅲ 手术以便彻底处理之

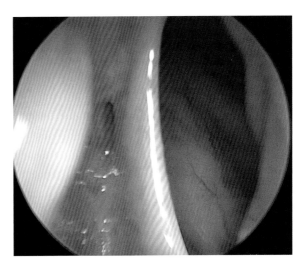

图 40.2 手术后 4 年鼻内镜（30°镜）检查显示左侧额窦宽敞、通畅

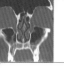
前多次额窦手术后的广泛黏膜病变以及骨质增生。术后 1 年鼻内镜检查（▶图 40.4）以及术后 3 年 CT 检查（▶图 40.5）显示额窦术腔宽敞、通畅。在伴有明显的骨质增生的情况下术中开放额窦范围大小可能是决定手术成功的关键因素，这是此病例选择 Draf Ⅲ 手术的主要原因。笔者认为 Draf Ⅱb 手术对于此病例可能无效。

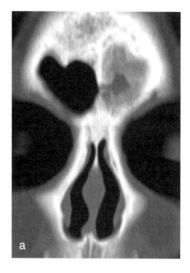
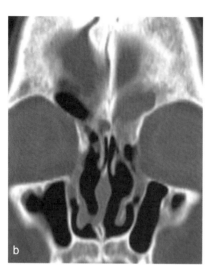

图 40.3 鼻窦冠状位 CT 显示左侧额窦炎伴严重骨质增生

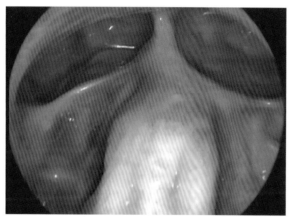

图 40.4 鼻内镜检查（45°镜）显示愈合良好且额窦开放通畅

40.3.3 病例 3

一位 32 岁的年轻女性患者，患有伴鼻息肉的慢性鼻窦炎（CRSwNP）以及阿司匹林耐受不良（AERD），曾有 2 次鼻窦手术史，表现为术后进行性鼻息肉形成和症状持续。CT 检查显示双侧额隐窝、额窦病变控制不佳（▶图 40.6）。尽管可以采用较保守的手术方式，如 Draf Ⅱa 或 Draf Ⅱb，但此病例仍接受了 Draf Ⅲ 手术。术后坚持大剂量局部使用糖皮质激素以及阿司匹林脱敏治疗，术后 1 年鼻内镜检查显示术腔宽敞、通畅，疾病控制良好（▶图 40.7）。该病例显

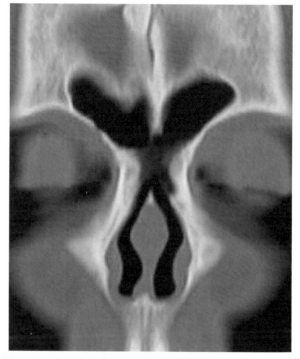

图 40.5 术后 3 年鼻窦 CT 显示额窦通气良好

示了 Draf Ⅲ 手术在处理 CRSwNP 伴有多种合并症和危险因素（如 AERD、哮喘和嗜酸性粒细胞增多症）时具有重要价值。

40.4 尚未解决的问题

● 由于缺乏严格的证据（4级）和相关预后数据，目前尚不能从复杂的研究数据中分析得

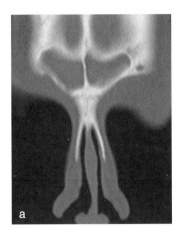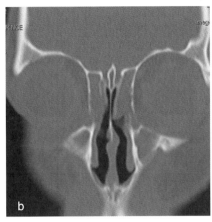

图 40.6　术前鼻窦 CT 显示先前多次手术后双侧额隐窝和额窦的严重病变

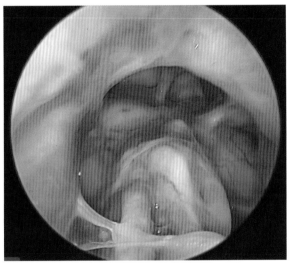

图 40.7　术后 1 年鼻内镜检查显示术腔宽敞通畅，病变控制良好

出关于额窦开放最佳手术范围的具体结论。

● 已发表的研究数据表明，确保额窦长期通畅的最佳开口大小为 4~5mm，但是这是基于 Draf Ⅱa 手术研究的数据得出的结论，如果外推应用到更大范围的额窦开放手术，仍需进一步的研究。

● 基于 CT 和（或）鼻内镜客观检查很难准确地将患者的症状归因于是否存在额窦疾病，这也为解释相应因果关系和临床预后提出了重要的挑战。

● 关于额窦开口大小、额窦通畅度与症状改善程度及疾病有效控制之间是否存在关联或具有紧密关系，目前仍然是一个尚未解决的关键问题。

● 应当避免以牺牲正常黏膜为代价追求最大化额窦开放范围。如何平衡扩大开放术中组织切除与强调黏膜保留的额窦口开放大小之间的微妙关系，目前仍是一项重要挑战。

● 虽然额窦开放范围大小可能对术后额窦通畅度有重要影响，但疾病本身的发病机制对术后疗效也起重要作用。目前仍缺乏足够的研究数据来回答这个重要的问题。

● 目前尚缺乏关于组织嗜酸性粒细胞或骨质增生对额窦开放术后窦口再狭窄的影响的研究数据。

● Draf Ⅲ 手术实现了最大范围的额窦开放，但目前尚不清楚这一术式在所有临床病例或疾病情形中对临床预后的影响。

● 与鼻科学发展趋势一致，我们已经看到 Draf Ⅲ 手术在额窦炎的治疗过程中被更频繁和更早的应用。但是关于 Draf Ⅲ 手术的最佳适应证仍需继续探索。

（于进涛　译）

参考文献

[1] Stammberger H, Posawetz W. Functional endoscopic sinus surgery. Concept, indications and results of the Messerklinger technique. Eur Arch Otorhinolaryngol, 1990, 247(2):63–76.

[2] DeConde AS, Suh JD, Mace JC, et al. Outcomes of complete vs targeted approaches to endoscopic sinus surgery. Int Forum Allergy Rhinol, 2015, 5(8):691–700.

[3] Karanfilov B, Silvers S, Pasha R, et al; ORIOS2 Study Investigators. Office-based balloon sinus dilation: a prospective, multicenter study of 203 patients. Int Forum Allergy Rhinol, 2013, 3(5):404–411.

[4] Hathorn IF, Pace-Asciak P, Habib AR, et al. Randomized controlled trial: hybrid technique using balloon dilation of the frontal sinus drainage pathway. Int Forum Allergy Rhinol, 2015, 5(2):167–173.

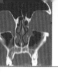
[5] Abuzeid WM, Mace JC, Costa ML, et al. Outcomes of chronic frontal sinusitis treated with ethmoidectomy: a prospective study. Int Forum Allergy Rhinol, 2016, 6(6):597–604.

[6] Becker SS, Han JK, Nguyen TA, et al. Initial surgical treatment for chronic frontal sinusitis: a pilot study. Ann Otol Rhinol Laryngol, 2007, 116(4):286–289.

[7] DeConde AS, Smith TL. Outcomes after frontal sinus surgery: an evidence-based review. Otolaryngol Clin North Am, 2016, 49(4):1019–1033.

[8] Chandra RK, Palmer JN, Tangsujarittham T, et al. Factors associated with failure of frontal sinusotomy in the early follow-up period. Otolaryngol Head Neck Surg, 2004, 131(4):514–518.

[9] Naidoo Y, Wen D, Bassiouni A, et al. Long-term results after primary frontal sinus surgery. Int Forum Allergy Rhinol, 2012, 2(3):185–190.

[10] Hosemann W, Kühnel T, Held P, et al. Endonasal frontal sinusotomy in surgical management of chronic sinusitis: a critical evaluation. Am J Rhinol, 1997, 11(1):1–9.

[11] Wigand ME, Hosemann WG. Endoscopic surgery for frontal sinusitis and its complications. Am J Rhinol, 1991, 5(3):85–89.

[12] Askar MH, Gamea A, Tomoum MO, et al. Endoscopic management of chronic frontal sinusitis: prospective quality of life analysis. Ann Otol Rhinol Laryngol, 2015, 124(8):638–648.

[13] Kikawada T, Fujigaki M, Kikura M, et al. Extended endoscopic frontal sinus surgery to interrupted nasofrontal communication caused by scarring of the anterior ethmoid: longterm results. Arch Otolaryngol Head Neck Surg, 1999, 125(1):92–96.

[14] Turner JH, Vaezeafshar R, Hwang PH. Indications and outcomes for Draf IIB frontal sinus surgery. Am J Rhinol Allergy, 2016, 30(1):70–73.

[15] Draf W. Endonasal micro-endoscopic frontal sinus surgery: the Fulda concept. Oper Tech Otolaryngol Head Neck Surg, 1991, 2:234–240.

[16] Naidoo Y, Bassiouni A, Keen M, et al. Long-term outcomes for the endoscopic modified Lothrop/Draf III procedure: a 10-year review. Laryngoscope, 2014, 124(1):43–49.

[17] Ting JY, Wu A, Metson R. Frontal sinus drillout (modified Lothrop procedure): long-term results in 204 patients. Laryngoscope, 2014, 124(5):1066–1070.

[18] Casiano RR, Livingston JA. Endoscopic Lothrop procedure: the University of Miami experience. Am J Rhinol, 1998, 12(5):335–339.

[19] Naidoo Y, Bassiouni A, Keen M, et al. Risk factors and outcomes for primary, revision, and modified Lothrop (Draf III) frontal sinus surgery. Int Forum Allergy Rhinol, 2013, 3(5):412–417.

41　患者术后满意度评价与额窦手术效果：它们有何不同？

Yujay Ramakrishnan, M. Reda El Badawey, Sean Carrie

摘要

　　患者在疾病诊疗过程中扮演着越来越重要的角色。因此，患者术后满意度评价（patient-reported outcome measures，PROMs）这种以患者为中心的临床疗效评估方法始终伴随着传统评估手段被应用于临床。PROMs 是指在单一时间点或指定时间段内患者对健康状况相关生活质量的自我评估。可以通过比较治疗前和治疗后的 PROMs 来衡量临床干预手段的治疗效果。这在鼻科学领域尤为重要，因为鼻科相关治疗的主要目的就是改善患者的生活质量。近些年来，多种鼻科 PROMs，包括通用型和疾病特异型，已经应用于鼻窦手术疗效评估中。由于临床上很少实施单纯的额窦手术，因此 PROMs 在额窦手术疗效评估中的作用目前尚不清楚。通常额窦手术作为功能性内镜鼻窦手术的一部分常与其他鼻窦手术同时进行。此外，由于单纯额窦疾病比较少见，加上疾病本身的病理生理过程和治疗方案选择的不同，使得任何相关临床研究结果间的比较都具有挑战性。本章就以上问题的相关研究，包括观点和争议，进行了总结，同时也就当前临床应用的鼻科疾病特异性 PROMs 是否"适用"于额窦手术进行了讨论。

关键词　鼻窦炎；额窦手术；生活质量；患者自评结果

41.1 已发表的证据

　　以前关于额窦手术疗效测量结果的文献很少。现有文献大部分都是基于对一般鼻部疾病和症状的研究。

41.1.1 鼻科患者术后满意度评价

　　鼻科学临床应用的患者术后满意度评价（PROMs）可以是通用型也可以是针对某种特定疾病的，每种评价都有自己的优势和劣势。通过患者术后满意度评价可以促进不同手术方式或术者之间疗效的比较，从而改善医疗服务决策。

　　通用型 PROMs 包括 36 项健康调查量表（36-item short-form survey，SF-36）和格拉斯哥受益量表（Glasgow Benefit Inventory，GBI）。SF-36 是一种多用途量表，测量健康相关 8 个维度，包括生理功能、生理职能、躯体疼痛、一般健康感知、活力、社会功能、情感职能和精神健康。慢性鼻窦炎（CRS）已被证实对 SF-36 中生活质量（QOL）产生不利影响[1]。GBI 是一种经过验证的通用型健康相关生活质量（QOL）评价量表，已被广泛用于耳鼻喉科领域。GBI 是一种干预后调查问卷，用于衡量干预后健康状况的变化。在一些功能性和美容性鼻中隔鼻成形术[2]、功能性内镜鼻窦手术（FESS）[3]和鼻中隔矫正术[4]中均已报告术后 GBI 显著改善。由于 GBI 是一项干预后问卷，患者的术前相关数据（如症状严重程度）并没有被有效收集，因此，在比较相关研究结果时术前因素可能会有偏差。

　　现代文献中已经报道了多种经过验证的鼻科疾病特异性 PROMs。1995 年，Piccirillo 等报道了一种 31 项鼻窦炎结局量表（31-item rhinosinusitis outcome measure，RSOM-31），该量表包含一般性问题和鼻窦炎特异性问题[5]。随后该量表被浓缩简化为包含 20 条鼻腔、鼻窦相关问题和一般问题的 20 条鼻腔鼻窦结局测试量表（SNOT-20）[5]。此后，在 CRS 患者生活质量报告（QOL）中另外两个被认为极为重要的因素即鼻塞和嗅觉减退被加入进来，由此产生了 SNOT-22 量表[6]。基于该量表对测量维度的易评估性，Morley 和 Sharp[7]认为，就可靠性、有效性、响应性和易用性而言，SNOT-22 是目前临床最适用的鼻科术后评价工具。但是需要注意的是，一些研究表明 SNOT-22 评分与鼻内镜和影像学评分（Lund-Mackay 评分）之间缺乏相关性[8]。迄今为止发表的一项规模最大的关于 CRS 疗效评价研究中，利用 SNOT-22 量表比

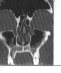

较了 3 128 例慢性鼻窦炎及鼻息肉患者的术后疗效[9]，研究结果显示 CRS 术后 SNOT-22 评分显著降低，并且在随访的 5 年中保持不变[9]。

最近的一项研究强调了 PROMs 在 CRS 中的重要性，该研究探讨了影响患者选择进行鼻窦手术的因素。有趣的是，起始严重程度在 SNOT-22 预测治疗方式选择方面比包括人格特征、风险规避、社会支持程度、经济因素和医患关系在内的各种其他指标更为有效[10]。

41.1.2 额窦患者术后满意度评价

尽管 PROMs 已被广泛用于 CRS 的一系列手术中，但与额窦疾病治疗相关的文献却很少。

在现有数据中，由于患者人群、治疗方案和结果测量方面存在显著异质性，相关研究通常缺乏有效对照。

► 表 41.1 总结了与额窦疾病治疗相关的研究。值得注意的是，目前尚没有报道鼻外径路额窦手术 PROMs。

在额窦治疗中测量 PROMs 时反复出现的问题之一是手术的混杂性，即治疗额窦的同时对其他鼻窦也进行了手术（通过球囊扩张[11,15]或 FESS[18]）。因此，很难辨别单独额窦手术所产生的实际影响。现有文献中，大多数研究使都用了较旧的 SNOT-20 量表而不是最新的 SNOT-22 量表。

表 41.1 研究汇总

研究	队列	额窦手术方式			附加手术	PROM	评论
		球囊扩张术	混合手术	Draf 分型			
Bolger 等[11] 鼻窦成形术的安全性及有效性临床评估（CLEAR），美国	· 109 例 CRSsNP 患者 · 单臂试验（无对照组）BSD（额窦、蝶窦、上颌窦）+ 筛窦切除术（52%）· 随访时间：24 周	是	是（52%）		上颌窦、蝶窦 BSD + 筛窦切除（52%）	SNOT-20	SNOT-20 评分在球囊扩张组和混合手术组改善
Kuhn 等[12] 鼻窦成形术的安全性及有效性临床评估 1 年随访观察（CLEAR），美国	· 66 例 CRSsNP 患者 · 单臂试验（无对照组）BSD（额窦、蝶窦、上颌窦）+ 筛窦切除术 · 随访时间：1 年	是	是		上颌窦、蝶窦 BSD + 筛窦切除	SNOT-20	SNOT-20 评分在球囊扩张组和混合手术组改善伴筛窦切除术患者术前 SNOT-20 评分更高，但术后 1 年获益更明显
Plaza 等[13]，西班牙	· 32 例 CRS 鼻息肉患者（Samter 三联征患者除外）· RCT 额窦 BSD *vs.* Draf I（全部 MMA、筛窦切除术或蝶窦切除术）· 随访时间：12 个月	是	是	Draf I	全部 MMA，筛窦切除或蝶窦切除	VAS, RSDI	两组 VAS 和 RSDI 改善 不足：· 检验效力不足 · 报道偏倚，VAS 和 RSDI 无组间比较 · 无可信区间及 *P* 值 · 采用混合手术方式,不能有效区分额窦手术和筛窦切除产生的直接影响

表 41.1（续）

研究	队列	额窦手术方式			附加手术	PROM	评论
		球囊扩张术	混合手术	Draf分型			
Ma 等[14]，中国	·复发性慢性额窦炎 ·前瞻性病例对照（修正手术） ·51 例 Draf Ⅱb vs. 34 例药物治疗患者 ·随访时间：12 个月			Draf Ⅱb		SNOT-20	Draf Ⅱb 手术组的 SNOT-20 评分较药物治疗组明显改善 不足：患者选择治疗
Abreu 等[15]	·CRS（n = 13） ·BSD（10 个额窦，10 个上颌窦，4 个蝶窦） ·随访时间：6 个月					SNOT-20	无额窦 BSD 相关SNOT 结果
ElBadawey 等[16]，英国	·双臂试验（n = 33） – 回顾性研究组（n = 19） – 前瞻性研究组（n = 7） ·病理：CRSsNP 和 CRSwNP（两组），黏液囊肿（回顾性研究组） ·治疗：额窦 BSD，额窦 BSD + FESS，额隐窝清除（FRC），Draf Ⅲ ·平均随访时间： – 回顾性研究组：3 个月 – 前瞻性研究组：12 个月	是	是	Draf Ⅲ	FESS	GBI，SNOT-22	额窦手术，作为独立手术方式或 FESS 的一部分，在 GBI 所有维度和 SNOT-22 躯体健康维度都获益
Sikand 等[17]，美国	·CRS（10% 息肉） ·N = 122 ·多中心、前瞻性 ·单臂试验：局麻下 BSD（LA）——额窦、上颌窦及蝶窦 ·随访时间：52 + 周	LA			上颌窦、蝶窦 BSD	SNOT-20	术后 1 年 SNOT-20 改善不足：药物治疗没有根据病变部位标准化
Deconde 等[18]，美国和加拿大	·前瞻性 ·多中心 ·初始或修正手术 ·完全性鼻窦 FESS（双侧额窦、蝶窦、筛窦切除，MMA；n=147）vs. 选择性 FESS（n=164） ·随访时间：6 + 个月		是	Draf Ⅱ/Ⅲ	FESS	SNOT-22	完全性鼻窦手术 SNOT-22 评分显著高于（5.9 单位）选择性 FESS 不足： ·观察偏倚 ·SNOT-22 改善有限 ·代表性不足（4 家鼻科医学中心）

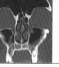

表 41.1（续）

研究	队列	额窦手术方式			附加手术	PROM	评论
		球囊扩张术	混合手术	Draf分型			
Abuzeid 等[19]，美国和加拿大	· 前瞻性 · 多中心 · CRS · FESS（包括 FS；n = 196）*vs.* FESS（除外 FS；n = 30） · 随访时间 FESS（FS+）：12.6个月① FESS（FS-）：13.8个月		是	Draf Ⅱ/Ⅲ	FESS ± FS	SNOT-22	SNOT-22 评分改善两组间类似，但是两组病例有很大不同（FS 组中修正 FESS、哮喘、鼻息肉和阿司匹林过敏），FS+ 组修正手术率为 2.6%，FS- 组修正手术率为 0

缩写：PROM，患者术后满意度评价；BSD，鼻窦球囊扩张术；CRS，慢性鼻窦炎；CRSsNP，慢性鼻窦炎不伴鼻息肉；CRSwNP，慢性鼻窦炎伴鼻息肉；FESS，功能性鼻内镜手术；FS，额窦开放术；GBI，格拉斯哥受益量表；MMA，中鼻道上颌窦开窗术；RSDI，鼻窦炎严重指数；RCT，随机对照试验；SNOT-22，22 项鼻腔鼻窦结局测试量表；VAS，视觉模拟评分

目前对不同的额窦手术方式疗效评价都进行了研究。在早期关于额窦球囊扩张术（BSD）的研究中[11,17]，由于没有设置比较组，因此无法对额窦球囊扩张术的疗效得出明确的结论。随后的研究纳入了一个对照组（FESS，BSD，Draf 额窦磨削术，药物治疗）。迄今为止，唯一针对鼻息肉患者的额窦球囊扩张术（BSD）与 Draf Ⅰ 型手术临床疗效比较的随机对照试验由 Plaza 等完成[13]。所有研究对象均接受了多种手术，其中包括小范围上颌窦开窗术、前组筛窦切除术、后组筛窦切除术及蝶窦开放术。术后结果显示两组患者的视觉模拟评分（VAS）和鼻窦炎严重指数（RSDI）在统计学上都得到显著改善。作为 BSD 和 FESS 的第一个前瞻性比较研究，该研究具有许多优点，包括使用经过验证的疗效评价量表、低随访流失率和长时间随访。但是，该研究没有进行统计检验功效分析，尽管报道具有显著统计性差异，但可信区间与 *P* 值经常被忽略。由于该研究中患者同时接受了多种手术，因此很难区分额窦手术与筛窦手术对疗效的实际影响。

Abuzeid 等[19] 比较了 FESS 联合或不联合额窦开放术对 CRS 疗效的影响，发现术后两组的 SNOT-22 评分改善程度相似，但是接受额窦开放术的患者具有更高比例的 FESS 修正手术率以及伴有哮喘、鼻息肉和阿司匹林过敏。

之前有研究对有既往手术史的患者评估了保守治疗与手术治疗（Draf Ⅱb）对疗效的影响[14]。所有复发性慢性额窦炎患者在入组前都接受了至少一次 FESS 联合或不联合 Draf Ⅰ/Ⅱa 手术。手术组接受 Draf Ⅱb 手术而保守治疗组则采用局部糖皮质激素喷雾和口服大环内酯类药物治疗。研究结果显示，术后 6 个月和 12 个月手术组的总 SNOT-20 评分显著低于保守治疗组。从表面上看，该研究结果表明对于那些有既往手术史的患者来说手术疗效似乎优于药物保守治疗。但是，该研究中两组设置并不匹配，没有随机分组，而且由患者自行决定是否进行手术治疗。该研究提醒我们在得出任何结论之前应对研究数据的可靠性进行仔细评估。

不同患者的额窦手术疗效分析。阿司匹林耐受不良（AERD）也被称为 Samter 三联征，其特征是鼻息肉、哮喘和对环氧合酶 -1（COX-1）抑

①译者注：原著缺时间单位，根据正文内容，应为"月"。

制剂敏感。与阿司匹林耐受的患者相比，AERD患者通常患有更严重的鼻窦疾病。尽管各种研究表明对AERD患者进行更广泛的鼻窦手术可减少术后修正手术概率[20,21]，但是与额窦手术直接相关的结果一直缺乏，直到Morrissey等最近发表的研究[22]。该研究报告了完整蝶筛切除术、上颌窦开窗术和鼻内镜下改良Lothrop手术（EMLP）应用于绝大多数AERD和CRSwNP患者。虽然该研究测量了SNOT-22，但是相关详细数据并没有在文章中报道，作者在后续关于鼻内镜下改良Lothrop手术疗效的研究中也没有提供术后患者评价的详细数据[23]。

41.2 争议与意见

虽然PROMs在额窦手术中具有重要的应用价值，但在临床应用中务须谨慎。首先，单纯额窦疾病很少发生。多数情况是在处理额窦的同时往往需同时处理其他受累鼻窦。对所有受累鼻窦的有效控制才是改善患者生活质量的关键。

其次，由于鼻窦疾病的显著异质性，使得对每种干预的疗效评价变得异常困难。现有对CRS基于表型（CRSsNP、CRSwNP、真菌性鼻窦炎和AERD）的分类模型过于简单化。随着对CRS内在表型了解得逐渐加深，基于内在表型的CRS分类方式将对PROMs的准确性产生影响，进而影响临床决策。最后，对于某些特定的额窦病变，如单纯额窦黏液囊肿，PROMs（SNOT-22）几乎不受影响，但对于此类病变仍需要手术切除[24]。

另一个因素是在PROMs中很难为某种特定的疾病定义"最小临床重要性差值（minimal clinically important difference，MCID）"。MCID是给予特定干预后患者可感知或认可的症状或生活质量（QOL）最小问卷维度得分变化值，例如在SNOT-22问卷中MCID确定为9分。MCID是一个群体衍生的平均值而非产生于个体。因此，一些表明临床上有重要变化的MCID可能会因人而异，干预后PROMs的任何改善都有可能无法真实反映患者对治疗成功的期望。

虽然术后PROMs有显著改善和（或）内镜或影像学资料显示病变清除，但PROMs中实际对患者有重要意义的某些参数可能并没有改变（尽管PROMs总分有所降低）。因此，关于在个体层面上定义PROMs中临床显著改善值仍需进一步研究。

现有的临床研究中多数是回顾性研究，由于样本量小，因此检验效度相对较低，而且不同研究中使用的PROMs往往也不相同。迄今为止，一项最大规模的关于CRS疗效分析的前瞻性研究使用SNOT-22测量了超过3 000例患者的预后结果（慢性鼻窦炎和鼻息肉的国家比较审计研究）[9]。使用标准化PROMs的大规模前瞻性研究数据无论在统计上还是临床上将增加PROMs在额窦手术应用中的准确性。我们承认，由于不同诊疗中心之间疾病谱、患者群体以及治疗方法的不同或将削弱PROMs在实际应用中的效力，因此应尽力协调相关影响因素。

笔者认为，PROMs的最大用途是根据疾病严重程度对患者进行分层，并为预后分析提供有效的参考信息，这反过来也会改善患者 - 医生诊疗决策过程。事实上，一项最近的研究就是这种情况，术前SNOT-22评分>30分的患者有超过70%的机会达到MCID，而术前SNOT-22评分<20分的患者则未能达到大于MCID的平均得分[25]。但达到MCID并不意味着治愈，因为术后仍有可能存在疾病遗留，术后症状持续，并可能有更高的修正手术风险。

鉴于包括SNOT-22在内的各种PROMs的局限性，开发单独应用于额窦手术的PROMs是非常必要的。但是，笔者认为这项工作将非常具有挑战性，因为由额窦引起的临床症状并无特异性。

41.3 尚未解决的问题

● 应当鼓励鼻科医生在日常临床工作中常规应用PROMs。

● 开发针对额窦疾病疗效分析量表应该是目前的优先事项。

尽管现有研究表明在额窦手术中使用

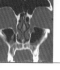

PROMs存在局限性，但很明显，疾病特异性生活质量（QOL）评分（并非CT或鼻内镜评分等客观指标）是患者衡量疗效的重要参考，同时也将会影响他们对治疗方案的选择。因此，应当认真考虑将PROMs纳入常规临床实践中。由于对炎性鼻窦疾病的病因、病理生理学缺乏清晰的了解，额窦的手术适应证，尤其是对患者的选择，存在较大的不确定性，对额窦手术方式的选择也不明确。要解决这些问题，需更进一步的多中心临床研究。同时，研发额窦手术特异性PROMs对此可能会有帮助。

（于进涛　译）

参考文献

[1] Gliklich RE, Metson R. The health impact of chronic sinusitis in patients seeking otolaryngologic care. Otolaryngol Head Neck Surg, 1995, 113(1):104–109.

[2] McKiernan DC, Banfield G, Kumar R, et al. Patient benefit from functional and cosmetic rhinoplasty. Clin Otolaryngol Allied Sci, 2001, 26(1):50–52.

[3] Mehanna H, Mills J, Kelly B, et al. Benefit from endoscopic sinus surgery. Clin Otolaryngol Allied Sci, 2002, 27(6):464–471.

[4] Calder NJ, Swan IRC. Outcomes of septal surgery. J Laryngol Otol, 2007, 121(11):1060–1063.

[5] Piccirillo JF, Merritt MG, Jr, Richards ML. Psychometric and clinimetric validity of the 20-Item Sino-Nasal Outcome Test (SNOT-20). Otolaryngol Head Neck Surg, 2002, 126(1):41–47.

[6] Hopkins C, Gillett S, Slack R, et al. Psychometric validity of the 22-item Sinonasal Outcome Test. Clin Otolaryngol, 2009, 34(5):447–454.

[7] Morley AD, Sharp HR. A review of sinonasal outcome scoring systems:which is best? Clin Otolaryngol, 2006, 31(2):103–109.

[8] Hopkins C, Browne JP, Slack R, et al. The Lund-Mackay staging system for chronic rhinosinusitis: how is it used and what does it predict? Otolaryngol Head Neck Surg, 2007, 137(4):555–561.

[9] Hopkins C, Browne JP, Slack R, et al. The national comparative audit of surgery for nasal polyposis and chronic rhinosinusitis. Clin Otolaryngol, 2006, 31(5):390–398.

[10] Steele TO, Rudmik L, Mace JC, et al. Patientcentered decision making:the role of the baseline SNOT-22 in predicting outcomes for medical management of chronic rhinosinusitis. Int Forum Allergy Rhinol, 2016, 6(6):590–596.

[11] Bolger WE, Brown CL, Church CA, et al. Safety and outcomes of balloon catheter sinusotomy:a multicenter 24-week analysis in 115 patients. Otolaryngol Head Neck Surg, 2007, 137(1):10–20.

[12] Kuhn FA, Church CA, Goldberg AN, et al. Balloon catheter sinusotomy:one-year follow-up:outcomes and role in functional endoscopic sinus surgery. Otolaryngol Head Neck Surg, 2008, 139(3 Suppl 3):S27–S37.

[13] Plaza G, Eisenberg G, Montojo J, et al. Balloon dilation of the frontal recess:a randomized clinical trial. Ann Otol Rhinol Laryngol, 2011, 120(8):511–518.

[14] Ma Y, Wang T, Zhang X, et al. Effcacy of the modified endoscopic frontal sinus surgery for recurrent chronic frontal sinusitis. Indian J Otolaryngol Head Neck Surg, 2014, 66(3):248–253.

[15] Abreu CB, Balsalobre L, Pascoto GR, et al. Effectiveness of balloon sinuplasty in patients with chronic rhinosinusitis without polyposis. Rev Bras Otorrinolaringol (Engl Ed), 2014, 80(6):470–475.

[16] ElBadawey MR, Alwaa A, ElTaher M, et al. Quality of life benefit after endoscopic frontal sinus surgery. Am J Rhinol Allergy, 2014, 28 (5):428–432.

[17] Sikand A, Silvers SL, Pasha R, et al. ORIOS 2 Study Investigators. Office-based balloon sinus dilation:1-year follow-up of a prospective, multicenter study. Ann Otol Rhinol Laryngol, 2015, 124(8):630–637.

[18] DeConde AS, Suh JD, Mace JC, et al. Outcomes of complete vs targeted approaches to endoscopic sinus surgery. Int Forum Allergy Rhinol, 2015, 5(8):691–700.

[19] Abuzeid WM, Mace JC, Costa ML, et al. Outcomes of chronic frontal sinusitis treated with ethmoidectomy:a prospective study. Int Forum Allergy Rhinol, 2016, 6(6):597–604.

[20] McFadden EA, Kany RJ, Fink JN, et al. Surgery for sinusitis and aspirin triad. Laryngoscope, 1990, 100(10, Pt 1):1043–1046.

[21] Jankowski R, Pigret D, Decroocq F. Comparison of functional results after ethmoidectomy and nasalization for diffuse and severe nasal polyposis. Acta Otolaryngol, 1997, 117(4):601–608.

[22] Morrissey DK, Bassiouni A, Psaltis AJ, et al. Outcomes of modified endoscopic Lothrop in aspirin-exacerbated respiratory disease with nasal polyposis. Int Forum Allergy Rhinol, 2016, 6(8):820–825

[23] Morrissey DK, Bassiouni A, Psaltis AJ, et al. Outcomes of revision endoscopic modified Lothrop procedure. Int Forum Allergy Rhinol, 2016, 6(5):518–522.

[24] Rudmik L, Soler ZM, Mace JC, et al. Using preoperative SNOT-22 score to inform patient decision for Endoscopic sinus surgery. Laryngoscope, 2015, 125(7):1517–1522.

[25] Hopkins C, Rudmik L, Lund VJ. The predictive value of the preoperative Sinonasal Outcome Test-22 score in patients undergoing endoscopic sinus surgery for chronic rhinosinusitis. Laryngoscope, 2015, 125(8):1779–1784.

42 额窦疾病的症状：证据是什么？

Zara M. Patel

摘 要

额窦区域常出现压迫感或疼痛症状，这可能由多种病因造成。尽管非专科医生与许多基层医生都认为可以依据上述症状诊断额窦炎，但鼻窦的炎症或感染并非这些症状的常见病因。额窦区域的症状可能来源于鼻窦炎或原发性头痛疾病（如偏头痛、颞下颌关节紊乱、三叉神经痛以及许多其他疾病）。起初，有效控制额窦症状的关键在于对患者进行正确的诊断和广泛的鉴别诊断，而后 CT、MRI 和鼻内镜等技术所提供的客观证据为医生寻找真正的病因提供了进一步指导。然而即使有了正确的诊断，人们对额窦症状的治疗仍存在较多争议。

关键词 额窦；额窦炎；额窦手术；内镜鼻窦手术；额窦疼痛；头痛；偏头痛；神经痛

42.1 已发表的证据

人们常认为发生于额窦及其周围区域的疼痛或压迫感是由额窦的感染或炎症引起的。就诊的患者常诉"鼻窦性头痛"，而这一习惯用语也被急诊医生、基层医生及医药公司的广告，甚至一些普通耳鼻喉科医生广泛使用。当然在某些情况下，上述症状确实可由鼻窦疾病引起，这时给予患者适当的鼻窦炎治疗是可行的。但证据表明，额窦的常见症状实际上并不一定来源于鼻窦本身。因此，医生在为这类患者进行治疗时需要了解如何对这些症状做出正确的病因学诊断，并给予恰当的治疗。

迄今为止，与额窦疾病症状相关的文献尚较缺乏，目前最具有代表性的研究是 DelGaudio 等于 2005 年发表的一项针对有明确影像学诊断的额窦疾病患者进行疼痛症状评估的研究[1]。此项研究共纳入了 207 例具有额窦疾病的患者，结果发现 84% 的黏液囊肿患者、29% 的慢性鼻窦炎伴鼻息肉（CRSwNP）患者以及 59% 的慢性鼻窦炎不伴鼻息肉（CRSsNP）患者具有额部

疼痛症状。有趣的是，当研究者对非黏液囊肿患者进行合并和分层分析时，出现疼痛比例最高的是额窦黏膜轻至中度增厚的患者。这就证实了我们文献中多次提及的现象：通过影像学评估的疾病严重程度不一定与患者的症状轻重程度相符[2]。

研究者还通过回顾与对比 Lund-Mackay（L-M）评分与 SNOT-22 评分[18]也发现二者不存在显著关联，再次证实了上述现象。然而对于 CRSsNP 患者则恰恰相反：患者的 L-M 评分越低，其 SNOT-22 评分的"疼痛"评分越高。

目前已有多个国家发布了鼻窦炎相关疼痛的诊断标准。美国耳鼻咽喉头颈外科学会（AAOHNS）发布了临床实践指南，而加拿大与多个欧洲国家也均发布了类似的标准。这些文件表达了类似的观点：疼痛可见于伴脓性鼻分泌物的急性鼻窦炎（ARS），或伴脓性鼻分泌物或鼻塞且具有慢性鼻窦炎（CRS）客观证据（即鼻内镜或影像学证据）的 CRS 患者[3-5]。

国际头痛分类委员会（International Headache Subcommittee，IHS）发布的头痛疾病国际分类也为鼻窦炎相关头痛提供了临床诊断标准，他们认为除非患者处于 CRS 的急性发作期，否则 CRS 并不是头痛或面部疼痛的有效病因[6]。

重要的是，急诊室医生、基层医生以及耳鼻喉科医生切记，即使伴有脓涕的重度额部疼痛与压感也不一定判定为细菌性鼻窦炎。如果患者上述症状的出现时间少于 7~10d，那么更可能是急性病毒性鼻窦炎（acute viral rhinosinusitis，AVRS）[3]。尽管许多医生与患者认为当额窦症状表现较重时应诊断为细菌性感染，但目前尚无证据证实这一观点[3]。倘若症状持续时间超过 10d 仍未消退或者症状先出现初步改善随后又再次加重 [即"二次恶化（double-worsening）"]，则更可能是急性细菌性鼻窦炎（acute bacterial rhinosinusitis，ABRS）[3]。这时医生应着重关注

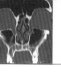

ABRS 的潜在并发症（如眼眶或颅内侵犯）。这不同于仅出现严重额部疼痛或压迫感而不伴其他潜在并发症的症状或体征的情况。

变应性鼻炎患者常表现为鼻塞与流涕，但即使在没有任何鼻窦侵犯的明确影像学征象的情况下，患者也常诉面部周围疼痛与压迫感[7]。CT 往往有助于为医患双方明确这些临床表现是否仅归类为症状，而非额窦疾病。

其他可引起与鼻窦炎类似的额部症状的常见疾病还包括多发性原发性头痛综合征、神经源性疾病、周围性肌肉骨骼紊乱以及牙源性疾病等，其中偏头痛是最易被漏诊的疾病。在鼻科诊疗过程中，一些患者最初将其头痛归咎于鼻窦，但若其鼻内镜与 CT 结果提示正常，这类患者中的 58% 则会被诊断为偏头痛[8]。此外，变应性鼻炎及偏头痛研究（Sinus Allergy and Migraine Headache Study，SAMS）从神经学角度对类似的自认为患有"鼻窦性头痛"的人群进行了研究，并根据头痛疾病国际分类发现这些患者中有 63% 患有偏头痛[9]。

另一组容易与 CRS 或 ABRS 混淆的较重要的原发性头痛疾病是三叉神经痛，包括丛集性头痛、连续性半侧头痛、阵发性偏头痛等。这类疾病诊断的干扰主要来源于患者表现出的三叉神经性症状，包括鼻塞、鼻溢液、流泪以及结膜红肿等。非专科医生常认为这些体征与鼻窦疾病相关，导致其鉴别诊断具有挑战性[9]。

可引起额部压迫感与疼痛症状的肌肉骨骼系统疾病主要是张力性头痛与颞下颌关节紊乱。由于覆盖于额部的肌肉系统连接着颞下颌关节以及其他覆盖头皮的肌肉，因此上述疾病常常引起额部区域的牵涉性疼痛[9]。

实际上，若医生对患者进行了详细的病史采集以及完善的神经学与头颈部体格检查，绝大多数的神经性、神经源性、颞下颌性或牙源性相关诊断通常都可与额窦炎相鉴别[10]。

气压性鼻窦炎与复发性急性鼻窦炎（RARS）缺乏我们常认为的伴有典型症状的"鼻窦性疾病"的相关证据，也不具有额窦部位的特异性症状。

一项围绕丹麦飞行员开展的研究发现 30%

的航程超过 1 年的飞行员都经历过至少 1 次的气压性鼻窦炎发作，而 Rudmik 等的研究也揭示了与气压性鼻窦炎相关的一些解剖学发现，但上述研究均不具备特异性或不与额窦相关[11-12]。这些人的症状发作通常仅出现在气压快速变化的场景，如飞机降落或患者进行深海潜水时。气压性鼻窦炎将在本书的另一章节进行深入讨论。

目前，RARS 症状（尤其是额部症状）的相关文献报道较为罕见。然而，基于指南的准则提出：当患者在过去 12 个月内出现 ABRS 的相关症状与体征超过 4 次，且两次发作期间没有明显的鼻窦症状时，则应将其诊断为 RARS[13]。当就诊的患者处于发作间歇期，若其鼻窦 CT 显示清晰，则很难诊断为 RARS。遗憾的是，尽管一项解剖学研究已发现特定的解剖学变异与 RARS 的关联性仅见于某些节点（包括 Haller 气房、泡状鼻甲及鼻中隔偏曲等），但研究者并未观察到额部特异性的解剖学改变[14]。

最后，介于鼻窦疾病与神经源性疼痛综合征之间的可引起额部压迫感及疼痛的疾病为接触点性头痛，这种疾病最初被称为 Sluder 神经痛。目前，关于黏膜之间相互接触为何与如何产生足够刺激来引起严重的疼痛与压迫感的观点众说纷纭。尽管目前尚无高水平的证据来支持这种理论，但已有多项小规模的队列研究描述了这种现象。研究表示，患者的额部症状在去除其黏膜接触点后就会随之消退[15]。黏膜接触点与疼痛和压迫感的关联在这些症状出现于额部时变得更具有理论性，因为发生在鼻腔内的任意接触点的症状似乎都是向上牵涉的（▶框表 42.1）。

▶框表 42.1　引起额窦症状的可能诊断

· 细菌性额窦炎
· 病毒性额窦炎（上呼吸道感染）
· 变应性鼻炎
· 周期性偏头痛
· 自主神经性头痛（丛集性头痛、阵发性偏头痛等）
· 张力性头痛
· 颞下颌关节紊乱
· 非典型性神经痛（三叉神经或其他神经）
· 气压性鼻窦炎
· 复发性急性鼻窦炎
· 接触点性头痛

42.2 争议与意见

在之前描述的差异中，RARS、接触点头痛和气压性鼻窦炎之间的差异存在较大的争议。对于这三种疾病，大多数鼻科专家都认同RARS与气压性鼻窦炎的存在，仅在它们的治疗方面存在争议。然而，关于接触点性头痛是否存在都具有较大争论。

● 尽管已有小规模的前瞻性研究提出了依据接触点性头痛理论对患者进行治疗的益处，但这些研究缺乏对照组，样本量少，且尚无高水平的证据能够支持这种疾病的诊断。我们还了解到许多没有任何疼痛或压迫感症状的患者也可通过鼻内镜或CT发现其疼痛接触点[16]。因此，我们选择通过自身的临床思维推断接触性头痛是否真实存在，并思考如何对其进行治疗。一些专家建议与本研究中心的经验均提倡通过循序渐进的方案来明确接触点对患者的影响程度。初次就诊期间，我们在对患者的双侧鼻孔进行常规麻醉并使用鼻塞喷剂处理后，分别在常规操作（即使用预先用指定溶液浸湿的棉棒直接伸至接触点，并让棉棒在患者鼻内停留5~10min）的前后评估患者的疼痛感。我们发现这种方法能显著减轻部分患者的症状。随后，我们让疼痛有所减轻的患者再次来就诊，这次不再使用鼻塞喷剂而仅在进行鼻腔麻醉后就直达接触点。如果发现患者的症状再次显著改善，我们便以此作为接触点性头痛切实存在的指征，随后通过手术来去除患者的疼痛接触点。目前，我们的这种方法已取得良好的疗效并获得了一致的结果。

42.3 病例展示

42.3.1 病例1

一位64岁的男性患者，患有冠心病而无其他既往史，临床表现为多年左侧额窦疼痛与压迫感，曾多次前往耳鼻喉科与神经科就诊。患者既往做过一次鼻窦手术，但症状未改善。后续接诊的所有耳鼻喉科医生都表示其鼻窦清晰，应属于原发性头痛疾病。为了控制这种头痛症状，患者已前后服用过由神经科医生开具的20余种神经系统药物，包括曲坦类药物、三环类药物、普瑞巴林等。患者极其渴望其症状能得到缓解，因此前来询问作者是否对其治疗方案有不同的意见或看法。

鼻内镜检查（▶图42.1）显示，患者的左侧中鼻甲与筛房之间的炎性黏膜附近存在一个接触点，在其首次鼻窦手术时未被去除，这可由CT证实（▶图42.2）。我们对患者的中鼻甲与残余筛窦间隔之间的接触点进行麻醉，其

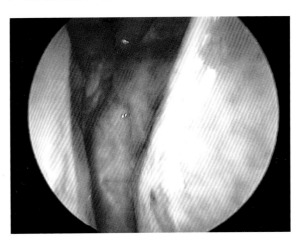

图42.1 鼻内镜检查显示位于左侧中鼻甲与筛房之间的接触点

图42.2 冠状位CT显示左侧中鼻甲与筛房之间的接触点

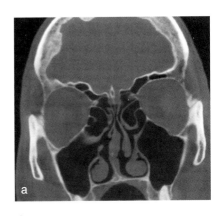

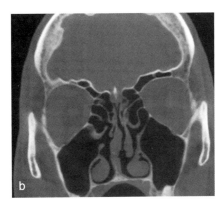

在两次就诊中均具有明显反应，头痛也显著减轻。患者因此在诊室不禁喜极而泣，因为他终于从过去持续 6 年的疼痛中解脱。

我们随后通过极其精细的手术来去除此接触点（▶图 42.3）。术后 1 周患者感觉疼痛加剧，但之后随着术后炎症的缓解，其头痛也完全消失。目前术后的 15 个月内，患者未再出现过头痛。

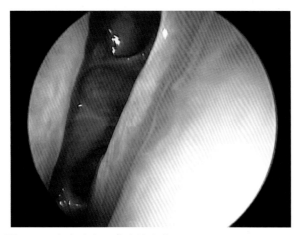

图 42.3 患者的术后鼻内镜检查

● 围绕 RARS 的争议一般与其相应的治疗相关。越来越多的文献表明这些患者可通过接受与 CRS 患者相同的手术干预得到改善[17]。然而，RARS 的手术范围尚未明确，在不同术者之间存在较大差异（即某些术者选择开放所有鼻窦，而另一些术者则仅开展范围十分局限的鼻窦手术）。这涉及额窦炎的相关讨论，因为 CT 不一定能明确疾病，所以主刀医生必须参照患者的症状来进行判断。我们在实践过程中发现，高年资的鼻窦手术医生在治疗其患者时采用不同的方法。由于不能依赖 CT 成像来展示复发累及的鼻窦，且 RARS 患者描述的面部疼痛与

压迫感的范围较广泛而模糊，因此作者每次为 RARS 患者实施手术时都会开放所有鼻窦。然而，另一位高年资手术医生治疗 RARS 时则仅处理上颌窦与筛窦，且若患者诉其压迫感仅发生在额部，他则只处理额窦。由于我们目前尚无文献明确哪种是最佳方案，同时我们采用的两种方法都可使患者获得良好的疗效，因此二者似乎均为合理的选择。

42.3.2 病例 2

一位 34 岁的男性患者，平素身体健康，但在过去两年里一直出现复发性鼻窦感染。患者诉其每年发作 5~6 次，且发作时需要服用抗生素才能恢复。患者每次服用药物后都感觉良好并可恢复正常，但最终还是会复发。患者发作时的临床表现为鼻部恶臭、流脓涕、后鼻孔重度阻塞以及极度疲劳，但不伴明显的面部压迫感或疼痛感。

发作间歇期的鼻内镜检查显示，在正常范围内未见脓性分泌物或鼻息肉（▶图 42.4~ 图 42.6）。

我们为这位患者做了彻底的鼻窦手术，开放了其所有鼻窦。与曾经历了 3 次鼻窦感染的术前 7 个月相比，患者在术后 7 个月期间状态良好，未再复发。

术后鼻内镜检查（▶ 图 42.7a、b）

类似地，尽管气压性鼻窦炎是被鼻科专家认可的一种实际存在的疾病，但在讨论其治疗时也会出现争议。与 RARS 类似，某些专家选择仅开放上颌窦与筛窦，而其他专家则会开放所有鼻窦。作者在处理气压性鼻窦炎与处理 RARS 时遵循同样的逻辑。当 CT 提示鼻窦清晰

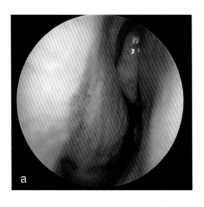
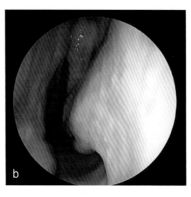

图 42.4 复发性急性鼻窦炎患者症状发作间歇期的鼻内镜检查结果提示正常

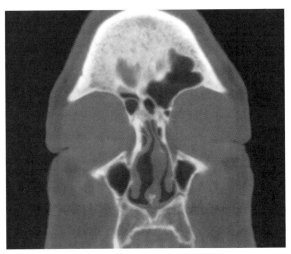
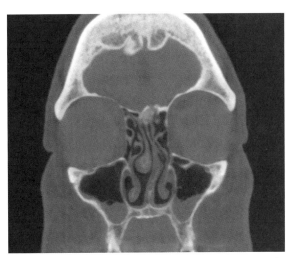

图 42.5 复发性急性鼻窦炎患者的冠状位 CT 显示鼻中隔偏曲、额窦间隔气房以及鼻丘上额气房共同阻塞额窦引流

图 42.6 复发性急性鼻窦炎患者的冠状位 CT 显示鼻中隔偏曲和 Haller 气房（眶下筛窦气房）使上颌窦的自然引流通道变窄

图 42.7 术后复发性急性鼻窦炎患者的鼻内镜检查显示广泛开放的鼻窦

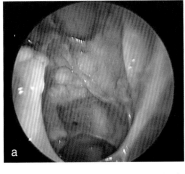
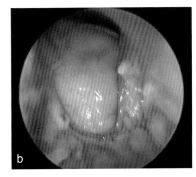

且似乎存在作者想要干预的解剖学发病诱因时，作者会对这些患者实行全面的鼻窦开放手术。目前这种方法已取得良好的疗效。

42.3.3 病例 3

一位 55 岁的极其敏感的女性患者，怀疑是气压性鼻窦炎。患者无法与家人一起自驾上山去滑雪，也无法乘坐飞机。每当周围环境的气压发生改变（如当暴风雨来临时），患者就会感到一阵极其微妙的位于额窦内的深度疼痛。

鼻内镜检查显示，尽管双侧中鼻甲前缘存在一些轻度水肿，但总体在正常范围内，未见脓

性分泌物或鼻息肉（▶ 图 42.8，▶ 图 42.9）。

我们通过手术开放了其所有鼻窦（▶ 图 42.10）。目前术后 3 个月，患者恢复良好且未出现任何症状。患者已经能乘坐飞机去享受全家的登山之旅，15 岁的孙子还在教其玩滑雪板。

最后还存在一个我们尚无任何证据进行讨论的争议，即 CT 仅表现为微小病变的患者。这类患者有明显的面部疼痛或额窦区域压迫感，但 CT 显示额隐窝内仅有一些非常轻微的黏膜增厚，而没有明显浑浊或堵塞。很多医生认为这类患者的这些微小病变不足以解释其显著的症状（尤其当患者的影像学报告提示额窦内存在

图 42.8 气压性鼻窦炎患者的鼻内镜检查显示中鼻甲前缘轻度水肿，但其他部位清晰

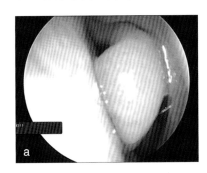
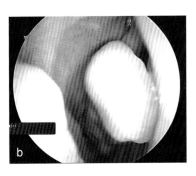

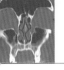

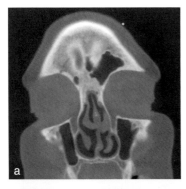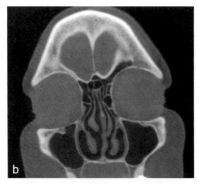

图42.9 气压性鼻窦炎患者的冠状位CT平扫清晰显示阻塞的鼻窦

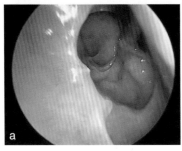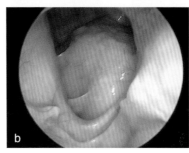

图42.10 术后鼻内镜检查显示气压性鼻窦炎患者广泛开放的鼻窦

"鼻窦疾病"时，就更难解释了）。我们不仅难以弄清这些问题，也没有找到文献证据来支持这类患者属于鼻窦炎并对其进行针对性的支持治疗或干预（无论药物还是手术治疗）。作者选择根据患者的个人情况来调整治疗方法，如某些解剖学因素，既往手术史，以及患者是否对能否改善其症状具有合理的预期等。

42.3.4 病例4

一位43岁的女性患者，主诉额头疼痛（其认定这是一种鼻窦性头痛）与持续性压迫感，以及间歇性鼻腔流涕。

鼻内镜检查显示（▶图42.11），鼻腔在正常范围内，未见鼻分泌物或鼻息肉。

尽管患者的CT图像（▶图42.12）提示整个鼻腔（尤其是额窦内）呈现间断性的少量黏膜增厚，我们不认为患者所描述症状的严重程度与这些轻微的病变发现相关，因此建议其在感到头痛时尝试服用利扎曲坦。再次就诊时，患者表示利扎曲坦不但缓解了其头痛，还改善了眼间压迫感与鼻流涕。随后我们将这位患者推荐给了一位神经病学专家，以便为其建立预防性的偏头痛药物治疗方案。从此，患者不再需要每个月频繁服用无效的偏头痛药物。

42.3.5 病例5

一位50岁的男性患者，1个月前突发剧烈的刺痛，疼痛仅累及其左侧颞部、前额及面中部。转诊至我们门诊前，该患者的首诊医生表示这考虑为鼻窦感染，并让其服用了多个疗程的抗生素。

鼻窦CT显示鼻腔鼻窦清晰，鼻内镜结果也提示在正常范围内。

MRI提示三叉神经明显被其伴行动脉压迫（▶图42.13）。

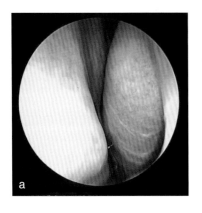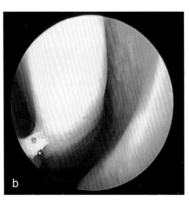

图42.11 面部压迫感与间断性鼻流涕患者的正常鼻内镜检查

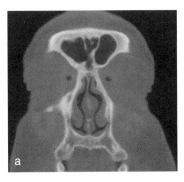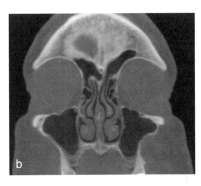

图 42.12　具有明显面部压迫感与疼痛的患者的冠状位 CT 显示额窦黏膜少量增厚，且筛窦与上颌窦黏膜增厚

这位患者被推荐给了我们神经外科的医生，并接受了三叉神经血管减压术。手术非常成功，患者的面部疼痛也得以消退。

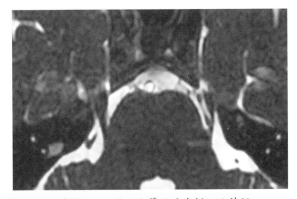

图 42.13　轴位 MRI 显示血管压迫左侧三叉神经

42.4 尚未解决的问题

目前关于额窦症状的主要问题如下：

● 我们如何通过将患者推荐给正确的专科医生，使其更快得到正确的诊断与恰当的治疗，从而减少病情延误？

● 接触点性头痛是否真实存在？如果存在，那么其对应的合适的诊断检查与治疗是什么？

● RARS 患者合适的治疗方法是什么？

● 气压性鼻窦炎患者合适的治疗方法是什么？

● 鼻窦 CT 提示的微小鼻窦病变有何意义？我们应该如何处理这类患者？

（李丽月　译，肖红俊　审）

参考文献

[1] DelGaudio JM, Wise SK, Wise JC. Association of radiological evidence of frontal sinus disease with the presence of frontal pain. Am J Rhinol, 2005, 19(2):167–173.

[2] Bhattacharyya N. A comparison of symptom scores and radiographic staging systems in chronic rhinosinusitis. Am J Rhinol, 2005, 19(2):175–179.

[3] Rosenfeld RM, Piccirillo JF, Chandrasekhar SS, et al. Clinical practice guideline (update): adult sinusitis. Otolaryngol Head Neck Surg, 2015, 152(Suppl 2):S1–S39.

[4] Fokkens WJ, Lund VJ, Mullol J, et al. European Position Paper on Rhinosinusitis and Nasal Polyps 2012. Rhinology Suppl, 2012, 3:1–298.

[5] Desrosiers M, Evans GA, Keith PK, et al. Canadian clinical practice guidelines for acute and chronic rhinosinusitis. J Otolaryngol Head Neck Surg, 2011, 40(Suppl 2):S99–S193.

[6] Headache Classification Subcommittee of the International Headache Society. The International Classification of Headache Disorders. 2nd edition. Cephalalgia, 2004, 24(Suppl 1):9–160.

[7] Brook CD, Kuperstock JE, Rubin SJ, et al. The association of allergic sensitization with radiographic sinus opacification. Am J Rhinol Allergy, 2017, 31(1):12–15.

[8] Perry BF, Login IS, Kountakis SE. Nonrhinologic headache in a tertiary rhinology practice. Otolaryngol Head Neck Surg, 2004, 130(4):449–452.

[9] Eross E, Dodick D, Eross M. The Sinus, Allergy and Migraine Study (SAMS). Headache, 2007, 47(2):213–224.

[10] Patel ZM, Setzen M, Poetker DM, et al. Evaluation and management of "sinus headache" in the otolaryngology practice. Otolaryngol Clin North Am, 2014, 47(2):269–287.

[11] Boel NM, Klokker M. Upper respiratory infections and barotrauma among commercial pilots. Aerosp Med Hum Perform, 2017, 88(1):17–22.

[12] Rudmik L, Muzychuk A, Oddone Paolucci E, et al. Chinook wind barosinusitis: an anatomic evaluation. Am J Rhinol Allergy, 2009, 23(6):e14–e16.

[13] Bhattacharyya N, Grebner J, Martinson NG. Recurrent acute rhinosinusitis: epidemiology and health care cost burden. Otolaryngol Head Neck Surg, 2012, 146(2):307–312.

[14] Alkire BC, Bhattacharyya N. An assessment of sinonasal anatomic variants potentially associated with recurrent acute rhinosinusitis. Laryngoscope, 2010, 120(3):631–634.

[15] Patel ZM, Kennedy DW, Setzen M, et al. "Sinus headache": rhinogenic headache or migraine? An evidence-based guide to diagnosis and treatment. Int Forum Allergy Rhinol, 2013, 3(3):221–230.

[16] Herzallah IR, Hamed MA, Salem SM, et al. Mucosal contact points and paranasal sinus pneumatization: does radiology predict headache causality? Laryngoscope, 2015, 125(9):2021–2026.

[17] Costa ML, Psaltis AJ, Nayak JV, et al. Medical therapy vs surgery for recurrent acute rhinosinusitis. Int Forum Allergy Rhinol, 2015, 5(8):667–673.

[18] Meltzer EO, Hamilos DL. Rhinosinusitis diagnosis and management for the clinician:a synopsis of recent consensus guidelines. Mayo Clin Proc, 2011, 86(5):427–443.

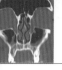

43 额筛气房的解剖学与分类

Tomasz Gotlib, Anshul Sama, Christos Georgalas

摘 要

额隐窝因解剖结构的复杂性导致其难以被准确分类：人们已采用解剖学的方式对额隐窝结构的鉴别与命名做了许多尝试，发现各种气房、间隔及骨性突起分别与前筛骨、额嘴以及额窦口区域的相互作用形成了额隐窝结构。本章我们旨在回顾这些从最初发展至最新的分类方法，同时推荐一种可用于描述这些气房的更简单的方式。

关键词 额隐窝；额窦气房；额筛气房；Kuhn气房；额泡气房；筛泡上气房；眶上筛房

43.1 引 言

"额隐窝"这一术语是由 Killian 提出的[1]。Mosher 将额窦与前筛骨的连接处描述为一种非管状结构，即位于额隐窝内呈倒漏斗状的空间结构[2]。

这种漏斗状结构的前界起始于额嘴下方，并向上颌骨额突（鼻丘）的内侧面延伸，下至中鼻甲附着处的水平面。它自眶纸板横向延伸至中鼻甲垂直板的上半部分以及筛状板内侧的横骨板。假如额隐窝气化至颅底，其上边界则沿着颅底向筛泡的前壁延伸[3]。额隐窝的后缘被认为是筛泡的前壁，一些作者也将其描述为中鼻甲基板[4]。

43.2 已发表的证据

Van Alyea 对额隐窝进行了详细的描述，并将"额气房"定义为位于额隐窝或额窦的任一气房[5]。

他描述了目前已知的绝大多数"额气房"；然而这些气房的定义与命名一直在演变。最近，研究者建议将这些气化空间命名为"额筛气房"[3]。额隐窝中最常见的气房是鼻丘气房，可见于 78%~94% 的患者[6-7]。其他气房则存在高度变异性，甚至可能气化至额窦[5]。

额窦与额隐窝之间的过渡尚未被完全阐明，因此一般采用"开口（opening）"这一术语替代"口（ostium）"将其描述为一种二维结构[3]。这也意味着在某些情况下，我们很难区分额筛气房是否气化至额窦。

Bent 与 Kuhn 将额气房定义为那些气化至鼻丘上方的气房（▶ 表 43.1）[8]。

表 43.1 额气房 I~IV 型
（根据 Bent 等作者的分类法划分）[8]

分型	内容
I 型	位于鼻丘气房上方的单个额隐窝气房
II 型	位于鼻丘气房上方的额隐窝内的气房
III 型	向头侧气化进入额窦的单个大面积气房
IV 型	额窦内的单个孤立气房

该文献没有对上述气房的气化起始点及其向前后延伸的程度进行讨论。1996 年，Kuhn[9] 在 Van Alyea 的研究的启发下对这一分型进行了扩展，并增加了以下内容：

- 鼻丘气房；
- 额泡气房（frontal bullar cells，FBC）；
- 筛泡上气房（suprabullar cells，SBC）；
- 眶上筛房（supraorbital cells，SOEC）；
- 额窦中隔气房。

然而，Kuhn 的这篇文献仍未对这些新命名的气房进行详细描述。

2003 年，Wormald 等建议基于胚胎学的现象（即额窦内尚不存在孤立气房）对 Kuhn 分类进行改良，将 K3 气房（III 型额气房）定义为延伸范围小于额窦垂直高度一半的气房，并将 K4 气房定义为延伸范围超过额窦垂直高度一半的气房[10]。2004 年，Lee 等采用原先扩展的 Kuhn 分类分析了 50 例患者的 1mm 轴位鼻窦 CT 扫描，并进行了冠状位与矢状位重建[11]。这次分析对每类气房均进行了详细介绍（▶ 表 43.2），并建议将额筛气房分为前组、后组以及内侧气房。前组气房包括鼻丘气房与 I~IV

型额气房（▶ 图 43.1，▶ 图 43.2）。这些气房的后壁被描述为"额隐窝的游离隔板"，而非颅底。与之相反，后组气房的前壁以额隐窝的游离隔板为界，而其后、上壁则为颅底。后组气房包括额泡气房、筛泡上气房以及眶上筛房（▶ 图 43.2）。额窦中隔气房是此分型中唯一的"内侧"气房。根据定义，其主要部分位于额窦内（▶ 表 43.2）。终隐窝（TR 或终末隐窝）也包括在这一分型中，但作者表示其并非一种额隐窝气房。这类气房的描述也界定了其可延伸进入额窦。Kuhn 4 型气房（▶ 图 43.3）有以下特征：表现为额窦中的孤立气房，它们通过一狭窄的通道向鼻丘气房（ANC）上方区域引流。因此，这类气房并不是与额隐窝

表 43.2 额窦气化模式的定义与标准

额隐窝气房的描述

鼻丘气房

· "最前组筛房"

· 自鼻外侧壁前端延续至中鼻甲垂直附着处（鼻内镜图示）

· 鼻丘区域的气化

· 在矢状位与冠状位 CT 图像上显示清晰

Ⅰ型额气房

· 位于鼻丘气房上方的单个前组筛房

· 后侧壁并非颅底，后侧壁是额隐窝的游离隔板

· 在矢状位与冠状位 CT 图像上显示清晰

Ⅱ型额气房

· 气化至鼻丘气房上方的 2 层或以上的前组筛房

· 后侧壁并非颅底，后侧壁为额隐窝的游离隔板

· 在矢状位与冠状位 CT 图像上显示清晰

Ⅲ型额气房

· 位于鼻丘气房上方的单个大的前组筛房

· 自前组额隐窝沿着前组额窦骨板的内侧气化

· 延伸到实际的额窦，上壁（顶盖）嵌入前组额窦骨板的内面（矢状位 CT 图像示）

· 后侧壁并非颅底，后侧壁为额隐窝的游离隔板

· 在矢状位与冠状位 CT 图像上显示清晰

Ⅳ型额气房

· 位于鼻丘气房上方且在额窦内部的明显的单个气房

· 在冠状位 CT 图像上显示为"气泡（air bubble）"

· 在矢状位 CT 图像上显示为"气球串（balloon on a string）"

· 前侧 / 下侧边界是前组额窦骨板或额窦底部

· 后侧边界为气房壁，而非后组额窦骨板

· 其识别同时需要矢状位与冠状位 CT 图像

眶上筛房

· 从额隐窝延伸超过眼眶的筛房

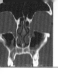

表 43.2（续）

・可能为单个或多个

・可能类似间隔额窦的外观

・开放进入额隐窝的外侧（这类开口在实际额窦口的外侧与后侧）

・其识别需要同时复核轴位与冠状位 CT 图像

额泡气房

・位于筛泡上方的筛房

・自后组额隐窝沿着颅底气化进入额窦

・后侧壁是颅前窝颅底（额窦后骨板）

・前边缘必须延伸进入额窦

・位于实际上的额窦气腔的后方

・可能表现为筛泡前壁的气化（泡板）

・可能导致额窦底凸起

・可在矢状位 CT 图像上清晰显示

筛泡上气房

・位于筛泡上方的筛房

・上壁是颅前窝颅底

・前边界不延伸进入额窦

・可能表现为筛泡的前壁气化（泡板）

・可在矢状位 CT 图像上清晰显示

・与筛泡上隐窝极其相似（仅 CT 不足以区分筛泡上气房与筛泡上隐窝）

额窦中隔气房

・额窦间隔的气化

・引流进入其中一个额隐窝

・与气化的鸡冠有关

・可在鼻窦轴位与冠状位 CT 上清晰显示

终末隐窝

・向上的钩突向外侧附着于眼眶，位于内部额窦开口的下方

・额窦直接引流进入中鼻道

・通常与鼻丘气房有关

・可在鼻窦冠状位 CT 上清晰显示

来源：引自 Lee 等 [12]

没有任何关联的单个孤立气房。

欧洲鼻腔鼻窦解剖术语意见书 2014 版 [European Position Paper on the Anatomical Terminology of the Internal Nose and Paranasal Sinuses（2014）] 的作者建议根据"额筛气房"

相对于额隐窝/额窦内壁的方位将其划分为前组、后组、内侧或外侧气房[3]。通过采用高与低的位置关系进一步界定，可将额泡气房定义为后组高位气房，而筛泡上气房则为后组低位气房。类似地，K1 型气房定义为前组低位气房，

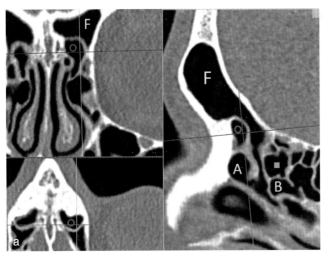
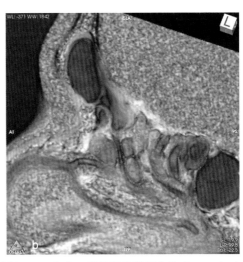

图 43.1 额隐窝的多平面重建（a）与三维重建（b）。图示为根据 Kuhn 分类、国际额窦解剖分类（IFAC）以及修订后的欧洲解剖学意见书分类标记的额筛气房（红色圆圈标记 K1 气房、鼻丘上气房和前组低位气房；绿色方块标记未定义的气房、筛泡上气房和后组低位气房。A，鼻丘气房；B，筛泡；F，额窦

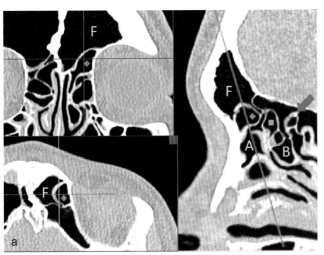
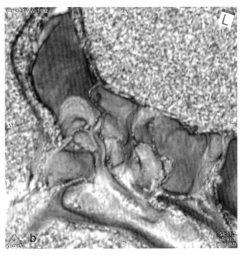

图 43.2 额隐窝的多平面重建（a）与三维重建（b）。图示为根据 Kuhn 分类、国际额窦解剖分类（IFAC）以及修订后的欧洲解剖学意见书分类标记的额筛气房。橘色菱形方块标记 K3 气房、鼻丘上额气房和前组高位气房；绿色方块标记未定义的气房、筛泡上气房和后组低位气房；紫色交叉标记眶上筛房、眶上筛房和眶上筛气房；红色箭头标记筛前动脉。F，额窦；B，筛泡；A，鼻丘气房

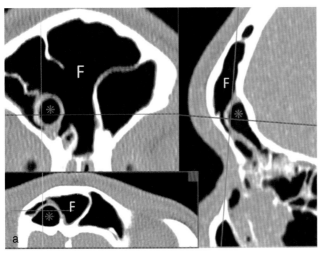
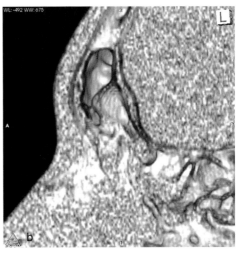

图 43.3 额隐窝的多平面重建（a）与三维重建（b）。图示为根据 Kuhn 分类、国际额窦解剖分类（IFAC）以及修订后的欧洲解剖学意见书分类标记的额筛气房。红色星号标记额泡气房、筛泡上额气房和后组高位气房。F，额窦

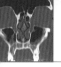

K3 型气房则为前组高位气房。

Wormald 等对 Lee 和 Kuhn 的分类方式再次进行了改良（▶ 表 43.3），这种分类方法被称为"国际额窦解剖分类（IFAC）"，其根据额筛气房相对于额窦引流通道（FSDP）的位置将这些气房分为三大组，即前组、后组与内侧组气房[4]。

IFAC 分类对 Kuhn 所描述的额气房分类进行了精简。K1 与 K2 型气房被界定为鼻丘上气房，而 K3 与 K4 气房则为鼻丘上额气房。尽管

这些气房的定义尚不精确，其后部边界也未被明确，但这种分类方法借助图例对每种气房类型均进行了描述（包括额隐窝的游离隔板）。然而，根据这些气房与 ESDP 的相对位置进行分类仍会产生某些问题。例如对于某些伴有大面积炎症改变的患者，即使采用薄层 CT（thin-slice CT）的可调整多平面重建（multiplanar reconstruction，MPR）也无法找到其额窦引流通道。

表 43.3　Kuhn 分类[11]，国际额窦解剖分类（IFAC）[4]，欧洲解剖学意见书分类（经作者修订）[3]

气房类型	定义	Kuhn 分类 气房命名	IFAC 分类 气房命名	修订后的欧洲意见书分类 气房命名
前组气房（将额窦引流通道推向内侧、后侧或后内侧）	指位于中鼻甲起始处前端或中鼻甲在鼻外侧壁最前端附着处的正上方的气房	鼻丘气房	鼻丘气房	鼻丘气房
	指前外侧筛房，位于鼻丘气房的上方（未气化进入额窦）	K1、K2 气房	鼻丘上气房	前组低位气房
	指延伸进入额窦的前外侧筛房。一小部分鼻丘上额气房仅延伸进入额窦底部，而大部分鼻丘上额气房可能延伸进入额窦中甚至可能抵达额窦顶部	K3、K4 气房	鼻丘上额气房	前组高位气房
后组气房（将额窦引流通道推向前方）	指位于筛泡上方且未进入额窦的气房	筛泡上气房	筛泡上气房	后组低位气房
	指起源于筛泡上区域并沿着颅底气化进入额窦后侧区域的气房。颅底形成气房的外侧壁	额泡气房	筛泡上额气房	后组高位气房
	指在眼眶顶部上方的筛前动脉的周围、前部或后部发生气化的一类前组筛房。其通常形成广泛气化的额窦后壁的部分，且可能仅通过一骨间隔与额窦分开	眶上气房	眶上筛房	眶上气房
内侧气房（将额窦引流通道推向外侧）	指前筛或下额窦的内侧气房，附着于或位于额窦内间隔，并与额窦排出通道的内面相关联，可向外侧或常向后侧推入引流通道	额窦间隔气房	额窦间隔气房	内侧气房
外侧气房（将额窦引流通道推向内侧）	指由上颌骨前突的内侧面向颅底后方延伸的外侧气房，推入外侧和（或）前侧的额窦引流通道	未定义	未定义	外侧气房
	指前筛或下额窦的内侧气房，不附着于额窦内中隔，推入外侧且常常为后侧的引流通道	未定义	未定义	旁中气房

43.3 争议与意见

尽管欧洲解剖学意见书（European Anatomical Paper）提及了外侧额筛气房，但并未对其进行详细阐述。外侧气房自上颌骨额突的内侧面或额窦的前壁延伸至颅底后方，由此将 FSDP 向内侧和（或）前侧推移（▶ 图 43.4）[12]。此外，它们还可能气化至筛前动脉的骨管。外侧额筛气房无法采用 Kuhn 分类或 IFAC 分类法进行分类，但可通过我们所推荐的欧洲解剖学分类的修订版本将其界定为外侧气房。最近，另一类不附着于额窦间隔而靠近中间部位的气房被描述为旁中气房[13]。

Pianta 等提出的鼻丘 – 筛泡分类法（agger-bullar classification，ABC）根据前组筛房与 FSDP 的相对位置，将其分为两组气房，即前鼻丘气房与后筛泡区[13]。额筛气房还可根据是否气化进入额窦以及气化至钩突的状态进行划分。每种分区中的气房数量都是可计算的。这种分类方法为额筛气房提供了一种全新的阐述方式。与 Kuhn 分类和 IFAC 分类法相比，ABC 分类法对额隐窝内所有气化的气房均进行了描述，还提供了有助于手术的不同类型的信息。然而，ABC 分类法不易在日常临床实践中推广。

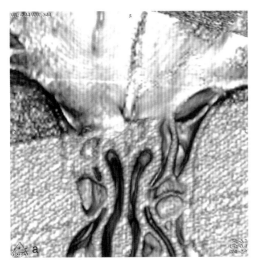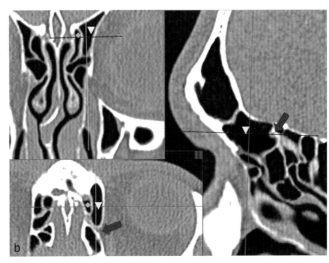

图 43.4 额隐窝的三维重建（a）与多平面重建（b）。黄色三角形标记外侧额筛气房（根据 Kuhn 分类与国际额窦解剖分类无法归类）或外侧气房（根据修订后的欧洲解剖学意见书分类）；绿色菱形方块标记额窦引流通道；红色箭头标记筛前动脉

理想的分类方法需简洁、精确且包含额筛气房的所有类型，还应有助于外科医生之间的交流。然而，由于额筛气房的高度变异性，导致无论采用何种分类法，仍可能发现尚未被分类的气房。尽管我们在分类法上做出的尝试很可能无法阐明所有天然气房，大家仍应该永远保持开放的态度并准备迎接新发现。

（李丽月　译，肖红俊　审）

参考文献

[1] Killian G. Die Killian'sche radicaloperation chronischer Sternhohleneiterungen: II. Weiteres kasuistisched material und zusammenfassung. Arch Laryngol Rhin, 1903, 13:59.

[2] Mosher HP. The applied anatomy and intranasal surgery of the ethmoid labyrinth. Trans Am Laryngol Assoc, 1912, 34:25–39.

[3] Lund VJ, Stammberger H, Fokkens WJ. European position paper on the anatomical terminology of the internal nose and paranasal sinuses. Rhinol Suppl, 2014(24):1–34.

[4] Wormald PJ, Hoseman W, Callejas C, et al. The International Frontal Sinus Anatomy Classification (IFAC) and Classification of the Extent of Endoscopic Frontal Sinus Surgery (EFSS). Int Forum Allergy Rhinol, 2016, 6(7):677–696.

[5] Van Alyea OE. Frontal cells: an anatomic study of these cells with consideration of their clinical significance. Arch Otolaryngol, 1941, 34:11–23.

[6] Landsberg R, Friedman M. A computer-assisted anatomical study of the nasofrontal region. Laryngoscope, 2001, 111(12):2125–2130.

[7] Cho JH, Citardi MJ, Lee WT, et al. Comparison of frontal pneumatization patterns between Koreans and Caucasians. Otolaryngol Head Neck Surg, 2006, 135(5):780–786.

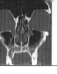

[8] Bent JP, Cuilty-Siller C, Kuhn FA. The frontal cell as a cause of frontal sinus obstruction. Am J Rhinol, 1994, 8:185–191.

[9] Kuhn FA. Chronic frontal sinusitis: The endoscopic frontal recess approach. Oper Tech Otolaryngol Head Neck Surg, 1996, 7:222–229.

[10] Wormald PJ, Chan SZ. Surgical techniques for the removal of frontal recess cells obstructing the frontal ostium. Am J Rhinol, 2003, 17(4):221–226.

[11] Lee WT, Kuhn FA, Citardi MJ. 3D computed tomographic analysis of frontal recess anatomy in patients without frontal sinusitis. Otolaryngol Head Neck Surg, 2004, 131(3):164–173.

[12] Gotlib T, Kołodziejczyk P, Kuźmińska M, et al. Three-dimensional computed tomography analysis of frontoethmoidal cells: A critical evaluation of the International Frontal Sinus Anatomy Classification (IFAC). Clin Otolaryngol, 2019, 44:954–960.

[13] Pianta L, Ferrari M, Schreiber A, et al. Agger-bullar classification (ABC) of the frontal sinus drainage pathway:validation in a preclinical setting. Int Forum Allergy Rhinol, 2016, 6(9):981–989.

44 磨削还是非磨削？

Alfonso Santamaría-Gadea, Isam Alobid, Manuel Bernal-Sprekelsen

摘 要

本章讲述了目前流行的 Draf Ⅲ和鼻内镜下改良 Lothrop 手术的适应证和患者预后（尤其是与潜在术后再狭窄风险相关的预后），并讨论了在首次手术中采用该方案的可行性。

关键词 鼻内镜；鼻窦手术；额窦；磨削开放；Draf Ⅲ手术；鼻内镜下改良 Lothrop 手术

44.1 已发表的证据

额窦的鼻内镜下手术径路是经鼻内镜各鼻窦手术中最具有挑战性的手术操作之一。考虑到额窦难以进入，大量解剖学变异，毗邻眼眶与颅前窝结构等因素，额窦手术对外科医生来说是一项名副其实的挑战[1-3]。

额窦磨削手术也称为 Draf Ⅲ手术、改良的 Lothrop 手术或磨削开放术，通常不作为慢性额窦炎的一线治疗方案。对于大多数患者来说，磨削额隐窝以及适当地切除部分筛窦可恢复额窦通道引流与黏液 – 纤毛清除功能[4-5]。然而对于病情严重的慢性鼻窦炎（CRS）患者，如非甾体抗炎药加重性呼吸系统疾病耐受不良（NSAIDS Exacerbated Respiratory Disease，N-ERD）或向外侧侵犯的黏液囊肿，则首选 Draf Ⅲ手术。

对于仅有轻或中度症状，病变仅累及额窦的患者，通常建议采用 Draf Ⅰ或 Draf Ⅱa 手术方式来进行精准而快速的额隐窝开放及引流通道清理。手术内容包括前筛的彻底切除，同时尽量保留额窦开口黏膜，尤其要避免对黏膜造成环形损伤。仍有部分患者行上述手术后出现比术前更多的额窦问题[5-6]。即便进行了充分的额窦与筛窦开放，术后额窦开口仍可能狭窄，因为术后瘢痕、黏膜炎症、中鼻甲外移、新骨生成以及纤维化都可能影响额窦口的远期通畅。扩大额窦开口是本章手术的主要目的之一。多个文献支持假说，即在额漏斗水平，保留黏膜可能有助于减少后续额窦引流口出现阻塞的[7-9]。该循环

证不明确的假说是在对于行外径路手术的患者群进行观察时手术失败伴黏膜损伤情况发生率比较高推断的结论[10]。因此，伴有持续症状的额窦疾病患者可能需要更激进的手术方式[4-5,7]。

综上所述，目前亟待解决的问题如下：

- 经鼻内镜额窦磨削手术的适应证是什么？
- 在什么情况下推荐患者首选经鼻内镜额窦磨削手术？
- 额窦磨削手术是否可降低修正手术率？
- 额窦磨削手术是否与术后并发症的发生率升高相关？

44.2 额窦磨削手术的适应证

1991 年 Draf 首次提出了经鼻内镜额窦磨削手术[11]，从 1995 年起 Gross 等[12]开展了相关手术，目前该手术相关的研究结果、疗效与并发症的报道已经非常多了。由 Draf 开创的额窦磨削手术的经典适应证如 ▶ 表 44.1 所示[6]。

表 44.1 额窦磨削手术的经典适应证

额窦磨削手术的适应证	·难以修复的手术
	·存在风险因素（哮喘、阿司匹林耐受不良三联征）
	·良性与恶性肿瘤
	·Kartagener 综合征
	·纤毛不动综合征
	·黏液黏稠病
额窦非磨削手术的适应证	·首次手术
	·无高危因素
	·良性肿瘤

来源：引自 Draf 等[6]

根据文献报道，Draf Ⅲ手术最常见的适应证是顽固性 CRS。在大多数这类病例中，Draf Ⅲ手术被认为是针对额窦前一次保守手术失败后的补救手术。2009 年，Anderson 与 Sindwani 针对接受额窦磨削手术的人群进行了至今规模最大的荟萃分析。该研究分析了 18 项等级为 Ⅱ-2 或 Ⅱ-3 的证据，涵盖了 612 例患者的数据，平均随访时长为 28.5 个月，但该报道中未提及每例患者的既往

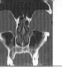

手术次数。作者认为额窦磨削手术的适应证与额窦骨瓣切除术的适应证类似。Draf Ⅲ 手术的最常见适应证是慢性复发性额窦炎和额窦黏液囊肿，其手术占比分别为 75.2% 与 21.3%[13]。

尽管 Draf Ⅲ 手术没有公认的适应证，但确有患者适合首选该手术[14]。多位学者对特定的 CRS 人群进行评估，内容为首选 Draf Ⅲ 手术是否使患者受益。Naidoo 等于 2013 年评估了 339 例 CRS 患者，所有患者均首选非磨削手术（Draf Ⅰ 或 Draf Ⅱa），若术后症状顽固则行补救性额窦磨削手术（Draf Ⅲ）。鼻息肉、哮喘、Lund-Mackay 评分＞ 16 分、额窦开口＜ 4mm 等指标，均为额窦磨削手术的高危因素，作者也推断这类患者首选 Draf Ⅲ 手术将受益[15]。

除顽固性 CRS 外，额窦磨削手术的第二大适应证是额窦黏液囊肿，也常作为挽救性手术。还有其他一些不常见的情况可能也需要首选 Draf 型手术。2011 年 Eloy 等对 120 例接受 Draf Ⅲ 手术的患者进行研究，发现黏液囊肿和顽固性 CRS 仍是额窦磨削手术的常见适应证，占比分别为 14% 和 74%，Draf Ⅲ 手术一般作为挽救性手术方案，还有一些良性肿瘤（7.5%）或恶性肿瘤（0.5%）病例首选额窦磨削手术。除了恶性肿瘤需要根治性手术外，作者认为，防止术后放疗造成额窦阻塞也是该手术的适应证[16]。

几乎在所有的文献中，非磨削手术失败时都采用了额窦磨削手术。目前需要更多的研究来比较具有相似特征的（高危）患者，以确定哪些患者更适合首选额窦磨削手术。

44.3 额窦磨削手术的结果

为了最恰当地选择额窦疾病手术径路，了解额窦磨削手术的结局很重要。多个队列研究指出患者接受 Draf Ⅲ 手术后获得了成功，也有人对术后狭窄或手术失败原因进行了研究。额窦磨削手术暂无统一的手术成功判定标准，有的作者将症状改善判定为手术成功，另一些作者则将再狭窄或修正手术判定为手术失败。相关研究结果见 ▶ 表 44.2。

在相关荟萃分析中，Anderson 和 Sindwani 总结出 82.2% 的病例行 Draf Ⅲ 手术后症状改善，这种情况与需要修正手术的病例占比 13.9%（85/612）一致[13]。Georgalas 等得出相似的结论，他们随访了 122 例采用 Draf Ⅲ 手术治疗的患者，发现 88% 的患者症状改善，而仍有高达 32% 的患者需要修正手术。

Tran 等续贯分析了 77 例 Draf Ⅲ 手术病例，他们用术后额窦口的缩小程度作为手术成功的判定标准。研究发现，所有病例复诊时都出现了手术后的窦口缩小，其中 33% 的患者横截面积较术后缩小 60% 以上，并因此被纳入再狭窄组。仅 13%（n = 9）的患者需要修正手术，有

表 44.2　额窦磨削手术的研究结果

作者	病例数（例）	修正手术率	症状改善率	再狭窄率	随访时间（月）	并发症发生率
Wormald[4]	83	7%	75%	7%	21.9	0
Banhiran 等[7]	72	7%	75%	5.6%	22.0	0
Shirazi 等[17]	97	23%	98%	—	18.0	1%
Tran 等[14]	77	13%	—	33%[a]	29.2	—
Georgalas 等[5]	122	32%	88%	9.7%	33.0	0
Eloy 等[16]	120	—	73%	12.5%	24.6	7.5%
Hildenbrand 等[20]	24	4%	—	4%	25.6	0
Naidoo 等[18]	229	5%	100%	3%	45.0	0
Ting 等[22]	204	29.9%	70.1%	29.9%	122.4	5.8%
Illing 等[19]	67	4.4%	100%	3%[b]	34.0	0

a 术中额口缩小面积＞ 60%；b 术中额口缩小面积＞ 50%

且仅有 1 例患者术后没有出现狭窄[14]。

一般认为新骨生成会导致手术失败。目前仅有一项研究对新骨生成、黏液纤毛清除力、额窦的最终大小三个变量之间的关系进行了分析，这项研究是 2004 年 Rajapaksa 等制作的动物模型（14 只羊）实验。该研究在 56% 的活检组织中发现了新骨生成的组织学证据，但是未在新骨生成的病例中发现黏膜纤毛清除力下调。此外，虽然病例的窦口截面平均缩小 28%，但未发现其与新骨生成有关[8]。

还有一些研究认为其他因素可能导致再狭窄。2007 年 Shirazi 等回顾性分析了 97 个病例，修正手术率为 23%，82% 的患者存在阿司匹林耐受不良三联征或过敏体质。研究发现对阿司匹林敏感、鼻息肉、哮喘或者多种环境过敏的患者，手术失败率明显升高[17]。Georgalas 等也报道，阿司匹林三联征和囊性纤维化患者手术后更容易出现再狭窄[5]。另一些研究发现，新窦口的大小和"慢性嗜酸性黏蛋白性鼻窦炎"是再狭窄的重要影响因素[14]，但是 DeConde 和 Smith 的研究得出的结论相反[10]，其病例研究并没有发现与窦口再狭窄相关的高危因素，这些将在后面章节详述[16]。

此外，手术技术本身也可能影响成功率。最近 DeConde 和 Smith 发表了为数不多的手术技术研究成果。作者分析了 15 篇 Draf Ⅱa 手术相关和 24 篇 Draf Ⅲ 手术相关的文章，并佐证出，无论是非磨削手术还是磨削手术，额窦术后新窦口较大者（Draf Ⅱa 手术中 > 4.5mm）的再狭窄发生率较低。他们还发现，在近 10 年中，报道过的 Draf 型手术后内镜下窦口通畅率为 67.6%~92%，而再向前 10 年通畅率则为 27.3%~100%[10]，因此说明手术器械的改进和术者对额窦解剖的熟悉程度似乎可以改善额窦手术的预后[10]。

44.4 并发症

Draf Ⅲ 手术可能引起的并发症包括硬脑膜损伤和脑脊液漏，以及眼眶、鼻骨和皮肤损伤[13]。在大多数病例研究统计中，上述主要并发症的发生风险非常低（< 1%）[5, 18-19]。因此一般认为，由经验丰富的外科医生进行 Draf Ⅲ 手术是安全且患者耐受性良好的[13]。也有观点认为额窦磨削手术比非磨削术具有更高的并发症发生率，因为前者具有更大的创面，但截至目前还没有比较这两者的研究。

44.5 争议与意见

判断额窦磨削手术是否成功尚无统一的认定标准。在有磨削术适应证的病例中，肿瘤根治程度是最常见的衡量标准[5]；而对于进行 CRS 手术后的病例，对手术成功的界定相对不明确。在不同的病例研究中，通常将额窦通畅度、症状完全缓解或改善、修正手术率等指标作为手术成功的界定标准。这些指标在大多数病例中具有一致性。然而，有些病例术后额窦虽然完全狭窄，却因没有明显的症状，也不需要采取任何挽救性手术[5]。

本著作阐述了 Draf Ⅲ 手术的若干变式，其中用鼻中隔黏膜瓣覆盖裸露骨质可以缩短愈合时间并减少新骨生成，从而提高手术的最终效果[20]。不过这个术式的实际效果还有待验证。

44.6 尚未解决的问题

文献中通常将经鼻内镜额窦磨削手术与鼻外径路手术进行比较，两者均可作为挽救性手术。然而非磨削手术与额窦磨削手术患者的特征通常不具有可比性，进而无法比较两种技术的疗效和安全性。

对额窦非磨削和磨削手术在预后和并发症方面的优劣比较，可能需要随机临床试验进一步研究。此外，该类研究也能更有效地让我们认识到，在哪些情况下患者首选 Draf Ⅲ 手术能从中获益。

虽然目前已经有若干研究循证出再狭窄的高危因素，但仍然无法预测患者在接受 Draf Ⅲ 型手术后出现再狭窄的时间点，还需要对经过密切随访或采用更激进的清创手术病例进行后续研究。此外，较高级别证据的大样本病例研究将有助于探索再狭窄和手术失败的危险因素，让高危患者能够有选择激进性手术治疗还是密切随访的依据[10,21]。

最后，还有一个无法量化但可能需要考虑的因素，即电钻磨削时，骨表面产生的热损伤可能反馈性地促进新骨生成和再狭窄。

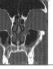

推荐阅读

额窦手术的基础之一是掌握正确的解剖学知识，因此推荐以下阅读材料：

Wormald PJ. Endoscopic sinus surgery. 3rd. New York: Thieme, 2013.

Lund VJ, Stammberger H, Fokkens WJ, et al. European position paper on the anatomical terminology of the internal nose and paranasal sinuses. Rhinol Suppl, 2014, 24:1–14.

选择最优的手术方式重点需要了解额窦手术的不同径路以及每种径路的典型适应证：

Draf W. Endonasal frontal sinus drainage type I-III according to Draf // Kountakis S, Senior B, Draf W. The Frontal Sinus. Berlin: Springer, 2005:219–232.

Draf W. Endonasal micro-endoscopic frontal sinus surgery: The Fulda concept. Oper Tech Otolaryngol Head Neck Surg, 1991, 2:234–240.

关于额窦磨削修正手术径路，推荐以下书籍，同时能帮助理清手术的适应证和预后：

Anderson P, Sindwani R. Safety and e cacy of the endoscopic modified Lothrop procedure: a systematic review and meta-analysis. Laryngoscope, 2009,119(9):1828–1833.

DeConde AS, Smith TL. Outcomes after frontal sinus surgery: an evidence-based review. Otolaryngol Clin North Am, 2016, 49(4):1019–1033.

自从额窦内镜磨削技术应用于临床以来，有许多病例研究。根据它们的影响度、随访时长和队列研究规模，挑选出一些最重要的研究，具体如下：

Georgalas C, Hansen F, Videler WMJ, et al. Long term results of Draf type III (modified endoscopic Lothrop) frontal sinus drainage procedure in 122 patients: a single centre experience. Rhinology, 2011, 49:195–201.

Eloy P, Vlaminck S, Jorissen M, et al. Type III frontal sinusotomy: surgical technique, indications, outcomes, a multi-university retrospective study of 120 cases. BENT, 2011, 7(Suppl 17):3–13.

Naidoo Y, Bassiouni A, Keen M, et al. Long-term outcomes for the endoscopic modified Lothrop/Draf III procedure: a 10-year review. Laryngoscope, 2014, 3(5):412–417.

（张 坤 译）

参考文献

[1] Wormald PJ. Endoscopic Sinus Surgery. 3rd. New York: Thieme, 2013.

[2] Lund VJ, Stammberger H, Fokkens WJ, et al. European position paper on the anatomical terminology of the internal nose and paranasal sinuses. Rhinol Suppl, 2014, 24:1–34.

[3] Weber RK, Hosemann W. Comprehensive review on endonasal endoscopic sinus surgery. GMS Curr Top Otorhinolaryngol Head Neck Surg, 2015, 14:Doc08.

[4] Wormald PJ. Salvage frontal sinus surgery:the endoscopic modified Lothrop procedure. Laryngoscope, 2003, 113(2):276–283.

[5] Georgalas C, Hansen F, Videler WMJ, et al. Long term results of Draf type III (modified endoscopic Lothrop) frontal sinus drainage procedure in 122 patients:a single centre experience. Rhinology, 2011, 49:195–201.

[6] Draf W. Endonasal frontal sinus drainage type I-III according to Draf // Kountakis S, Senior B, Draf W. The Frontal Sinus. Berlin:Springer, 2005:219–232.

[7] Banhiran W, Sargi Z, Collins W, et al. Long-term effect of stenting after an endoscopic modified Lothrop procedure. Am J Rhinol, 2006, 20(6):595–599.

[8] Rajapaksa SP, Ananda A, Cain TM, et al. Frontal ostium neo-osteogenesis and restenosis after modified endoscopic Lothrop procedure in an animal model. Clin Otolaryngol, 2004, 29:386–388.

[9] Valdes CJ, Bogado M, Samaha M. Causes of failure in endoscopic frontal sinus surgery in chronic rhinosinusitis patients. Int Forum Allergy Rhinol, 2014, 4(6):502–506.

[10] DeConde AS, Smith TL. Outcomes after frontal sinus surgery:an evidence-based review. Otolaryngol Clin North Am, 2016, 49(4):1019–1033.

[11] Draf W. Endonasal micro-endoscopic frontal sinus surgery:the Fulda concept. Oper Tech Otolaryngol Head Neck Surg, 1991, 2:234–240.

[12] Gross WE, Gross CW, Becker D, et al. Modified transnasal endoscopic Lothrop procedure as an alternative to frontal sinus obliteration. Otolaryngol Head Neck Surg, 1995, 113(4):427–434.

[13] Anderson P, Sindwani R. Safety and effcacy of the endoscopic modified Lothrop procedure:a systematic review and meta-analysis. Laryngoscope, 2009, 119(9):1828–1833.

[14] Tran KN, Beule AG, Singal D, et al. Frontal ostium restenosis after the endoscopic modified Lothrop procedure. Laryngoscope, 2007, 117(8):1457–1462.

[15] Naidoo Y, Bassiouni A, Keen M, et al. Risk factors and outcomes for primary, revision, and modified Lothrop (Draf III) frontal sinus surgery. Int Forum Allergy Rhinol, 2013, 3(5):412–417.

[16] Eloy P, Vlaminck S, Jorissen M, et al. Type III frontal sinusotomy:surgical technique, indications, outcomes, a multi-university retrospective study of 120 cases. B-ENT, 2011, 7(Suppl 17):3–13.

[17] Shirazi MA, Silver AL, Stankiewicz JA. Surgical outcomes following the endoscopic modified Lothrop procedure. Laryngoscope, 2007, 117(5):765–769.

[18] Naidoo Y, Bassiouni A, Keen M, et al. Long-term outcomes for the endoscopic modified Lothrop/Draf III procedure:a 10-year review. Laryngoscope, 2014, 124(1):43–49.

[19] Illing EA, Cho do Y, Riley KO, et al. Draf III mucosal graft technique:long-term results. Int Forum Allergy Rhinol, 2016, 6(5):514–517.

[20] Hildenbrand T, Wormald PJ, Weber RK. Endoscopic frontal sinus drainage Draf type III with mucosal transplants. Am J Rhinol Allergy, 2012, 26(2):148–151.

[21] DeConde AS, Suh JD, Mace JC, et al. Outcomes of complete vs targeted approaches to endoscopic sinus surgery. Int Forum Allergy Rhinol, 2015, 5(8):691–700.

[22] Ting JY, Wu A, Metson R. Frontal sinus drillout (modified Lothrop procedure):long-term results in 204 patients. Laryngoscope, 2014, 124(5):1066–1070.

45　额窦手术适应证：首选还是作为二线治疗方案？

Nsangou Ghogomu, David B. Conley

摘　要

　　额窦手术是慢性额窦炎的首选还是备选治疗方案？既往研究认为，鼻窦流出道阻塞是慢性额窦炎的病因之一，所以会常规对药物治疗失败的额窦炎患者采取局限于窦口鼻道复合体（OMC）或额隐窝（Draf Ⅰ手术或前筛切除术）的手术治疗方案。病因学目前认为慢性鼻窦炎（CRS）是多因素疾病，即使在窦口和隐窝通畅时，也会出现广泛炎症因子募集和持续性的黏液纤毛功能障碍。因此，额窦手术不能仅以解除阻塞为目标，还需要为盐水冲洗和局部药物（如糖皮质激素）外用提供给药通道。鼻窦口手术（Draf 型以上）切除范围包括黏膜和骨质构成的骨间隔以及额嘴的一部分，以形成流出道。随着额窦糖皮质激素洗脱支架的应用，术后额窦口狭窄风险降低，手术也比前几年更安全。因此，除了极少数轻度且自愈-复燃交替发作的鼻窦炎患者，如 OMC 阻塞但不伴鼻息肉（CRSsNP）的单侧轻度 CRS 患者之外，我们认为 Draf Ⅱa 手术是慢性额窦炎的首选手术方式。

关键词　慢性鼻窦炎；额窦；前筛切除术；窦口鼻道复合体；Draf；Lothrop；内镜改良 Lothrop 手术

45.1 引　言

　　要确定慢性额窦炎的首次手术范围必须先预估解剖结构重建带来的病理生理改变。如果是窦口鼻道复合体（OMC）阻塞导致慢性额窦炎，对大多数患者而言，通过单纯前筛切除术实现流出道通畅就可获得较好的预后。如果慢性额窦炎出现多因素黏膜炎症并伴有黏膜纤毛清除功能障碍，此时额窦手术的主要目标就是提供通畅的引流通道以改善黏膜纤毛清除功能并减少潜在的炎症风险。本章将额窦手术时机和范围问题整合，逻辑性归纳为以下五个基本问题，

并可综合得出上述结论：

- OMC 或额隐窝阻塞能否引起慢性额窦炎？
- 前组筛窦切除术（Draf Ⅰ手术）是否是治疗慢性额窦炎的最佳一线手术？
- Draf I 失败患者的临床特点有哪些？
- 为什么一些慢性额窦炎病例采用 Daft Ⅰ手术会失败？
- 首选 Draf Ⅱa 手术治疗慢性额窦炎是否有效？

45.2 争议与意见

45.2.1 鼻道窦口复合体或额隐窝阻塞会导致慢性鼻窦炎？

证　据

　　1944 年，A.C. Hilding 发现额窦黏膜纤毛清除循环的规律：起于额窦间隔上部，先向外侧、然后向下、之后向内侧移动，最终到达额窦口和额隐窝。1967 年，Messerklinger 发表了一篇具有里程碑意义的文章，有了一个关键的新发现，在额窦、额窦口和额隐窝的内侧，黏液清除作用方向是朝上的，并高效地引导黏液进入额窦（▶ 图 45.1），所以在正常的额窦中，黏液循环难免会在额窦口区域重叠反复。在黏稠分泌物增多或额隐窝阻塞的情况下，排向窦口

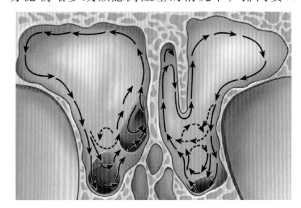

图 45.1　黏液纤毛流经额窦、窦口和隐窝。注意黏液纤毛运动逆行进入额窦。经允许引自 Philpott C, Tassone P, Clark M. Bullet Points in ENT. Postgraduate and Exit Exam Preparation. 1st. Thieme, 2014

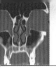

的黏液会因为向上的纤毛运动而重复循环地进入额窦,越来越多的黏稠黏液就聚集在额窦口[1]。

OMC 是上颌窦、前组筛窦和额窦引流通道的汇合区。急性额窦、上颌窦、前组筛窦的细菌性鼻窦炎的发病机制多是病毒感染后 OMC 阻塞,又因鼻窦分泌物潴留导致反复感染[2]。牙源性感染也可从上颌窦开始,经由 OMC 波及毗邻鼻窦[3]。从额隐窝到额窦口的黏液纤毛摆动方向,以及炎症会显著增加再循环速率,使额窦易受累于 OMC 感染,进而导致炎症迁延。

按照这个逻辑可衍生出以下推断:不伴鼻息肉的 CRS(CRSsNP)是由鼻窦引流通道长期阻塞所致,OMC 或其附近的额隐窝阻塞才是慢性额窦炎的"罪魁祸首"。直至 2011 年,这一推断仍被广泛采纳,并经常在 CRSsNP 相关文章的病因分析部分引用[4]。

上述 OMC 或其附近的额隐窝阻塞是 CRS 的主要病理生理机制的推断,有学者提出质疑。1990 年 Wallace 等观察了 117 例额窦病变患者的 CT,发现 84 例(72%)患者的额窦正常但有 OMC 病变,32 例(27%)患者有额窦病变但 OMC 正常,17 例(15%)患者有双侧 OMC 病变但仅单侧额窦病变[5]。虽然该研究存在很多不足,包括如何界定病例的 OMC 和额隐窝"病变"与"通畅",以及无法清晰区分患者的症状和病程,但该研究仍旧提出了合理的质疑,包括额窦引流通道阻塞是否会导致相邻鼻窦疾病,或者炎症是否会潜在性同时导致额窦和 OMC 的病情进展。

2003 年,Pruna 的一项病例对照研究,对CT 检查正常的病例(40 例)和 CT 诊断明确但未经治疗的 CRSsNP 患者(64 例)的 OMC 尺寸进行了比较。有趣地发现,两组病例的额隐窝和筛漏斗大小并无统计学差异。同时研究发现当筛窦黏膜增厚时,97% 的上颌窦伴随类似增厚;相反,当上颌窦黏膜增厚时,仅有 29% 的病例出现筛窦黏膜增厚。由此文章认为,OMC 阻塞并不引起前组慢性鼻窦炎[6]。

2011 年,Leung 等对比了 144 例 CRSsNP 患者和 123 例伴鼻息肉的 CRS(CRSwNP)患者的 CT 结果。发现在 CRSsNP 组,OMC 异常的额窦疾病的发病率明显高于 OMC 正常的患者(54% vs. 24%),同时 25% 的额窦和 50% 的前组筛窦病变与 OMC 阻塞无关。在 CRSwNP 组,额窦疾病的发生率在伴或不伴 OMC 病变的情况下,无明显差异(75% vs. 70%),由此得出结论,CRSwNP 和少数 CRSsNP 病例不是阻塞后自然发生的[4]。2013 年有相似的研究比较了同侧上颌窦、筛窦、额窦在嗜酸性粒细胞和非嗜酸性粒细胞浸润的 CRS 患者中的 OMC 阻塞发病率。研究发现两种亚型的 OMC 阻塞与筛窦和额窦疾病之间没有关系;还发现,虽然高频次出现上颌窦炎伴随 OMC 阻塞,但是上颌窦炎中仍有 50% 的病例的 OMC 是通畅的[7]。这些研究的结果都与 2010 年的一项回顾性研究一致,即研究人员对 106 例 CRS 患者的 CT 进行了观察,发现 35% 的上颌窦、筛窦或慢性额窦炎患者无 OMC 病变(► 表 45.1)[8]。

观 点

● 单侧额窦炎(CRSsNP)合并前筛病变可能是 OMC 阻塞引起的。

● 双侧慢性额窦炎伴息肉可伴 OMC 阻塞,但并非由 OMC 阻塞引起。OMC 阻塞后可能继发性引起 CRSsNP 恶化。

● 额窦的 CRSwNP 或嗜酸性黏蛋白 CRS(EMCRS)既不是 OMC 阻塞引起,也不与 OMC 阻塞相伴发生。

表 45.1 慢性额窦炎的窦口鼻道复合体（OMC）通畅率

	Wallace 等（1990）	Chandra 等（2010）[a]	Leung 等（2011）		Snidvongs 等（2013）
			CRSsNP	CRSwNP	
病例数（例）	117	106	144	123	70
OMC 通畅率	27%	5%	25%	30%	36%

缩写:CRS,慢性鼻窦炎;CRSsNP,慢性鼻窦炎不伴鼻息肉;CRSwNP,慢性鼻窦炎伴鼻息肉
a 该研究数据包含上颌窦、筛窦和额窦病变的数据

45.2.2 前组筛窦切除术（Draf I）是否是慢性额窦炎的首选手术？

证据

慢性额窦炎的病理生理学研究发现，仅部分额窦病例与额隐窝或 OMC 阻塞有关。如果阻塞是额窦炎症疾病的真实病因机制之一，那么前组筛窦切除术（Draf I）将有效地治疗这部分慢性额窦炎病例。

Becker 等对 77 例慢性额窦炎患者（33 例单侧，44 例双侧，共 121 侧鼻窦）的前组筛窦切除术（Draf I）的疗效进行了回顾性研究，平均随访时间为 27 个月，约一半的病例伴息肉。该研究中手术失败的判定标准是，术后症状复发或无法缓解，并在 CT 中发现异常密度影。根据该标准，手术失败率为 14/121（11.5%）。手术失败的危险因素包括鼻息肉伴哮喘和 Samter 三联征[9]。

Abuzeid 等新近进行的非随机前瞻性研究比较了慢性额窦炎患者的前组筛窦切除术（Draf I）和 Draf IIa 手术的结局。该研究中的患者选择明显偏倚，即入组 Draf IIa 手术的病例中，鼻息肉、既往手术史、哮喘和阿司匹林耐受不良（AERD）的比例更高。该研究发现，在 22 项鼻腔鼻窦结局测试（SNOT-22）的评分上，两个组在术后短期和术后 1 年节点的结局无统计学差异[10]。

以上研究表明，不伴息肉病例，或者伴息肉但不伴哮喘或 AERD 病例，推荐首选前组筛窦切除术。但很遗憾，这些研究在方法上存在大量缺损，所以难以确定何种情况下 Draf I 手术就足以应对：首先，研究者无法将同一例患者的两侧鼻窦，分别随机纳入 Draf I 和 Draf II 组并进行对比；其次，Becker 等只评估了有症状的患者，无症状的额隐窝狭窄患者未被纳入手术失败病例组；最后，Abuzeid 等只参考了 SNOT-22 量表，并未研究 Draf I 手术后 1 年随访时的通畅率。

观点

以上研究可证实，如果选择合适的病例，前组筛窦范围的局部手术（Draf I 型）可获得长期效果。

以上关于 Draf I 手术治疗慢性额窦炎有效率评估的研究在质量上存在明显缺损，因此很难得出相关病例经此治疗有长期效果的结论。

45.2.3 Draf I 手术失败病例的临床特征

证据

Becker 等的研究表明，伴有鼻息肉、哮喘或 AERD 的病例采用 Draf I 手术容易失败。Abuzeid 等的研究中 SNOT-22 量表评分的结果表明，Draf I 手术可以取得较好疗效，但是病例仅限于精心挑选过的不伴明显息肉、哮喘或其他严重疾病的患者，这从另一方面也支持了上述结论[9-10]。鉴于目前首选 Draf I 手术适应的证据不足，可以尝试另一种研究方式，即 Draf I 手术失败并进行 Draf IIa 手术修正的病例。

Naidoo 等对功能性鼻内镜（FESS）下行 Draf II 手术的病例进行了研究，方法如下，将从未接受过任何鼻窦手术的患者归为"初次手术组"；如果他们之前的手术范围相对局限，即未涉及额窦口（Draf I），则归入"修正手术组"。研究发现，当对患者的 Draf I 手术失败率进行标准化调整，将 Draf IIa 手术作为首选或修正手术时，病例的各种并发症比例大致相同。此外，对所有病例首次手术前的症状比较发现，Draf I 手术失败的病例明显可能同时合并哮喘、息肉或 EMCRS 等疾病（▶ 表 45.2）[11]。

观点

● 基于目前我们对病理生理学的了解，结合一些 Draf I 手术结果的研究，我们推测轻度单侧慢性额窦炎不伴息肉伴 OMC 阻塞的病例，可首选 Draf I 手术并能终身受益。

● Draf I 手术病例远期存在高手术失败率的情况包括：

— 严重的单侧 CRSsNP。

— 双侧或弥漫性（前、后组均有）轻度慢性鼻窦炎不伴鼻息肉（CRSsNP）。

— 慢性鼻窦炎伴鼻息肉（CRSwNP）。

— 慢性嗜酸性黏蛋白性鼻窦炎（EMCRS）。

— 合并哮喘或者阿司匹林耐受不良（AERD）。

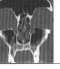

表 45.2 哮喘、息肉、EMCRS 等在 Draf I 手术失败患者中的增长率

症候群	首次 FESS 的患者情况	前期 Draf I 手术 失败的患者
总病例数	118	221
哮喘	4%	10%
过敏	6%	7%
息肉	7%	14%
EMCRS	3%	11%

缩写：EMCRS，慢性嗜酸性黏蛋白性鼻窦炎；FESS，功能性内镜鼻窦手术

45.2.4 为什么部分慢性额窦炎病例采用 Draf I 手术会失败？

证 据

随着我们对 CRS 认识的深入，鼻窦手术的主要优势是可以构建局部糖皮质激素外用和盐水冲洗鼻窦的通路[12]。微生物和炎症会导致获得性纤毛功能障碍，并引起黏液潴留，而盐水灌洗有助于清除潴留[13]。众所周知，局部糖皮质激素外用具有广泛抗炎作用，两种类型的 CRS 均可受益，但是伴鼻息肉并接受鼻窦手术的病例收益更大[14-15]。慢性额窦炎的手术成功取决于是否能为上述局部外用治疗提供足够通畅的通路。

在一项关于鼻内镜手术（含 Draf I 手术）后额窦灌洗的研究中，使用 ^{99m}Tc 标记的生理盐水，鼻腔分别使用灌洗器、喷雾器和雾化器清理，再通过扫描来测量每个鼻窦的放射性情况。在 9 例接受 Draf I 手术的患者中，仅 2 例在额窦有放射性痕迹，并且使用的是灌洗器[16]。

观 点

● 慢性额窦炎病例无论是阻塞性还是非阻塞性，都需要局部糖皮质激素外用和盐水冲洗，以减少炎症和弥补获得性纤毛功能障碍；

● Draf I 手术无法提供足够通畅的通道，不适合进行局部盐水冲洗或外用糖皮质激素。

45.2.5 慢性额窦炎首选 Draf IIa 手术是否有效？

证 据

Naidoo 等回顾了 210 例药物治疗失败后首选 Draf IIa 手术的病例，在术后 16 个月的节点时，中风险患者中有 92% 窦口保持通畅，该中风险患者中有 68% 伴鼻息肉，29% 伴哮喘。手术失败的唯一高危因素是术后额窦口径小于 5mm[17]。与 Draf I 手术相比，首选 Draf IIa 手术成功的原因应该是改善了灌洗通道的通畅程度。他们还研究了首选 Draf IIa 手术后局部药物外用和灌洗至额窦的有效率，发现 81% 的病例额窦口通畅，并且 25% 的病例灌洗可达头顶部位[18]。

新近进行了一项针对 89 例 Draf IIa 手术后使用额窦糖皮质激素洗脱支架的患者的随机对照研究，这些病例具有与 Naidoo 等的研究病例相似的哮喘和鼻息肉发病率，对比术后 30d 和 90d 节点的结果，明显有效控制了以下方面：①更大的额窦开口径（5.9mm vs. 4.4mm）；②更低的窦口阻塞或狭窄概率（21% vs. 46%）[19]。因为局部糖皮质激素和灌洗通路改善可以控制疾病，所以使用额窦激素洗脱支架的作用会在 Draf IIa 术后的病例中表现更佳，通畅率高达 92%。

虽然大多数慢性额窦炎病例首选 Draf IIa 手术的疗效似乎优于 Draf I 手术，但最新的证据表明，Draf III 手术实际上可能更胜一筹。首先在人体标本上发现，Draf III 手术后的通畅和灌洗有效率明显优于 Draf IIa 手术（通畅率 100% vs. 81%；灌洗有效率 88% vs. 25%）[18]，计算机模拟流体力学结论也是如此[20]。与 Draf IIa 手术相比，Draf III 手术在局部用药通路和预后上均有改善。一项对 339 例行 Draf IIa 手术的慢性额窦炎病例为期 2 年的研究发现，14% 的病例术后失败并需要进行 Draf III 或鼻内镜下改良 Lothrop 手术（EMLP）。当合并鼻息肉时，手术率增加到 17%；当息肉和哮喘共同存在时，比例增加到 28%；当哮喘、息肉和 Lund-Mackay 评分大于 16 分时，比例则增加到 50%[11]。Bassiouni 和 Wormald 对接受 Draf IIa 或 Draf III 手术的息肉患者进行了一项面对面的采访并比较，在队列的术后 21 个月随访节点，Draf III 手术组的鼻息肉复发率较低（16% vs. 26%），合并哮喘（16% vs. 40%）或 AERD（11% vs. 55%）的患者的收益更显著[21]。这些结果具有跨时代的意义，即当患者存在非常严重的息肉病变，或者伴有哮喘或 AERD 时，Draf Ⅲ 手术将可能作为首选方案。

观　点

- 对于大多数慢性额窦炎患者，Draf Ⅱa 手术更安全、有效，应作为首选方案。
- 额窦激素洗脱支架显著降低了术后或医源性额窦狭窄的风险，现阶段首选 Draf Ⅱa 手术的安全性比几年前更高。
- 对于一些病情较重的患者，Draf Ⅲ 或 EMLP 可能比 Draf Ⅱa 手术更适合作为首选。

45.3 病例展示

45.3.1 病例 1：累及额窦的轻度弥漫性 CRSwNP

一位 39 岁的男性患者，主诉为进行性鼻塞和嗅觉下降 3 年，否认哮喘或 AERD 病史。鼻内镜显示双侧中鼻道水肿。CT 显示包括前组筛窦和额窦在内的轻度弥漫性黏膜增厚，Lund-Mackay 评分 9 分（▶ 图 45.2）。经过一个疗程的局部糖皮质激素外用、口服糖皮质激素冲击治疗和抗生素治疗，症状未缓解。患者随后接受了包括 Draf Ⅱa 手术的功能性内镜鼻窦手术（FESS）。术中发现多个小息肉。在非磨削的情况下，额窦口前后径最大可达 5mm。考虑到目前患者的病情相对轻微，术者保留了额嘴，并将糖皮质激素洗脱支架放置在额窦口（▶ 图 45.3）。

45.3.2 病例 2:Draf Ⅰ 手术失败需要进行至少 Draf Ⅱa 以上级别的手术——纤毛功能障碍？

一位 49 岁的男性患者，有双侧 CRSsNP 病史，10 年前 CRS 明显加重，期间曾行双侧 FESS（Draf Ⅰ）和单侧额窦环形磨削术。患者的症状曾一度得到改善，但在过去的 12 个月缓慢复发。在一次病情恶化期间，因药物治疗无效进行 CT 检查，显示右侧鼻窦无异常，左侧额窦和上颌窦黏膜病变，但 OMC 宽敞且通畅，提示左侧纤毛功能障碍可能（▶ 图 45.4a、b）。患者在手术室内通过 EMLP 为灌洗和局部使用糖皮质激素扩大通道。术后，患者的症状以及内镜和影像学检查结果均恢复正常。

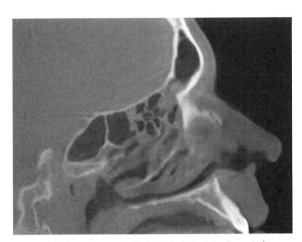

图 45.2　术前 CT 显示轻度弥漫性病变伴额窦口狭窄

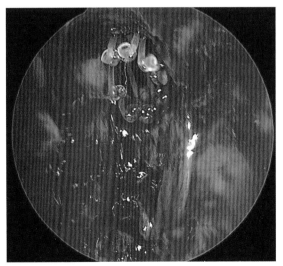

图 45.3　术中将糖皮质激素洗脱支架植入狭窄的额窦口

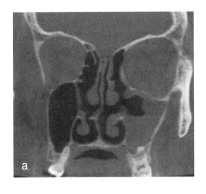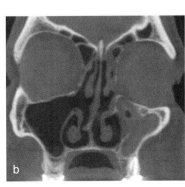

图 45.4　术前 CT 显示慢性鼻窦炎与窦口鼻道复合体（OMC）通畅程度无关

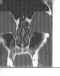

45.3.3 病例 3: 重度 CRSwNP 需要首选 EMLP 手术

一位 28 岁的男性患者，嗅觉减退 6 个月，进行性加重，伴鼻后滴漏和双侧鼻塞，有哮喘病史。鼻内镜检查显示双侧中鼻道息肉。口服泼尼松冲击治疗和局部应用糖皮质激素治疗效果不佳，治疗后不久症状复发。合理用药后的 CT 显示全组鼻窦软组织影（▶图 45.5）。采用 EMLP 手术进行 FESS，在筛窦和额窦放置激素洗脱支架[22]。

45.3.4 病例 4: 牙源性慢性额窦炎

一位 68 岁的男性患者，被诊断为难治性牙源性慢性鼻窦炎，抗生素治疗无效。计划同期拔掉患齿和行 FESS。考虑到额窦病变范围极小（▶图 45.6a），且炎症明显起源于上颌骨的磨牙（▶图 45.6b），首先累及 OMC 和前组筛窦，拟行上颌窦开窗术和局限性前组筛窦切除术。术中可见大量脓肿和炎性黏膜。打开前组筛窦并暴露额隐窝后，发现窦口非常狭窄，黏膜炎症严重，极有可能是狭窄导致的继发性额窦炎（▶图 45.7a），因此决定实施 Draf Ⅱa 手术（▶图 45.7b）。患者术后效果良好。

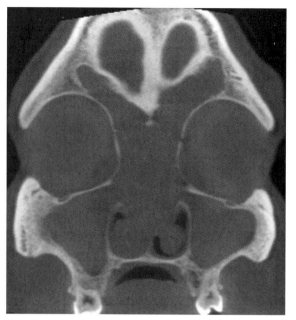

图 45.5 已行内镜下改良 Lothrop 手术的慢性鼻窦炎伴鼻息肉患者的术前 CT 图片

45.4 尚未解决的问题

- 目前存在的主要争议是，单纯缓解额隐窝阻塞是否足以控制慢性额窦炎。在本章中，我们认为 Draf Ⅱa 手术应该是大多数慢性额窦炎的首选。

- 本章中作者反对将 Draf Ⅰ 手术作为治疗的首选，分别通过低等级证据 Draf Ⅰ 手术的研

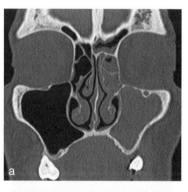
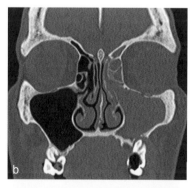
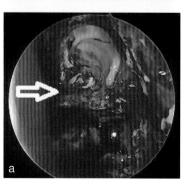
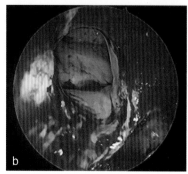

图 45.6 牙源性鼻窦炎患者的术前 CT 图像

图 45.7 （a）筛窦脓肿伴额隐窝炎性重度狭窄的术中图像（箭头示额隐窝）。（b）Draf Ⅱa 手术后额窦口开放

究，与高质量证据的 Draf Ⅱa 手术的研究反推间接证明。若能在相似的病例队列中进行精心设计的、前瞻性的随机研究比较 Draf Ⅰ 和 Draf Ⅱa 手术，将会得出理想的结论，但以目前的认知可能违背伦理。

● 如果患者因窦口阻塞导致慢性额窦炎伴获得性纤毛功能障碍，采用 Draf Ⅰ 手术往往会失败，如果针对鼻窦轮廓化进行研究，则能更好地指导阻塞性疾病的手术方式选择。

● 我们认为，Draf Ⅰ 手术解决额窦灌洗通道的能力非常差，但这项研究已经非常久远，并未使用现代的、更多元化的方法。若能有关于 Draf Ⅰ 手术更新的研究将有助于阐明这个问题。

（张 坤 译）

参考文献

[1] Hilding AC. III The Physiology of Drainage of Nasal Mucus IV. Drainage of the Accessory Sinuses in Man:Rationale of Irrigation of the Infected Maxillary Sinuses. Annals of Otology, Rhinology & Laryngology, 1944, 53(1):35–41.

[2] Messerklinger W. On the drainage of the normal frontal sinus of man.Acta Otolaryngol, 1967, 63(2):176–181.

[3] DeMuri G, Wald ER. Acute bacterial sinusitis in children. Pediatr Rev, 2013, 34(10):429–437, quiz 437.

[4] Onişor-Gligor F, Lung T, Pintea B, et al. Maxillary odontogenic sinusitis, complicated with cerebral abscess:case report. Chirurgia (Bucur), 2012, 107(2):256–259.

[5] Leung RM, Kern RC, Conley DB, et al. Osteomeatal complex obstruction is not associated with adjacent sinus disease in chronic rhinosinusitis with polyps. Am J Rhinol Allergy, 2011, 25 (6):401–403.

[6] Wallace R, Salazar JE, Cowles S. The relationship between frontal sinus drainage and osteomeatal complex disease:a CT study in 217 patients. AJNR Am J Neuroradiol, 1990, 11(1):183–186.

[7] Pruna X. Morpho-functional evaluation of osteomeatal complex in chronic sinusitis by coronal CT. Eur Radiol, 2003, 13(6):1461–1468.

[8] Snidvongs K, Chin D, Sacks R, et al. Eosinophilic rhinosinusitis is not a disease of ostiomeatal occlusion.

Laryngoscope, 2013, 123(5):1070–1074.

[9] Chandra RK, Pearlman A, Conley DB, et al. Significance of osteomeatal complex obstruction. J Otolaryngol Head Neck Surg, 2010, 39(2):171–174.

[10] Becker SS, Han JK, Nguyen TA, et al. Initial surgical treatment for chronic frontal sinusitis:a pilot study. Ann Otol Rhinol Laryngol, 2007, 116(4):286–289.

[11] Abuzeid WM, Mace JC, Costa ML, et al. Outcomes of chronic frontal sinusitis treated with ethmoidectomy:a prospective study. Int Forum Allergy Rhinol, 2016, 6(6):597–604.

[12] Naidoo Y, Bassiouni A, Keen M, et al. Risk factors and outcomes for primary, revision, and modified Lothrop (Draf III) frontal sinus surgery. Int Forum Allergy Rhinol, 2013, 3(5):412–417.

[13] Harvey RJ, Psaltis A, Schlosser RJ, et al. Current concepts in topical therapy for chronic sinonasal disease. J Otolaryngol Head Neck Surg, 2010, 39(3):217–231.

[14] Gudis D, Zhao KQ, Cohen NA. Acquired cilia dysfunction in chronic rhinosinusitis. Am J Rhinol Allergy, 2012, 26(1):1–6.

[15] Snidvongs K, Kalish L, Sacks R, et al. Topical steroid for chronic rhinosinusitis without polyps. Cochrane Database Syst Rev, 2011(8):CD009274.

[16] Kalish L, Snidvongs K, Sivasubramaniam R, et al. Topical steroids for nasal polyps. Cochrane Database Syst Rev, 2012, 12:CD006549.

[17] Wormald PJ, Cain T, Oates L, et al. A comparative study of three methods of nasal irrigation. Laryngoscope, 2004, 114(12):2224–2227.

[18] Naidoo Y, Wen D, Bassiouni A, et al. Long-term results after primary frontal sinus surgery. Int Forum Allergy Rhinol, 2012, 2(3):185–190.

[19] Barham HP, Ramakrishnan VR, Knisely A, et al. Frontal sinus surgery and sinus distribution of nasal irrigation. Int Forum Allergy Rhinol, 2016, 6(3):238–242.

[20] Smith TL, Singh A, Luong A, et al. Randomized controlled trial of a bioabsorbable steroid-releasing implant in the frontal sinus opening. Laryngoscope, 2016, 126(12):2659–2664.

[21] Zhao K, Craig JR, Cohen NA, et al. Sinus irrigations before and after surgery-Visualization through computational fluid dynamics simulations. Laryngoscope, 2016, 126(3):E90–E96.

[22] Bassiouni A, Wormald PJ. Role of frontal sinus surgery in nasal polyp recurrence. Laryngoscope, 2013, 123(1):36–41.

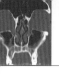

46　慢性鼻窦炎手术和药物治疗的经济和生存质量分析

Caroline S. Clarke, Carl M. Philpott, Steve Morris

摘　要

慢性鼻窦炎（CRS）是一种临床常见疾病，其很多症状会显著影响患者的生活质量。该病的影响涉及医疗保健咨询和劳动力、生产力丧失，给 NHS 和社会造成了巨大的财政负担。虽然已经出现了一些药物和可选的手术治疗方案及指南，但因其管理效率和成本效益的证据不足，特别是在对手术和药物治疗进行直观、公平的比较时，因此实际应用中仍存在变数。本章基于大数据，探讨目前可用来评估 CRS 管理成本的方法，还讨论了现有的病例报告对健康相关生活质量量表（如 SNOT-22）与通用量表（EQ-5D）等差异的影响。要想评估疾病管理的总体成本效益，我们得从根本上先考虑用于决策干预措施的临床实践证据。对于该领域仍存在争议，需要更多的药物和手术治疗研究，本章将深入讨论这些争议，帮助读者理解 CRS 对经济和生活质量的影响，以及目前流行的药物和手术治疗对成本效益的影响。

关键词　慢性鼻窦炎；内镜鼻窦手术；成本-效益；生活质量

46.1　已发表的证据

46.1.1　慢性鼻窦炎有哪些经济负担？

慢性鼻窦炎（CRS）是一种临床常见疾病，在英国约有 11% 的成年人罹患过该病，在欧洲的发病率为 6.9%~27.1%[1]。这些流调结果取决于采样的来源，如仅基于症状的流调获得的发病率结果就比较高，而由专家根据国际指南（如欧洲鼻窦炎和鼻息肉诊疗意见书），通过症状及内镜和（或）影像学[2]结果来确诊，则 CRS 的发病率估值则相对较低。

通常需要通过数据库来观察性地评估 CRS 的经济负担[3-5]。使用这些数据库回顾分析成本时，需要先对数据库内分类记录的 CRS 病例进行不同条件的假设。例如，在英国，研究员可以调用临床实践研究数据链（Clinical Practice Research Datalink，CPRD）的长程随访数据[6]，观测其中基础保健的活动模式。最近有研究依据这些数据库发现，在 2009—2011 年的 12 个月期间，平均每个鼻窦炎患者（包括所有类型的急、慢性鼻窦炎）全科医生（general practitioner，GP）的频次翻至 4 倍，这直接增加了包括开具多个处方（抗生素使用率 91%）在内的英国国家医疗服务体系（National Health Service，NHS）成本。

鼻窦手术是 CRS 的一种治疗选择，大约 1/3 的 CRS 患者转诊到二级医疗机构将接受手术治疗 [来自英格兰和威尔士医院事件统计（Hospital Episode Statistics，HES）数据][8]。在英国进行的 2001 年鼻窦炎疾病前瞻性观察研究中，征召了 3 128 例接受 CRS 手术的患者，对他们进行为期 5 年的随访，重点研究了修正手术情况，在 5 年中，约 19.1% 的患者在首次手术后需要再次鼻窦手术或息肉切除术[9]等修正手术，换言之，他们在一定程度上是首次手术失败了，其中伴鼻息肉患者的修正手术率（CRSwNPs, 20.6%）高于不伴鼻息肉的患者（CRSsNPs, 15.5%）。此外，在 CRSwNPs 中，首次行单纯息肉切除术的患者比首次就进行鼻窦手术的患者的修正手术风险显著升高[10]。为了全面考虑 NHS 修正手术的费用问题，我们结合每年入院的 HES 数据和 NHS 参考费用（每例手术入院约 1 500 英镑）[11-12]，估算出 NHS 每年的总费用可能超过 3 000 万英镑[10]。再根据慢性鼻窦炎的流行病学研究（Chronic Rhinosinusitis Epidemiology Study，CRES）估算的修正手术比例 50%，意味鼻窦修正手术或鼻息肉切除术每年约花费 1 500 万英镑。然而迄今为止，仍缺乏关于鼻窦手术的随机对照研究[13]，因此该内容相关立项将被纳入建立卓越健康和护理（National Institute for Health and Care Excellence，NICE）疗效不确定数据库（Datebase of Uncertainties about the Effects of Treatments，

UK DUETs）的国家研究所项目中[14]。

在美国，Bhattacharyya[15] 通过医疗支出专项调查（Medical Expenditure Panel Survey，MEPS）估算了 CRS 的医疗费用，发现 2007 年与咨询、处方和急诊相关的直接成本超过 86 亿美元[15]（2016 年为 98 亿美元[16]）。他指出成年 CRS 患者每年有 3~4 次门诊咨询和 5 次复诊处方，CRS 患者平均每年的账单为 772 美元。美国的另一项研究通过门诊数据发现，12%~26% 的患者会使用 4~8 种药物治疗 CRS[17]。2010 年中国台湾地区的研究[18] 则进一步表明，门诊患者首次就诊后的 1 年内，CRS 患者的门诊就诊次数更多（3.9 vs. 1.4，P ＜ 0.001），花费也更高（77.70 美元 vs. 19.40 美元，P ＜ 0.001）。

46.1.2 慢性额窦炎的额外成本有哪些？

前文提到过，CRS 的处方、预约、手术和其他干预手段产生的直接费用可以通过英国的 CPRD 和 HES 等医疗保健数据库或北美的医疗保险数据库查询并量化结果，然而，这些数据无法反映疾病的其他一些需要重点考虑的成本，如请假（缺勤），因病工作效率降低的工时延长（出勤延长），患者购买非处方药或其他私人医疗支出，预约就诊的往返交通费。一些欧洲和美国的前瞻性研究可获得这些额外成本的数据。CRS 的重要影响之一就是工作中的效率问题。最近在英国有研究，国家慢性鼻窦炎的流行病学研究（CRES）收集了二级医疗机构的 CRS 患者数据，统计发现患者的焦虑和抑郁水平显著高于对照人群，25% 到 31% 的患者出现焦虑和（或）抑郁，而对照组患者的比例为 19%[19]。瑞典的一项研究得出了一致的结果，28% 的 CRS 患者出现焦虑或抑郁[20]，57% 的 CRS 患者的工作效率降低。另一项研究表明，罹患 CRS 对生活质量（QOL）的损害程度大于腰痛、心绞痛、充血性心力衰竭或慢性阻塞性肺疾病（COPD）[21]。因此我们认为，CRS 有可能严重影响个人的能力和产生效率，即主要影响平均年龄为 52 岁的中年人[22]，进而影响劳动力生产力，也是美国雇主疾病代价最大的十大疾病之一[23]。Rudmik 等通过年化日薪比例来计算 CRS 导致生产力损失的成本[24]。他们发现，平均每例 CRS 患者每年因旷工和延长出勤会分别损失 24.6 个工作日和 38.8 个工作日，因日常鼻窦护理损失 21.2 个居家日，由此产生的年化成本为每例 CRS 患者 10 077 美元，与使用 SNOT-22 量表测算出的疾病特异性生活评分更低相对应。

46.1.3 慢性额窦炎对生活质量（QOL）有何影响？

CRS 患者的生活质量较那些没有慢性疾病的人差，与有其他慢性疾病的人相当。许多研究通过疾病特异性和通用量表来对这些进行评估。

对 QOL-SNOT-22 疾病特异性量表的影响

Erskine 等评估了 CRES 中一部分的 SNOT-22 评分[25-26]，其中包括到二级保健门诊就诊，由 ENT（耳、鼻、喉）外科医生根据鼻窦炎和鼻息肉的欧洲意见书（第 2 版）诊断为 CRS 的患者，发现健康对照组的 SNOT-22 平均得分（最高 110 分）为 12.1 分 [标准差（standard deviation，SD）=13.9]，而 CRS 患者（不伴鼻息肉）的 SNOT-22 平均得分为 45.7 分（SD=21.1），问卷结果表明后者受到了更多和（或）更大的负面影响[19]。伴鼻息肉和变应性真菌性鼻-鼻窦炎的 CRS 患者的 SNOT-22 平均得分无显著差异，为 44.4 分（SD= 21.6）。上述 SNOT-22 问卷结果表明，与健康人群相比，无论是否伴鼻息肉，CRS 患者均有生活质量降低。

许多其他研究的结论相似，即 CRS 患者有更高的 SNOT-22 评分，并出现生活质量（QOL）降低[24,27-29]。

对通用 QOL-EQ-5D、SF-36 和 SF-12 等量表的影响

当考虑到疾病特异性的生活质量时，不同研究结果一致认为，CRS 患者的一般生活质量评分较普通人群差，并与其他慢性疾病患者相当。例如，最近的一次可行性研究显示，患者通过欧洲五维量表 5 个水平版本（EQ-5D-5L）

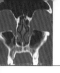

得到的 QOL 平均分是 0.7553 分[30]；GALEN 跨欧研究也证明了与非 CRS 患者比较，CRS 患者健康相关 QOL 得分较低[31]。这与慢性阻塞性肺疾病给患者造成的 QOL 得分相当：在美国，后者的 EQ-5D-3L 的 QOL 得分是 0.79 分[32]；而在欧洲，患者脑卒中后 4 个月节点的 EQ-5D-3L 的 QOL 得分中位数为 0.77，或平均分为 0.69 分[33]。

英国和美国的其他研究也发现，CRS 患者的 EQ-5D-5L、12 项简短表格调查（SF-12）和 SNOT-22 评分低于无慢性疾病患者[30,34]。采用三种不同的 QOL 测量方法对患者的基线进行比较，发现 SNOT-22 得分较高（即与 CRS 相关 QOL 评分较差），患者对应出现较低的 EQ-5D-5L 得分、较低的 SF-12 的心理成分得分（mental component score，MCS）和躯体成分得分（physical component score，PCS；即一般健康相关 QOL 评分较差）[28]。

通用分析 QOL 问卷中涉及个体活动领域部分，发现 CRS 患者在生活中与行动和自我护理有关的评分往往影响不大，而由于疼痛、不适、焦虑或抑郁造成的生活质量降低则更为明显，同时对人们日常活动（如工作、学习、家务、家庭或休闲活动）的影响也显而易见[19,28,35-37]。

CRS 对患者的定性量表评估的影响

定性量表是基于 CRS 患者对疾病的治疗体验和观点，以及对他们生活各个不同方面的影响来进行评估，参考因素包括反复或不成功的药物治疗，症状持续，日常生活受到影响（如嗅觉丧失），以及对他们在其他各专科（变态反应科和呼吸科）的病情进行综合分级管理的必需性。这也突出了该慢性疾病对患者生活质量（包括身体和心理健康方面）的影响[38-39]。

46.1.4 治疗慢性鼻窦炎的成本和成本效益

药物和手术治疗的成本对比

CRS 的药物治疗费用一般包括处方以及初级保健医生和二级保健门诊诊所的预约费用。即使考虑到 CRS 的慢性病程会持续性产生费用，也比手术费用要低得多。

Bhattacharyya 的一篇获得高引用量的 CRS 总成本负担的研究，估算出 2007 年美国 CRS 的直接成本超过 86 亿美元（2016 年为 98 亿美元[16]），主要归因于门诊就诊、急诊处理和药物使用。该研究提到，药物治疗 CRS 的年平均费用为 772 美元（2007 年，美国）。Rudmik 等估算，该病平均每年的治疗成本为 965 美元（2013 年，美国）[40]，即便考虑从业人员之间对患者疾病的干预程度不同或者手术编码差异所导致的 ESS 在国家内部和国家之间存在变数，药物治疗也远远低于 ESS 的预估成本。在加拿大，门诊患者的日间手术费用估计为每例患者 3 510 加元[41]。在英国国民医疗服务体系中，临床事务小组支付的 ESS 费用在 1 771~2 299 英镑。随着更多日间 ESS 手术的开展，在过去的 10 年中还出现了一些变化[42]。在美国和加拿大，更多的资料表明，患者手术后 13 周内的卫生医疗服务利用量显著下降[43]。2011 年美国的一项研究，估算患者术后 45d 内总费用为 772 675 美元。

对 CRS 的成本效益研究并不多[2,9,44-45]，但到目前为止仅有的研究成果也足够作为围手术期药物治疗费用的研究依据[46]。患者手术前 1 年，包括处方、门诊、问诊和 ESS 在内的包干费用增加到了 2 449 美元，其中大部分发生在手术前的最后 6 个月。ESS 术后 1 年的费用降至每年 1 564 美元，术后第 2 年降至每年 1118 美元[2,46]。另一项针对美国 2014 年的围手术期费用研究发现手术后病情管理资源需求显著下降，但所有 CRS 患者仍需要持续以基线水平占用卫生医疗服务资源[47]。在另一项针对北美 CRS 合并呼吸系统疾病的患者研究中，手术干预后的医疗费用也出现降低，且哮喘是相关花费的主要决定因素[48]。值得注意的是，手术前后费用的比较并不等于非手术和手术治疗费用的比较。为了进行后一种比较，需要通过随机分配病例到续贯药物或手术治疗队列并进行研究。

疗效和成本效益在药物和手术治疗中的比较

患者及其医生往往需要面临抉择——手术还是继续药物治疗以控制 CRS 症状。没有文献证据能直接比较这两种选择，特别是在考虑成本效益时，而且现有的研究结论往往都未建立在随机基础上。

目前认为，应将药物治疗作为 CRS 的首要手段，但当患者和临床医生认为治疗无效时，就要选择手术治疗了。关于需要手术的最佳时机，即药物治疗最长时间和最大累积使用量，在各国家和国际指南中几乎没有共识[49]。

在美国有不少研究针对 CRS 患者的 ESS 治疗和药物治疗进行比较[40, 50-52]，但这些研究存在明显的偏倚风险，因为它们的病例挑选是非随机的，即药物治疗失败的患者会自行选择继续药物治疗或 ESS 联合药物治疗。美国的一项队列研究发现，选择手术的患者比继续接受药物治疗的患者的平均基线生活质量评分更低，并且在多个方面（包括减少直接和间接成本）前者比后者的改善程度更高[51]。Rudmik 等证实，在美国难治性 CRS 患者行 ESS 后可达到稳定状态，54%的患者的长期术后 QOL 评分为 0.81 分，高于美国正常值。

加拿大有一项风险模型研究，加入医疗保险消费、生活质量和并发症率等参数，分析从三个角度进行，即医疗保险患者视角、社会视角和全民医疗保险视角等。研究主要探索反复口服糖皮质激素（oral corticosteroid，OCS）的风险超过手术风险的阈值。研究结果认为，每 2年至少需要一次 OCS 的伴鼻息肉的 CRS 患者，每年需要 1 次 OCS 的不伴息肉或哮喘的 CRS 患者，或每年 2 次 OCS 的 Samter 三联征患者，更推荐手术而非药物治疗[52]。

通过已发表的一些花费均值和效益的研究，我们尝试对难治性 CRS 患者进行 ESS 手术和持续药物治疗的长期成本效益进行比较，并得出一个决策分析模型[40]。根据已发表的临床试验的生活质量（QOL）分数，模拟出三种健康状态的病情变化，再基于已发表的非随机观察结论，计算三种状态之间的转化率。从美国第三方支付机构视角比较 ESS 后药物治疗与单纯持续药物治疗，并计算 30 年间的成本和效益。通过计算增量成本 - 效益比（incremental cost-effectiveness ratio，ICER），发现手术策略可能更具成本效益，但由于缺乏模型的直接证据，以及后续需要做出的结构和参数调整，需要警惕这些结果有局限性。

对临床研究实践数据链（Clinical Research Practice Datalink，CPRD）[53]中的英国初级保健数据和英国鼻窦审计[54]数据进行分析表明，有越来越多的证据能证实鼻窦手术对下呼吸道有积极的影响，包括可以影响从确诊后到手术干预之前时间段的迟发性型哮喘的发作频次。

Hopkins 团队深入研究了手术时机及对卫生保健资源利用率的影响。研究通过英国和美国的电子医疗数据库提取 CRS 患者的确诊日期，并将患者分为诊断后及时手术（即 12 个月内行ESS），和诊断后延期手术（即确诊后 5 年才行ESS）[55-56]。两国的数据都支持在确诊后 1 年内接受手术的患者，其医疗服务使用率（包括咨询医疗顾问和 CRS 处方治疗）低于较晚接受手术的患者，结论是：早期手术可以降低成本，从而提高成本效益。

46.2 关于慢性鼻窦炎治疗的成本效益的争议

为了比较手术和非手术干预的经济评估，需要考虑两者潜在的均衡性问题。"均衡"就是认为这两种治疗选择必须同样有效，并承担相似的风险。按照既往经验，因为手术存在固有的风险，患者和医生都普遍认为只有当所有的药物治疗手段都失败时，才采用手术治疗，因此手术往往被视为一种极端的选择，通常很难招募到随机对照临床试验的参与者并将他们随机分到手术组和非手术组。这意味着参与者因自己强烈的偏好而存在严重的选择偏倚——要么不愿意被随机分配，要么有可能对随机分配的治疗不满意，或有可能退出试验。也因此，尽管我们在本章中提出了各种普遍一致的结果，但由于存在上述研究中样本偏倚问题，研究结果可能存在系统偏差。在已诊断为 CRS 的所有患者中，适合手术的患者或者已经接受了手术的患者的病情可能更严重。而且目前发表的研究大多样本量较小，这也给研究结果、结论和推论带来了不确定性。伴鼻息肉和不伴鼻息肉的病例比较统计学差异有时不大，虽然这可能是区分 CRS 严重程度的重要标志。

对 CRS 进行经济学评估的另一个挑战是，

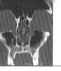

无法仅使用现有数据库的 QOL 数据和患者健康程度等直接证据进行观察性研究。就像我们前文阐述的，可以使用电子健康记录进行观察性研究，但这些数据库可获得的结果往往与修正手术率和其他基于临床资源的结果相关，而不是 QOL 结果，因为数据库一般不收集 SNOT-22、EQ-5D 和 SF-36/SF-12 等量表数据，这意味着研究必须对患者在治疗过程中所经历的健康状态以及同期匹配的 QOL 等评分进行假设性分析。

由于 CRS 是一种慢性疾病，一次成功的治疗可能持续有效数年。而临床试验通常只收集患者 6 个月或 12 个月的数据，超出这个时间段只能通过决策分析模型来估算成本和效益的变化。

考虑到治疗失败可能会显著影响成本和预后[57-58]，未来的研究应考虑影响成本和 QOL 的以下因素，如可能需要进行额外的问诊检查，对耐药微生物进行额外的治疗（与抗菌药物使用相关），以及毒性更大的治疗会产生的额外副作用（▶ 图 46.1~ 图 46.2）。

46.3 尚未解决的问题和未来展望

为了填补早期的证据空缺，需要进行更多的经济学评估，尤其将质量调整寿命年（quality-adjusted life years，QALYs）参数作为有效性结果判断，并且需要尽力消除或避免数据的系统偏倚。随机对照试验是无偏倚研究的

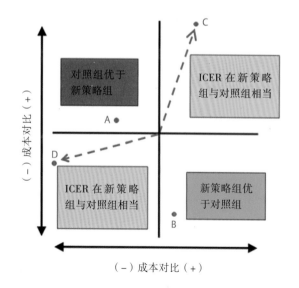

图 46.1 新策略组与对照组在成本效益平面的对比。ICER，增量成本 - 效益比

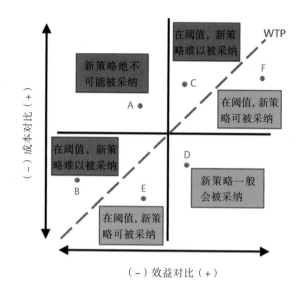

图 46.2 与旧策略相比，新策略的成本效益可采纳程度。WTP，支付意愿阈值

金标准，所以应尽可能寻找这类来源的证据以进行经济学分析。

（张 坤 译）

推荐阅读

Agborsangaya CB, Lahtinen M, Cooke T, et al. Comparing the EQ-5D 3L and 5L: measurement properties and association with chronic conditions and multimorbidity in the general population. Health Qual Life Outcomes, 2014, 12:74.

Brazier JE, Roberts J. The estimation of a preference-based measure of health from the SF12. Med Care, 2004, 42(9):851–859.

Dieleman JL, Baral R, Birger M, et al. US spending on personal health care and public health, 1996-2013. JAMA, 2016, 316(24):2627–2646.

Dolan P. Modeling valuations for EuroQol health states. Med Care, 1997, 35(11):1095–1108.

Drummond M, Sculpher MJ, Claxton K, et al. Methods for the Economic Evaluation of Health Care Programmes. New York: Oxford University Press, 2015.

EQ-5D-3L User Guide: Basic information on how to us e the EQ-5D-3L instrument. Secondary EQ–5D–3L User Guide: Basic information on how to use the EQ-5D-3L instrument 2015. Available at: https://euroqol.org/wp-content/uploads/2016/09/EQ-5D-3L_UserGuide_2015.pdf.

EQ-5D-5L User Guide: Basic information on how to us e the EQ–5D–5L instrument. Secondary EQ-5D-5L User Guide: Basic information on how to use the EQ-5D-5L instrument 2015. Available at: https://euroqol.org/ wp-content/uploads/2016/09/EQ-5D-5L_UserGuide_2015.pdf.

Fenwick E, Claxton K, Sculpher M. Representing uncertainty: the role of cost-effectiveness acceptability curves. Health Econ, 2001, 10(8):779–787.

Guide to the Methods of Technology Appraisal. London, 2013.

Hancox RJ, Milne BJ, Taylor DR, et al. Relationship between socioeconomic status and asthma: a longitudinal cohort study. Thorax, 2004, 59(5):376–380.

Herdman M, Gudex C, Lloyd A, et al. Development and preliminary testing of the new five-level version of EQ–5D (EQ–5D–5L). Qual Life Res, 2011, 20(10):1727–1736.

Horsman J, Furlong W, Feeny D, et al. The Health Utilities Index (HUI): concepts, measurement properties and applications. Health Qual Life Outcomes, 2003, 1(1):54.

Hunter RM, Baio G, Butt T, et al. An educational review of the statistical issues in analysing utility data for costutility analysis. Pharmacoeconomics, 2015, 33(4):355–366.

Husereau D, Drummond M, Petrou S, et al. CHEERS Task Force. Consolidated Health Economic Evaluation Reporting Standards (CHEERS) statement. Value Health, 2013, 16(2):e1–e5.

Jenkinson C, Layte R. Development and testing of the UK SF-12 (short form health survey). J Health Serv Res Policy, 1997, 2(1):14–18.

Kozyrskyj AL, Kendall GE, Jacoby P, et al. Association between socioeconomic status and the development of asthma: analyses of income trajectories. Am J Public Health, 2010, 100(3):540–546.

McHorney CA, Ware JE, Jr, Lu JF, et al. The MOS 36-item Short-Form Health Survey (SF-36): III. Tests of data quality, scaling assumptions, and reliability across diverse patient groups. Med Care, 1994, 32(1):40–66.

Morris S, Devlin N, Parkin D, et al. Economic Analysis in Health Care. 2nd ed. Chichester, UK: John Wiley & Sons, 2012.

Mulhern B, Feng Y, Shah K, et al. Comparing the UK EQ–5D–3L and the English EQ–5D–5L value sets. Pharmacoeconomics 2017.

Office for National Statistics. Health Inequalities. Decennial Supplement No.15. London: The Stationary Offce, 1997.

Offce for National Statistics. Secondary. https://www.ons.gov.uk/methodology/ classificationsandstandards/otherclassifications/thenationalstatisticssocioeconomicclassificationnssecrebasedonsoc2010.

Rudmik L. Economics of chronic rhinosinusitis. Curr Allergy Asthma Rep, 2017, 17(4):20.

Rudmik L, Mace J, Soler ZM, et al. Long-term utility outcomes in patients undergoing endoscopic sinus surgery. Laryngoscope, 2014, 124(1):19–23.

Shaw M, Dorling D, Davey Smith G. Poverty, social exclusion, and minorities // Marmot M, Wilkinson G. Social Determinants of Health. Oxford: Oxford University Press, 2006.

Ware J, Jr, Kosinski M, Keller SDA. A 12-Item Short-Form Health Survey: construction of scales and preliminary tests of reliability and validity. Med Care, 1996, 34(3):220–233.

Ware JE, Gandek B, Kosinski M, et al; New England Medical Center. Health I. SF-36 health survey: manual and interpretation guide. Boston, MA: The Health Institute, New England Medical Center, 1993.

Ware JE. How to Score Version 2 of the SF-12 Health Survey (with a Supplement Documenting Version 1). Lincoln I: Quality Metric Inc., 2002.

Ware JE, Jr, Sherbourne CD. The MOS 36-item short-form health survey (SF-36). I. Conceptual framework and item selection. Med Care, 1992, 30(6):473–483.

Ware JE. User's manual for the SF-36v2 Health Survey. London: Quality Metric, 2007.

参考文献

[1] Hastan D, Fokkens WJ, Bachert C, et al. Chronic rhinosinusitis in Europe:an underestimated disease. A GA2LEN study. Allergy, 2011, 66(9):1216–1223.

[2] Fokkens WJ, Lund VJ, Mullol J, et al. European Position Paper on Rhinosinusitis and Nasal Polyps 2012. Rhinol Suppl, 2012, 23(23): 3 p preceding table of contents, 1–298.

[3] Blackwell DL, Lucas JW, Clarke TC. Summary health statistics for U.S. adults: national health interview survey, 2012. Vital Health Stat 10, 2014, 260:1–161.

[4] Halawi AM, Smith SS, Chandra RK. Chronic rhinosinusitis: epidemiology and cost. Allergy Asthma Proc, 2013, 34(4):328–334.

[5] Xu Y, Quan H, Faris P, et al. Prevalence and incidence of diagnosed chronic rhinosinusitis in Alberta, Canada. JAMA Otolaryngol Head Neck Surg, 2016, 142(11):1063–1069.

[6] Medicines & Healthcare products Regulatory Authority (MHRA). Clinical Practice Research Datalink. Secondary Clinical Practice Research Datalink 2018. Available at: https://www.cprd.com/intro.asp

[7] Gulliford MC, Dregan A, Moore MV, et al. Continued high rates of antibiotic prescribing to adults with respiratory tract infection: survey of 568 UK general practices. BMJ Open, 2014, 4(10):e006245.

[8] NHS. Hospital Episode Statistics, 2015

[9] Hopkins C, Slack R, Lund V, et al. Long-term outcomes from the English national comparative audit of surgery for nasal polyposis and chronic rhinosinusitis. Laryngoscope, 2009, 119(12):2459–2465.

[10] Philpott C, Hopkins C, Erskine S, et al. The burden of revision sinonasal surgery in the UK-data from the Chronic Rhinosinusitis Epidemiology Study (CRES): a cross-sectional study. BMJ Open, 2015, 5(4):e006680.

[11] Hospital Episode Statistics. Department of Health, 2013.

[12] NHS reference costs. Secondary NHS reference costs 2017. https:// improvement.nhs.uk/resources/reference-costs/

[13] Sharma R, Lakhani R, Rimmer J, et al. Surgical interventions for chronic rhinosinusitis with nasal polyps. Cochrane Database Syst Rev, 2014, 11:CD006990.

[14] NICE. Database of Uncertainties of Treatments.

[15] Bhattacharyya N. Incremental health care utilization and expenditures for chronic rhinosinusitis in the United States. Ann Otol Rhinol Laryngol, 2011, 120(7):423–427.

[16] Social Science Research Unit, UCL Institute of Education. CCEMG EPPI-Centre Cost Converter. Secondary CCEMG-EPPI-Centre Cost Converter 2016. https://eppi.ioe.ac.uk/costconversion/default.aspx

[17] Smith WM, Davidson TM, Murphy C. Regional variations in

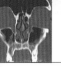

chronic rhinosinusitis, 2003–2006. Otolaryngol Head Neck Surg, 2009, 141(3):347–352.

[18] Chung SD, Hung SH, Lin HC, et al. Health care service utilization among patients with chronic rhinosinusitis:a population-based study. Laryngoscope, 2014, 124(6):1285–1289.

[19] Erskine SE, Hopkins C, Clark A, et al. Chronic rhinosinusitis and mood disturbance. Rhinology, 2017, 55(2):113–119.

[20] Sahlstrand-Johnson P, Ohlsson B, Von Buchwald C, et al. A multi-centre study on quality of life and absenteeism in patients with CRS referred for endoscopic surgery. Rhinology, 2011, 49(4):420–428.

[21] Gliklich RE, Metson R. The health impact of chronic sinusitis in patients seeking otolaryngologic care. Otolaryngol Head Neck Surg, 1995, 113(1):104–109.

[22] Philpott C, Erskine S, Hopkins C, et al. CRES Group. A case-control study of medical, psychological and socio-economic factors influencing the severity of chronic rhinosinusitis. Rhinology, 2016, 54 (2):134–140.

[23] Goetzel RZ, Hawkins K, Ozminkowski RJ, et al. The health and productivity cost burden of the "top 10" physical and mental health conditions affecting six large U.S. employers in 1999. J Occup Environ Med, 2003, 45(1):5–14.

[24] Rudmik L, Smith TL, Schlosser RJ, et al. Productivity costs in patients with refractory chronic rhinosinusitis. Laryngoscope, 2014, 124(9):2007–2012.

[25] Erskine SE, Hopkins C, Clark A, et al; CRES Group. SNOT-22 in a control population. Clin Otolaryngol, 2017, 42(1):81–85.

[26] Erskine S, Hopkins C, Kumar N, et al. A cross sectional analysis of a case-control study about quality of life in CRS in the UK, a comparison between CRS subtypes. Rhinology, 2016, 54(4):311–315.

[27] Hopkins C, Gillett S, Slack R, et al. Psychometric validity of the 22-item Sinonasal Outcome Test. Clin Otolaryngol, 2009, 34 (5):447–454.

[28] Bewick J, Morris S, Hopkins C, et al. Health utility reporting in Chronic Rhinosinusitis patients. Clin Otolaryngol, 2018, 43(1):90–95.

[29] Kennedy JL, Hubbard MA, Huyett P, et al. Sinonasal outcome test (SNOT-22): a predictor of postsurgical improvement in patients with chronic sinusitis. Ann Allergy Asthma Immunol, 2013, 111(4):246–251.e2.

[30] Bewick J, Ahmed S, Carrie S, et al. The value of a feasibility study into long-term macrolide therapy in chronic rhinosinusitis. Clin Otolaryngol, 2017, 42(1):131–138.

[31] Lange B, Holst R, Thilsing T, et al. Quality of life and associated factors in persons with chronic rhinosinusitis in the general population:a prospective questionnaire and clinical cross-sectional study. Clin Otolaryngol, 2013, 38(6):474–480.

[32] Lin FJ, Pickard AS, Krishnan JA, et al. CONCERT Consortium. Measuring health-related quality of life in chronic obstructive pulmonary disease:properties of the EQ-5D-5 L and PROMIS-43 short form. BMC Med Res Methodol, 2014, 14:78.

[33] Golicki D, Niewada M, Karlińska A, et al. Comparing

responsiveness of the EQ-5D-5 L, EQ-5D-3 L and EQ VAS in stroke patients. Qual Life Res, 2015, 24(6):1555–1563.

[34] Atlas SJ, Metson RB, Singer DE, et al. Validity of a new health-related quality of life instrument for patients with chronic sinusitis. Laryngoscope, 2005, 115(5):846–854.

[35] Crump RT, Lai E, Liu G, et al. Establishing Utility Values for the 22-Item Sino-Nasal Outcome Test (SNOT-22) Using a Crosswalk to the EuroQol-Five-Dimensional Questionnaire-Three-Level Version (EQ-5D-3L). Hoboken: Wiley-Blackwell, 2017.

[36] Abdalla S, Alreefy H, Hopkins C. Prevalence of sinonasal outcome test (SNOT-22) symptoms in patients undergoing surgery for chronic rhinosinusitis in the England and Wales National prospective audit. Clin Otolaryngol, 2012, 37(4):276–282.

[37] Gliklich RE, Metson R. The health impact of chronic sinusitis in patients seeking otolaryngologic care. Otolaryngol Head Neck Surg, 1995, 113(1):104–109.

[38] Erskine SE, Verkerk MM, Notley C, et al. Chronic rhinosinusitis:patient experiences of primary and secondary care:a qualitative study. Clin Otolaryngol, 2016, 41(1):8–14.

[39] Erskine SE, Notley C, Wilson AM, et al. Managing chronic rhinosinusitis and respiratory disease:a qualitative study of triggers and interactions. J Asthma, 2015, 52(6):600–605.

[40] Rudmik L, Soler ZM, Mace JC, et al. Economic evaluation of endoscopic sinus surgery versus continued medical therapy for refractory chronic rhinosinusitis. Laryngoscope, 2015, 125(1):25–32.

[41] Au J, Rudmik L. Cost of outpatient endoscopic sinus surgery from the perspective of the Canadian government:a time-driven activitybased costing approach. Int Forum Allergy Rhinol, 2013, 3(9):748–754.

[42] Bajaj Y, Sethi N, Carr S, et al. Endoscopic sinus surgery as daycase procedure. J Laryngol Otol, 2009, 123(6):619–622.

[43] Department of Health and Social Care. 2009–10 NHS Reference Costs Publication. London: Department of Health and Social Care, 2011.

[44] Bhattacharyya N. Clinical outcomes after endoscopic sinus surgery. Curr Opin Allergy Clin Immunol, 2006, 6(3):167–171.

[45] Bhattacharyya N. Symptom outcomes after endoscopic sinus surgery for chronic rhinosinusitis. Arch Otolaryngol Head Neck Surg, 2004, 130(3):329–333.

[46] Bhattacharyya N, Orlandi RR, Grebner J, et al. Cost burden of chronic rhinosinusitis: a claims-based study. Otolaryngol Head Neck Surg, 2011, 144(3):440–445.

[47] Benninger MS, Holy CE. Endoscopic sinus surgery provides effective relief as observed by health care use pre- and postoperatively. Otolaryngol Head Neck Surg, 2014, 150(5):893–900.

[48] Benninger MS, Holy CE. The impact of endoscopic sinus surgery on health care use in patients with respiratory comorbidities. Otolaryngol Head Neck Surg, 2014, 151(3):508–515.

[49] Hopkins C, Lund V. Does time to endoscopic sinus surgery impact outcomes? Prospective findings from the National

Comparative Audit of Surgery for Nasal Polyposis and Chronic Rhinosinusitis. Rhinology, 2015, 53(1):10–17.

[50] Smith KA, Smith TL, Mace JC, et al. Endoscopic sinus surgery compared to continued medical therapy for patients with refractory chronic rhinosinusitis. Int Forum Allergy Rhinol, 2014, 4(10):823–827.

[51] Smith TL, Kern RC, Palmer JN, et al. Medical therapy vs surgery for chronic rhinosinusitis:a prospective, multi-institutional study. Int Forum Allergy Rhinol, 2011, 1(4):235–241.

[52] Leung RM, Dinnie K, Smith TL. When do the risks of repeated courses of corticosteroids exceed the risks of surgery? Int Forum Allergy Rhinol, 2014, 4(11):871–876.

[53] Hopkins C, Andrews P, Holy CE. Does time to endoscopic sinus surgery impact outcomes in chronic rhinosinusitis? Retrospective analysis using the UK clinical practice research data. Rhinology, 2015, 53(1):18–24.

[54] Hopkins C, Rimmer J, Lund VJ. Does time to endoscopic sinus surgery impact outcomes in chronic rhinosinusitis? Prospective findings from the National Comparative Audit of Surgery for Nasal Polyposis and Chronic Rhinosinusitis. Rhinology, 2015, 53(1):10–17.

[55] Hopkins C, Andrews P, Holy CE. Does time to surgery impact on outcomes from endoscopic sinus surgery? Retrospective analysis using the UK clinical practice research data. Rhinology, 2015, 51(1):18–24.

[56] Benninger MSP, Holy C, Hopkins C. Early versus delayed endoscopic sinus surgery in patients with chronic rhinosinusitis: impact on health care utilization. Otolaryngol Head Neck Surg, 2015, 152(3):546–552.

[57] Smith RCJ. The Economic Burden of Antimicrobial Resistance: Why It Is More Serious than Current Studies Suggest. Technical Report. London: London School of Hygiene and Tropical Medicine, 2012.

[58] React Group. Economic aspects of antibiotic resistance. 2007. Available at: http://www.reactgroup.org/uploads/publications/react-publications/economic-aspects-of-antibiotic-resistance.pdf.

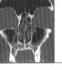

47 额窦手术训练模式与技巧

Abdulaziz Al-Rasheed, Philip A. Chen, Marc A. Tewfik

摘 要

内镜鼻窦手术（ESS）和额窦手术由于解剖结构的复杂多变以及严重并发症的风险，其训练具有独特的挑战性。此外，由于内镜鼻窦手术技能的培训与大多数外科手术不同，而手术模拟提供了一种替代解决方案，可以在安全环境中训练这些技能。本章描述了额窦手术训练技术和所使用的模型。

关键词 额窦手术；训练模型；手术模拟

47.1 引 言

额窦炎性疾病的外科手术治疗是最具挑战性的内镜鼻窦手术。复杂的解剖结构、高并发症风险和高失败率给额窦手术带来了独特的挑战[1]。就解剖结构而言，额隐窝的气房类型和引流通道的解剖变异通常较多[2-3]，而且，更为复杂的是，这些结构毗邻眼眶和大脑等重要组织，因此，手术并发症的风险一直是外科医生关注的重点[4]，这导致许多医生在这一区域进行手术时非常犹豫。而且，外科医生对手术的不确定性可能导致手术准备不充分，导致无法改善甚至可能加重由额隐窝狭窄引起的症状[5-6]。因此，充分了解解剖结构、制订精确的术前计划和细致的手术操作对于额窦手术的成功至关重要。为了加强外科医生对解剖结构的了解和更好地制订手术计划，本章将对外科教学的最新进展，包括用于教授额窦解剖和手术的三维（3D）概念化模型，以及用于练习手术步骤的模拟模型进行介绍。

47.2 已发表的证据

为了提高外科医生对额窦解剖结构的理解，Wormald 提出了一种 3D 概念化方法，以建立额窦解剖和引流通道模式[7]。首先，他在回顾分析了 CT 三维视图后，推荐使用积木块代表额隐窝和额窦中已明确的各个气房，在这种方法中，

鼻丘是了解解剖学和制订手术计划的关键。随后，同时使用冠状位和矢状位扫描，识别每个气房，并将其放置在与其他气房相关的位置。最后，利用轴位 CT 确定额窦引流通道，然后从上到下摆放代表不同气房的积木块，以确定额隐窝气房周围通道的情况。近期为了简化和统一影响额窦引流通路的重要气房的命名，国际额窦解剖分类（IFAC）[8]出版了。

在使用这种积木模块构建方法来理解解剖学过程中，最近又开发出了 Scopis Building Blocks 计算机软件。该软件允许用户在 CT 本身的所有三个维度上绘制积木块，并调整大小且将其放置在窗口中的相应气房上（▶ 图 47.1）；更重要的是，也可以直接在 CT 上绘制额窦引流通道，从而创建精确的 3D 解剖图像。该系统可以使外科医生直观了解额隐窝及其周围气房的三维解剖结构，以便制定手术计划；此外，可作为教学模型使用，让学员有机会通过 CT，使用程序构建额窦 3D 解剖结构，明确额窦引流通道的情况，该方法已被证明可以提高住院医生在 CT 中识别额隐窝气房的能力[9]。

在手术技能培训方面，虚拟现实（virtual reality，VR）手术模拟器的优势在于为受训者提供低风险环境中练习手术操作的机会。此外，VR 软件的动态特性允许对不同的临床变化进行编程，以改进培训内容，并允许个性化、基于熟练程度的培训。当前可用的许多 VR 手术模拟器还具有通过分析不同性能指标（如完成任务的时间、切除正常组织的百分比、与重要结构的接触和力量的测量）提供反馈的优点。这种内置评估功能允许自主学习和基于能力的个体化培训。

1998 年，Lockheed Martin 公司开发出第一台 VR 鼻窦手术模拟器 ES3[10]。ES3 为住院医生培训带来了切实的收益，目前已停产，在北美该设备也不多[11]。ES3 停产后，用于内镜鼻窦

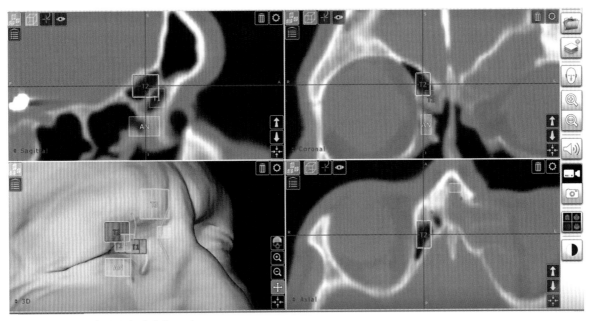

图 47.1 Scopis 计划的术前手术规划

手术的其他 VR 模拟器模型不断被开发，但是其中许多设备尚未经验证[12]。用于内镜鼻窦手术的 McGill 模拟器是一种具有高级 3D 和组织特性的 VR 模拟器。该模拟器可以测量客观的考核指标，进而为学员提供建设性的反馈意见，达到提高学员能力的目的[13]。然而，VR 模拟器在模拟器械 - 组织交互方面的能力有限，很少能够成功模拟触觉反馈（▶ 图 47.2，▶ 图 47.3）。

近年来，3D 打印（也称为快速成型技术）已被用于创建手术模型。手术模拟模型的范围包括从部分任务模拟器到程序特定模拟器。与 VR 一样，这些合成模型为学员提供了在低风险环境中练习特定外科技能的机会。

3D 打印是一种使用 3D 计算机辅助设计数据集，生成 3D 物理模型的技术。近些年，这项技术已应用于不同的外科专业，以创建用于外科培训的高保真模型。利用 CT 数据开发 3D 打

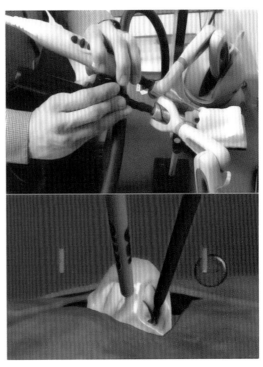

图 47.2 用户将内镜和微清创器（microdebrider）放置在鼻腔内的虚拟现实模拟器

图 47.3 用户执行蝶骨开放术的虚拟视图

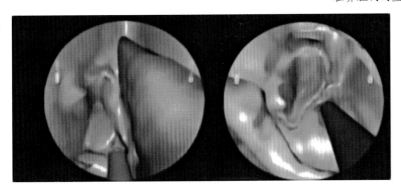

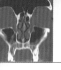

印颞骨模型,是该技术在耳鼻喉科领域的应用之一。该模型具有非常高的仿真度,是颞骨手术训练的一个极好的复制品[14]。

快速成形技术制作模型增强了3D学习,尤其是在具有挑战性解剖条件的情况下。此外,在常规病例和特定患者的复杂病例情况下,通过培训手术技能,提高了外科医生的手术能力[15]。特定的复杂手术的术前模拟为手术步骤的选择、确定最佳手术方案提供了独特的机会[16]。

作者所在的研究机构,通过鼻旁窦的薄层CT,开发了一个窦口鼻道复合体和额窦的3D打印模型[17]。该模型具有骨骼和软组织结构的特性(▶图47.4)。专家评委对模型执行了一系列任务后,对该模型在触觉反馈和手术经验方面给予了高度评价。此外,该模型可以明显区分专家和新手外科医生,有助于对住院医生进行培训,并对手术表现进行评价(▶图47.5,▶图47.6)。参与者还高度评价了额隐窝解剖所需的手术操作。3D打印模型的优点是能够打印解剖多变的额隐窝结构,并使学员能够在安全的环境中执行所需的操作。此外,它允许学员练习操作有角度的内镜和在这一脆弱区域操作所需的特殊器械。

然而,3D打印技术确实存在局限性。首先,打印机和材料的采购成本很高;其次,尤其是

对于额窦模型,在使用之前需要额外的工作量来清除多余的填充材料(石蜡)。然而,随着技术的进步,希望能建立价格更便宜、不含石蜡材料、感觉更逼真的模型,进而让学员能够在安全和现实的环境中练习。

47.3 争议与意见

额窦手术具有独特的挑战性。额窦手术不仅难度大,教学也面临挑战。传统的"看一个,做一个,教一个"的外科训练模式过于简单化,尤其是在像额窦这样复杂的解剖区域。在传统的手术环境中,能参与复杂手术(如额窦手术)的机会非常少,而且这种复杂手术经常与住院医生的能力不相符。这种不匹配会妨碍学习者的进步和学习[18-19]。

在理想情况下,一名合格的外科医生的综合培训包含3个主要学习目标:认知、情感和心智技能领域[20]。为了提高认知,学员必须学会分析和制订手术计划,然后练习手术步骤,以改善心智技能领域。

使用仿真模型,学员可以在安全的环境中有意识地学习和练习外科技能。在模拟环境中学习的技能会转化为信心和能力,进而提高在实际手术中的表现[21]。内镜鼻窦手术的仿真模

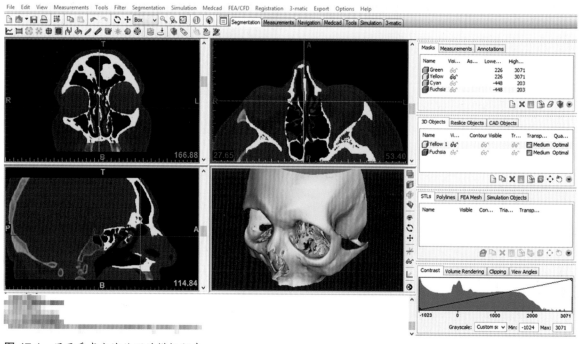

图47.4 用于手术分块处理的模拟程序

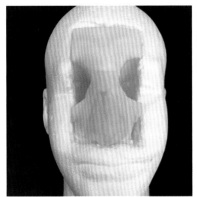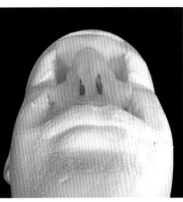

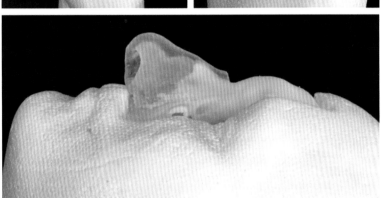

图47.5 包含两种不同材料的打印模型，模拟安装在聚苯乙烯泡沫头（styrofoam head）内的骨骼和软组织

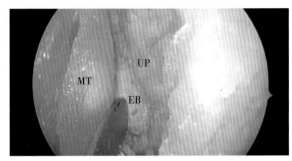

图47.6 中鼻道的内镜下视图（MT，中鼻甲；EB，筛泡；UP，钩突）

型目前仍处于早期阶段，现有模拟器面临的一个相当大的挑战是无法准确再现额窦的复杂性和异质性解剖结构。

47.4 尚未解决的问题

额窦手术仍然是当前鼻科学实践中最具挑战性的手术之一。额隐窝的解剖结构变异较大，通常具有迷惑性，并且常受到病理学的影响。再加上手术范围狭窄，经常需要角度内镜及器械，额窦手术的挑战性显而易见。为了推进额窦手术教学，需要开发和验证更多的培训课程，包括术前3D成像和手术操作的模拟。在模拟器上应用验证性系统可以提供关键的标准数据，这些数据与内镜鼻窦手术培训模拟课程的未来应用相关。

（张 莉 译，肖红俊 审）

参考文献

[1] Kennedy DW, Senior BA. Endoscopic sinus surgery. A review. Otolaryngol Clin North Am, 1997, 30(3):313–330.

[2] Stammberger H, Hosemann W, Draf W. Anatomic terminology and nomenclature for paranasal sinus surgery. Laryngorhinootologie, 1997, 76(7):435–449.

[3] Lee D, Brody R, Har-El G. Frontal sinus outflow anatomy. Am J Rhinol, 1997, 11(4):283–285.

[4] Krings JG, Kallogjeri D, Wineland A, et al. Complications of primary and revision functional endoscopic sinus surgery for chronic rhinosinusitis. Laryngoscope, 2014, 124(4):838–845.

[5] Ramadan HH. Surgical causes of failure in endoscopic sinus surgery. Laryngoscope, 1999, 109(1):27–29.

[6] Valdes CJ, Bogado M, Samaha M. Causes of failure in endoscopic frontal sinus surgery in chronic rhinosinusitis patients. Int Forum Allergy Rhinol, 2014, 4(6):502–506.

[7] Wormald PJ. Three-dimensional building block approach to understanding the anatomy of the frontal recess and frontal sinus. Oper Tech Otolaryngol Head Neck Surg, 2006, 17(1):2–5.

[8] Wormald PJ, Hoseman W, Callejas C, et al. The International Frontal Sinus Anatomy Classification (IFAC) and Classification of the Extent of Endoscopic Frontal Sinus Surgery (EFSS). Int Forum Allergy Rhinol, 2016, 6(7):677–696.

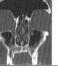

[9] Chen PG, Bassiouni A, Taylor CB, et al. Teaching residents frontal sinus anatomy using a novel 3-dimensional conceptualization planning software-based module. Am J Rhinol Allergy, 2018, 32(6):526–532.

[10] Fried MP, Kaye RJ, Gibber MJ, et al. Criterion-based (proficiency) training to improve surgical performance. Arch Otolaryngol Head Neck Surg, 2012, 138(11):1024–1029.

[11] Wiet GJ, Stredney D, Wan D. Training and simulation in otolaryngology. Otolaryngol Clin North Am, 2011, 44(6):1333–1350, viii–ix.

[12] Javia L, Deutsch ES. A systematic review of simulators in otolaryngology. Otolaryngol Head Neck Surg, 2012, 147(6):999–1011.

[13] Varshney R, Frenkiel S, Nguyen LHP, et al. National Research Council Canada. Development of the McGill simulator for endoscopic sinus surgery:a new high-fidelity virtual reality simulator for endoscopic sinus surgery. Am J Rhinol Allergy, 2014, 28(4):330–334.

[14] Hochman JB, Rhodes C, Kraut J, et al. End user comparison of anatomically matched 3-dimensional printed and virtual haptic temporal bone simulation:a pilot study. Otolaryngol Head Neck Surg, 2015, 153(2):263–268.

[15] Knox K, Kerber CW, Singel SA, et al. Rapid prototyping to create vascular replicas from CT scan data:making tools to teach, rehearse, and choose treatment strategies. Catheter Cardiovasc Interv, 2005, 65(1):47–53.

[16] Mavili ME, Canter HI, Saglam-Aydinatay B, et al. Use of three-dimensional medical modeling methods for precise planning of orthognathic surgery. J Craniofac Surg, 2007, 18(4):740–747.

[17] Alrasheed AS, Nguyen LHP, Mongeau L, et al. Development and validation of a 3D-printed model of the ostiomeatal complex and frontal sinus for endoscopic sinus surgery training. Int Forum Allergy Rhinol, 2017, 7(8):837–841.

[18] Nogueira JF, Stamm AC, Lyra M, et al. Building a real endoscopic sinus and skull-base surgery simulator. Otolaryngol Head Neck Surg, 2008, 139(5):727–728.

[19] Reznick RK, MacRae H. Teaching surgical skills:changes in the wind. N Engl J Med, 2006, 355(25):2664–2669.

[20] Wiggins JS. Book Reviews: Taxonomy of Educational Objectives, The Classification of Educational Goals, Handbook II: Affective Domain by David R. Krathwohl, Benjamin S. Bloom, and Bertram B. Masia. New York: David McKay Company, 1964. Pp. vii + 196. Educ Psychol Meas, 1965, 25(3):895–897.

[21] Bhatti NI, Ahmed A. Improving skills development in residency using a deliberate-practice and learner-centered model. Laryngoscope, 2015, 125(Suppl 8):S1–S14.

48 增强现实技术在额窦手术中的应用

Pavol Šurda, Martyn Barnes

摘　要

近几十年来，导航技术已成为内镜鼻窦手术的一种重要工具，但导航屏幕为二维（2D），不能很好地反应三维（3D）手术区域，因此外科医生需要在脑海中将 2D 转换为 3D，增强现实技术是克服该问题的一种方法。虚拟数据可用于术前规划（将 CT 进行 3D 重建）或术中导航。术中导航可以是简单的信息性导航（如与手术相关的文本或数字值），也可以由插入特定空间位置的真实环境的三维虚拟对象组成。

关键词　增强现实技术；Scopis；导航；远程医疗；额窦手术；构建模块；术前规划

48.1 增强现实技术在术前规划中的作用

关于增强现实（augmented reality，AR）和虚拟现实（virtual reality，VR）之间的区别以及不同的用途，仍然存在一些混淆。AR 技术将信息（如图像和声音）叠加到我们所看到的真实世界中，从而实现对真实世界的增强；而 VR 创建了一个计算机生成的环境，实现人机交互并使人完全沉浸在其中，取代了正常的真实感。最新的 AR 软件结合了这两种技术的特点，可以帮助我们更好地了解鼻窦解剖结构，这可能是内镜鼻窦手术（ESS）最重要的先决条件。

术前 AR 最基本的例子是使用 Android 或 iPhone 叠加应用程序将 MRI 与患者的矢状位照片融合。虚拟数据集的精确对齐至关重要，这项技术可将病变投影在患者的头部皮肤上[1]。

先进的 AR 规划软件可以将 CT 的鼻窦解剖结构转换为 3D 模型，我们可以在该 3D 模型上标注以突出感兴趣的区域（如肿瘤、额窦引流通道和神经血管结构）。例如，在肿瘤切除手术时，外科医生可以从不同的角度检查解剖结构，以更好地了解与肿瘤相关的重要结构的位置，并学习如何避免损伤它们[2]。可以使用 3D 眼镜最大化真实效果，增强深度感知，或者可以将 3D 构建模型打印到真实模型中。

48.2 增强现实技术在手术中的作用

术前规划只是 AR 所提供的一小部分功能。AR 的重点是将该计划引入手术室，并在手术导航系统中将带注释的术前图像与术中内镜视图融合，使外科医生能够避免术中视野盲区，也可避免关键的神经血管结构的损伤（如眶壁、筛窦顶、视神经和颈内动脉）。

有多个系统具有此独特功能。Scopis Hybrid Navigation（Scopis GmbH, Berlin, Germany）提供了一种新的术前规划手段，被称为额隐窝解剖积木块（由 Wormald 提出；▶ 图 48.1）[3]。此外，该导航系统将标准内镜图像校准技术与 CT 衍生模型相结合，这是最初提出的图像增强内镜方法的一种变体。术中，AR 视图在开始解剖之前提供了有用的信息，因为 AR 允许外科医生"看到"相关结构，而无需真正移除阻挡视野的结构或任何其他组织。这可能对球囊导管扩张窦口有重要意义。AR 结合影像导航技术（image-guided surgery，IGS）也可以作为"目标回避（target avoidance）"机制。AR 可以标记目标结构，以便在手术暴露之前清晰显示其位置。▶ 图 48.2 展示了这种"反目标定位"的概念，即在不解剖暴露视神经的情况下显示视神经的位置，颈内动脉也可以用类似的方式突出显示[4-5]。最近，Scopis 融合了 Microsoft HoloLens 和 AR 的功能，通过戴上一副全息透镜眼镜，外科医生可以看到被覆盖层和预先构建好的图像的全息可视化影像，从而在复杂的鼻腔解剖结构中实现更好的空间定位。此外，外科医生可以密切关注手术视野，并使用手势将虚拟监视器放置在他们的手术视野上。其他公司也扩大了对 AR 导航系统的投资研发。Karl Storz（Tüttlingen，Germany）的解决方案是将一个适配器（NAV1 内镜跟踪器）连接到内镜上，进而得到一幅包含从术前虚拟规划中获得信息的增强图像[6]。

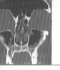

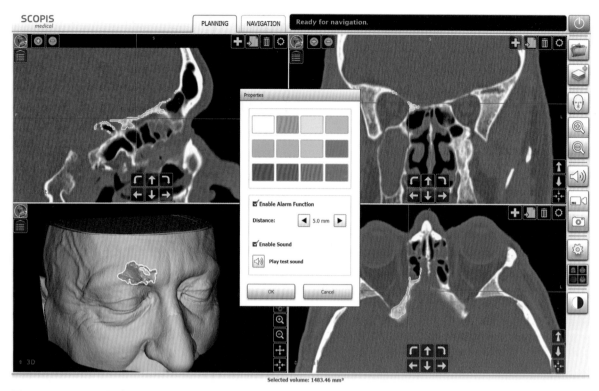

图 48.1 Scopis 混合导航规划软件（Scopis GmbH）包括用黄色注释关键区域（如颅底）的工具。图片由德国柏林 Scopis GmbH 提供

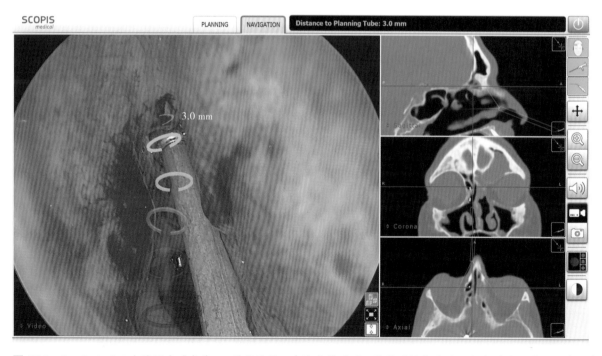

图 48.2 Scopis GmbH 允许用户对术前 CT 进行注释，在这种情况下，导航用橙色线显示额窦引流通道。图片由德国柏林 Scopis GmbH 提供

已发表的研究表明，内镜鼻窦手术使用外科导航技术（也称为 IGS）与不用外科导航技术相比，主要和全部并发症风险均较低[7]。美国耳鼻咽喉头颈外科学会（AAOHNS）[8] 和澳大利亚鼻科学工作组（a working group in Australian rhinology）[9] 都支持在专家共识和文献证据的基础上，推荐在特定病例中使用外科导航技术。

然而，AR 技术在鼻窦手术中的应用仍然很新颖，因此研究该技术疗效的文献有限[2,4-5]。Dixon 等关注了 AR 在训练中的作用。由于手术区域有很多重要结构，外科医生在早期的鼻内镜训练中可能需要投入大量的时间和精力。ARS 似乎可以减少内镜鼻窦手术受训人员的任务工作量，并且可能是一种有价值的术中教具[10]。在颅底手术中，标记有规划手术路径和神经血管解剖的 AR 覆盖层，在修正手术中安全到达鞍底方面具有非常实用的价值，无需额外的手术时间或硬件设置[11-12]。该技术的局限性之一可能是"单平视显示"，这可能会分散用户的注意力，并导致"非注意盲视"。这可以通过子监视器进行纠正[13]。

另一种类型的 AR 是谷歌眼镜（Google Glass，GG），它提供了完全不同的体验。谷歌眼镜本质上是一款眼镜式的智能手机，内置小屏幕，可以通过语音指令免提访问电子信息[14-15]。谷歌眼镜可连接 Wi-Fi，实现远程医疗[16]。术中使用谷歌眼镜的主要优点如下：可以访问电子医学文献，包括快速查阅相关教学视频或患者记录，连接到手术室的信息系统以监测患者的生命体征，以及将语音转换为文本（如术中主要发现）以获得更详细和准确的文档。此外，谷歌眼镜可以作为远程医疗的工具，手术团队或其他专业的成员可以通过它进行交流，因此，谷歌眼镜可能对术中医生的决策有帮助[17]。

谷歌眼镜代表了外科领域的一项新的突破性技术，但我们觉得有必要提一下它的几个局限性。文献表明，电池寿命短[18]和图像质量差（屏幕分辨率为 640×360 像素）的问题有待解决[19-20]。在远程医疗中，谷歌眼镜的使用受到网络延迟和视野的限制，在这种情况下，手术医生必须不自觉地倾斜头部，使图像保持在显示器上，以便外科医生能够看到手术区域[17]。

我们认为，AR 辅助导航在鼻窦手术领域可能优于传统导航，因为它通过将手术领域的 3D 真实世界环境合并到导航屏幕上的 2D 部分，从而减少了外科医生的工作量和精神压力[10]。然而，为了更好地利用这种技术，我们还需要进行进一步的研究。

（张 莉 译，肖红俊 审）

参考文献

[1] Hou Y, Ma L, Zhu R, et al. A low-cost iPhone-assisted augmented reality solution for the localization of intracranial lesions. PLoS One, 2016, 11(7):e0159185.

[2] Agbetoba A, Luong A, Siow JK, et al. Educational utility of advanced three-dimensional virtual imaging in evaluating the anatomical configuration of the frontal recess. Int Forum Allergy Rhinol, 2017, 7 (2):143–148.

[3] Wormald PJ. Three-dimensional building block approach to understanding the anatomy of the frontal recess and frontal sinus. Oper Tech Otolaryngol Head Neck Surg, 2006, 17(1):2–5.

[4] Citardi MJ, Agbetoba A, Bigcas JL, et al. Augmented reality for endoscopic sinus surgery with surgical navigation:a cadaver study. Int Forum Allergy Rhinol, 2016, 6(5):523–528.

[5] Li L, Yang J, Chu Y, et al. A novel augmented reality navigation system for endoscopic sinus and skull base surgery:a feasibility study. PLoS One, 2016, 11(1):e0146996.

[6] The KARL STORZ navigation family. 2017. Available from: https:// www.karlstorz.com/gb/en/navigation.htm.

[7] Dalgorf DM, Sacks R, Wormald PJ, et al. Image-guided surgery influences perioperative morbidity from endoscopic sinus surgery:a systematic review and meta-analysis. Otolaryngol Head Neck Surg, 2013, 149(1):17–29.

[8] American Academy of Otolaryngology-Head and Neck Surgery. Position Statement: intra-operative use of computer aided surgery, 2012. Available from:http://www.entnet.org/ Practice/policyIntraOperativeSurgery.cfm.

[9] Stelter K, Ertl-Wagner B, Luz M, et al. Evaluation of an image-guided navigation system in the training of functional endoscopic sinus surgeons. A prospective, randomised clinical study. Rhinology, 2011, 49(4):429–437.

[10] Dixon BJ, Chan H, Daly MJ, et al. The effect of augmented real-time image guidance on task workload during endoscopic sinus surgery. Int Forum Allergy Rhinol, 2012, 2(5):405–410.

[11] Yoshino M, Saito T, Kin T, et al. A microscopic optically tracking navigation system that uses high-resolution 3D computer graphics. Neurol Med Chir (Tokyo), 2015, 55(8):674–679.

[12] Kawamata T, Iseki H, Shibasaki T, et al. Endoscopic augmented reality navigation system for endonasal transsphenoidal surgery to treat pituitary tumors:technical note. Neurosurgery, 2002, 50(6):1393–1397.

[13] Dixon BJ, Daly MJ, Chan HH, et al. Inattentional blindness increased with augmented reality surgical navigation. Am J Rhinol Allergy, 2014, 28(5):433–437.

[14] Glauser W. Doctors among early adopters of Google Glass.

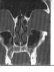

CMAJ, 2013, 185(16):1385.

[15] Aldaz G, Shluzas LA, Pickham D, et al. Hands-free image capture, data tagging and transfer using Google Glass:a pilot study for improved wound care management. PLoS One, 2015, 10(4):e0121179.

[16] Ye J, Zuo Y, Xie T, et al. A telemedicine wound care model using 4G with smart phones or smart glasses: A pilot study. Medicine (Baltimore), 2016, 95(31):e4198.

[17] Chang JY, Tsui LY, Yeung KS, et al. Surgical vision: Google Glass and surgery. Surg Innov, 2016, 23(4):422–426.

[18] Paro JA, Nazareli R, Gurjala A, et al. Video-based selfreview: comparing Google Glass and GoPro technologies. Ann Plast Surg, 2015, 74(Suppl 1):S71–S74.

[19] Rahimy E, Garg SJ. Google Glass for recording scleral buckling surgery. JAMA Ophthalmol, 2015, 133(6):710–711.

[20] Hashimoto DA, Phitayakorn R, Fernandez-del Castillo C, et al. A blinded assessment of video quality in wearable technology for telementoring in open surgery: the Google Glass experience. Surg Endosc, 2016, 30(1):372–378.

49 机器人手术：不只是达芬奇

Paul Breedveld

摘 要

外科医生在进行额窦手术和内镜鼻窦手术时，都必须在对健康组织损害最小的情况下到达颅底的深部。本章从达芬奇机器人开始，介绍了可操纵手术器械领域的最新发展，这些器械使外科医生能够沿着颅骨中复杂的 3D 路径，通过狭窄的解剖通道进入目标手术区域。本章还对多分支、蛇形器械的未来前景进行展望，该器械适用于沿着头骨密集而精细的解剖结构进行复杂的三维运动。

关键词 内镜鼻窦手术；机器人手术；主从系统；可操纵仪器；形状记忆系统；同步联动传递；3D 打印

49.1 已发表的证据

49.1.1 达芬奇机器人的缺点

在内镜鼻窦手术（EES）中，手术器械需穿过狭窄的解剖通道，从鼻孔开始，通过鼻腔，穿过蝶窦开口，进入容纳垂体的蝶鞍。例如，在切除垂体腺瘤的过程中，将手术区域限制在蝶窦后相对较深的狭窄空间内。完全切除垂体腺瘤并不总是能够实现，尤其是扩散到精细神经或血管结构后面的垂体腺瘤，通常需要从其他位置进行手术或转为常规开颅手术。

狭窄解剖通道后的手术区域受限是由于操作器械缺乏可调节性，因为当前的颅底手术是用硬质器械进行的。可通过使用具有可操纵尖端的仪器来扩展机动性，即在轴末端安装一个仪器，该仪器的功能类似于手腕，允许尖端在各个方向上弯曲。虽然可操纵器械几乎不用于颅底手术，但在其他外科领域（如腹腔镜手术）非常常见，其中最成功的是美国 Intuitive Surgical 公司开发的 EndoWrist。在达芬奇机器人的控制下，配备有 EndoWrist 的仪器可以全方位转向，外科医生可以使用专用的可移动手柄直观地控制仪器，并在控制台的监视器上查看

3D 内镜的图像。从技术角度来看，达芬奇属于"主从系统"的机器人，其中可操纵仪器被视为"奴隶"，精确跟随"主人"（即外科医生控制的可移动手柄）的运动。

尽管达芬奇机器人是一种巧妙的设备，在前列腺切除术等外科手术中取得了成功，但该系统存在许多缺损，限制了其在其他外科领域的应用。首先，该系统体积庞大，有一组大型机械臂需要占用患者上方的大量空间，相对内镜鼻窦手术来说实在过于庞大。此外，达芬奇系统非常昂贵，EndoWrist 器械非常复杂。这些器械由微型滑轮和复杂的框架元件等微小的定制部件组成，价格昂贵，寿命仅限 10 次手术。主要寿命限制因素之一是缠绕在滑轮上的钢缆的磨损，与钢缆的厚度相比，滑轮的直径太小，导致钢缆在频繁使用后损坏[1]。EndoWrist 是作为传统滑轮结构（如在大规模技术应用中开发的滑轮机构）的高度小型化版本开发的。然而，对于所需的 5mm 手术器械直径，由于该结构不适合所需的微型尺寸，因此需压缩此类传统结构，进而导致很大的机械复杂性和寿命限制。

49.2 更加简单的转向

代尔夫特科技大学（Delft university of Technology，TU Delft）的仿生技术（Bio-Inspired Technology，BITE）小组对 3D 打印技术在可操纵手术器械中的应用进行了探索性研究。3D 打印是一种新兴的制造技术，可以轻松、低成本地制造复杂的 3D 形状，而无需复杂的常规加工，如铣削或车削。为了寻找更好的 EndoWrist 替代品，我们发明了一种新型的抓取钳，其导向尖端由两条转向电缆控制的五个 3D 打印部件组成。EndoWrist 的微型皮带轮被具有更大半径的特殊形状的凸面所取代，因此不会发生电缆磨损。作为尺寸和转向特性相似的 EndoWrist 的高度简化版本，一系列名为"DragonFlex"的可转向仪器原型被研制出来[1-2]。 ▶ 图 49.1 显示了

Envisionitec 3D 打印机用树脂打印最新版本的仪器。DragonFlex 是世界上第一把 3D 打印的可操纵手术夹持钳，在高强度和无电缆磨损的情况下提供了非常好的转向性能。3D 打印过程简单，并显示出一次性使用的巨大潜力。然而，该技术的一个缺点是树脂没有生物相容性，在临床使用时仍然过于脆弱。结合转向（Steering）和双极电外科（bipolar electrosurgery）[3]，我们目前正在试验不锈钢的精确 3D 打印，以获得更坚固的生物相容性设备。

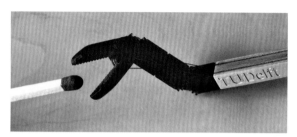

图 49.1 DragonFlex 原型：世界上第一把 3D 打印的可操纵抓取钳，直径 5mm，以匹配作为参考尺寸。可转向尖端由树脂合成，可在 90° 角的所有方向上转向，仅包含由两条转向拉索控制的 5 个单独零件。由于所用 3D 打印机中轴的最大可打印长度受到限制，因此在该原型中，轴由金属铣削而成。DragonFlex 由 TU Delft 的 BITE 小组与荷兰应用科学研究组织（Netherlands Organization for Applied Scientific Research，TNO）和奥地利医学创新与技术中心（Austrian Center for Medical Innovation and Technology，ACMIT）密切合作开发 [1-2]

49.3 小尺寸的转向器械

虽然通过简化传统的滑轮结构，DragonFlex 达到了当前 3D 打印技术的最小尺寸限制，但几乎仍达不到直径小于 5mm [2]。为了寻求更简单的解决方案，人们创造性地探索了自然界中转向和操纵的生物学方法。生物学遵循不同的设计路径，通常会出现可能适用于医疗技术领域的惊人的解决方案。例如，由于缺乏坚硬的骨骼支撑，鱿鱼的触手是由相互作用的肌肉巧妙组合而成的，这些肌肉层层排列成束，肌纤维向多个方向排列，通过选择性地拉伸和放松肌肉，触手可以完成各种各样的姿势和动作 [4]。将这种结构应用到医疗技术领域，发明了 "cable-ring" 结构。在最简单的实施范例中，该结构由两个标准螺旋弹簧（一个外弹簧和一个直径较

小的内弹簧）组成，中间有一个固定在尖端的电缆环。在松开其他电缆的同时拉动一些电缆会导致该结构弯曲。Cable-ring 结构的一大优点是，它可以完全由低成本商用零件制成 [5]。Cable-ring 结构被用于开发世界上最小的可操纵钳，称为 "I-Flex"（► 图 49.2），直径仅为 0.9mm，钳形手柄将全向转向与精确控制相结合。尽管最初是作为眼部手术的手持式可操纵器械开发的，但 I-Flex 的转向结构适用于许多手术，包括鼻窦内镜手术。

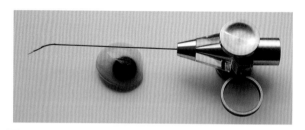

图 49.2 以人造玻璃眼为背景作为尺寸基准的 I-Flex 可操纵抓取钳原型。受乌贼启发的 I-Flex 尖端包含 6 根用于转向的电缆和用于控制抓取器的第 7 根电缆。由于超薄，直径仅为 0.9mm，尖端可在 90° 角的所有方向上进行操纵。I-Flex 由 TU Delft 的 BITE 小组与 Rotterdam Eye Hospital 合作开发

49.4 争议与意见

超越达芬奇

虽然上述转向工具都可以用于"角落抓取"，但它们的运动仍然被限制在最大 90° 的转向角。为了增加转向范围，Hong 等 [6] 开发了一种新型上颌窦手术机器人系统，该系统使用由 17 个不锈钢球窝关节组成的 4mm 可转向尖端仪器。其接头由两根空心镍钛合金管和两根不锈钢电缆连接，总转向角为 270°。夹持器位于尖端末端，该器械在头骨模型中的测试结果令人满意。但尚无任何临床研究报道。

Coemert 等 [7] 开发了一种用于颅底手术的不仅限于圆弧运动的"多转向"器械，该器械包含两个直径为 3.3mm 的可单独转向的尖端，允许在一个平面上做 S 形弯曲。Yoon 等开发了一种更先进的上颌窦手术器械 [8]，由两个 5mm 的节段组成多转向尖端，两个节段都可以在各个方向上进行转向，允许在空间中沿 S 形曲线运动。每个节段由一系列球窝关节组成，其中包

含带孔的环，用于引导转向拉索。该系统结构由两部分构成：一个带有CMOS（complementary metal oxide semiconductor，互补金属氧化物半导体）摄像机，另一个带有抓取器。在机器人主从控制下，使用该系统在人体模型的上颌窦区域进行了测试，结果令人满意。

为了开发用于内镜鼻窦手术的手持式多转向仪器来避免复杂的机器人技术，我们开发了一种新的转向结构，其灵感来自鱿鱼触手中的螺旋状肌肉层。在最终的"HelixFlex"原型中[9]，我们将平行和螺旋转向电缆相结合，平行电缆可以在圆弧上转向，螺旋电缆可以在空间S形曲线上转向（▶图49.3，▶图49.4）。HelixFlex的功能类似于机械手持式主从系统，手柄末端包含一个操纵杆，即"主操纵杆"，可以相对于轴在各个方向上进行平移和旋转。操纵杆的运动被精确地复制到"从（slave）"尖端的运动中，实现了在广泛3D运动范围内的直观控制，而无须使用机器人。

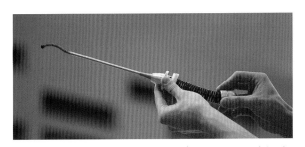

图49.3 HelixFlex原型。这是一种多方向可操纵的仪器，适用于通过狭窄的解剖通道进行复杂的3D操作。该尖端以直径5mm的鱿鱼触手（squid-tentacle）为灵感，使用平行电缆和螺旋定向电缆的新型组合，使尖端能够在仪器轴的固定位置在各个方向上旋转和平移。仪器的结构完全是机械式的，尖端可以通过手柄上的操纵杆直观控制。HelixFlex是由TU Delft的BITE小组开发的[9]

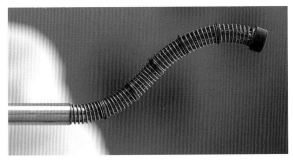

图49.4 直径5mm的HelixFlex尖端特写，显示了用于控制尖端的6条平行电缆和12条螺旋定向电缆的组合[9]

49.5 蛇形运动器械

到目前为止，本章中描述的仪器都具有直的和刚性的仪器轴，带有可弯曲和扭曲的可操纵尖端。由于轴的刚性，它们的应用仍然仅限于直线解剖通道末端的狭窄工作空间。在颅底精细的解剖结构上，需要非常灵活的操纵仪器尖端，而上述仪器是不可能实现的。仿照自然界，人们发明了一种微型生物蛇形装置，该装置可以沿任意3D路径操纵身体。操纵这种蛇形器械被称为同步联动（follow-the-leader，FTL）传送，在这种传送中，"蛇（snake）"的头部被认为是由外科医生主动引导的（leader）。当蛇形器械向前移动时，头部启动的弯曲轨迹沿着蛇体向后传递，蛇体自动沿着创建的路径移动。这样可以在密集的解剖环境中进行操作，同时可以最大限度地减少手术损伤。

范德比尔特大学Webster领导的研究小组开发了由一系列超弹性镍钛合金同心预弯曲管组成的新型"同心管机器人"用于内镜鼻窦手术[10-11]。通过伸缩方式相对移动同心管会导致蛇形运动，运动范围受限于相互作用管的预弯曲形状。实现不受限制的FTL传送的一种方法是使用具有大量可单独控制部分的长柔性轴，类似于生物蛇的骨架。根据受鱿鱼启发设计的cable-ring的方法，我们设计了一种称为"MemoFlex"的蛇形器械，该器械包含14个转向部分，在直径为5mm的范围内由56根转向电缆控制（▶图49.5）。我们目前正在研究使用FTL传感来控制该设备的方法，原则上可以通过将电缆单独连接到位于软轴本身[12]或设备底座[13]的控制单元中的微型电机来实现（▶图49.6）。然后，由电机驱动蛇形仪器的形状，并由存储三维轨迹的计算机控制。该轨迹可以预先从CT或MRI中确定，也可以在手术过程中由外科医生使用专用操纵杆来控制仪器头，例如，通过观察位于头部的微型摄像机的图像来创建。很明显，这种控制方式将产生复杂的蛇形机器人装置。支持其他外科领域的FTL传感系统已经被开发出来，例如自然腔道内镜手术（nature orifice transluminal endoscopic surgery，NOTES）[12]、

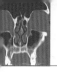
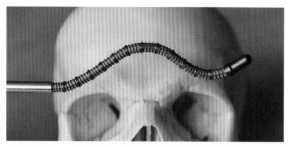

图 49.5 MemoFlex 原型。这是一种适合蛇形运动和精细解剖的多转向仪器，背景为人造头骨。尖端厚 5mm，长 12cm，由 14 个单独可控的部分组成，由 56 根转向电缆驱动，允许沿着复杂的 3D 路径进行蛇形运动

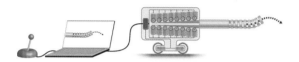

图 49.6 控制 MemoFlex 的方法示意图。转向电缆（红色）被固定在尖端的各个段上，并引导至控制单元，在那里它们由电机（黄色）控制。计算机用于记忆仪器的形状并控制电机，使仪器向前移动时，形状沿尖端向后传输。通过这种方式可以方便地沿弯曲的 3D 轨迹进行机动，但代价是相当复杂的机电系统

机器人结肠镜检查[14] 和机器人胸部手术[15]。所有当前的解决方案都导致设备过于复杂，对于内镜鼻窦手术来说太笨重，或者部署 FTL 传感的精度不够。我们目前正在探索用于控制内镜鼻窦手术的蛇形仪器的替代方法。先进的 3D 打印技术和适合紧凑型手持系统的机械形状记忆系统无须电动驱动，可作为替代选择[16]。

49.6 临床实践的未来步骤

综上所述，蛇形仪器的研究仍处于非常早期阶段，面临许多技术挑战，例如降低控制复杂性和简化蛇形轴的结构，使其适合低成本、一次性使用。在临床环境中测试这些系统之前，必须首先创建良好的技术原型来解决这些挑战。使用相对简单的手持式可操纵器械进行内镜鼻窦手术和额窦手术显然将是一个巨大的进步，因为这使外科医生能更好地进入常规手术中难以到达的颅骨区域。目前有几家公司正在研究此类工具，其中包括荷兰的 DEAM 公司。由于目前尚不存在适用于此类器械的手术程序，因此能到达远超当前边界位置的先进蛇形器械的

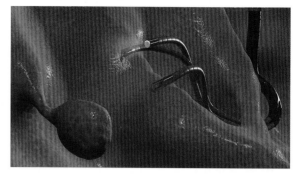

图 49.7 手术器械的艺术透视图，该手术器械由 3 个单独的分支组成，并沿着复杂的 3D 路径移动，以到达病变部位

研制情况仍不清楚。然而，通过使用超薄的蛇形器械，以尽量减少正常组织损伤的风险，到达颅骨中的大部分位置，这一总体想法非常吸引人。作者认为，对直观控制的系统研究[17] 和世界范围内对蛇形多分支器械的研究[18-19] 将极大地推动外科学的发展，最终导致外科设备远远超出现有仪器的可能性，如 ▶ 图 49.7。

49.7 尚未解决的问题

3D 打印领域正在迅速发展，为患者个性化仪器和先进的机器人手术工具提供了巨大的未来可能性。然而，问题是高科技机器人技术能否抵消手持式仪器的相对简单性和可靠性仍存疑。我们是否正在走向一个高科技的未来，在这个未来，外科医生将成为先进机器人系统的一部分，在这个系统中，外科手术由学习了外科医生部分技术的高科技设备辅助？还是会有一种相反的发展，在这种发展中，所有这些技术复杂性都会降低，从而使外科医生的技能发挥更大的主导作用？无论我们的目标是什么，外科医生应该是技术发展的中心，而不是技术本身。无论是机器人还是手持式设备，未来都将取决于智能且价格合理的手术设备的进步，这些设备最适合外科医生的经验和技能，从而带来超越达芬奇的新可能性。

致 谢

在参与本章所述研究的众多学生、博士和技术人员中，作者特别感谢理学硕士 Iris van Leeuwen 对颅底手术新型器械最新

进展的回顾，还要感谢 Costanza Culmone、Paul Henselmans、Ewout Arkenbout、Giada、Gerboni 和 Filip Jelinek 博士，以及仪器制造商 David Jager、Menno Lageweg 和 Remi van Starkenburg，感谢他们对开发仪器原型的宝贵贡献。DragonFlex 可操纵抓取钳的设计得到了平移分子医学中心（the Center for Translational Molecular Medicine，CTMM）的支持，我们关于开发用于颅底手术的蛇形器械的研究得到了荷兰科学研究组织（Organization for Scientific Research，NWO）、领域应用与工程科学组织（domain Applied and Engineering Sciences，TTW）的支持，该研究的部分资金由经济事务部提供。

（张　莉　译，肖红俊　审）

参考文献

[1] Jelinek F, Pessers R, Breedveld P. DragonFlex smart steerable laparoscopic instrument. J Med Device, 2014, 8(1):1–9.

[2] Jelinek F, Breedveld P. Design for additive manufacture of fine medical instrumentation: DragonFlex case study. J Mechan Design, 2015, 137(11):1–7.

[3] Sakes A, Hovland K, Smit G, et al. Design of a novel 3D-printed 2-DOF steerable electrosurgical grasper for minimally invasive surgery. J Med Device, 2017, 12(1):1–15.

[4] van Leeuwen JL, Kier WM. Functional design of tentacles in squid: linking sarcomere ultrastructure to gross morphological dynamics. Philos Trans R Soc Lond B Biol Sci, 1997, 352(1353):551–571.

[5] Breedveld P, Scheltes JS, Blom EM, et al. A new, easily miniaturized steerable endoscope. Squid tentacles provide inspiration for the Endo-Periscope. IEEE Eng Med Biol Mag, 2005, 24(6):40–47.

[6] Hong W, Xie L, Liu J, et al. Development of a novel continuum robotic system for maxillary sinus surgery. IEEE/ASME Trans Mechatron, 2018, 23(3):1226–1237.

[7] Coemert S, Gao A, Carev JP, et al. Development of a snake-like dexterous manipulator for skull base surgery. 38th Annual International Conference of the IEEE Engineering in Medicine and Biology Society, EMBS, 2016:5087–5090.

[8] Yoon HS, Jeong JH, Yi BJ. Image-guided dual master-slave robotic system for maxillary sinus surgery. IEEE Trans Robot, 2018, 34(4):1098–1111.

[9] Gerboni G, Henselmans PWJ, Arkenbout EA, et al. HelixFlex:bioinspired maneuverable instrument for skull base surgery. Bioinspir Biomim, 2015, 10(6):066013.

[10] Gilbert HB, Neimat J, Webster RJ, III. Concentric tube robots as steerable needles:achieving follow-the-leader deployment. IEEE Trans Robot, 2015, 31(2):246–258.

[11] Swaney PJ, Gilbert HB, Webster RJ, III, et al. Endonasal skull base tumor removal using concentric tube continuum robots:a phantom study. J Neurol Surg B Skull Base, 2015, 76(2):145–149.

[12] Son J, Cho CN, Kim KG, et al. A novel semi-automatic snake robot for natural orifice transluminal endoscopic surgery: preclinical tests in animal and human cadaver models (with video). Surg Endosc, 2015, 29(6):1643–1647.

[13] Palmer D, Cobos-Guzman S, Axinte D. Real-time method for tip following navigation of continuum snake arm robots. Robot Auton Syst, 2014, 62(10):1478–1485.

[14] Loeve A, Breedveld P, Dankelman J. Scopes too flexible...and too stiff. IEEE Pulse, 2010, 1(3):26–41.

[15] Ota T, Degani A, Schwartzman D, et al. A highly articulated robotic surgical system for minimally invasive surgery. Ann Thorac Surg, 2009, 87(4):1253–1256.

[16] Henselmans PWJ, Gottenbos S, Smit G, et al. The Memo Slide: an explorative study into a novel mechanical follow-the-leader mechanism. Proc Inst Mech Eng H, 2017, 231(12):1213–1223.

[17] Fan C, Jelínek F, Dodou D, et al. Control devices and steering strategies in pathway surgery. J Surg Res, 2015, 193(2):543–553.

[18] Arkenbout EA, Henselmans PWJ, Jelínek F, et al. A state of the art review and categorization of multi-branched instruments for NOTES and SILS. Surg Endosc, 2015, 29(6):1281–1296.

[19] https://journals.sagepub.com/doi/10.1177/095441191987 6466.

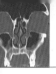

50 额窦手术疗效不佳的病理生理机制及其对医疗管理的意义

Li-Xing Man, Zeina Korban, Samer Fakhri

摘 要

额窦手术后顽固性或复发性额窦疾病可能是由于患者选择不当以及局部和系统原因造成的。当窦性头痛或疼痛是患者的主要症状时，应避免手术。常见的局部原因包括手术解剖不充分、中鼻甲外移、新生骨和术后护理不当。当采用了最佳的手术方式和细致的术后护理，但是额窦疾病仍持续不愈时，必须评估和考虑系统性因素，以制订全面、有效的治疗方案。

关键词 阿司匹林耐受不良；中鼻甲外移；新生骨；伴非甾体抗炎药（NSAID）耐受不良呼吸道疾病；患者选择；术后护理

50.1 引 言

额窦由于其复杂的三维解剖结构、狭窄的引流通道、邻近关键结构以及难以进入而需要专门角度的内镜和器械等原因，其手术治疗在技术上具有挑战性。目前提倡采取逐步手术的方式，目的是获得扩大的额窦开放术，以优化通气和引流，并允许使用局部药物和盐水冲洗。患者的选择在决定手术成功率方面起着关键作用。由于多种因素，鼻窦手术后持续性或复发性额窦疾病的比例高于其他鼻窦。尽管进行了适当的鼻窦手术和最佳的术后药物治疗，但仍有部分患者存在黏膜水肿和炎症。额窦手术失败的主要原因是手术技巧和局部因素，也可能有系统性原因，尤其是在选择了适当的手术方式和术后护理但结果不佳的情况下。本节我们回顾了患者选择，可能导致额窦手术失败的局部和全身因素，以及推荐的后续治疗方案。

50.2 患者选择因素导致的治疗失败

医学和外科学的一个基本原则是，在诊断明确的情况下确定治疗目标时提出的治疗方案最为成功。这一公理的推论是，错误的诊断往往会导致错误或过度的干预，从而导致病情持

续甚至恶化。当我们考虑将以头痛和面部疼痛为主诉的患者作为鼻窦手术的适应证时，这一推论最为正确。不幸的是，患者和包括耳鼻喉科医生在内的许多内科医生普遍认为，慢性头痛和面部疼痛通常是鼻源性的。"窦性头痛（sinus headache）"和"窦性疼痛（sinus pain）"这两个术语在我们的社会和医学文化中根深蒂固，尽管有大量证据表明孤立性慢性头痛和面部疼痛是主要疾病。大多数"窦性头痛"患者没有明显的鼻窦炎表现，符合偏头痛的诊断标准[55,2]。这些患者通常会有症状严重程度高或影响其社会心理的鼻部主诉[3]。即使鼻内镜或CT确诊为鼻窦炎，原发性头痛也可能是一种合并症。这些患者可能最受益于耳鼻喉–神经内科跨学科治疗[4]。

然而，我们应该认识到，CT和内镜检查阴性的鼻腔疾病可能与疼痛领域的症状有关，例如有争议的鼻腔接触点性头痛。在这些情况下，应仔细评估患者的病情，包括转诊给神经内科的头痛专家。在特殊情况下，手术可作为一种选择，但仅在药物治疗无法缓解症状时考虑进行手术治疗。支持接触点性头痛或面部疼痛手术治疗的临床证据尚不充分[5]。不幸的是，许多医生在做治疗决定时过于草率，对没有鼻窦疾病的头痛患者进行鼻窦手术，而产生了一批医源性额窦疾病患者，他们的原发性头痛综合征持续或加重。这些是在临床实践中遇到的最痛苦、最不满意和最愤怒的患者。因此，准确诊断和正确选择患者进行鼻窦手术以防止此类失败的产生是非常必要的。

50.3 顽固性额窦疾病的局部原因

局部原因在顽固性孤立性额窦疾病中最常见，包括患者的内在因素以及术中或术后原因。**额隐窝黏膜炎性病变**（frontal recess inflammatory mucosal disease）是额窦手术失败的主要原因[6]。手术时由于微生物感染或嗜酸性粒细胞炎症引起的额窦引流通道严重黏膜疾病可能导致术后黏

膜愈合不佳，瘢痕形成和新骨生成更严重。文献中强有力的证据表明，在该患者组中术前使用抗炎药物治疗可使围手术期黏膜愈合更好[7]。

患者的**解剖结构**也对手术的成功起着关键作用。从额鼻嵴到筛泡颅底附着部位的额隐窝前后径约为 1cm，并与鼻丘的前后长度相关[8]。如果伴有额鼻嵴突出，或者如果前筛骨颅底的坡度不佳，则额窦开放术的最大前后长度可能受限（▶图 50.1）。同样，如果内眦间距很小，即使没有临床上的眼距过短，筛窦的外侧到内侧宽度可能会限制计划中的鼻窦开放术。据报道，内镜下额窦开放术后短期（1 年）额窦通畅率为 81%~92%[9-12]。少数研究评估了长期（＞3 年）结果，据报道，额隐窝通畅率为 68%~88%[13-14]。Hosemann 等和 Naidoo 等都发现，手术时构建一个至少 5mm 的额窦口与长期通畅性呈正相关[9, 12]。此外，筛窦宽度受限可能会限制术后局部治疗，并可能使中鼻甲更靠近鼻腔外侧壁，从而可能会促进瘢痕形成。

行额窦开放术时**手术切除不完全**是疾病复发或持续的常见原因[49]。显然，初次手术时的解剖程度应取决于疾病的性质和严重程度。在某些情况下，根据疾病的严重程度和形态，并不需要完整的额隐窝解剖，局部额隐窝手术可能更合适。然而，在许多额窦或额隐窝疾病患者中，由于额隐窝解剖不理想，最初的手术往往无法实现术后通畅和引流的目标。Valdes 等回顾了 66 例接受额窦修正术患者的 109 侧额窦，以寻找失败的原因。他们发现残留的筛窦气房和额隐窝骨间隔是导致额窦修正术的原因之一[6]，局部因素包括鼻丘气房残留（73%）、筛窦气房残留（32%；▶图 50.2）、额气房残留（25%）或常见的多种气房残留（▶图 50.3）。他们认为筛窦和额气房残留的原因是医生的手术技术不佳，并得出结论，细致完整的解剖对首次额窦手术的成功至关重要。Otto 等进行的类似的研究发现，在接受额窦修正术的 298 个额隐窝中，前组筛窦气房（53%）残留和鼻丘气房残留（13%）是常见的原因，其中额隐窝阻塞与既往手术直接相关的情况高达 75%[15]。

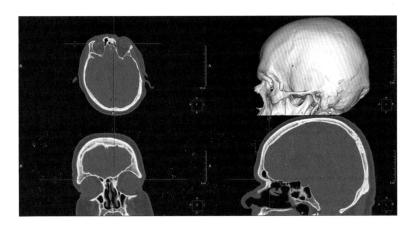

图 50.1 额窦解剖不佳的图像。突出的额鼻嵴和不佳的前额窦后壁坡度缩小了额隐窝的前后尺寸

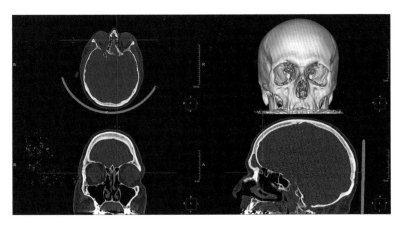

图 50.2 继发于后部额窦气房残留的额窦疾病

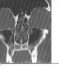
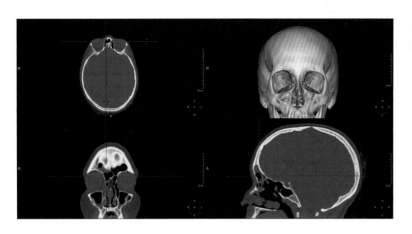

图 50.3　继发于保留的鼻丘和残留的前、后额气房的额窦疾病

　　Valdes 等发现，额隐窝内的**新骨生成**（46%）也是手术失败的常见原因（▶图 50.4）[6]。手术结束时额隐窝组织碎片和碎骨片清除不足与常规额窦切开术后新骨生成之间的关系尚缺乏相关数据。然而，在 Draf Ⅲ 型额窦开放术后，残留的碎骨片以及额隐窝内的炎性纤维蛋白和血凝块被认为是再狭窄的原因[16]。在额窦开放术中应小心去除碎骨片，以减少术后炎症和新生骨[17]（▶图 50.5）。在手术过程中，应定期清理额窦咬切钳，以防止咬切钳上的游离骨和黏膜碎片在手术区掉落和遗留。温和的无创伤性技术和避免黏膜撕脱对于减少瘢痕、狭窄和新骨生成至关重要。

　　中鼻甲外移导致瘢痕形成（30%~48%）是额窦修正术的另一常见原因（▶图 50.6）[6,15]。一项研究发现，中鼻甲外移与患者报告的症状无关，但可能导致术后早期需要额窦修正术[18]。中鼻甲外移导致的瘢痕累及眶纸板或鼻腔外侧壁，可破坏额窦引流通道，导致继发性额窦炎。事实上，已有多种术后保持中鼻甲居中的技术，包括人为制造中鼻甲和鼻中隔的瘢痕粘连形成，以及使用缝线、中鼻道填塞物和基板松弛切口等方法[19-22]。然而，中鼻甲外移仍然被认为是内镜鼻窦手术失败的主要原因[22]。如 Kuhn 等所述，额窦挽救性手术是在额窦修正术中处理中鼻甲外移的有效方法[23-24]。该技术包括去除中鼻甲和鼻腔外侧壁之间的粘连，解剖骨性中鼻甲内侧和外侧的黏膜，切除附着于颅底的中鼻甲，将额窦黏膜瓣向上和内侧旋转，覆盖中鼻甲穹隆的顶部，形成一个完全黏膜上皮化的额窦引流通道[17,23-24]。

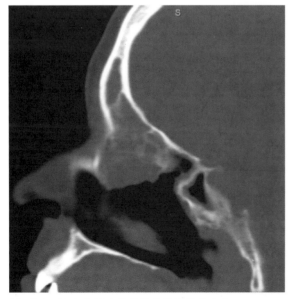

图 50.4　继发于额隐窝新骨生成的额窦疾病

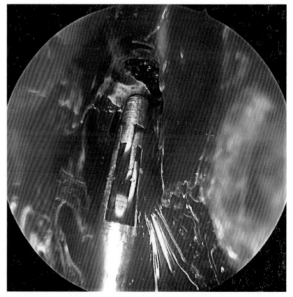

图 50.5　小心地从额隐窝取出骨碎片可减少术后瘢痕形成和新骨生成的风险

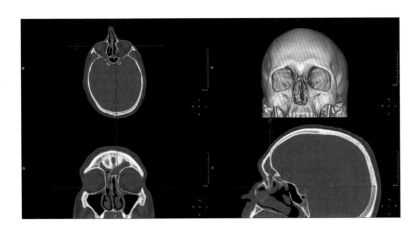

图 50.6 中鼻甲外移。中鼻甲外移（冠状位）和新生骨以及残留的额窦气房分隔（矢状位）导致持续的额窦疾病

细致的**术后护理**在预防额窦手术失败中也发挥重要作用。然而，现有的证据通常是基于内镜鼻窦手术，而不是专门针对额窦开放术。2011 年进行的一项关于内镜鼻窦手术后护理的系统回顾研究发现，术后 24~48h 开始鼻腔盐水冲洗改善了术后短期症状和术后内镜表现[25]。该研究者建议进行术后清创以减少粘连形成和中鼻甲外移的风险[17,25-26]。术后使用抗生素可能会减少鼻腔结痂并改善短期症状，但可能会引起胃肠道不适和细菌耐药性等副作用。2011 年进行的一项系统评价研究建议，术后对患者常规使用抗生素来预防鼻腔填塞相关中毒性休克综合征[25]，但最近的系统评价和荟萃分析表明，术后使用抗生素在减少感染、改善症状或术后内镜表现方面没有任何统计学意义[27]。事实上，目前已不再推荐围手术期使用抗生素[51]。围手术期使用糖皮质激素可减少术中出血，改善手术区域视野，潜在地缩短了手术时间[52-54]。然而，尚未证明术后立即使用糖皮质激素可影响患者的长期生活质量或手术效果，因此，目前的临床指南并不建议围手术期使用糖皮质激素[51]。鼻腔局部使用糖皮质激素可促进术后早期愈合[28]，并和术后立即短期使用糖皮质激素的益处相当[29]。最近的研究表明，与术后不使用糖皮质激素洗脱支架相比，在手术结束时，在额窦开口放置商用生物可吸收糖皮质激素洗脱支架可降低再狭窄率、减少手术干预的必要性和避免全身使用糖皮质激素[30]。使用商用糖皮质激素洗脱支架与通过生物可吸收或不可吸收敷料局部递送糖皮质激素的其他方法之间尚未进行比较[31]。最近的一项研究发现，与传统的不可吸收的中

鼻道敷料相比，使用商用糖皮质激素洗脱支架并没有改善术后结果[50]。

50.4 顽固性额窦疾病的全身原因

当我们对患者进行了最佳的手术和适当的术后护理，仍遇到难治性额窦炎时，应采用系统的诊断方法。应对患者进行鼻内镜检查来评估之前完成的额窦开放手术，注意是否存在瘢痕、黏膜或息肉样水肿、化脓和（或）新生骨。CT 可用于辅助评估内镜检查无法显示的区域，例如完全狭窄的额隐窝和额窦，还可用于评估局部失败的原因，包括中鼻甲外移、额气房残留和新生骨，而且有助于评估持续性或复发性疾病的发生概率。当局部因素有所缓解，但仍存在持续性额窦疾病时，必须考虑顽固性疾病的全身原因。实际上，术后复发性额窦疾病通常包括全身和局部因素，准确评估各个因素的不同影响，对于制定全面、有效的治疗计划至关重要。

由全身因素引起的顽固性术后额窦疾病可能与慢性鼻窦炎的临床亚型有关。虽然列出和讨论每种表型、临床亚型和类型及其对额窦手术成败的影响超出了本章的范围[32]，但是我们必须认识到，慢性鼻窦炎的某些临床分型，如慢性嗜酸性黏蛋白性鼻窦炎（EMCRS）和变应性真菌性鼻窦炎（AFRS），预示着总体预后较差，并与更高的难治性鼻窦炎发病率和修正手术率相关[33]。

需要特别注意的一种特殊情况是阿司匹林耐受不良（AERD），它是慢性嗜酸性黏蛋白性鼻窦炎的一个亚型，具有严重的嗜酸性粒细胞

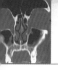

浸润的特征。AERD 指的是患有哮喘、慢性鼻窦炎合并鼻息肉和对环氧合酶 –1（COX–1）抑制剂有呼吸反应的患者。多项研究证实，AERD 患者在鼻窦手术后会出现复发性鼻窦炎，其与无 AERD 的患者相比，预后往往较差 [34-35]。那些手术失败且怀疑 AERD 的患者应接受阿司匹林激发试验。如果确诊为 AERD，应将阿司匹林脱敏纳入术后治疗方案中 [44]。

有 1 级证据表明，在大剂量阿司匹林治疗后，阿司匹林脱敏可以改善患者的鼻腔和肺部症状，同时减少糖皮质激素的使用 [36-38]。尽管阿司匹林脱敏的最佳剂量未知，但已证明每天两次服用 650mg 阿司匹林比服用 325mg 阿司匹林能更好地控制症状 [39]。然而，并非所有的 AERD 患者都能从阿司匹林脱敏中获益。对 172 例接受脱敏治疗的 AERD 患者的长期回顾性研究发现，14% 的患者因副作用而停止阿司匹林脱敏治疗，另有 19% 的患者的临床症状没有任何改善 [40]。

白三烯受体拮抗剂（如孟鲁司特）或 5– 脂氧合酶抑制剂（如齐留通）等白三烯途径靶向药物也可能对治疗有帮助。非对照研究表明，孟鲁司特可降低鼻息肉病患者的鼻部症状评分，但这些研究并不局限于 AERD 患者 [41-42]。与孟鲁司特相比，约有两倍的 AERD 患者报告齐留通对其症状改善非常有效 [43]。然而，鉴于其成本、人们对肝毒性的担忧以及对肝转氨酶监测的需要，齐留通的临床使用率较低。

针对 2 型炎症的人源化单克隆抗体的出现改变了 NERD 和其他形式的嗜酸性慢性鼻窦炎和鼻息肉病的治疗前景。度普利尤单抗（dupilumab）是一种靶向白介素 4（IL–4）α 亚基受体的单克隆抗体，在美国和欧盟等国家被批准用于治疗控制不佳的慢性鼻窦炎伴鼻息肉病、中重度哮喘和中重度特应性皮炎 [56-57]。通过调节 IL–4 和 IL–13，度普利尤单抗改善了鼻息肉病患者的内镜评分、22 项鼻腔鼻窦结局测试（SNOT–22）和 CT 评分 [58]。度普利尤单抗还改善了嗅觉，减少了全身口服糖皮质激素和鼻窦手术的需要。NERD 患者获益最大，他们在治疗和疾病转归以及肺功能和哮喘的控制方面都有显著的改善 [56,59]。

奥马利珠单抗（omalizumab）是一种人源化单克隆抗体，可抑制游离免疫球蛋白 E（IgE）与其高亲和力受体结合。在临床试验中，与对照组相比，奥马利珠单抗减少了鼻息肉、鼻塞和降低了 SNOT–22 评分，因此成为美国和欧盟批准的第 2 种治疗鼻息肉病的生物制剂 [60]。

针对 IL–5（美泊利珠单抗、瑞利珠单抗）和 IL–5–α 受体（贝那利珠单抗）的单克隆抗体对伴有鼻息肉的嗜酸性慢性鼻窦炎也显示出较好的应用前景。多项双盲、安慰剂对照研究表明，在糖皮质激素抵抗的难治性鼻息肉病患者中，美泊利珠单抗的内镜鼻息肉评分、息肉大小、嗅觉及充血改善和手术需求方面均有统计学意义的降低 [61-62]。对美泊利珠单抗治疗哮喘试验的因果分析表明，无论患者是否对非甾体抗炎药敏感，美泊利珠单抗均可改善伴发哮喘和伴有鼻息肉的慢性鼻窦炎患者的肺功能，减少哮喘加重 [63]。贝那利珠单抗治疗慢性鼻窦炎合并鼻息肉的 III 期试验正在进行中 [64-65]。

这些新的生物制剂为治疗炎症性疾病提供了强有力的新选择，以控制病情加重，减少对口服糖皮质激素、抗生素和手术的需求。然而，单克隆抗体的高成本可能限制其实用性和临床应用 [66-67]。事实上，成本效益和成本效用分析表明，以目前的价格来看，生物制剂治疗哮喘和鼻息肉病并不具有成本效益 [68-69]。此外，我们必须记住，全身炎症性疾病的治疗不能替代额窦手术中正确的手术患者选择和精细的手术技术。

显然，慢性鼻窦炎还有许多其他临床亚型和病因可能与顽固性术后额窦疾病有关，这些包括但不限于伴有鼻息肉的慢性鼻窦炎、变应性真菌性鼻窦炎、嗜酸性肉芽肿伴多血管炎、纤毛运动障碍、常见变异型免疫缺损病、脓性生物膜等。准确的诊断对于有效的治疗至关重要，并且通常需要对异常病因高度怀疑。通常需要对患者进行个性化和持续的治疗，以减少疾病复发，重建健康和有功能的额窦。

50.5 总　结

由于额窦的解剖引流通道复杂且狭窄，因此额窦的外科手术治疗非常具有挑战性。术前正确的诊断和患者选择是取得最佳治疗效果的关键。持续性和复发性额窦疾病的病因包括局部原因和全身原因。一般情况下，局部原因导致的额窦手术失败需要修正手术，全身因素导致的失败需要根据潜在的病理生理学制订适当的治疗策略。

（张　莉　译，肖红俊　审）

参考文献

[1] Schreiber CP, Hutchinson S, Webster CJ, et al. Prevalence of migraine in patients with a history of selfreported or physician-diagnosed "sinus" headache. Arch Intern Med, 2004, 164(16):1769–1772.

[2] Patel ZM, Kennedy DW, Setzen M, et al. "Sinus headache": rhinogenic headache or migraine? An evidence-based guide to diagnosis and treatment. Int Forum Allergy Rhinol, 2013, 3(3):221–230.

[3] Lal D, Rounds AB, Rank MA, et al. Clinical and 22-item Sino-Nasal Outcome Test symptom patterns in primary headache disorder patients presenting to otolaryngologists with "sinus" headaches, pain or pressure. Int Forum Allergy Rhinol, 2015, 5(5):408–416.

[4] Lal D, Rounds A, Dodick DW. Comprehensive management of patients presenting to the otolaryngologist for sinus pressure, pain, or headache. Laryngoscope, 2015, 125(2):303–310.

[5] Harrison L, Jones NS. Intranasal contact points as a cause of facial pain or headache:a systematic review. Clin Otolaryngol, 2013, 38(1):8–22.

[6] Valdes CJ, Bogado M, Samaha M. Causes of failure in endoscopic frontal sinus surgery in chronic rhinosinusitis patients. Int Forum Allergy Rhinol, 2014, 4(6):502–506.

[7] Wright ED, Agrawal S. Impact of perioperative systemic steroids on surgical outcomes in patients with chronic rhinosinusitis with polyposis: evaluation with the novel Perioperative Sinus Endoscopy (POSE) scoring system. Laryngoscope, 2007, 117(11, Pt 2, Suppl 115):1–28.

[8] Jacobs JB, Lebowitz RA, Sorin A, et al. Preoperative sagittal CT evaluation of the frontal recess. Am J Rhinol, 2000, 14(1):33–37.

[9] Hosemann W, Kühnel T, Held P, et al. Endonasal frontal sinusotomy in surgical management of chronic sinusitis: a critical evaluation. Am J Rhinol, 1997, 11(1):1–9.

[10] Friedman M, Landsberg R, Schults RA, et al. Frontal sinus surgery: endoscopic technique and preliminary results. Am J Rhinol, 2000, 14(6):393–403.

[11] Chandra RK, Palmer JN, Tangsujarittham T, et al. Factors associated with failure of frontal sinusotomy in the early follow-up period. Otolaryngol Head Neck Surg, 2004, 131(4):514–518.

[12] Naidoo Y, Wen D, Bassiouni A, et al. Long-term results after primary frontal sinus surgery. Int Forum Allergy Rhinol, 2012, 2(3):185–190.

[13] Friedman M, Bliznikas D, Vidyasagar R, et al. Long-term results after endoscopic sinus surgery involving frontal recess dissection. Laryngoscope, 2006, 116(4):573–579.

[14] Chan Y, Melroy CT, Kuhn CA, et al. Long-term frontal sinus patency after endoscopic frontal sinusotomy. Laryngoscope, 2009, 119(6):1229–1232.

[15] Otto KJ, DelGaudio JM. Operative findings in the frontal recess at time of revision surgery. Am J Otolaryngol, 2010, 31(3):175–180.

[16] Rotenberg BW, Ioanidis KE, Sowerby LJ. Development of a novel T-tube frontal sinus irrigation catheter. Am J Rhinol Allergy, 2016, 30 (5):356–359.

[17] Schaitkin BM, Man LX. Endoscopic approach to the frontal sinus // Myers EN, Snyderman CH. Operative Otolaryngology: Head and Neck Surgery. 3rd. Philadelphia: Elsevier, 2017

[18] Bassiouni A, Chen PG, Naidoo Y, et al. Clinical significance of middle turbinate lateralization after endoscopic sinus surgery. Laryngoscope, 2015, 125(1):36–41.

[19] Bolger WE, Kuhn FA, Kennedy DW. Middle turbinate stabilization after functional endoscopic sinus surgery: the controlled synechiae technique. Laryngoscope, 1999, 109(11):1852–1853.

[20] Chen W, Wang Y, Bi Y, et al. Turbinate-septal suture for middle turbinate medialization: a prospective randomized trial. Laryngoscope, 2015, 125(1):33–35.

[21] Lee JM, Grewal A. Middle meatal spacers for the prevention of synechiae following endoscopic sinus surgery: a systematic review and meta-analysis of randomized controlled trials. Int Forum Allergy Rhinol, 2012, 2(6):477–486.

[22] Getz AE, Hwang PH. Basal lamella relaxing incision improves endoscopic middle meatal access. Int Forum Allergy Rhinol, 2013, 3 (3):231–235.

[23] Kuhn FA, Javer AR, Nagpal K, et al. The frontal sinus rescue procedure: early experience and three-year follow-up. Am J Rhinol, 2000, 14(4):211–216.

[24] Citardi MJ, Javer AR, Kuhn FA. Revision endoscopic frontal sinusotomy with mucoperiosteal flap advancement: the frontal sinus rescue procedure. Otolaryngol Clin North Am, 2001, 34(1):123–132.

[25] Rudmik L, Soler ZM, Orlandi RR, et al. Early postoperative care following endoscopic sinus surgery: an evidence-based review with recommendations. Int Forum Allergy Rhinol, 2011, 1(6):417–430.

[26] Orlandi RR, Kingdom TT, Hwang PH, et al. International Consensus Statement on Allergy and Rhinology: Rhinosinusitis. Int Forum Allergy Rhinol, 2016, 6(Suppl 1):S22–S209.

[27] Saleh AM, Torres KM, Murad MH, et al. Prophylactic perioperative antibiotic use in endoscopic sinus surgery:

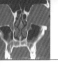

a systematic review and meta-analysis. Otolaryngol Head Neck Surg, 2012, 146(4):533–538.

[28] Côté DW, Wright ED. Triamcinolone-impregnated nasal dressing following endoscopic sinus surgery: a randomized, double-blind, placebo-controlled study. Laryngoscope, 2010, 120(6):1269–1273.

[29] Dautremont JF, Mechor B, Rudmik L. The role of immediate postoperative systemic corticosteroids when utilizing a steroid-eluting spacer following sinus surgery. Otolaryngol Head Neck Surg, 2014, 150(4):689–695.

[30] Smith TL, Singh A, Luong A, et al. Randomized controlled trial of a bioabsorbable steroid-releasing implant in the frontal sinus opening. Laryngoscope, 2016, 126(12):2659–2664.

[31] ClinicalTrials.gov. Steroid Delivery to the Frontal Sinus Opening with a Bioabsorbable Implant vs. a Bioabsorbable Nasal Dressing. 2017. Available at: https://clinicaltrials.gov/ct2/show/results/NCT03188822. Accessed February 19, 2021

[32] Dennis SK, Lam K, Luong A. A review of classification schemes for chronic rhinosinusitis with nasal polyposis endotypes. Laryngoscope Investig Otolaryngol, 2016, 1(5):130–134.

[33] Younis RT, Ahmed J. Predicting revision sinus surgery in allergic fungal and eosinophilic mucin chronic rhinosinusitis. Laryngoscope, 2017, 127(1):59–63.

[34] Adelman J, McLean C, Shaigany K, et al. The role of surgery in management of Samter's triad:a systematic review. Otolaryngol Head Neck Surg, 2016, 155(2):220–237.

[35] Stevens WW, Peters AT, Hirsch AG, et al. Clinical characteristics of patients with chronic rhinosinusitis with nasal polyps, asthma, and aspirin-exacerbated respiratory disease. J Allergy Clin Immunol Pract, 2017, 5(4):1061–1070.e3.

[36] Stevenson DD, Pleskow WW, Simon RA, et al. Aspirin-sensitive rhinosinusitis asthma:a double-blind crossover study of treatment with aspirin. J Allergy Clin Immunol, 1984, 73(4):500–507.

[37] Świerczyńska-Krępa M, Sanak M, Bochenek G, et al. Aspirin desensitization in patients with aspirin-induced and aspirin-tolerant asthma:a double-blind study. J Allergy Clin Immunol, 2014, 134(4):883–890.

[38] Esmaeilzadeh H, Nabavi M, Aryan Z, et al. Aspirin desensitization for patients with aspirin-exacerbated respiratory disease:a randomized double-blind placebo-controlled trial. Clin Immunol, 2015, 160(2):349–357.

[39] Lee JY, Simon RA, Stevenson DD. Selection of aspirin dosages for aspirin desensitization treatment in patients with aspirin-exacerbated respiratory disease. J Allergy Clin Immunol, 2007, 119(1):157–164.

[40] Berges-Gimeno MP, Simon RA, Stevenson DD. Long-term treatment with aspirin desensitization in asthmatic patients with aspirin-exacerbated respiratory disease. J Allergy Clin Immunol, 2003, 111(1):180–186.

[41] KieffDA, Busaba NY. Effcacy of montelukast in the treatment of nasal polyposis. Ann Otol Rhinol Laryngol, 2005, 114(12):941–945.

[42] Yelverton JC, Holmes TW, Johnson CM, et al. Effectiveness of leukotriene receptor antagonism in the postoperative management of chronic rhinosinusitis. Int Forum Allergy Rhinol, 2016, 6(3):243–247.

[43] Ta V, White AA. Survey-Defined Patient Experiences With Aspirin-Exacerbated Respiratory Disease. J Allergy Clin Immunol Pract, 2015, 3(5):711–718.

[44] Bobolea I, Barranco P, Fiandor A, et al. Omalizumab:a potential new therapeutic approach for aspirin-exacerbated respiratory disease. J Investig Allergol Clin Immunol, 2010, 20(5):448–449.

[45] Bergmann KC, Zuberbier T, Church MK. Omalizumab in the treatment of aspirin-exacerbated respiratory disease. J Allergy Clin Immunol Pract, 2015, 3(3):459–460.

[46] Porcaro F, Di Marco A, Cutrera R. Omalizumab in patient with aspirin exacerbated respiratory disease and chronic idiopathic urticaria. Pediatr Pulmonol, 2017, 52(5):E26–E28.

[47] Phillips-Angles E, Barranco P, Lluch-Bernal M, et al. Aspirin tolerance in patients with non-steroidal anti-inflammatory drug-exacerbated respiratory disease following treatment with omalizumab. J Allergy Clin Immunol Pract, 2017, 5(3):842–845.

[48] Buchheit KM, Laidlaw TM. Update on the management of aspirin-exacerbated respiratory disease. Allergy Asthma Immunol Res, 2016, 8(4):298–304.

[49] Nakayama T, Asaka D, Kuboki A, et al. Impact of residual frontal recess cells on frontal sinusitis after endoscopic sinus surgery. Eur Arch Otorhinolaryngol, 2018, 275(7):1795–1801.

[50] Rawl JW, McQuaitty RA, Khan MH, et al. Comparison of steroid-releasing stents vs nonabsorbable packing as middle meatal spacers. Int Forum Allergy Rhinol, 2020, 10(3):328–333.

[51] Fokkens WJ, Lund VJ, Hopkins C, et al. European Position Paper on Rhinosinusitis and Nasal Polyps 2020. Rhinology, 2020, 58(Suppl S29):1–464.

[52] Wright ED, Agrawal S. Impact of perioperative systemic steroids on surgical outcomes in patients with chronic rhinosinusitis with polyposis:evaluation with the novel Perioperative Sinus Endoscopy (POSE) scoring system. Laryngoscope, 2007, 117:1–28.

[53] Ecevit MC, Erdag TK, Dogan E, et al. Effect of steroids for nasal polyposis surgery:a placebo controlled, randomized, double-blind study. Laryngoscope, 2015, 125:2041–2045.

[54] Gunel C, Basak HS, Bleier BS. Oral steroids and intraoperative bleeding during endoscopic sinus surgery. B-ENT, 2015, 11:123–128.

[55] Schreiber CP, Hutchinson S, Webster CJ, et al. Prevalence of migraine in patients with a history of selfreported or physician-diagnosed "sinus" headache. Arch Intern Med, 2004, 164(16):1769–1772.

[56] Laidlaw TM, Mullol J, Fan C, et al. Dupilumab improves nasal polyp burden and asthma control in patients with CRSwNP and AERD. J Allergy Clin Immunol Pract. Sep-Oct, 2019, 7(7):2462–2465.

[57] Castro M, Corren J, Pavord ID, et al. Dupilumab effcacy and

safety in moderate-to-severe uncontrolled asthma. N Engl J Med, 2018, 378:2486–2496.

[58] Bachert C, Han JK, Desrosiers M, et al. Effcacy and safety of dupilumab in patients with severe chronic rhinosinusitis with nasal polyps (LIBERTY NP SINUS-24 and LIBERTY NP SINUS-52): results from two multicentre, randomised, double-blind, placebo-controlled, parallel-group phase 3 trials. Lancet, 2019, 394(10209):1638–1650.

[59] Laidlaw TM, Bachert C, Amin N, et al. Dupilumab improves upper and lower airway disease control in chronic rhinosinusitis with nasal polyps and asthma. Ann Allergy Asthma Immunol, 2021, 126(5):584–592.

[60] Gevaert P, Omachi TA, Corren J, et al. Effcacy and safety of omalizumab in nasal polyposis: 2 randomized phase 3 trials. J Allergy Clin Immunol, 2020, 146(3):595–605.

[61] Effect of mepolizumab in severe bilateral nasal polyps. Available at: https:// clinicaltrials.gov/ct2/show/ NCT03085797. Accessed September 5, 2019.

[62] Gevaert P, Van Bruaene N, Cattaert T, et al. Mepolizumab, a humanized anti-IL-5 mAb, as a treatment option for severe nasal polyposis. J Allergy Clin Immunol, 2011, 28(5):989–995.

[63] Weinstein SF, Katial RK, Bardin P, et al. Effects of reslizumab on asthma outcomes in a subgroup of eosinophilic asthma patients with self-reported chronic rhinosinusitis with nasal polyps. J Allergy Clin Immunol Pract, 2019, 7(2):589–596.

[64] Effcacy and Safety Study of Benralizumab for Patients With Severe Nasal Polyposis (OSTRO). Available at:https:// clinicaltrials.gov/ct2/ show/NCT03401229. Accessed March 14, 2021.

[65] Effcacy and Safety Study of Benralizumab in Patient With Eosinophilic Chronic Rhinosinusitis With Nasal Polyps (ORCHID). Available at: https://clinicaltrials.gov/ct2/show/ NCT04157335. Accessed March 14, 2021.

[66] Fokkens WJ, Lund V, Bachert C, et al. EUFOREA consensus on biologics for CRSwNP with or without asthma. Allergy, 2019, 74 (12):2312–2319.

[67] Roland LT, Smith TL, Schlosser RJ, et al. Guidance for contemporary use of biologics in management of chronic rhinosinusitis with nasal polyps: discussion from a National Institutes of Health-sponsored workshop. Int Forum Allergy Rhinol, 2020, 10(9):1037–1042.

[68] Anderson WC, Szefler SJ. Cost-effectiveness and comparative effectiveness of biologic therapy for asthma: To biologic or not to biologic? Ann Allergy Asthma Immunol, 2019, 122(4):367–372.

[69] Scangas GA, Wu AW, Ting JY, et al. Cost utility analysis of dupilumab versus endoscopic sinus surgery for chronic rhinosinusitis with nasal polyps. Laryngoscope, 2021, 131(1):E26–E33.

索　引

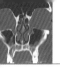

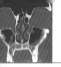

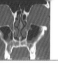

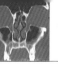

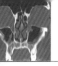

（冷扬名 译，肖红俊 审）